全国医学高等专科教育"十三五"规划教材

供护理、助产等相关专业使用

社区护理学

闫冬菊　杨　明　马连娣　主编

化学工业出版社

·北京·

《社区护理学》首先介绍社区护理的基本理论知识、方法和技术；然后以社区不同护理对象作为主线，分别介绍社区儿童、中老人、妇女等重点人群的保健和护理，以及社区疾病（如慢性病）、传染病、残疾人等人群的保健和护理。本教材还增加社区护理实践的内容，突出社区护士的实用知识和技能。本教材每章前有学习目标，正文设有案例导入，章后有思考题，重点内容后有考点提示，并辅以一定的知识拓展、章节测试题，使教材内容更加完整、合理和实用，有利于教学与学习。思考题答案以及章节测试题答案和解析以数字化形式（二维码）展现。

本教材贴近学生、贴近岗位，突出技能，融知识性、科学性、先进性于一体，可供高等医学院校护理专业学生使用，也可作为护理人员在职培训或继续教育的参考用书。

图书在版编目(CIP)数据

社区护理学/闫冬菊，杨明，马连娣主编．—北京：化学工业出版社，2018.3（2023.2重印）
全国医学高等专科教育"十三五"规划教材
ISBN 978-7-122-31323-2

Ⅰ.①社… Ⅱ.①闫… ②杨… ③马… Ⅲ.①社区-护理学-医学院校-教材 Ⅳ.①R473.2

中国版本图书馆CIP数据核字（2018）第001527号

责任编辑：邱飞婵　郎红旗　　　　　　　　装帧设计：关　飞
责任校对：王素芹

出版发行：化学工业出版社（北京市东城区青年湖南街13号　邮政编码100011）
印　　装：北京建宏印刷有限公司
787mm×1092mm　1/16　印张23¾　字数634千字　2023年2月北京第1版第6次印刷

购书咨询：010-64518888　　　　　　　　售后服务：010-64518899
网　　址：http://www.cip.com.cn
凡购买本书，如有缺损质量问题，本社销售中心负责调换。

定　　价：55.00元　　　　　　　　　　　　　　　　　　　　版权所有　违者必究

全国医学高等专科教育"十三五"规划教材编审委员会

主 任 委 员 温茂兴 乔跃兵 陈国忠

副主任委员（按姓氏笔画排序）

马 敏 王 卉 牛兴旺 刘 扬 闫冬菊
孙国庆 李玉红 李远珍 周文一 景文莉

常 务 委 员（按姓氏笔画排序）

于爱霞 王垣芳 王高峰 刘士生 江 勇
李祖成 李辉芳 吴义春 吴晓璐 张 庆
季 诚 金昌洙 郎红旗 袁金勇 康凤河
韩景新

出版说明

为服务于我国医学高等专科教育护理专业高素质技能型人才的培养,贯彻教育部对"十三五"期间高职高专医药卫生类教材建设的要求,适应现代社会对护理人才岗位能力和职业素质的需要,遵照国家卫生和计划生育委员会关于职业资格考试大纲修订的要求,化学工业出版社作为国家规划教材重要出版基地,在对各院校护理专业的教学情况进行了大量调研和论证的基础上,于2016年12月组织60多所医学高等院校和高职高专院校,共同研讨并编写了这套高等专科教育护理专业"十三五"规划教材。

本套教材包括基础课程、专业课程和公共课程27种,其编写特点如下:

① 在全国广泛、深入调研的基础上,总结和汲取"十二五"教材的编写经验和成果,顺应"十三五"数字化教材的特色,充分体现科学性、权威性,同时考虑其全国范围的代表性和适用性。

② 遵循教材编写的"三基""五性""三特定"的原则。

③ 充分借鉴了国内外有关护理专业的最新研究成果,汲取国内不同版本教材的精华,打破了传统空洞、不实用的研究性知识写作思想,做到基础课程与专业课程紧密结合,临床课程与实践课程紧密对接,充分体现行业标准、规范和程序,把培养高素质技能型人才的宗旨落到实处。

④ 适应教学改革要求。本套教材大部分配有数字资源,部分学科还配有微课,以二维码形式与纸质版教材同期出版。

⑤ 教材出版后,化学工业出版社通过教学资源网(www.cipedu.com.cn)同期配有数字化教学内容(如电子教案、教学素材等),并定期更新。

⑥ 本套教材注重系统性和整体性,力求突出专业特色,减少学科交义,避免相应学科间出现内容重复甚至表述不一致的情况。

⑦ 各科教材根据院校实际教学学时数编写,精炼文字,压缩篇幅,利于学生对重要知识点的掌握。

⑧ 在不增加学生负担的前提下,提高印刷装帧质量,根据学科需要部分教材采用彩色印刷,以提高教材的质量和可读性。

本套教材的编写与出版,得到了广大医学高等院校和高职高专院校的大力支持,作者均来自全国各学科一线,具有丰富的临床、教学、科研和写作经验。希望本套教材的出版,能够推动我国高职高专护理专业教学改革与人才培养的进步。

附：全国医学高等专科教育"十三五"规划教材书目

书　名	主　编
《人体解剖学与组织胚胎学》	刘扬　乔跃兵　金昌洙
《医用化学》	江勇　郭梦金
《生物化学》	梁金环　徐坤山　王晓凌
《生理学》	景文莉　董泽飞
《病理学与病理生理学》	吴义春　付玉环
《病原生物学与免疫学》	栾希英　马春玲
《药理学》	王卉　王垣芳　张庆
《护理学导论》	张连辉　徐志钦
《基础护理学》	田芬霞　高玲
《健康评估》	孙国庆　刘士生　宋长平
《内科护理学》	余红梅　吕云玲
《外科护理学》	李远珍　吕广梅　李佳敏
《妇产科护理学》	王巧英　冯蓉　张露
《儿科护理学》	董荣芹　陈梅
《急救与灾难护理学》	储媛媛　许敏
《眼耳鼻喉口腔科护理学》	唐丽玲
《中医护理学》	温茂兴　康凤河
《社区护理学》	闫冬菊　杨明　马连娣
《老年护理学》	刘珊　王秀清
《精神科护理学》	雷慧　孙亚丽
《康复护理学》	姜贵云　李文忠
《护理心理学》	汪启荣　乔瑜
《护理礼仪与人际沟通》	季诚
《预防医学》	王祥荣
《护理管理学》	唐园媛
《医学统计学》	郭秀花
《就业指导》	袁金勇　周文一

全国医学高等专科教育"十三五"规划教材
编审委员会

《社区护理学》编写人员名单

主　编　闫冬菊　杨　明　马连娣
副主编　张建欣　王　俊　徐姝娟
编　委（按姓氏笔画排序）

　　　　马连娣（天津医学高等专科学校）
　　　　王　俊（铁岭卫生职业学院）
　　　　田云霞（宁夏医科大学护理学院）
　　　　刘　鹏（铁岭卫生职业学院）
　　　　闫冬菊（铁岭卫生职业学院）
　　　　孙晓宁（广州中医药大学护理学院）
　　　　杨　明（广州中医药大学护理学院）
　　　　吴秀梅（芜湖市第四人民医院）
　　　　张　萌（天津医学高等专科学校）
　　　　张志霞（武昌理工学院）
　　　　张建欣（首都医科大学燕京医学院）
　　　　徐姝娟（皖南医学院第一附属医院）

前言

社区护理学作为全国医学高等专科教育护理等专业的重要课程，是将公共卫生与护理学理论相结合，用以促进和维护社区人群健康的一门综合学科。社区护理以健康为中心，以社区人群为服务对象，以促进和维护社区内个人、家庭及人群的健康为主要目标。社区护理是社区卫生服务的重要组成部分，社区护士在社区卫生服务中承担着大量的工作，社区护士的素质直接影响到社区卫生服务的质量。本版教材根据我国发展社区卫生服务的总体目标，结合社区居民对卫生保健护理的需求，围绕社区卫生服务的"六位一体"内容，用全新的观点介绍护理在社区卫生服务中的作用，介绍社区护士如何在工作中应用护理程序解决社区居民的实际问题。

本教材结合我国目前社区护理的现状和发展趋势，对内容进行组织安排，体现我国社区护理的基本概念，反映社区护理的新动态。本教材首先介绍社区护理的基本理论知识、方法和技术；然后以社区不同护理对象作为主线，分别介绍社区儿童、妇女、中老人等重点人群的保健和护理，以及社区疾病（如慢性病）、传染病、残疾人等人群的保健和护理。本教材还增加社区护理实践的内容，突出社区护士的实用知识和技能。实践分为课堂情景教学和社区社会实践两部分，教师可根据具体的情况对实习进行安排。

本教材与预防医学、基础护理学等多学科有交叉，内容编排上服从全套教材的系统性和完整性特点，尽量避免与其他教材内容重复，可以作为高等医学院校护理专业使用的规范教材，也可以作为护理人员在职培训或继续教育的参考用书。

全书的编写过程中参考和吸取了国内外有关文献中的观点和方法，在此谨向作者表示感谢。同时在编写的过程中得到铁岭卫生职业学院、广州中医药大学、天津医学高等专科学校、首都医科大学燕京医学院和皖南医学院等单位领导的关心与大力支持，在此一并表示衷心的谢意！由于水平有限，教材中难免有不足和疏漏之处，敬请使用本教材的老师、学生和护理界同仁多提宝贵意见，以便本书在今后的修订中进一步完善。

编者

2017 年 12 月

目录

绪论 1

第一章　社区卫生服务与社区护理 5

第一节　社区与社区卫生服务 6
第二节　社区护理 17

第二章　社区健康护理 28

第一节　社区健康护理程序 28
第二节　社区居民健康档案的建立与管理 39

第三章　社区环境与健康 46

第一节　环境与人群健康的关系 47
第二节　空气与健康 52
第三节　饮水与健康 58
第四节　营养与健康 59
第五节　护士在环境卫生中的作用和任务 81

第四章　社区护理的流行病学与统计学方法基础 82

第一节　流行病学概述 82
第二节　社区人群健康调查方法 88
第三节　社区护理统计学方法基础 91
第四节　统计表和统计图 108

第五章　社区健康教育 115

第一节　健康教育与健康促进 115
第二节　社区健康教育 124
第三节　社区健康教育程序 128

第六章　家庭健康护理 ··· 136

第一节　家庭 ·· 136
第二节　家庭健康护理 ·· 141
第三节　家庭健康护理程序 ··· 143
第四节　家庭访视 ··· 151
第五节　居家护理 ··· 157

第七章　社区儿童的健康保健与护理 ··· 160

第一节　社区儿童保健概述 ··· 160
第二节　社区儿童健康保健 ··· 163
第三节　社区儿童常见健康问题及护理 ··· 176
第四节　托幼机构中儿童卫生保健 ·· 181

第八章　社区妇女的保健指导 ··· 183

第一节　社区妇女保健 ·· 183
第二节　青春期保健指导 ··· 187
第三节　围婚期保健指导 ··· 188
第四节　孕产期保健指导 ··· 193
第五节　围绝经期保健指导 ··· 204

第九章　社区中老年人的保健与护理 ··· 208

第一节　社区中年人的保健与护理 ·· 209
第二节　社区老年人的保健与护理 ·· 215
第三节　社区老年人健康管理 ··· 222
第四节　社区临终关怀 ·· 224

第十章　社区慢性非传染性疾病的预防与护理 ································· 234

第一节　慢性非传染性疾病概述 ·· 235
第二节　慢性非传染性疾病的社区管理 ··· 237
第三节　高血压的社区预防与护理 ·· 240
第四节　糖尿病的社区预防与护理 ·· 247
第五节　冠心病的社区预防与护理 ·· 255

第十一章　社区康复护理 ··· 261

第一节　社区康复护理概述 ··· 261

  第二节 社区康复护理程序 267
  第三节 社区康复护理技术 271
  第四节 社区常见病与伤残病患者的康复护理 278

第十二章 社区精神障碍的预防与护理 287

  第一节 精神卫生工作概述 288
  第二节 社区常见心理障碍和精神障碍的预防与护理 291
  第三节 精神障碍患者的社区护理管理 297

第十三章 社区传染病及突发公共卫生事件的预防与护理 302

  第一节 社区传染病的预防与护理 302
  第二节 社区突发公共卫生事件的预防与护理 310

第十四章 课堂情境教学 321

  实习一 模拟家庭访视 321
  实习二 制订社区健康教育计划方案 321
  实习三 儿童预防免疫接种 322
  实习四 慢性病危险因素及其干预措施的知识讲座 323
  实习五 社区家庭康复护理技术训练指导 324
  实习六 传染病的家庭消毒隔离技术 324

第十五章 社区社会实践 326

  实习一 社区卫生服务中心（站）见习 326
  实习二 居家护理实践 326
  实习三 产后家庭访视 327

附录 329

  附录1 居民健康档案部分常用表格 329
  附录2 健康教育活动记录表 334
  附录3 Friedman的家庭评估模式 335

能力测试题 337

参考文献 369

绪 论

随着我国社会经济的不断发展，人民生活水平的提高，人们对生活质量的追求也越来越高。对卫生服务的需求已不仅限于疾病的治疗，疾病的预防和健康保健更多地受到人们的关注。疾病谱与死因谱改变，生态环境、人群生活方式相关的慢性病对健康危害日益严重；医学模式与健康观的改变，人口的快速增长与老龄化，这些变化都对卫生保健工作提出了新的更高的要求。护士职责从传统的"帮助患者恢复健康"转向"促进健康、预防疾病、恢复健康、减轻痛苦"。社区护理是社区卫生服务的重要组成部分，护理专业学生学习社区护理课程，掌握社区护理工作方式和内容，对于发展我国社区卫生服务，坚持预防为主、防治结合的方针，实现"人人享有初级卫生保健"目标，方便居民就医，减轻费用负担，建立和谐的医患关系，提升社区护理质量等，具有重要意义。

一、社区护理中的重要概念

为了说明社区护理的工作性质与其临床护理的区别，需阐明如下几个概念。

1. 人群

护理学科的研究对象和服务对象都是人，目的是为了人的健康。临床护理主要针对个体的人，社区护理则针对个体人和群体人，更主要的是服务人群。如0～6岁儿童的计划免疫、婚育期女性的防癌普查、老年人的健康体检、慢性病患者的健康教育等，都是针对不同群体开展的社区卫生服务项目，所以相对于临床护理服务于患病个体而言，社区护理最重要的服务对象是各类人群，包括健康人群、高危人群和患病人群。了解人群的健康问题需要进行人群健康调查，并对健康资料进行分析整理，所以需要社区卫生服务的工作人员具备以特定人群为服务对象的流行病学思维和健康资料统计分析的基本能力。

2. 预防

作为社区卫生服务的重要内容之一，预防既是社区护理重要的工作内容，又是重要的工作理念。社区护士树立"预防为主"的理念，在社区卫生服务中开展"三级预防"工作，对于保证人群健康水平，降低专科治疗费用以及改善疾病的预后都不可或缺。如针对健康人群及个体普及健康知识和健康理念，使人们具备健康生活技能以及预防接种等措施属于病因预防，即一级预防。针对特定人群及个体如儿童先天性疾病的筛查、婚育期女性的防癌普查及60岁以上老年人的健康查体等工作属于二级预防，目的是对人群疾病早发现、早诊断和早治疗。针对某一患病群体或个体进行康复训练和用药指导为主要服务措施的卫生服务工作属于三级预防，目的是预防并发症及残障的发生。

3. 环境

影响人类健康的所有因素可分成两大类，分别是遗传因素和环境因素。环境指人类生存的空间中所有因素的集合。为了促进健康，需要改良社会环境，如建立良好人际关系，形成和谐的家庭氛围，避免过大的工作压力等；同时还需要改良自然环境，如避免环境污染导致的有害物质进入人体，在传染病高发期少去人多的公共场所，避免致病微生物感染，合理健康膳食以及调节温度、湿度在人体感觉舒适的适宜范围等，以上都是从环境角度预防疾病和促进健康的重要策略，也是社区卫生服务的重要内容。

二、发展社区护理的意义

社区护理是社区卫生服务的重要组成部分，发展社区护理事业，对于搞好我国社区卫生服务，提高人民健康水平，合理利用卫生资源，具有重要的意义。社区护理作为护理学的重要组成部分，其发展有利于护理领域的进一步拓展。

1. 发展社区护理是应对社会老龄化的重要策略

第二次世界大战后，各国的社会经济条件普遍改善，公共卫生事业迅速发展，人类平均预期寿命延长，一些国家进入"老年型社会"行列。老龄化指的是老年人口的比重达到一定比例，如发达国家和地区65岁以上老年人口所占比例达到或超过人口总数的7%，发展中国家和地区60岁以上老年人口所占比例达到或超过人口总数的10%。我国在北京、上海、天津等许多大城市率先进入老龄化城市以后，从2000年起，全国老年人口已达到1.26亿，正式宣告进入老龄化社会。截至2015年，我国60岁及以上的老年人口总数达2.22亿人，占总人口比重达16.1%，65周岁及以上人口1.44亿人，占总人口的10.5%。中国已成为世界上老年人口总量最多的国家。

人口老龄化给社会造成了巨大的压力：一方面，社会劳动人口比例下降，老年人赡养系数明显增大；另一方面，老年人本身对衣食住行、医疗保健以至自身发展等方面的特殊需要又要求全社会给予特别的关注。社区护理在发展各种综合性、经常性的日常照顾，满足其医疗保健的需求，帮助老年人全面提高生活质量，使其得以安度晚年等方面，将起重要的作用。

2. 发展社区护理对控制慢性病起重要作用

20世纪中期以来，传染病和营养不良症在疾病谱和死因谱上的顺位逐渐下降，其位置由慢性退行性疾病、生活方式与行为疾病等所取代，出现了疾病谱的改变。各种慢性病的病因和发病机制十分复杂，往往涉及多种外因和内因，而"生活方式与行为"是其重要的因素。慢性病大部分是长期患病，甚至终身带病。慢性病的这些特点，导致慢性病患者的医疗保健服务需求相应改变。例如，医疗保健服务时间长期而连续；服务地点以家庭和社区为主，没有必要每次都到医疗中心由专家诊治；服务内容包括生物、心理、社会、环境等各个方面；服务类型要求照顾重于医疗干预。这些需求正是社区护理的主要工作内容。因此，大力发展社区护理服务，是控制慢性病的重要措施。

3. 发展社区护理顺应了医学模式转变的历史潮流

所谓医学"模式"（model），是指医学整体上的思维方式或方法。长期以来，生物医学模式一直是医学科学界占统治地位的思维方式，为人类的健康做出了巨大的贡献，但是随着疾病谱变化，生物医学模式的片面性和局限性日益明显。

生物-心理-社会医学模式的概念是由美国医生G. L. Engle于1977年首先提出的，它认为人的生命是一个开放系统，通过与周围环境的相互作用以及系统内部的调控能力决定健康状况。社区护理的工作方法与思维方式强调综合性照顾，适应医学模式的转变。

4. 发展社区护理有利于降低医疗费用

20世纪中叶以来，世界许多国家都面临医疗费用的高涨问题，其主要原因为高技术医学的发展和人口老龄化。高技术医学的发展和老年人对医疗需求的增加，使医疗投入急剧增长，这一结果令社会不堪重负。一些本可以在基层得到解决的常见病、多发病、慢性病平稳期的患者纷纷涌向大医院，造成了卫生资源的极大浪费，医疗费用居高不下。通过开展社区护理服务，可以将许多健康问题解决在社区，从而控制医疗费用的过快增加，合理使用卫生资源，减少个人及社会的经济负担。

5. 发展社区护理促进了护理学科的发展

社区护理的发展使护理学科的内涵与外延及工作范围都有了较大的变化，出现了从个体向群体、从医院模式向大卫生模式、从疾病护理向保健和健康促进转变的趋势。社区护理为广大护理人员提供了一个充分发挥聪明才智的新领域，也在专业理论知识、操作技能、管理能力等方面对护理人员提出了更高的要求，这对加快向现代护理模式的转变、促进护理学科的自身发展、提高护理队伍建设水平都将起到积极的推动作用。

三、社区护理发展中存在的问题

1. 缺乏社区护理的专业人才

在社区卫生服务中，大部分护理人员主要从事治疗性工作，难以开展其他卫生保健工作。缺乏社区护理的基本知识与技能，对社区护理的特点及工作方法了解不够，制约了我国社区护理事业的发展。社区护理专业人才短缺的问题应该引起足够的重视，并逐步加以解决。

2. 建立相关政策，加强管理

尽管我国的社区护理已经处于快速发展阶段，但各地的发展不平衡，需要建立相关政策，规范社区护理工作，如社区护士的教育培训、非医疗工作的酬劳等问题。加大对社区护理财力方面的支持，在社区护理工作中所需要的用房、交通、通信、护理仪器及设备配备方面加大投入。加快建立社区护理的服务标准及质量控制标准，以保障社区服务对象及护士双方的利益。

3. 加强社区护理专业的教育与培训

在社区卫生服务中，社区护士的任务与职责不断扩大，在工作实践中承担着更多的角色，社区卫生服务中的许多任务是由社区护士完成的。目前，我国社区护理专业的教育与培训不足，与社区护理工作要求与发展有较大的差距，要通过加强对护理人员进行有针对性的教育、培训，包括在校的课程教育、毕业后教育、继续教育等，使之成为既有扎实的医学理论知识和临床护理技能，又有较强的社区护理能力的社区护士，以适应社区护理事业的发展需求。

四、如何学好社区护理学课程

社区护理学是高职护理专业的一门专业必修课，该课程囊括了护理专业应知的"预防医学与公共卫生学"相关的知识与技能，而且按照整体护理观，现代护理学的对象已经从个体走向群体和社区，从疾病护理转向预防和护理并重，社区护士在卫生保健中的作用也随之进一步提升和扩大。要想学好社区护理学课程，应做到以下几点。

1. 树立"大卫生"观念

"大卫生"观念是指站在全社会系统的高度，来认识和研究人民群众的卫生与健康问题，也就是全社会都应重视、支持、参与卫生和预防保健事业的建设与发展，每一个人都要有讲卫生的思想和习惯，要高度重视社会卫生工作。只有树立了"大卫生观"，才能在今后的医疗护理实践中真正贯彻落实"以预防为主"的工作方针。当前，我国卫生事业的突出矛盾仍然是人民群众健康需求的不断增长与社会性卫生事业相对滞后的矛盾。满足人们的健康需求，不仅要靠医疗这个"小处方"，而且还要靠群防群治这个"大处方"。这就是要贯彻落实预防为主的方针，深入开展群众性的医疗卫生活动，用社区人群自身的力量解决其自身的健康问题。

2. 参与社区卫生服务实践

社区护士应能够在基层卫生服务中提供融预防、基本医疗、保健、康复、健康教育、计划生育技术服务六位一体的护理服务，具备社区卫生服务中特有的护理和公共卫生服务能力。护理专业学生在学习社区护理相关理论知识的过程中，应多参与社区卫生服务实践，参与人群查体，如60岁以上老年人查体、儿童保健查体和婚育期女性防癌普查及结肠癌筛检等社区工作，掌握健康教育、健康档案管理、健康资料收集与整理等技能，为培养社区护理岗位能力打下坚实基础。

3. 提高自身人文修养

在生物-心理-社会医学模式的引导下，社区护士应发扬医学人文关怀的精神，具备良好的沟通交流能力，与社区居民建立良好的人际关系，得到社区居民对社区护士的专业信任和情感共鸣，以利于社区护士开展健康教育与入户访视，达到以"人的健康为中心，家庭为单位"的护理目的，实现人群保健和疾病控制的目标。

（马连娣）

第一章 社区卫生服务与社区护理

【学习目标】
- **掌握**：社区定义、构成要素；社区卫生服务的定义、特点及工作范围；全科医学的定义及特点；三级预防及主要措施；社区护理的定义、特点及工作内容；社区护士的职责、角色及核心能力要求。
- **熟悉**：社区的功能；社区卫生服务组织机构设置的原则及主要功能。
- **了解**：我国社区卫生服务相关的政策；社区护理的发展过程。
- **应用**：见习社区卫生服务。

案例导入

案例回放：
张先生，70岁，患有高血压、糖尿病。张先生经常到社区卫生服务中心，定期测量血压和血糖，在社区医生的指导下合理用药，血压和血糖控制得很好，没有影响到他的生活质量。张先生说："社区卫生服务中心离家较近，常见病可以就近治疗，就医方便；社区卫生人员给我建立健康档案，免费定期进行体检；社区医院就诊的费用合理，并且可用医保卡支付；社区卫生人员服务态度非常好，耐心解答我对卫生问题的咨询，会定期做一些健康知识讲座。总之，有了社区卫生服务中心，看病、吃药、打针方便多了，避免了到大医院看病难、看病贵的局面。"

思考问题：
1. 张先生对社区卫生服务中心的评价说明了社区卫生服务的什么特点？
2. 社区中与张先生有相同问题的居民很多，社区卫生服务中心的哪些服务内容会对他们有帮助？
3. 社区护士如何促进和维护社区居民的健康？

社区卫生服务是有效促进群众健康的服务方式，而社区护理是社区卫生服务的重要组成部分，社区护理立足于社区，为社区人民群众提供方便、及时、经济、综合的卫生保健护理服务。护理专业的学生必须掌握社区护理的基本知识、基本技能和基本方法，才能更好地为社区居民服务。

第一节 社区与社区卫生服务

社区是人们生活、学习、工作的重要场所,社区卫生服务是卫生工作的重点,是国家公共卫生和基本医疗服务体系的基础,是实现"人人享有初级卫生保健"的基本途径,也是促进社会公平、维护社会稳定、构建和谐社会的重要内容。

一、社区概述

(一) 定义

社区 (community) 一词源于拉丁语,原意是"亲密的关系和共同的东西"。不同国家、不同学科的不同学者对社区的内涵给予不同的定义。

著名社会学家费孝通先生根据我国的实际情况,将社区定义为:社区是若干社会群体(家族、氏族)或社会组织(机关、团体)聚集在某一个地域里所形成的在生活上相互关联的大集体。1978年国际初级卫生保健大会发表的《阿拉木图宣言》将社区定义为:"社区是以某种经济的、文化的、种族的或某种社会的凝聚力,使人们生活在一起的一种社会组织或团体。"

由此可见,社区是指聚居在一定地域范围内的人们所组成的社会生活共同体。它是基于同类型社会生活而形成的相对独立的地区性社会。

世界卫生组织 (WHO) 1994年根据各国的情况提出:一个有代表性的社区,人口在10万~30万,面积在5000~50000平方公里。我国一般将社区分为城市社区(通常是以街道和居民委员会为基本单位)、农村社区(通常是以乡镇和村为基本单位)两大类。我国城市按街道办事处管辖范围设置,人口一般在3万~10万。

> **知识拓展**
>
> 将"社区"这个词作为社会学的一个范畴来研究,起于德国的社会学家托尼斯 (Ferdinand Tonnies,1855~1936)。1887年他将社区定义为:社区是以家庭为基础的历史共同体,是血缘共同体和地域共同体的结合。美国学者戈派格 (Goeppinger) 认为:社区是以地域为基础的实体,由正式和非正式的组织、机构和群体等社会系统组成,彼此依赖,行使社会功能,以满足社区内各类人群的需要。

(二) 分类

按照人群的特点可分为三种类型。

1. 地域性社区

地域性社区是按照区域划分的社区,一个城市、小镇、村都可是一个社区。在此区域内有政府机构、家庭、学校、医院、商店、工厂等。

2. 共同目标或兴趣的社区

社区是由有共同的目标或兴趣的人组成,这些人可能分配在不同的地域,但由于目的或兴趣相同而逐渐移居成为一个社区，如企业、大学城等。

3. 共同问题的社区

社区是由具有共同问题的人聚在一起形成的，一起应对出现的问题。如某河流污染，影响流域居民的正常生活，为了有效地解决这一问题，可将这些居民视为一个社区。

(三) 构成要素

构成社区必须具备一些要素，大致可归纳为五个方面。

1. 社区人口

社区人口是社区的核心，是构成社区的第一要素。一定数量和质量的人群是构成社区的主体，他们以一定社会关系为基础，组织起来共同生活在一起。

2. 地域空间

地域空间是社区居民从事生产、生活活动的依托。地域范围大小不定，一般按行政区域或地理范围来划分，以社区存在地基本的自然环境条件为基础，如地势、交通、资源、气候等，是影响社区人群活动的性质及特点的重要因素。

3. 社区设施

社区设施是社区存在的物质基础，是衡量社区发展程度的重要标志，包括生活设施、生产设施、交通设施和文化娱乐设施等。这些设施可以满足社区居民物质和精神生活的需要。

4. 社区成员同质性

长期生活在社区这个特定的生活共同体中的人们，具有某些共同的利益，面临着共同的问题（如生活、卫生、教育、环境等），具有某些共同的需要（如物质、精神、社会生活等），从而形成特有的文化、生活方式、意识形态、行为规范、风俗习惯等。社区人群具有情感上和心理上的认同感及其对社区的归属感。这种同质性不仅体现在人们的物质生活中，更深入地反映在人们的精神生活中。

5. 社区管理机构和制度

为了协调社区的各种社会关系，满足社区居民的需求，解决社区面临的问题，必须有专门的管理机构和制度。在我国，社区的管理机构为居民委员会和派出所，负责管理户籍、治安、环境卫生、计划生育、生活福利等，还可以通过居民文明公约等非组织形式规范人们的日常行为。

社区人口和地域空间是构成社区的最基本要素，在此基础之上，社区设施、社区居民同质性、社区管理机构和制度是社区人群相互联系的纽带。

(四) 功能

社区功能是指满足社区居民的需要和管理的功能，包括以下五方面。

1. 经济功能

社区的工厂、商店等为居民提供生产、流通、消费服务。人们的衣食住行基本上是在社区内完成。经济功能是社区的最基本、最主要的功能之一。

2. 社会化功能

社区居民在社区的共同生活过程中，相互影响，形成本社区的风俗习惯、文化特征、意识形态和价值观念等，这是人类成长过程中的不断社会化过程。

3. 社会参与功能

居住在社区的人们彼此沟通、交流,共同参与活动,通过交往满足人们自我实现的需要。如老年活动中心、青少年活动中心、小区业主委员会、小区活动中心等。

4. 社会控制功能

社区通过制定各种规章制度和行为规范,以保护社区居民、维护社区环境和社区秩序,从而也维护社会的和平与稳定。如社区成立的物业管理系统。

5. 社区互助及福利功能

社区居民之间相互帮助,如尊老爱幼、照顾残疾人等互助活动。社区还可通过养老院、福利院、学龄前托儿所、活动中心、卫生服务站或服务中心等机构对居民进行援助。

不同的社区在发挥各项功能方面程度不等,应尽量运用这些功能为社区居民服务。

★ 考点提示:社区的定义、世界卫生组织及我国规定的社区的范围、社区构成要素及功能

二、社区卫生服务概述

(一)定义

社区卫生服务(community health service,CHS)又称社区健康服务(community-based health care,CHC),国务院在1999年7月发布的《关于发展城市社区卫生服务的若干意见》中对社区卫生服务的定义为:"社区卫生服务是社区建设的重要组成部分,是在政府、社区参与、上级卫生机构指导下,以基层卫生机构为主体,全科医师为骨干,合理使用社区资源和适宜技术,以人的健康为中心、家庭为单位、社区为范围、需求为导向,以妇女、儿童、老年人、慢性病患者、残疾人等为重点,以解决社区主要卫生问题、满足基本卫生服务需求为目的,融预防、医疗、保健、康复、健康教育、计划生育技术服务等为一体的有效、经济、方便、综合、连续的基层卫生服务。"

(二)特点

社区卫生服务以解决社区主要卫生问题、满足基本卫生服务需求为目的,是有效、经济、方便、综合、连续的基层卫生服务,其特点如下。

1. 广泛性

社区卫生服务的对象是社区全体居民,包括各类人群,即健康人群、亚健康人群、患病高危人群和患病人群等。重点对象是儿童、妇女、老年人、慢性病患者、精神障碍患者、残疾人、贫困居民等。不分性别、年龄和病种。

2. 综合性

社区卫生服务是为社区居民提供预防、基本医疗、保健、康复、健康教育和计划生育技术服务六位一体的综合性卫生服务。涉及生物、心理及社会各个层面。

3. 连续性

社区卫生服务始于生命的准备阶段直至生命结束的全过程,覆盖生命的各个周期以及疾病发生、发展的全过程,不分时间、地点和对象。社区卫生服务不因某一健康问题的解决而结束。

4. 可及性

社区卫生服务必须从各个方面满足服务对象的各种需要,如时间、地点、内容及价格

等，能为居民提供及时、方便、经济周到的服务。

5. 合作性（协作性）

社区卫生服务机构与预防保健机构、医院是分工合理、密切协作的关系；社区卫生保健人员需要整合、协调和利用社区内外资源；社区卫生保健人员中的医师、护士、营养师、社区工作者以及上级医疗机构的工作人员，需要很好地协调部门间的关系。

（三）基本原则

2006年国务院发布的《关于发展城市社区卫生服务的指导意见》，指出社区卫生服务有以下五个基本原则。

① 坚持社区卫生服务的公益性质，注重卫生服务的公平、效率和可及性。
② 坚持政府主导，鼓励社会参与，多渠道发展社区卫生服务。
③ 坚持实行区域卫生规划，立足于调整现有卫生资源，辅以改扩建和新建，健全社区卫生服务网络。
④ 坚持公共卫生和基本医疗并重，中西医并重，防治结合。
⑤ 坚持以地方为主，因地制宜，探索创新，积极推进。

（四）工作范围

1. 预防服务

社区卫生诊断，传染病疫情报告和监测，预防接种，结核病、艾滋病等重大传染病预防，常见传染病防治，地方病、寄生虫病防治，健康档案管理，爱国卫生指导等。

2. 基本医疗服务

一般常见病、多发病的诊疗，社区现场救护，慢性病筛查和重点慢性病病例管理，精神病患者管理，转诊服务等。

3. 保健服务

主要是对婴幼儿、妇女、老年人进行保健服务，包括提供社区妇女保健、围生期保健、社区儿童保健、社区精神卫生等保健指导服务。

4. 康复服务

残疾康复，疾病恢复期康复，家庭和社区康复训练指导等。

5. 健康教育服务

卫生知识普及，个体和群体的健康管理，重点人群与重点场所健康教育，宣传健康行为和生活方式等。

6. 计划生育服务

计划生育技术服务与咨询指导，发放避孕药具等。

（五）意义

社区卫生服务是城市卫生工作的重要组成部分，是实现人人享有初级卫生保健目标的基础环节。大力发展社区卫生服务，构建以社区卫生服务为基础、社区卫生服务机构与医院和预防保健机构分工合理、密切协作的新型城市卫生服务体系，对于坚持预防为主、防治结合的方针，优化城市卫生服务结构，方便群众就医，减轻费用负担，建立和谐医患关系，具有重要意义。

（1）社区卫生服务是提供基本卫生服务、满足人民群众日益增长的卫生服务需求、提高人民健康水平的重要保障　社区卫生服务机构植根于居民生活区，提供主动服务、上门服务，方便社区居民尤其是老年人、残疾人等弱势人群获得基本医疗卫生服务，也有利于满足群众日益增长的多样化卫生服务需求。社区卫生服务强调预防为主、防治结合，有利于将预防保健落实到社区、家庭和个人，提高人群健康水平。

（2）社区卫生服务是深化医药卫生体制改革、建立与社会主义市场经济体制相适应的城市卫生服务体系的重要基础　社区卫生服务可以将广大居民的多数基本健康问题解决在基层。积极发展社区卫生服务，有利于调整城市卫生服务体系的结构、功能及布局，提高效率，降低成本，形成以社区卫生服务机构为基础，大中型医院为医疗中心，预防、保健、健康教育等机构为预防、保健中心，适应社会主义初级阶段国情和社会主义市场经济体制的城市卫生服务体系新格局。

（3）社区卫生服务是降低医疗费用、促进城乡居民基本医疗保险制度完善的有效办法　可以合理使用卫生资源，健全城市卫生服务网络，可以提高卫生服务效果、效率和效益。社区卫生服务保证社区居民就近诊治一般常见病、多发病、慢性病，帮助社区居民合理利用大医院服务，并通过健康教育、预防保健，增进职工健康，减少发病，既保证基本医疗，又降低医疗费用支出，符合"低水平、广覆盖"原则，解决人们"看病贵"的问题。

（4）社区卫生服务是医学模式和健康观念转变的最佳途径　医学模式从"生物医学模式"转变为"生物-心理-社会医学模式"，是全球医学发展的大趋势；健康观念也从"无病即是健康"，转变为"躯体健康、心理健康、社会适应良好、道德健康"。而社区卫生服务融预防、医疗、保健、康复、健康教育、计划生育技术服务等为一体，采取主动上门的服务方式实现医学模式和健康观念的转变。

（5）社区卫生服务是建设和谐社会的保证　社区卫生服务通过多种形式的服务为群众排忧解难，使社区卫生人员与广大居民建立起新型医患关系，充分体现全心全意为人民服务的宗旨，有利于密切党群干群关系，维护社会稳定，促进国家长治久安，是建设和谐社会的保证。

★ **考点提示**：社区卫生服务的定义、特点及工作范围

> **知识拓展**
>
> 标识以人、房屋和医疗卫生机构标识形状为构成元素。
>
> 三口之家代表健康家庭，家庭和房屋组成和谐社区，与医疗卫生机构的四心十字组合表示社区卫生服务机构，体现了社区卫生服务以人的健康为中心、家庭为单位、社区为范围的服务内涵及以人为本的服务理念。标识图形中还含有两个向上的箭头，一个代表社区居民健康水平不断提高，一个代表社区卫生服务质量不断改善，展示社区卫生服务永远追求健康的目标，标识的整体颜色为绿色，体现社区的健康与和谐。

三、社区卫生服务机构

社区卫生服务机构是社区卫生服务工作的主要载体，它是非营利性、公益性的医疗卫生机构，主要由社区卫生服务中心和服务站组成。

国家卫生和计划生育委员会《2015年我国卫生和计划生育事业发展统计公报》指出：2015年底，全国已设立社区卫生服务中心（站）34321个，其中：社区卫生服务中心8806个，社区卫生服务站25515个。社区卫生服务中心人员39.7万人，平均每个中心45人；社区卫生服务站人员10.8万人，平均每站4人。

(一) 服务功能与执业范围

2006年卫生部、国家中医药管理局颁布《城市社区卫生服务机构管理办法（试行）》指出：社区卫生服务机构主要提供公共卫生和基本医疗两项服务工作，此外，社区卫生服务机构应根据中医药的特色和优势，提供与上述公共卫生和基本医疗服务内容相关的中医药服务。

1. 社区卫生服务机构提供的公共卫生服务

提供12项公共卫生服务：①卫生信息管理；②健康教育；③传染病、地方病、寄生虫病预防控制；④慢性病预防控制；⑤精神卫生服务；⑥妇女保健；⑦儿童保健；⑧老年保健；⑨残疾康复指导和康复训练；⑩计划生育技术咨询指导，发放避孕药具；⑪协助处置辖区内的突发公共卫生事件；⑫政府卫生行政部门规定的其他公共卫生服务。

2. 社区卫生服务机构提供的基本医疗服务

提供6项基本医疗服务：①一般常见病、多发病诊疗、护理和诊断明确的慢性病治疗；②社区现场应急救护；③家庭出诊、家庭护理、家庭病床等家庭医疗服务；④转诊服务；⑤康复医疗服务；⑥政府卫生行政部门批准的其他适宜医疗服务。

> **知识拓展**
>
> 2017年《国家基本公共卫生服务规范（第三版）》包括12项服务内容：建立居民健康档案、健康教育、预防接种、0～6岁儿童健康管理、孕产妇健康管理、老年人健康管理、慢性病患者健康管理（高血压、2型糖尿病）、严重精神障碍患者管理、结核病患者健康管理、中医药健康管理、传染病和突发公共卫生事件报告和处理、卫生计生监督协管。
>
> 国务院2017年1月发布《"十三五"推进基本公共服务均等化规划》，在第七章"基本医疗卫生"指出：本领域服务项目共20项，具体包括：除国家基本公共卫生服务项目12项内容外，还包括艾滋病病毒感染者和患者随访管理、社区艾滋病高危行为人群干预、免费孕前优生健康检查、基本药物制度、计划生育技术指导咨询、农村部分计划生育家庭奖励扶助、计划生育家庭特别扶助、食品药品安全保障。

(二) 机构设置基本原则

2006年中央编办、卫生部、财政部、民政部发布《城市社区卫生服务机构设置和编制标准指导意见》，明确社区卫生服务机构设置的原则、机构设置和编制标准。

① 社区卫生服务机构的设置和编制的核定，要符合事业单位改革和医疗卫生体制改革的方向以及区域卫生规划的要求。

② 要立足于调整现有卫生资源，辅之以改扩建和新建，避免重复建设。

③ 要统筹考虑地区之间的经济发展差异，保障城市居民享受到最基本的社区卫生服务。

④ 政府举办的社区卫生服务机构为公益性事业单位，按其公益性质核定的社区卫生服

务机构编制为财政补助事业编制。

⑤ 机构设置,要有利于方便群众就医;人员编制的核定,要符合精干、高效的要求,保证社区卫生服务机构最基本的工作需要。

(三) 机构设置

社区卫生服务机构以社区卫生服务中心和社区卫生服务站为主体,以诊所、医务所(室)、护理院等其他基层医疗机构为补充。《城市社区卫生服务机构设置和编制标准指导意见》,对机构设置做如下要求。

1. 社区卫生服务机构的构成

社区卫生服务机构由社区卫生服务中心和社区卫生服务站组成,具备条件的地区可实行一体化管理。

2. 社区卫生服务机构的设置范围

政府原则上按照街道办事处范围或3万~10万居民规划设置社区卫生服务中心,根据需要可设置若干社区卫生服务站。新建社区,可由所在街道办事处范围的社区卫生服务中心就近增设社区卫生服务站。

3. 社区卫生服务机构举办形式

(1) 社区卫生服务中心的举办形式 社区卫生服务中心主要通过对现有一级、部分二级医院和国有企事业单位所属医疗机构等进行转型或改造设立,也可由综合性医院举办。

(2) 社区卫生服务站的举办形式 社区卫生服务站举办主体可多元化,可由社区卫生服务中心举办,或由综合性医院、专科医院举办,也可按照平等、竞争、择优的原则,根据国家有关标准,通过招标选择社会力量举办。

4. 社区卫生服务机构诊疗科目

社区卫生服务机构诊疗科目有:①社区卫生服务中心登记的诊疗科目应为预防保健科、全科医疗科、中医科(含民族医学)、康复医学科、医学检验科、医学影像科,有条件的可登记口腔医学科、临终关怀科,原则上不登记其他诊疗科目,确实需要登记的,须经区(市、县)级政府卫生行政部门审核批准,同时报上一级政府卫生行政部门备案;②社区卫生服务站登记的诊疗科目应为预防保健科、全科医疗科,有条件的可登记中医科(含民族医学),不登记其他诊疗科目。

(四) 社区卫生服务机构标准

2006年卫生部、国家中医药管理局颁布《城市社区卫生服务中心基本标准》、《城市社区卫生服务站基本标准》,标准如下。

1. 城市

社区卫生服务中心和服务站应按照国家有关规定提供社区基本公共卫生服务和社区基本医疗服务。

2. 床位

① 城市社区卫生服务中心,根据服务范围和人口合理配置,至少设日间观察床5张;根据当地医疗机构设置规划,可设一定数量的以护理康复为主要功能的病床,但不得超过50张;②城市社区卫生服务站至少设日间观察床1张,不设病床。

3. 科室设置

①城市社区卫生服务中心，至少设有以下三个科室：临床科室（全科诊室、中医诊室、康复治疗室、抢救室、预检分诊室）、预防保健科室（预防接种室、儿童保健室、妇女保健与计划生育指导室、健康教育室）、医技及其他科室（检验室、B超室、心电图室、药房、治疗室、处置室、观察室、健康信息管理室、消毒间）；②城市社区卫生服务站，至少设有以下科室：全科诊室、治疗室、处置室、预防保健室、健康信息管理室。

4. 人员

①城市社区卫生服务中心，至少有6名执业范围为全科医学专业的临床类别、中医类别执业医师，9名注册护士；至少有1名副高级以上任职资格的执业医师；至少有1名中级以上任职资格的中医类别执业医师；至少有1名公共卫生执业医师；每名执业医师至少配备1名注册护士，其中至少具有1名中级以上任职资格的注册护士；设病床的，每5张病床至少增加配备1名执业医师、1名注册护士；其他人员按需配备；②城市社区卫生服务站，至少配备2名执业范围为全科医学专业的临床类别、中医类别执业医师；至少有1名中级以上任职资格的执业医师；至少有1名能够提供中医药服务的执业医师；每名执业医师至少配备1名注册护士；其他人员按需配备。

5. 房屋

①城市社区卫生服务中心，建筑面积不少于1000m^2，布局合理，充分体现保护患者隐私、无障碍设计要求，并符合国家卫生学标准；设病床的，每设一床位至少增加30m^2建筑面积；②城市社区卫生服务站，建筑面积不少于150m^2，布局合理，充分体现保护患者隐私、无障碍设计要求，并符合国家卫生学标准。

6. 设备

①城市社区卫生服务中心，应有诊疗设备（诊断床、听诊器、血压计等）；辅助检查设备（心电图机、B超、显微镜、离心机等）；预防保健设备［妇科检查床、妇科常规检查设备、身长（高）和体重测查设备等］；健康教育及其他设备（健康教育影像设备、计算机及打印设备、电话等）；②城市社区卫生服务站，基本设备如诊断床、听诊器、血压计、体温计、心电图机等；有与开展的工作相应的其他设备。

7. 规章制度

制定人员岗位责任制、在职教育培训制度，有国家制定或认可的各项卫生技术操作规程，并成册可用。

★ 考点提示：社区卫生服务机构的服务功能

四、社区卫生服务相关政策

1997年《中共中央、国务院关于卫生改革与发展的决定》明确提出，要"改革城市卫生服务体系，积极发展社区卫生服务，逐步形成功能合理、方便群众的卫生服务网络"。1999年卫生部等10部委制订《关于发展城市社区卫生服务的若干意见》，提出了发展社区卫生服务的具体政策措施和2010年发展目标。2000年卫生部印发《城市社区卫生服务机构设置原则》、《城市社区卫生服务中心设置指导标准》和《城市社区卫生服务站设置指导标准》。2002年，11部门制订《关于加快发展城市社区卫生服务的意见》，鼓励社会力量参与建设社区卫生服务网络。2003年，出台《创建全国社区卫生服务示范区活动的实施方案》，促进示范社区的开展，涌现出天津、上海、北京、沈阳、银川、成都、武汉、深圳、宁波、杭州、广州、贵阳等一批具有一定工作特色的地区。2004年，卫生部在天津市召开全国城市社区卫生服务工作经验交流会，社区卫生服务在全国各地得到进一步发展。

2006年国务院颁发《关于发展城市社区卫生服务的指导意见》，明确了发展社区卫生服务的指导思想、基本原则和工作目标，提出了完善发展社区卫生服务的政策措施，并决定成立国务院城市社区卫生工作领导小组，指导协调全国城市社区卫生服务工作。2006年卫生部、国家中医药管理局联合制定《城市社区卫生服务机构管理办法（试行）》，加强对城市社区卫生服务机构设置与运行的管理，保障居民公平享有安全、有效、便捷、经济的社区卫生服务。2006年中央编办印发《城市社区卫生服务机构设置和编制标准指导意见》，关于社区卫生服务机构设置原则、机构设置、职能配置、编制配置做了明确规定。

2009年3月国务院发布《中共中央国务院关于深化医药卫生体制改革的意见》中提出进一步完善以社区卫生服务为基础的新型城市卫生医疗卫生服务体系，充分体现国家对社区卫生服务工作的重视。2009年卫生部发布《国家基本公共卫生服务规范（2009版）》。

2011年1月卫生部下发《创建示范社区卫生服务中心活动指导方案》，在全国范围内开展创建示范社区卫生服务中心活动，进一步加强社区卫生服务机构内涵建设。2011年5月发布《国家基本公共卫生服务规范（2011版）》。

2015年国家卫生和计划生育委员会、中医药管理局下发《关于进一步规范社区卫生服务管理和提升服务质量的指导意见》，进一步规范社区卫生服务管理，提升社区卫生服务质量和能力。

2016年国家卫生和计划生育委员会下发《关于做好2016年国家基本公共服务项目工作的通知》，2017年发布《国家基本公共卫生服务规范（第三版）》，包括12大项社区服务内容。

五、社区卫生服务与全科医学

全科医学又称家庭医学，是20世纪60年代以后在一些发达国家逐步发展起来的新的医学理念与医疗服务模式。1993年中华医学会全科医学分会成立，标志我国全科医学学科的诞生。1997年出台的《中共中央、国务院关于卫生改革与发展的决定》，明确提出要"加快发展全科医学、培养全科医生"；2000年，卫生部颁发了《关于发展全科医学教育的意见》《全科医师规范化培训试行办法》和《全科医师规范化培训大纲（试行）》，全科医学在我国发展迅速。2016年5月国务院医改办、国家卫生和计划生育委员会等七部门下发《关于推进家庭医生签约服务的指导意见》。

（一）全科医学概述

1. 全科医学

全科医学又称家庭医学，是一个面向个体、家庭与社区，整合了临床医学、预防医学、康复医学以及医学心理学、人文社会学科相关内容于一体的综合性的临床专业二级学科；其专业领域涉及各种年龄、性别、各个器官系统以及各类疾病。其主旨强调以人为中心、以家庭为单位、以整体健康的维护与促进为方向的长期负责式照顾，并将个体与群体健康照顾融为一体。

2. 全科医疗

全科医疗是将全科医学的基本理论应用于患者、家庭和社区居民健康照顾，主要由全科医生提供的、以解决社区常见健康问题为主的一种基层医疗服务，是整合了其他学科领域的知识和技能于一体化的临床专业服务。

3. 全科医生

全科医生又称家庭医生，是经过全科医学专门训练的工作在基层的临床医生，能够为患者个体及家庭成员以及社区居民提供优质、方便、经济、有效、全方位负责式的健康管理的医生，即全科医疗服务的提供者。全科医生是社区卫生服务的核心力量，是社区居民的健康守护人。

(二) 全科医疗的特点

1. 全科医疗是一种基层医疗服务

全科医疗是以门诊为主体的第一线医疗照顾，是公众为解决其健康问题寻求医疗卫生服务时最先接触、最经常利用的医疗保健部门，也称为首诊服务。

2. 全科医疗是以门诊为主体的服务

全科医生的主要工作场所是社区和全科诊所，主要提供全科医疗的门诊和急诊服务，不受时间和空间的限制。

3. 全科医疗是一种专科医疗服务

全科医学是新兴的临床二级专业学科，有自己独特的理论和知识体系，是其他医疗服务所不能代替的。

(三) 家庭医生签约服务

2016年5月国务院医改办、国家卫生和计划生育委员会等七部门下发《关于推进家庭医生签约服务的指导意见》，对家庭医生签约服务提出具体要求。

1. 主要目标

到2017年，家庭医生签约服务覆盖率达到30%以上，重点人群签约服务覆盖率达到60%以上；到2020年，力争将签约服务扩大到全人群，形成长期稳定的契约服务关系，基本实现家庭医生签约服务制度的全覆盖。

重点人群是老年人、孕产妇、儿童、残疾人等人群，以及高血压、糖尿病、结核病等慢性病和严重精神障碍患者等。

2. 签约服务的原则

原则上应当采取团队服务形式，主要由家庭医生、社区护士、公卫医师（含助理公卫医师）等组成。

3. 签约服务内容

①基本医疗服务，涵盖常见病和多发病的中西医诊治、合理用药、就医路径指导和转诊预约等；②公共卫生服务，涵盖国家基本公共卫生服务项目和规定的其他公共卫生服务；③健康管理服务，主要是针对居民健康状况和需求，制定不同类型的个性化签约服务内容，可包括健康评估、康复指导、家庭病床服务、家庭护理、中医药"治未病"服务、远程健康监测等。

4. 服务形式

按照协议为签约居民提供全程服务、上门服务、错时服务、预约服务等多种形式的服务。

为增强签约服务吸引力，签约服务会在就医、转诊、用药、医保等方面对签约居民实行差异化的政策。如预约医院专家号、预约挂号、预留床位等方式，方便签约居民优先就诊和住院；二级以上医院对接家庭医生转诊时，为转诊患者建立绿色转诊通道；对于签约的慢性病患者，可酌情延长单次配药量；对于下转患者，可根据病情和上级医疗机构医嘱按规定开具处方；实行差异化的医保支付政策，采取对符合规定的转诊住院患者连续计算起付线等措施，引导居民到基层就诊。

（四）全科医学与社区卫生服务的关系

社区卫生服务是全科医疗的具体体现，全科医疗是社区卫生服务的最佳服务模式。全科医疗是将全科医学的理论应用于患者、家庭和社区照顾，以解决社区常见健康问题为主的一种基础医疗服务，其主要实施地点在社区卫生服务场所。全科医生是社区卫生服务的核心力量，其立足社区，向社区居民提供综合的、连续的、方便的个体化服务。

由此可见，社区卫生服务是全科医疗的具体体现，全科医生是社区卫生服务的核心力量。

六、社区卫生服务中的"三级预防"

社区预防是社区卫生服务的主要工作内容，也是社区护士工作的主要内容。疾病的预防策略要坚持"预防为主"，"三级预防"是"预防为主"方针的体现，是切实分析和解决影响健康的主要问题。

1. 第一级预防

第一级预防亦称病因预防，是在疾病未发生时针对致病因素采取的预防措施，即无病防病。该期的预防是加强对病因的研究，减少对危险因素的接触。

措施：消除和控制空气、水、土壤、食物的污染，改善生产环境，职业病预防和卫生立法，加强公共场所环境卫生监督和管理，计划免疫，婚前检查，健康教育，儿童保健，健康咨询，心理辅导，合理营养，体育锻炼，良好生活方式等。

2. 第二级预防

第二级预防亦称临床前期预防，主要通过病例的筛查或周期性健康检查，在疾病的临床前期做好早期发现、早期诊断、早期治疗的"三早"预防措施，以减轻疾病对机体功能的进一步影响或改善预后。

措施：疾病筛检，定期健康检查，传染病疑似病例隔离观察以及设立专科门诊，高危人群重点项目检查。

3. 第三级预防

第三级预防亦称临床预防，对患者采取及时、有效的治疗措施，防止疾病的进一步恶化或发生严重的并发症或后遗症，提高生存质量，延长寿命，降低死亡率。

措施：瘫痪患者的康复治疗以促进早日恢复劳动能力和提高生活质量，采用对症治疗以防止复发、转移、伤残或死亡，临终患者的临终关怀、心理康复等。

★ 考点提示："三级预防"的定义及措施

第二节 社区护理

社区护理是社区卫生服务的重要组成部分,在社区卫生服务和医疗保健工作中具有重要的作用,已成为21世纪社区服务的重点。

一、概述

(一)定义

社区护理(community health nursing)来源于英文,也可称为社区卫生护理或社区保健护理,1970年美国的露丝·依瑞曼开始引用"社区护理"一词。美国护理协会指出:社区护理是将公共卫生及护理学理论相结合,用以促进和维护社区人群健康的一门综合学科。结合我国社区卫生服务发展的特点,社区护理可定义为:综合公共卫生学及护理学的知识与技能,以社区为基础,以人群为对象,以服务为中心,将医疗、预防、保健、康复、健康教育、计划生育等融入护理学中,以促进和维护人群健康为最终目的,提供连续的、动态的和综合的护理服务。

社区护理作为一门学科,其理论基础是公共卫生学和护理学。公共卫生学被称为预防疾病、延长寿命、促进身心健康和工作效能的一门科学和艺术。护理学是在医学科学与人文社会科学基础上产生的应用学科,以解决人群现存的和潜在的健康问题为宗旨,被学者誉为是科学、爱心与艺术的结合。社区护理将公共卫生与护理学有机地结合在一起,其服务对象包括健康人群和患病人群;其工作重点侧重于预防服务和医疗护理性服务,最终达到促进和维护社区人群健康的目的。

★ 考点提示:社区护理的定义

> **知识拓展**
>
> 美国护理协会(American nurses association,ANA)于1980年对社区护理定义为:社区护理是综合公共卫生学与专业护理学的理论,应用于促进与维持群众的健康,是一种专门和完整的实务工作。它的服务不限于一个特别的年龄群或诊断,而是提供连续性、非片断性的服务,其主要职责是视人口群体为一整体,直接提供护理给个体、家庭或团体,以使全民达到健康。应用整体的方法促进健康、维护健康、卫生教育和管理、合作及提供连续性护理,来管理社区中个体、家庭和团体的健康。

(二)社区护理与医院护理的比较

社区护理与医院临床护理工作有着密切的联系,但也有区别。随着医学模式的转变,护理专业服务内容、形式都发生了变化,从疾病的护理扩展到疾病的预防,从单纯生理护理扩展到心理和社会因素的控制,从医院内患者护理扩展到医院外人群健康促进,这些变化使社区护理与医院临床护理出现明显的区别(表1-1)。

表1-1 医院护理与社区护理的比较

区别点	医院护理	社区护理
工作目标	帮助患者恢复健康、减少残障（治疗）	预防、维护、促进人群健康（预防）
护理对象	患者（住院患者、门诊患者）	健康人和患者（个人、家庭、社区）
工作地点	医院、门诊、其他医疗机构	社区卫生服务中心或社区卫生服务站
工作环境	熟悉、固定，相对安全	家庭访视和居家护理时处于陌生环境，安全性需要判断
工作时间	时间比较固定，按时间进行工作	时间有时不固定，要根据患者及其家属的要求
工作方式	与其他医护人员配合	经常独立工作
工作特点	等待患者上门	主动深入社区、家庭、个人进行服务
工作内容	主要是医疗护理	预防服务和医疗护理

（三）社区护理的对象

社区护理以人群为服务对象，以促进和维护人群的健康为主要目标。目前对护理对象有两种分类方法，一是按社区、家庭、个人分类，二是按人的健康程度分类。

1. 按社区、家庭、个人分类

（1）社区 以社区整体人群为服务对象，关注的是社区整体人群健康。

（2）家庭 以家庭为单位，把家庭作为护理对象，关注家庭所有成员的健康。

（3）个体 个体是家庭和社区的基本单位，社区中个人的健康是构成家庭和社区健康的基础。

2. 按人的健康程度分类

（1）健康人群 健康人群是社区护理的主要对象，对于健康人群应从幼儿时期就培养良好的卫生习惯、健康的生活方式，掌握卫生保健知识，提高他们的自我保健水平。以妇女、儿童、老年人群为重点人群，这些人群需要得到特殊的保健。

（2）亚健康人群 亚健康是介于健康与疾病之间的状态，虽然没有明确的疾病，也没有异常的客观指标，但出现体力下降、反应能力及适应能力下降等现象。对于此类人群的护理应侧重在疾病的预防和自我保健，把疾病消灭在萌芽阶段。

（3）高危人群 高危人群是指明显存在某些有害健康因素的人群，其疾病的发生概率明显高于其他人群，包括高危家庭的成员和存在明显危险因素的人群。对于此类人群应做好基本的预防，进行健康教育，时刻进行健康监测，预防或延缓疾病的发生和发展。

（4）患病人群 患病人群主要是指居家的各种疾病患者，包括常见病、多发病和慢性病患者，以及在家中的临终患者等。此类人群的护理重点是在疾病的治疗、康复工作中，提供相关的护理服务。

（5）残疾人群 残疾人群是指居家的躯体残疾和精神残疾的患者，此类患者的护理注重疾病的康复。

★ 考点提示：社区护理的对象

（四）社区护理的特点

社区护理将公共卫生学与护理学有效地结合在一起，既强调疾病的预防，又强调疾病的护理，最终达到促进和维护健康的目的。因此，社区护理既具有公共卫生学的特点，又具有护理学的特点,但与公共卫生学和护理学相比较,社区护理在以下七个方面更为突出。

1. 以提供社区预防保健服务为工作重点

社区护理的最终目标是促进和维护人群的健康,所以预防性服务是社区护理的工作重点。

(1) 促进健康 通过健康教育与健康促进,增进健康和预防疾病。如帮助社区居民养成良好生活习惯和健康的生活方式等。

(2) 保护健康 是指保护社区居民免受有害因素的危害,如饮食、饮水卫生,居住环境卫生,避免居家装修的污染,公共场所禁止吸烟等。

(3) 预防疾病 防止疾病或伤害的发生,如意外伤害的预防、传染病的管理、疾病的预防和普查等。

(4) 恢复健康 使处于疾病状态的人群病情稳定,预防并发症和急性恶化,器官功能逐渐恢复,减少残障的发生。

2. 以人群为主体

社区护理的工作重点是群体,而不是单纯只照顾一个人或一个家庭。通过为个体服务,收集和分析人群的健康状况,反映社区群体的健康问题和健康需求,以便解决人群中的主要健康问题。

3. 与多部门密切合作

社区护理的内容及对象决定社区护士在工作中不仅要与社区内的卫生工作人员(如全科医师和卫生保健人员)和社区服务对象及其家属密切合作,还要与社区的行政、福利、教育、厂矿、机关等各种机构的人员合作,因此社区护理是团队工作。只有与有关部门和人员密切配合与协作,才能充分发挥社区资源的作用,达到预期目的。

4. 有较高的自主性和独立性

社区护士的工作范围广,涉及内容多,经常独立面对服务对象,面对不断变化的健康问题,需要自主地做出处理决定。因此,要求社区护士具备较强的独立工作能力和高度的自主性,具有一定的认识问题、分析问题和解决问题的能力,以及必要的实践经验。

5. 社区护理服务的长期性、连续性和可及性

社区护理是为社区居民提供基本的卫生服务,决定了社区护理服务的长期性和不间断性。如社区中的慢性病患者、残疾人、老年人等特定服务对象对护理的需求具有长期性。连续性服务体现在人从生到死(生命周期),从健康到疾病全过程的连续性服务。可见社区护理是在不同的时间、空间范围内提供连续的、全面的整体护理。我国社区卫生服务管理要求服务半径为2km或行走15~20min即可到达的服务,体现了社区护理服务的可及性。

6. 社区护理服务的广泛性和综合性

社区护理服务的广泛性表现在:服务的对象是社区所有的人;服务的内容是将预防、医疗、保健、康复、健康教育、计划生育技术服务等融为一体的服务;服务的模式是生物、心理、社会的整体护理模式;服务的特点是以个体为中心、以家庭为单位、以社区为范畴。

社区护士的服务除了预防疾病、促进健康、维护健康等基本内容外,还要从整体全面的观点出发,从卫生管理、社会支持、家庭和个人保护、咨询等方面对社区人群、家庭、个人进行综合服务。

7. 注重服务对象的自我保健、自我护理能力的培养

美国护理专家奥瑞姆(Orem)认为每个人在社会中都希望进行自我管理,并对自己以及依赖者的健康负责，护士主要是帮助人们建立自我护理能力，使人们对自己的健康负有责任感。社区居民的自我保健、自我护理能力的增强是社区护理工作的一项重要内容。社区护士有责任通过健康教育等途径，使居民自己意识到健康的重要性，积极主动地进行自我健康管理，才能真正达到社区护理的目的。

★ 考点提示：社区护理的特点

> **知识拓展**
>
> 自理理论是奥瑞姆（Orem）首次提出的护理理论，自1959年问世以来，已成为护理实践与教育的一种概念架构，其定义是"个体为维护生命、健康、舒适而进行的自我照顾活动"。而其核心内容就是自我护理，是社区个人健康护理的基础理论。奥瑞姆自理理论中包括三个相关理论，即自我护理结构、自理缺陷结构和护理系统结构。

（五）社区护理的工作内容

社区护理是社区卫生服务的重要组成部分，根据社区卫生服务工作范围，社区护士工作内容可以概括为以下六个方面。

1. 社区保健服务

社区保健服务是指向社区各类人群提供不同年龄阶段的身心保健服务，其重点人群为妇女、儿童、老年人。服务内容包括计划免疫与预防接种、计划生育、合理营养、体育锻炼、定期健康检查、传染病防治等。

2. 社区慢性身心疾病患者的护理与管理

社区慢性身心疾病患者的护理与管理是指向社区的所有慢性病、传染病及精神障碍患者提供他们所需要的护理及管理服务。如家庭护理、营养和饮食指导、慢性病防治与管理等。

3. 社区急、重症患者的急救与转诊服务

社区急救是指患者入院前及现场的急救护理，直接关系到患者的生命，因此社区急救是挽救患者生命的关键。社区急、重症患者的转诊服务是指帮助那些在社区无法得到适当的救护、治疗的急、重症患者转入适当的医疗机构，以得到及时、必要的救治。

4. 社区临终服务

社区临终服务是指向社区的临终患者及其家属提供他们所需要的各类身心服务，以帮助患者走完人生的最后一步，同时尽量减少对家庭其他成员的影响。

5. 社区健康教育

社区健康教育是指以促进和维护居民健康为目标，向社区各类人群提供有计划、有组织、有评价的健康教育活动，从而提高居民对健康的认识，养成健康的生活方式及行为，最终提高其健康水平。

6. 社区康复服务

社区康复服务是指向社区残障者提供康复护理服务，以帮助他们改善健康状况，恢复功能，重返家庭与社会。

★ 考点提示：社区护理的工作内容

二、社区护理的发展

(一) 国外社区护理的发展

社区护理起源于西方国家,是由家庭护理、地段护理及公共卫生护理逐步发展、演变而成的。可将其发展过程划分为四个阶段,即家庭护理阶段、地段护理阶段、公共卫生护理阶段和社区卫生护理阶段(表1-2)。

表1-2 社区护理发展过程

发展阶段	时期	护理对象	护理内容	护理工作者
家庭护理阶段	纪元初至1859年前	个人	生活照顾	家庭主妇、修女
地段护理阶段	1859~1900年	个人	治疗	经过培训的志愿者,少数为护士
公共卫生护理阶段	1900~1970年	群体和家庭	治疗与预防	公共卫生护士
社区护理阶段	1970年至今	个人、家庭、社区	治疗、预防、健康促进	社区护士

1970年美国露丝·依思曼首次使用"社区护理"一词,将公共卫生护士与社区护士进行了区别。1978年,世界卫生组织给予肯定并加以补充,要求社区护理成为社区居民"可接近的、可接受的、可负担得起的"卫生服务,将社区护理纳入初级卫生保健体系。从此社区护理以不同的方式在世界各国迅速地发展起来,社区护士的队伍也在世界各国从质量上不断提高,从数量上逐步壮大起来。

(二) 我国社区护理的发展

我国的公共卫生护理开始于1925年。北京协和医学院在护理教育课程中增设了预防医学课程,同年在格兰特教授(Mr. Grand)的倡导下,与北京市卫生科联合创办我国第一所公共卫生机构,称为"北京市第一卫生事务所"。1932年,政府成立中央卫生实验处,训练供给公共卫生护士。1945年北京协和医学院成立了公共卫生护理系,王秀英任主任。同年北京市发展到四所卫生事务所。新中国成立后,护士学校没有开设公共卫生或社区护理课程。

1983年恢复高等护理教育后,课程设置中增加了护士预防保健知识和技能训练。1994年卫生部所属的8所医科大学与泰国清迈大学联合举办的护理硕士班,课程中设置了社区健康护理和家庭健康护理课程。1993年和1997年,中等专业卫生学校对护理课程调整,增加了社区护理方面的内容。1996年5月中华护理学会举办了"全国首届社区护理学术会议",倡导完善我国的社区护理,重点是社区老年护理、母婴护理、慢性病护理及家庭护理。1997年,北京医科大学设立了社区护理专科,至今几乎所有的本科教育的课程中都设置了社区护理课程。为适合我国现代化建设需要,开始对从事社区护理为主的高级护理人才进行培养。

1997国务院发布《卫生改革与发展的决定》和卫生部提出的《关于进一步加强护理管理的通知》中,强调开展社区卫生服务和社区护理的重要性。2000年卫生部科教司印发了《社区护士岗位培训大纲》(试行)通知,全国各大城市开始了社区护理的岗位培训。2002年卫生部出台了《社区护理管理的指导意见(试行)》,规范了社区护理工作任务与社区护士职责,推动了社区护理发展。2005年发表《中国护理事业发展纲要2005—2010年》中提到发展社区护理,拓宽护理服务。2006年6月人事部、卫生部、教育部、财政部、国家中医药管理局颁布《关于加强城市社区卫生人才队伍建设的指导意见》,明确指出:加强社区护理学学科建设、社区护理学教育、社区护理学师资队伍建设和社区护理课程和教材建设,有条件的医学院校要成立社区护理学系,将该类学科纳入学校重点建设学科整体规划之中,护理学本、专科专业教育要开设社区护理学课程。2011年12月发表《中国护理事业发展规划纲要2011—2015年》,指出"十二五"期间将逐步建立和完善"以机构为支撑、居家为基础、社区为依托"的长期护理服务体系,提高对长期卧床患者、晚期姑息治疗患者、老年慢性病患者等人群提供长期护理、康复、健康教育、临终关怀等服务的能力。2016年11月《全国护理事业发展规划(2016—2020年)》中指出"护理服务领域逐步从医疗机构向社区和家庭拓展,服务内容从疾病临床治疗向慢性病管理、老年护理、长期照护、康复促进、安宁疗护等方面延伸,努力满足人民群众日益多样化、多层次的健康需求。"

三、社区护理管理

(一)定义

社区护理管理是运用管理学的原理,研究社区护理工作中的特点和规律,通过对社区护理工作计划、组织、协调和控制,达到控制社区护理系统、激发社区护士及优化社区护理效应三方面的统一,从而确保社区护理质量的过程。

社区护理管理涉及的学科多、内容广、范围大,是一项复杂的系统工程,它包括组织管理、人员管理、业务管理、质量管理、物质管理、经济管理、信息管理和科研教学管理等。

(二)人员配置

《社区护理管理的指导意见(试行)》关于社区护理的管理及人员配备的要求如下。

① 社区卫生服务中心应根据规模、服务范围和工作量设总护士长或护士长(超过3个护理单元的设总护士长),负责中心内部及社区的护理管理工作。护士数量根据开展业务的工作量合理配备。

② 社区卫生服务站应设护士长(或组长)负责护理管理工作。护士数量根据开展业务的工作量合理配备。

③ 承担社区卫生服务的其他医疗机构,应根据社区护理工作的需要,配备护理人员并设置护理管理人员。

(三)基本要求

《社区护理管理的指导意见(试行)》对社区护理管理提出如下基本要求。

① 工作时间和人力安排应以人为本,充分考虑服务对象的需要。

② 护理实践中运用护理程序,根据对服务对象的评估情况,制订并实施护理计划,提供整体护理。

③ 为保障社区医疗护理安全,有效防止差错、事故和医源性感染的发生,针对社区护士工作独立性强、工作环境复杂的特点,必须严格执行消毒隔离制度、值班和交接班制度、医嘱制度、查对制度、差错与事故防范和登记报告制度、药品管理制度、抢救制度、传染病管理和报告制度、治疗室管理制度等。

④ 应建立社区护士规范化服务的管理制度,如家庭访视护理、慢性病患者护理管理、康复护理等制度,实施社区护理技术服务项目并逐步规范。在社区卫生服务中心(站)的健康教育、患者双向转诊、入户服务意外防范、巡诊等制度中,应充分考虑护理工作,完善相关内容。

⑤ 实施社区护士继续教育制度，根据社区护理工作的需要和护理学科发展，加强在职培训工作，不断提高社区护士的业务水平。

⑥ 社区护士应佩戴胸卡，工作态度热情诚恳、耐心细致、仪表端庄。有条件的地区，家庭访视护理的护士可统一着装。

⑦ 社区卫生服务中心（站）的治疗室（输液室）独立设置，布局合理；工作环境整洁、安静、安全、有序。

⑧ 护理基本设备齐全。入户服务护理用品、交通工具及通信条件基本保证。

（四）社区护理工作的考核与监督

《社区护理管理的指导意见（试行）》规定社区护理工作的考核与监督制度的内容有：①居民对护理服务满意率；②居民对护理服务投诉率；③社区护理差错、事故发生率；④社区护理服务覆盖率；⑤空巢老年慢性患者访视、护理率；⑥家庭护理病历建档率，护理计划（含评估、诊断/问题、措施、效果评价）与患者实际符合率；⑦社区护士培训率。

★ 考点提示：社区护理管理的概念

四、社区护士

（一）定义

2002年卫生部《社区护理管理的指导意见（试行）》中将社区护士定义为：社区护士是指在社区卫生服务机构及其他有关医疗机构从事社区护理工作的护理专业技术人员。

（二）基本条件

① 具有国家护士执业资格并经注册。

② 通过地（市）以上卫生行政部门规定的社区护士岗位培训。

③ 独立从事家庭访视护理工作的护士，应具有在医疗机构从事临床护理工作5年以上的工作经历。

（三）职责

① 参与社区诊断工作，负责辖区内人群护理信息的收集、整理及统计分析。了解社区人群健康状况及分布情况，注意发现社区人群的健康问题和影响因素，参与对影响人群健康不良因素的监测工作。

② 参与对社区人群的健康教育与咨询、行为干预和筛查、建立健康档案、高危人群监测和规范管理工作。

③ 参与社区传染病预防与控制工作，参与预防传染病的知识培训，提供一般消毒、隔离技术等护理技术指导与咨询。

④ 参与完成社区儿童计划免疫任务。

⑤ 参与社区康复、精神卫生、慢性病防治与管理、营养指导工作。重点对老年患者、慢性患者、残疾人、婴幼儿、围生期妇女提供康复及护理服务。

⑥ 承担诊断明确的居家患者的访视、护理工作，提供基础或专科护理服务，配合医生进行病情观察与治疗，为患者与家属提供健康教育、护理指导与咨询服务。

⑦ 承担就诊患者的护理工作。

⑧ 为临终患者提供临终关怀护理服务。

⑨ 参与计划生育技术服务的宣传教育与咨询。

(四) 角色

社区护士角色是指在社区护理服务中社区护士所特有的位置和职能，以及应当承担的义务，也反映出社区护士在社区与其他成员间的关系。

1. 照顾者

照顾者是社区护士最基本的角色。社区护理很多服务活动中都需要社区护士完成照顾者的角色，如家庭访视、慢性患者的护理、残障者的康复训练等，都是社区护士向个人、家庭、群体提供诊疗护理技术服务和生活照顾。

2. 指导者

指导者是社区护士向社区居民提供各种教育指导与服务，包括患者教育、健康人群教育、患者家属教育等。如孕妇关心胎儿的发育生长，婴幼儿家长关心孩子的营养成长，社区居民对运动和营养知识的了解等，都可以通过健康教育的方式给予指导。

3. 咨询者

咨询和教育不同，教育是以教育者为中心，主动陈述道理，予以指导。咨询是以寻求咨询者为主，提出问题，寻求解决，社区护士有责任解答社区居民的疑问和难题。具备良好咨询素质的社区护士，能够有效地将咨询和教育相结合，更全面地为社区居民服务。

4. 协调者

社区护士面对的是复杂的、开放的社区，在工作中要协调各类人群、各类机构的关系。要求社区护士要有较强的"亲和力"，在与社区卫生服务团队中的其他成员、社区组织、社区服务的群体、个人、家庭的协调中，学会思考、评价、反思。

5. 管理者

社区护士具有管理职能，在社区服务中要组织有关人员共同工作，制订计划，对社区护理工作进展情况进行控制等。

6. 研究者

社区护士在工作中离不开收集资料、观察问题、分析问题，而要更好地解决问题、提升服务成效，就要进行科学研究。所以社区护士要保持质疑的态度，养成观察的习惯，培养分析问题的技能，塑造执着的精神。

7. 代言者

社区护士是社区卫生的代言人，社区护士需了解国际及国内有关的卫生政策及法律，并对威胁到社区居民健康的环境等问题（如噪声、空气污染、水质污染等）采取积极措施予以解决，或上报有关部门，以保护社区居民的健康。

总之，社区护士的角色具有多样化，要求社区护士必须掌握基础及临床医学、护理学、流行病学等有关知识与方法，并要善于观察、分析，具有良好人际交往及与人合作共事的能力和技巧，才能做好社区护理工作。

(五) 必备的能力

社区护理的工作范围、社区护士的职责和角色对社区护士的能力提出了更高的要求，要求社区护士不仅仅要具备一般护士所应具备的护理基本能力，而且还要必备以下七种能力。

1. 人际交往、沟通能力

社区护理工作既需要其合作者的支持、协助，又需要其护理对象的理解、配合，面对这些具有不同的年龄、家庭、文化及社会背景的合作者和护理对象，社区护士必须具有社会学、心理学及人际沟通技巧方面的知识，从而才能更好地开展工作。

当今，医患关系不和谐，更需要提高沟通的技巧。①一个根本：诚信、尊重、同情、耐心；②两个技巧：倾听，就是多听患者或家属说几句话；介绍，就是多对患者或家属说几句话；③三个掌握：掌握患者的病情、治疗情况和检查结果，掌握患者医疗费用的使用情况，掌握患者的社会关系及心理状况；④四个留意：留意患者的情绪状态，留意患者受教育程度及对其沟通的感受，留意患者对病情的认知程度和对交流的期望值，留意自身的情绪反应以及学会自我控制；⑤五个避免：避免强求患者及时接受事实，避免使用易刺激患者情绪的词语和语气，避免过多使用患者不易听懂的专业词汇，避免刻意改变患者的观点，避免压抑患者的情绪；⑥六种方式：即预防为主的针对性沟通，相互交换沟通，集体沟通，书面沟通，协调统一沟通，实物对照沟通。

2. 综合护理能力

综合护理能力主要包括护理技能和预防医学技能。护理技能包括各专科及中西医结合的护理技能。根据社区护理的定义及社区护士的主要职责，社区护士即是全科护士。

3. 独立判断、解决问题能力

社区护士不同于医院护士，常常处于独立工作状态。社区护士将独立进行各种护理操作、运用护理程序、开展健康教育、进行咨询或指导。此外，无论是社区的服务站还是患者的家庭，其护理条件及设备与医疗机构均有差距，这就要求社区护士具备较高的解决问题和应变的能力。因此，独立判断、解决问题及应变能力对于社区护理人员非常重要。

4. 预见能力

预见能力主要应用于预防性服务，而预防性服务是社区护士的主要职责之一。社区护士有责任向患者、残疾人、家庭及健康人群提供预防性指导服务。社区护士应有能力预见到将会发生的健康问题，找出可能导致问题发生的潜在因素，从而提前采取措施，避免或减少问题的发生。预见能力是社区护士所应必备的。

5. 组织、管理能力

社区护士一方面要向社区居民提供直接的护理服务，另一方面还要调动社区的一切积极因素，充分利用社区的各种资源大力开展各种形式的健康促进活动。社区护士有时要负责人员、物资和各种活动的安排，有时要组织本社区有同类兴趣或问题的机构人员学习，如养老院中服务员的培训或餐厅人员消毒餐具的指导，这些均需要一定的组织、管理能力。

6. 调研、科研能力

社区护士不仅担负着向社区居民提供社区护理服务的职责，同时也肩负着发展社区护理、完善护理学科的重任。因此，社区护士首先应不断地充实理论知识，提高业务水平。护理人员只有不断地学习，才能适应护理学的发展。其次，社区护士应具备科研的基本知识，能独立或与他人共同进行社区护理科研活动。在社区护理实践中，善于总结经验提出新的观点，探索适合我国国情的社区护理模式，推动我国社区护理事业的发展。

7. 自我防护能力

社区护士的自我防护能力主要包括两个方面，即法律的自我防护及人身的自我防护。首先,社区护士应加强法律意识,不仅要完整记录患者病情,还要在提供一些医疗护理服务前与患者或家属签订有关协议书,以作为法律依据。其次,社区护士在非医疗机构场所提供护理服务时,应避免携带贵重物品,并注意自身的防护。

社区护士的能力将直接影响社区护理的质量。加强社区护士的能力培养,提高社区护理队伍的整体素质,才能保证社区护理的质量。

★ 考点提示:社区护士的定义、基本条件、职责、角色和必备的能力

五、社区护理常用工作方法与技术

社区护理工作方法是社区护士对社区中的个人、家庭和社区进行护理服务时使用的方法。

(一) 社区护理常用工作方法

社区护理常用的工作方法有护理程序、社区健康教育、家庭访视、居家护理、社区流行病学调查、保健指导以及组织社区活动等。这些内容将在后面的各章节中详细讲到,这里只做简单介绍。

1. 社区护理程序

社区护士应用护理程序的五个步骤,对生活在社区中的个人、家庭和社区整体的健康进行护理的过程。主要是对生活在社区中的存在或潜在健康问题的个人、危机家庭以及社区群体和组织进行健康护理。

2. 社区健康教育

社区健康教育是社区护士对社区中具有不同健康需求的个人、家庭和全体进行的有目的、有计划、有组织的健康教育,是以健康教育理论为框架开展的教育。

3. 家庭访视

社区护士到有健康问题或潜在健康问题的个人或家庭,对其进家庭整体护理。在此过程中社区护士的主要作用是协调、计划和指导。

4. 居家护理

社区护士深入家庭对需要生活照顾的老年人、慢性病患者及需要特殊护理的患者进行具体护理与指导,是以护理技术操作和生活护理及各种护理指导为主。

★ 考点提示:社区护理常用工作方法

(二) 社区护理服务中常用的护理技术

1. 一般护理技术

一般护理技术包括生命体征观察、测量和记录,常见检验标本的采集,心电图操作及简单识图,各种注射法、口腔护理、皮肤护理、物理降温、饮食指导、雾化吸入、导尿、鼻饲、灌肠等基础护理操作。

2. 专科护理技术

专科护理技术包括对心脑血管疾病、糖尿病等内分泌疾病、呼吸系统疾病、泌尿系统疾病、消化系统疾病等患者的家庭护理,妇女、儿童患者的家庭护理,临终关怀护理等。

3. 社区人群的健康教育技术

健康教育的方法、技巧，健康相关行为的干预方法，健康教育的效果评价等健康教育技能等。

4. 家庭护理技术

家庭护理技术包括家庭访视技术、家庭的消毒技术、家庭生活护理技术等。

5. 社区流行病学调查技术

掌握流行病学各种调查方法，对社区居民的健康进行流行病学调查，从而发现社区居民存在的健康问题，并做出应对措施。

6. 社区中医护理适宜技术

社区中医护理适宜技术是指在中医学理论指导下总结出来的治疗技术，具备"简、便、验、廉"等特点，常见的适宜技术有针灸、推拿、拔火罐、熏洗、穴位注射等。

7. 各种健康指导技术

如营养指导、运动指导、心理指导、健康生活方式指导等技术。

（闫冬菊）

思考题

1. 简述社区、社区卫生服务、社区护理、社区护士的定义。
2. 简述社区构成要素和功能。
3. 简述社区护理的对象、特点及工作内容。
4. 简述社区护士的职责、角色和能力要求。
5. 简述社区护理常用工作方法。

第二章

社区健康护理

【学习目标】
- ◆ **掌握**：社区健康护理程序的步骤；社区健康护理评估的内容和方法；制订社区健康护理目标的基本原则；社区健康护理评价的类型。
- ◆ **熟悉**：社区健康护理诊断的陈述方式、Omaha 护理诊断系统的内容；社区健康护理程序的特征；社区居民健康档案的建立。
- ◆ **了解**：社区健康护理评价的方法和内容；健康档案的基本内容、使用与管理。
- ◆ **应用**：学会制订社区健康护理计划。

案例导入

案例回放：

京海社区，2014 年建成，目前约 2 万常住人口，入住率不足 40%，其中 60 岁以上老年人占 15%，60% 的家庭经济状况处于中等水平，初中及以下文化程度者占 30%。所辖范围内有幼儿园 1 所，附近有小学 1 所，暂无中学；社区可供出行的公交车目前有两路，日常出行极不便利；社区内设有部分健身器材，其他公共文体设施少；该社区卫生服务中心共有医务人员 8 人。社区卫生服务中心的社区健康档案目前仍在建设中。

思考问题：
1. 对该社区做出社区健康护理评估还需收集哪些资料？如何收集？
2. 社区健康档案的建立有什么意义？如何建立完善？

社区健康护理是以社区为单位，以社会学、管理学、预防医学、人际交流与沟通等知识为基础，运用护理程序的方法，对社区的自然环境、社会环境及社区人群的健康进行管理，以促进和维护社区健康为目的而进行的一系列有计划的护理活动。

第一节 社区健康护理程序

社区健康护理程序是以社区健康护理为宗旨，以社区整体为护理对象，运用护理程序进行一系列有计划的护理活动的科学方法，包括社区健康护理评估、社区健康护理诊断、社区健康护理计划、社区健康护理实施和社区健康护理评价五个步骤。社区健康护理程序是社区护士为护理对象确认和解决护理问题的系统、科学的工作方法。

★ 考点提示：社区健康护理程序的五个步骤

一、社区健康护理评估

社区健康护理评估是社区健康护理程序的基础，是通过有目的、有计划地收集与社区整体健康相关的资料，并对资料进行整理和分析，发现社区健康问题及相关影响因素，为社区健康护理诊断和制订社区健康护理计划提供依据。

（一）内容

评估的内容大概分为社区地理环境、社区人群、社区社会系统三个方面。

1. 社区地理环境

社区地理位置、自然和人为环境会影响社区的健康。在评估时，不仅要收集与地理环境特征相关的资料，还要收集与之相关的社区活动；了解社区地理环境对社区居民的影响，同时了解社区居民对环境资源的利用及对环境中健康危险因素的认识。

（1）社区基本情况　包括社区所在的地理位置、界线、面积、与整体大环境的关系等，是社区护理人员需要掌握的社区最基本的资料。

（2）社区自然环境　包括社区所在区域的地质环境、大气环境、水环境和生物环境等。评估社区时需注意有无特殊的自然环境，如河流、山川，是否会引起洪水、泥石流等，是否威胁社区居民的健康或生命；还应评估社区常年气候特征，特别是温度、湿度的骤然变化及其是否会影响居民的健康；此外，还应评估社区动植物分布情况，以及居民对有毒、有害动植物的防范能力。

（3）社区人为环境　主要包括居民居住条件、社区的空间布局、绿化及垃圾处理、社区周围的生活设施的分布及使用管理情况等。

2. 社区人群

社区的核心是人，不同的人群对健康有不同的需求。了解人群的健康需求，为其提供所需的、合适的服务是确定社区健康护理诊断、计划的基础。

（1）人口基本情况　如社区人口的总数、性别、年龄、婚姻、职业、文化、籍贯、受教育程度、宗教信仰、家庭类型及结构、计划生育等基本特征，还包括老年人、育龄妇女、儿童、残疾人、低收入人群、孕产妇、新生儿等重点人群的情况。

（2）人口流动情况　随着城市化趋势的不断增加，社区人口可能在短期内出现大量增长或流失，因此在对社区进行评估时，应注意社区人口流动状况及流动人口的健康需求。

（3）人群健康状况　如社区出生率、死亡率、社区居民的主要死亡原因及年龄分布、主要疾病谱、慢性病患病率等。

（4）居民健康行为　包括基本健康行为、预警行为、保健行为、定期体检、避开危险环境、戒除不良嗜好等行为。

3. 社区社会系统

社区的社会系统影响着社区居民的生活方式和日常行为，进而影响到社区居民的健康。

主要评估内容包括：卫生保健系统、经济系统、交通与安全系统、通信系统、社会服务及福利系统、社区娱乐系统、教育系统、政治系统、宗教系统九个系统。

★ 考点提示：社区健康护理评估的内容

(二) 方法

评估一个社区，需要从各个方面获取资料。完整的社区评估资料应包括主观资料和客观资料两部分，社区护士应根据不同的目的、对象选择不同的评估方法。以下介绍几种常用的社区健康护理评估方法。

1. 查阅文献

通过全国性或地方性的调查、其他机构的卫生统计报告判断社区整体状况。还可通过了解社区组织机构的种类、数量、居委会数量、负责人、社区人口特征、人员流动等情况收集社区相关资料，如国家正式的人口普查资料、卫生服务年鉴、医院出入院记录、门诊人数及类别统计、流行病学调查等卫生资料统计、社区户籍资料、地方简报、地图等。社区护士可到卫生局、疾病预防控制中心、环保局、图书馆、居委会、派出所等地方查阅人口普查、人员流动情况、健康统计、疾病统计等资料。

2. 实地考察

通过对社区进行实地考察，观察社区居民的生活形态、互动方式，了解社区地理、人文、环境、经济发展等情况。社区护士应充分利用自身感官，尽可能获取信息，如看社区的自然环境和人为环境，听社区有无噪声污染，闻社区空气有无特殊气味等。

3. 重点人物访谈

通过与居住或工作在社区、熟悉社区情况、具有一定影响力的人进行访谈，了解社区发展过程、社区特性及其对社区健康服务的看法和对健康、保健的需求，以分析社区主要健康问题。社区护士应根据需要了解的主题选择最可能得到相关信息的人物进行访谈。

4. 参与式观察

社区护士以社区成员角色直接参与社区活动，通过直接或间接对社区居民活动的观察，收集社区居民目前的健康状况资料，了解社区活动安排及居民参与情况。

5. 问卷调查

让被调查者自己填写问卷，问卷中设置的问题可以是开放式、闭合式，也可以是两者结合。问卷调查具有调查范围广、高效、经济的优点，但要求被调查对象有一定的文化水平。

6. 社区讨论

社区护士可以通过讨论会的形式了解居民的需求，以及居民对社区问题的态度和看法。社区讨论会主要有专题小组讨论和选题小组讨论两种形式。讨论小组一般由5～15人组成，讨论时间为1～2h。

★ 考点提示：社区健康护理评估的方法

(三) 资料的整理与分析

对所收集的资料进行整理和分析是评估的重要组成部分，以便社区护士根据分析的结果发现社区健康护理的需要，准确作出社区护理诊断。

1. 资料分类与整理

社区护士可将收集的资料按不同的方式进行分类，如按社区人群特征、环境特征和社会系统进行分类整理等。

资料的整理常采用文字描述法、表格法、图形法等形式，如表2-1是常用的方法。

表 2-1　社区人口年龄、性别分布表

年龄组/岁	女性		男性		合计	
	人数	比例/%	人数	比例/%	人数	比例/%
0~						
6~						
10~						
15~						
25~						
35~						
45~						
55~						
65~						
合计						

2. 资料统计与分析

分析资料是对已归纳和分类整理出来的资料和数据进行解释、确认和比较，分析社区中存在的健康问题和影响因素。原始数据资料要经过统计学处理，文字资料要进行含义的解释与分析，数据和问卷调查的结果可以通过计算平均数、率、构成比等统计指标归纳整理，并将统计结果运用统计图、统计表的形式表示；观察、访谈和讨论获得的资料可以通过文字分析的方法进行归纳整理，从中了解社区健康状况。

在资料分析过程中，应遵循以下原则。

（1）原始数据资料需经统计学处理，文字资料需进行含义的解释与分析　人口特征的资料数据本身，如人口数、出生数、患病数、死亡数等并无实际意义和价值，重要的是将它们用统计学指标，如率或构成比加以比较才有意义。

（2）去粗取精，去伪存真　在收集的资料中，可能存在影响资料的准确性和完整性的各种混杂因素，需要通过分析消除混杂因素，找出根本问题。

（3）注意进行不同区域的横向比较　尤其是当疾病的分布有地域性时，需对该地区居民所具有的特征或该地区的生物、化学、物理、社会环境作进一步的分析和解释，并与其他地区横向比较。

（4）立足于社区健康护理　确定的问题和诊断应针对社区整体，以社区环境（包括自然环境和社会环境）和群体健康问题为主，而不仅仅局限于个人或家庭。

3. 报告评估结果

向社区评估工作团队、社区居民等报告评估结果，并寻求反馈。

二、社区健康护理诊断

社区健康护理诊断是在社区健康护理评估的基础上，根据对收集资料的系统整理与分析，判断社区现存或潜在的健康问题，确定社区健康护理诊断并排列顺序，为制订社区健康护理计划提供可靠依据的过程。

（一）形成

1. 社区健康护理诊断名称

社区健康护理诊断名称是对社区健康状态的概括性描述，一般分为现存的、潜在的和健康的护理诊断三种类型。现存的和潜在的护理诊断名称使用较多,健康的护理诊断名称应用较少,只在社区护理人员向健康人群提供护理服务时使用。

2. 社区健康护理诊断的构成要素

社区健康护理诊断一般要包含三个要素(PES):社区护理问题(problem,P)、原因(etiology,E)、症状和体征(signs and symptoms,S)。

(1)社区护理问题(P) 是对社区的健康状况及需求进行的简洁描述。

(2)原因(E) 是指促成护理问题的、与社区护理问题有关的各方面的危险因素和相关因素。一个社区的健康问题可能是多种原因共同作用的结果,而这些原因之间也可能存在相互关联,在这些原因中找出主要原因并进行描述很重要。社区护士在收集和整理资料时,不仅要找出社区存在的健康问题,还要找出产生问题的相关因素和危险因素。

(3)症状和体征(S) 是指社区护理问题的具体表现,也常是社区护理问题的诊断依据。

例如,社区健康护理诊断"家长育儿知识缺乏(P):家长未接受育儿教育/家长不重视育儿知识储备(E):家长育儿知识测试成绩80%不及格(S)"。家长育儿知识缺乏是社区护理问题,造成这个问题的原因是社区未提供育儿知识教育以及家长不重视育儿知识储备,提出这个社区护理问题的依据是家长育儿知识测试成绩不理想。

(二)陈述方式

完整的社区健康护理诊断应为三段式陈述法:即 PES。但在实际工作中有的诊断不一定三个要素都具备,常用的陈述方式有:一段式陈述法(P)、二段式陈述法(PE)或三段式陈述法(PES)三种。

PES方式:P(problem)——问题,指护理问题和共同问题;E(etiology)——相关因素或危险因素;S(symptoms and signs)——症状和体征或主客观资料。

PE方式:P——问题,指潜在问题;E——危险因素。

1. 一段式陈述法

多用于健康的社区健康护理诊断的陈述,如 P:防卫性应对(P)、社区儿童营养状况良好(P)。

2. 二段式陈述法

多用于潜在社区护理问题的陈述,社区健康问题或症状和体征为社区健康护理诊断的第一部分,原因为社区健康护理诊断的第二部分,两部分之间常用"与……有关"连接。如 PE:社区老人缺乏照顾(P):与社区空巢老人较多、缺乏养老机构(E)有关。

3. 三段式陈述法

多用于陈述现存的社区护理问题,如 PES:社区婴儿死亡率过高(P):与家长喂养不当有关(E):婴儿死亡率达25‰(S)。

对个人、家庭或社区健康进行护理诊断的方式相同,但各有其不同特点。

★考点提示:社区健康护理诊断的陈述方式

(三)确定社区健康护理诊断的优先顺序

当社区有多个健康问题时,社区护士需要根据社区居民的意愿、社区资源的可利用情况、护理问题的轻重缓急、社区的关注程度与干预的有效性等多个方面综合考虑,判断哪个问题最重要、最需要优先予以处理。常采用 Muecke（1984 年）与 Stanhope&Lancaster（1996 年）提出的方法确定。

1. Muecke 法

（1）准则　①社区对问题的了解；②社区居民要求解决问题的动机；③问题的严重性；④可利用的资源；⑤预防的效果；⑥社区护士解决问题的能力；⑦健康政策与目标；⑧解决问题的迅速性与持续的效果等。每项按 0～2 分（0 分表示不太重要，不需要优先处理；1 分表示有些重要，可以处理；2 分表示非常重要，必须优先处理）的标准评分。

（2）步骤　①列出所有社区健康护理诊断；②选择排定优先顺序的准则；③决定诊断重要性的比重（比重由社区护士调整，比重越高，表示越优先处理）；④评估每个诊断的重要性；⑤计算每个诊断所有评估准则的综合得分，得分越高，意味着越是亟待解决的问题。

2. Stanhope&Lancaster 法

（1）准则　与 Muecke 法相比，缺少"可利用的资源"一项。每项按 1～10 分的标准评分。

（2）步骤　①列出所有社区健康护理诊断；②选择排定优先顺序的准则；③决定诊断重要性的比重（1～10 分）；④评估者自我评估每个诊断的重要性；⑤评估者根据每个诊断的每项准则和社区资源的多少评分（1～10 分）；⑥将每个诊断每项准则所得的重要性得分与资源得分相乘；⑦总和每个诊断所有评估准则的得分，得分越高，意味着越是亟待解决的问题。

（四）Omaha 护理诊断系统

以 Martin 为首的美国访视护士协会的研究团队于 1970 年开始发展适用于社区护理实践的 Omaha 护理诊断系统。该系统是由护理诊断（问题）分类系统（表 2-2）、护理干预分类系统（表 2-3）和护理结果评价系统（表 2-4）三部分构成。Omaha 系统促进社区卫生护理业务的科学化，提供了社区护理服务量化空间，符合社区卫生应用的实际性，能配合护理程序的运用，可减少个案记录的重复和时间，为社区护士评估患者及家属的健康问题、实施护理干预、评价干预效果提供了可靠的工具。

Omaha 护理诊断（问题）分类系统分为环境、心理社会、生理及健康相关行为 4 个领域，共有 44 个诊断/问题（表 2-2）。

表 2-2　Omaha 护理诊断（问题）分类系统

领域	护理诊断(问题)分类
环境	收入,卫生,住宅,邻居/工作场所活动,其他
心理社会	与社区资源的联系,社会接触,角色改变,人际关系,精神压力,哀伤,情绪稳定性,性,照顾,忽略儿童/成人,虐待儿童/成人,生长发育,其他
生理	听觉,视觉,说话与语言,咀嚼,认知,疼痛,意识,皮肤,神经-肌肉-骨骼系统与功能,呼吸,循环,消化,排便功能,生殖泌尿功能,产前和产后,其他
健康相关行为	营养,睡眠与休息形态,身体活动,个人卫生,物质滥用(酒精或药品),家庭计划,健康指导,处方用药,特殊护理技术,其他

Omaha 护理干预分类系统是护理活动的目录，包括健康教育、指导和咨询，治疗和程序，个案管理和监测 4 个范畴的护理干预措施，见表 2-3。

Omaha 护理干预分类系统与诊断（问题）分类系统配合使用，为社区护士提供了一个系统性的工具，使社区健康护理计划能用有组织的标准化语言，利于社区服务团队成员间的沟通。

表 2-3　Omaha 护理干预分类系统

项目内容	
类别	健康教育、指导和咨询,治疗和程序,个案管理,监测
目标	解剖/生理,行为修正,膀胱功能护理,与他人感情,肠道功能护理,维持呼吸道的通畅,心脏功能护理,照顾/患者父母,长期卧床护理,沟通,应对技巧,日间护理,管教,伤口护理,医疗设备,教育,职业,环境,运动,家庭计划,喂养方法,财务,食物,行走训练与康复,生长/发育,家务管理/居住环境,人际关系,检验结果,相关法规,医疗照顾,药物作用及不良反应,用药管理,协助用药安排,身体活动,辅助性护理活动,营养,营养咨询,造瘘口护理,其他社区资源,个人照护,体位,康复,放松/呼吸技巧,休息/睡眠,安全,受伤,护理,精神及情绪的症状、体征,皮肤护理,社会福利与咨询,化验标本收集,精神护理,促进身心发展的活动,压力管理,物质滥用,医疗器材,支持团体,交通运送,促进健康,其他

Omaha 护理结果评价系统以 5 分计分法从认知（K），行为（B），症状和体征（S）3 个方面评价患者健康问题的改善状况，见表 2-4。分值越高，说明患者健康状况越好，护理干预越有效。

表 2-4　Omaha 护理结果评价系统

概念	含义	1分	2分	3分	4分	5分
知识(K)	个案记忆与理解信息的能力	完全没有知识	具有一点点知识	具有基本的知识	认知适当	认知良好
行为(B)	个案表现出的可被观察的反应或行为	完全不适当	有一些适当行为	不是很一致的行为	通常是合适的行为	一致且合适的行为
症状和体征(S)	个案表现出的主客观症状和体征	非常严重	严重	普通	很少	没有

三、社区健康护理计划

社区健康护理计划是确立护理诊断后，社区护士根据社区卫生服务条件即可利用的资源，为解决社区健康问题而制订切实可行的计划。应鼓励社区居民参与计划的制订，使计划能够针对社区居民的健康需求，为社区居民提供连续的高质量护理。

(一) 制订社区健康护理目标

护理目标是对期望达到的护理效果的准确描述。护理目标按照完成时间的长短分为长期目标和短期目标。只有通过逐一实现短期目标，最终才能实现长期目标。目标的制订应遵循 SMART 原则，即特定的（specific）、可测量的（measurable）、可达到的（attainable）、相关的（relevant）、有时间期限的（timely），以便于护理计划的落实和护理评价的实施。制订时应该注意以下几点。

① 目标应针对提出的社区健康护理诊断（问题），简单明了，使用可测量或可观察的陈述，可以使用长期与短期相结合的方法，使实施更有针对性。

② 一个护理诊断可制订多个目标，但一个目标只能针对一个护理诊断。

③ 目标陈述中要包括具体的指标和时间。例如：1 年内有 70% 的社区高血压患者能说出不良生活习惯与发生高血压及其并发症的关系。

★ 考点提示：制订社区健康护理目标应遵循的原则

(二) 制订社区健康护理计划

护士需参照社区健康护理诊断，决定问题解决的优先顺序和社区健康护理的重点；在社区健康护理目标的指导下，选择合适的社区健康护理措施，并确定社区健康护理措施的顺序。

1. 选择合适的社区护理措施

护理干预措施是为了实现护理目标而采取的一系列活动，是解决健康问题的具体方法。针对每一个问题，解决的方法很多，社区护士应根据环境与卫生资源对健康问题的影响程度、服务对象的人口学特征，在分析社区人群行为与生活方式的基础上，与个人、家庭、群体协商，选择合适的、具体的干预措施。主要考虑以下几个方面：①确定目标人群；②组成实施计划的小组；③落实可利用的资源，如人、财、物等；④选择达到目标的最佳干预策略，如时间、地点、具体措施等。

2. 为社区健康护理措施排序

确定社区护理干预措施的顺序，应遵循以下几个原则：①严重性，即优先选择对本地区人群有较大危害因素进行干预；②可预防性，指已有能有效控制与社区护理干预对象健康有关的危险因素的手段；③有效性，指通过护理干预能对改善不良健康状况或控制危险因素起到良好效果；④可行性，指采取的干预工作是在资源允许能得到政府或管理机构关注和支持情况下进行的。

3. 确定所需资源及其来源

制订社区护理措施首先要确定实施者或合作者（如疾病控制中心、当地的红十字会等）、所需器械、场所、经费及相关资源的可能来源与获取途径等。

4. 记录、评价和修改社区健康护理计划

记录形成书面计划后，仍需与护理对象共同探讨，及时发现缺陷并修改计划，以保证护理措施的顺利实施。

★ 考点提示：确定社区健康护理干预措施顺序应遵循的原则

（三）评价社区健康护理计划

对于社区健康护理计划的评价，一般采用 RUMBA 准则或 4W1H 原则进行。

1. RUMBA 准则

RUMBA 准则指真实的（realistic）、可理解的（understandable）、可测量的（measurable）、行为目标（behavioral）、可达到的（achievable）5 个准则。

2. 4W1H 原则

4W1H 原则指明确参与者（who）、描述参与者的任务（what）、执行时间（when）、地点（where）及执行的方法（how）。

四、社区健康护理实施

社区健康护理的实施是指社区健康护理计划制订后，社区护士根据拟定的预期目标和具体措施实施护理活动。社区护士应充分利用社区资源，与社区居民和其他专业人员合作，鼓励社区居民为社区健康负责，使社区达到最佳健康水平。计划实施步骤如下。

1. 准备工作

在计划实施前，参与者要确认活动的内容、时间、地点、方法、预期结果及各自的责任等。

2. 实施计划

与其他卫生服务工作人员进行合理的分工协作，共同完成护理计划中的具体措施；及时发现并处理实施过程中遇到的问题。

3. 完成计划

加强计划实施者的分工协作及其与服务对象的沟通，共同完成护理计划。

4. 质量控制

质量控制包括计划是否按时间执行，实施内容是否符合计划，实施者的知识、技能是否满足计划需求等。

5. 记录实施情况

社区护士要及时、如实、准确地记录护理计划实施的情况、参与对象的反映情况及产生的新需求等，多以 PIO（问题＋护理措施＋结果）格式记录。

五、社区健康护理评价

社区健康护理评价是对一个阶段护理工作的总结，主要评价目标实现的程度及干预措施的有效性，是总结经验、吸取教训、改进和修正计划的过程。评价并不意味着护理程序的终止，护理评估、计划、实施阶段也在不断进行评价。

（一）评价类型

1. 按活动性质分类

分为过程评价和结果评价两种类型。

（1）过程评价　过程评价是对社区健康护理过程中 5 个步骤的评价。

① 评估阶段：评价内容包括收集到的资料是否可靠，能否反映现实情况，是否涵盖社区居民关心的健康问题，通过整理分析这些资料能否确定社区健康问题，收集资料的方法是否恰当等。

② 确定问题阶段：评价内容包括确定的社区健康护理问题是否存在，问题是否反映了社区居民的健康需求，问题是否以社区健康服务为中心，是否能明确地找出问题的原因和相关因素，问题是否通过社区健康护理可以解决等。

③ 计划阶段：评价内容有目标和措施是否以服务对象为中心，计划是否明确、具体和可行，计划是否有社区居民的参与并共同制订，计划是否考虑有效利用社区资源等。

④ 实施阶段：评价内容包括是否按照计划加以实施，除社区护士外其他相关人员是否也能按计划实施，服务对象是否获得所需的支持与帮助，实施中是否记录服务对象对护理措施的反应，护理措施是否按预期规定目标进行，实施中是否花费最少人力、物力和财力等。

⑤ 评价阶段：评价的内容包括是否制订评价标准、是否进行了过程评价，对评价过程中发现的各种问题是否及时修正，评价是否有服务对象、社区护士和其他相关人员的参与，评价是否实事求是等。

（2）结果评价　结果评价是针对计划项目实施情况所达到的目标和指标的总评价，分为近期结果评价和远期结果评价。

① 近期结果评价：主要包括护理对象的知识、态度和行为改变情况，政策出台情况，费用等。

② 远期结果评价：包括疾病及其危险因素的变化情况，经费效益比等。

2. 按时间顺序性质分类

分为事前评价、中期评价和事后评价三种类型。

（1）事前评价 即做社区健康护理规划时的评价。实际上是通过模拟或者预测方法对社区健康护理的方案进行预评估，以确定社区健康护理各方案以及实施计划的取舍。

（2）中期评价 按照预定计划完成短期目标时，或者实施到短期目标的中途时，对社区健康护理的进展情况进行评价。确定是否按照预定计划进行，结果如何，今后发展如何，方案是否需要修订等。

（3）事后评价 当社区健康护理达到预定目标后进行的评价，以确定是否已经达到预期目标。

★ 考点提示：社区健康护理评价的类型

（二）评价方法

1. 医疗文书评价法

利用社区居民健康档案、病历、辅助检查、家庭诊疗护理文书等，按月份、季度、年份对社区居民的患病情况、发病情况、死亡情况等进行评价。

2. 统计指标评价法

收集医疗文书、问卷调查、行为观察等资料，采用医学统计学方法对数据进行分析，对政策和社区环境因素的改变、社区居民行为危险因素等进行评价。

3. 护理服务项目评价法

社区新开展的护理服务项目可采用项目评价法评价。

4. 满意度评价法

评价社区居民对社区护理服务规范及服务提供过程认可，可使用满意度评价法。

★ 考点提示：社区健康护理评价的方法

（三）评价内容

1. 健康目标达标程度

将社区健康护理结果与预期目标进行比较，以明确健康目标达标程度。如未达标，要对资料收集方法、计划可及性、社区动机变化、社区居民参与度等因素进行分析，找出健康目标未完成的原因及改进办法。

2. 护理活动的效果

要针对社区护理干预的目的，分析护理活动对社区居民健康状况、维持健康、预防疾病的实际效果。

3. 护理活动的效率

通过比较实施结果目标的差距，判断实施结果的价值程度，分析护理活动的投入与产出是否相符，并对影响护理活动效率的因素进行分析。

4. 护理活动的影响力

评价活动为社区居民带来的社会效益，分析效益的持久性、影响程度及受益人群的广泛性。

（四）评价指标

1. 社区卫生服务需求评价指标

社区卫生服务需求评价指标包括发病率、患病率、死亡率、总人口健康者百分率、两周每千人患病人数、两周每千人患病人天数、两周每千人患重病人数、两周每千人卧床14天人数、每千人患慢性病人数、每千成人患一种以上疾病人数等。

2. 社区卫生服务数量和质量评价指标

社区卫生服务数量和质量评价指标包括医疗服务、预防服务、保健服务、康复服务、健康教育服务和计划生育技术指导服务等。

3. 社区卫生资源投入评价指标

社区卫生资源投入评价指标包括人力、物力、财力、技术、信息等方面。最常用的评价指标是每万人口医生数、每万人口护士数、每万人口药剂师数、每千人口床位数和卫生经费占国民总收入的百分率等。

4. 态度评价指标

如对社区人群进行居家护理社会功能认知情况的调查，主要涉及卫生管理人员正性和负性认知率、居家护理医务人员正性和负性认知率以及社区居民正性和负性认知率等。

5. 费用和效益评价指标

投入费用一般包括直接费用和间接费用。直接费用包括社区卫生服务中心或站的医药费以及设备费等实际消耗费用；间接费用包括因疾病造成劳动能力丧失等理论消耗费用。

6. 效果和结果评价指标

评价社区健康护理服务结果的指标可以用死亡（death）、疾病（disease）、丧失劳动力（disable）、不适（discomfort）和不满意（dissatisfaction）进行衡量，在卫生服务评价中称之为5Ds。

7. 社区卫生服务影响力评价指标

社区卫生服务影响力评价指标指社区卫生健康护理服务对社区居民健康水平和居民健康质量所起的作用，以及对社会经济和社区文明事业的贡献，可以用质量调整生命年等指标表示。

8. 生活消费模式评价指标

生活消费模式指公众消费量及各种消费所占比例，可通过政府统计数据获得。生活消费模式指标有年纯收入、消费构成和居民消费水平等。

9. 社会发展与社会公正评价指标

社会发展离不开健康的个体，社会发展又是关于社区健康状况的重要间接指标。社会发展程度再高，若无社会公正做保障，社会居民的健康状况也得不到改善。

六、社区健康护理程序的特征

社区护士运用社区健康护理程序，通过不断的评估、评价，合理调整护理活动，满足社区人群不断发展的健康需求。社区健康护理对象是社区人群，社区护理服务内容广泛，因而社区健康护理程序具有一定的特殊性。

1. 决策性

社区健康护理程序要求社区护士在实践中独立思考、对复杂问题做出正确决策，另外，还需与社区团队合作，对社区人群的需求和存在的问题进行慎重审议和处理。

2. 灵活性与适应性

社区健康护理程序有很强的灵活性与适应性，便于社区护士在各种情况下适当调整护理活动，有助于社区护士灵活运用社区健康护理程序满足个人、家庭和社区不同的健康需要。

3. 循环性

社区健康护理程序是一个循环、螺旋上升的过程，护士可在任何情况下与服务对象沟通，进行资料收集、分析，并在此基础上进行诊断、计划、实施和评价。通过护士与服务对象的不断沟通，护理程序的各个步骤在实际应用时出现交叉重叠或同时运用不同步骤的现象。

4. 互动性

社区健康护理程序强调护理对象充分的参与，运用社区健康护理程序组织开展健康相关活动的过程中，社区护士与服务对象有更多的人际沟通；另外，随着人们对服务对象权利和自我护理观念的重视，护士与社区人群之间的关系更加密切，共同为社区健康负责，促进社区健康。护士与社区人群之间的关系是伙伴关系，是专业人员与服务对象共享经验的过程，而社区居民共同参与健康相关活动的过程也是共享经验的互动过程。

5. 中心性

社区健康护理程序以服务对象的健康为中心，强调护理对象参与护理过程。社区护士运用护理程序直接或间接帮助社区人群维护健康。

6. 导向性

社区健康护理程序以社区健康需求为导向。社区护士亦可应用护理程序预测社区健康需求，并予以满足。

★ 考点提示：社区健康护理程序的特征

第二节 社区居民健康档案的建立与管理

社区健康档案是记录与社区居民健康有关信息的系统性文件。科学、完整和系统的居民健康档案，是全科医生和社区护士掌握居民健康状况的基本工具，是为居民提供连续性、综合性、协调性社区卫生服务的重要依据。因此，建立健康档案和动态管理健康档案是社区护士的一项主要工作。

一、建立社区健康档案的意义

1. 为解决社区居民健康问题提供依据

利用健康档案能够全面系统地了解患者的健康问题及其相关信息，分析健康档案资料中个人、家庭和社区的健康状况，找出存在的健康问题，为制订临床预防、诊断、治疗和社区护理提供可靠的依据。

2. 为社区开展卫生服务提供依据

利用健康档案能够全面了解社区、家庭、个体的健康问题及其发生、发展与转归，为有针对性地开展社区卫生服务提供依据；社区护士可对社区居民的健康档案进行分类管理，以便为社区居民提供更方便、科学、优质的社区护理服务，促进社区卫生服务系统化、程序化、科学化管理。

3. 为社区卫生服务质量提供评价依据

居民健康档案能反映居民动态、连续的健康状况，反映社区卫生服务的过程、质量和效果。

4. 为教学与科研提供素材

系统、完整的社区健康档案可用于教学，也是医学及护理科研的良好素材。

5. 为司法工作提供客观依据

健康档案的原始记录具有全面、客观和公正的特点，可以为解决医疗护理纠纷提供客观依据，以维护社区居民合法权益。

二、健康档案的类型和基本内容

根据档案的主体，社区健康档案分为个体健康档案、家庭健康档案和社区健康档案。个体健康档案和家庭健康档案采用以问题为导向的记录方式，社区健康档案则需要通过社区健康调查将社区卫生服务状况、卫生资源以及居民健康状况进行统计分析后才得以建立。

根据记录材质，健康档案可分为纸质健康档案和电子健康档案。电子健康档案与新农合、城镇基本医疗保险等医疗保障系统相衔接，为居民跨医疗机构、跨地区就医信息共享提供保证。

（一）个体健康档案

个体健康档案包括以问题为导向和以预防为导向的健康记录方式。2017年《国家基本公共卫生服务规范（第三版）》对此基本要求如下。

1. 以问题为导向的健康记录

居民健康档案内容包括个人基本信息、健康体检、重点人群健康管理记录和其他医疗卫生服务记录。

（1）个人基本信息　①人口学资料，包括姓名、性别、出生日期、民族、职业、文化程度、婚姻状况、身份证号、工作单位；②医疗费用支付方式等；③药物过敏史、暴露史、既往史、家族史、遗传病史；④残疾情况；⑤生活环境。

（2）健康体检　①一般状况，包括生命体征、身高、体重、腰围等；②生活方式；③脏器功能，包括口腔、视力、听力、运动功能等检查；④查体；⑤辅助检查；⑥现存的主要健康问题；⑦住院治疗情况；⑧主要用药情况；⑨非免疫规划预防接种史，指最近1年内接种的完整、准确的疫苗名称、接种日期和接种机构；⑩健康评价与健康指导。

（3）重点人群健康管理记录　包括国家基本公共卫生服务项目要求的：0~6岁儿童、孕产妇、老年人、慢性病患者、严重精神障碍患者、肺结核患者等各类重点人群的健康管理记录。

（4）其他医疗卫生服务记录　包括上述记录之外的其他接诊记录、会诊记录等。

2. 以预防为导向的健康记录

（1）周期性健康检查记录表　周期性健康检查是根据社区主要健康问题的流行状况及社区居民的年龄、性别、健康状况等因素设计终身性的健康检查计划。

（2）免疫接种记录表　免疫接种记录表主要是针对儿童的计划性免疫接种和非计划性免疫接种。

（二）家庭健康档案

家庭健康档案是以家庭为单位，对患者家庭相关资料、家庭主要健康问题进行记录而形成的系统资料，包括家庭基本资料、家庭评估资料、家庭主要健康问题目录及健康问题描述、家庭成员健康记录等。

1. 家庭基本资料

家庭基本资料包括家庭住址、家庭成员人数、家庭各成员姓名、年龄、性别、职业、教育程度、联系电话等一般资料。

2. 家庭评估资料

家庭评估资料包括家庭结构、家庭功能、家庭生活周期、家庭内外资源等。

3. 家庭主要健康问题目录及健康问题描述

目录记载家庭生活周期各阶段的重大生活事件及家庭功能评价结果。对家庭主要健康问题按问题编号并按照"SOAP"[即主观资料（S）、客观资料（O）、评估（A）、计划（P）]方式描述。

4. 家庭成员健康记录

在家庭健康档案中，每一个家庭成员都有一份完整的个人健康档案，其内容参考上文中的个人健康档案部分。

（三）社区健康档案

社区健康档案是记录社区健康问题、评估社区特征及健康需求的系统性资料。社区健康档案将社区看作服务主体，包括社区基本资料、社区卫生服务资源、社区卫生服务状况、社区居民健康状况四部分。

1. 社区基本资料

社区基本资料包括：①社区自然环境和人口资料；②社区经济和组织状况；③社区动员潜力，指社区可以动员起来为居民健康服务的人力、财力、物力资源等。

2. 社区卫生服务资源

社区卫生服务资源指社区卫生服务机构及社区卫生人力资源状况。

（1）社区卫生服务机构　指社区现有的、直接或间接服务于社区居民的专业卫生机构，每个机构的服务范围、优势服务项目、地点等均有必要记录在社区档案中。医生可根据以上情况进行转诊、咨询等，从而充分利用卫生资源，为居民提供协调性保健服务。

（2）社区卫生人力资源　包括社区卫生服务人员的数量、年龄结构、学历结构、职称结构及专业结构等。

3. 社区卫生服务状况

社区卫生服务状况包括：①门诊利用情况，如年门诊量、门诊服务内容及种类；②家庭访视情况，如家庭方式的人次、原因、家庭问题及处理情况；③转诊情况，如转诊率、转诊病种构成、转诊适宜程度及相关科室等；④住院情况，如住院患者数量（住院率）、患病种类及构成、住院时间等。

4. 社区居民健康状况

社区居民健康状况包括：①社区人口数量及构成，如人口数量、年龄和性别构成、各年龄组性别比、文化构成、职业构成、家庭构成、婚姻状况、出生率、死亡率、人口自然增长率；②患病资料，如社区疾病谱、疾病分布（包括年龄、性别分布与职业分布）；③死亡资料，如死亡率、死因顺位、死因构成、死因别死亡率和社区死因谱等；④社区居民健康危险因素评估。

★ 考点提示：社区居民健康档案的类型和内容

三、社区居民健康档案的建立

2017年《国家基本公共卫生服务规范（第三版）》城乡居民健康档案管理服务规范要求中对居民健康档案的建立作如下规定。

（一）建立

① 辖区居民到乡镇卫生院、村卫生室、社区卫生服务中心（站）接受服务时，由医务人员负责为其建立居民健康档案，并根据其主要健康问题和服务提供情况填写相应记录。同时为服务对象填写并发放居民健康档案信息卡。建立电子健康档案的地区，逐步为服务对象制作发放居民健康卡，替代居民健康档案信息卡，作为电子健康档案进行身份识别和调阅更新的凭证。

② 通过入户服务（调查）、疾病筛查、健康体检等多种方式，由乡镇卫生院、村卫生室、社区卫生服务中心（站）组织医务人员为居民建立健康档案，并根据其主要健康问题和服务提供情况填写相应记录。

③ 已建立居民电子健康档案信息系统的地区应由乡镇卫生院、村卫生室、社区卫生服务中心（站）通过上述方式为个人建立居民电子健康档案，并按照标准规范上传区域人口健康卫生信息平台，实现电子健康档案数据的规范上报。

④ 将医疗卫生服务过程中填写的健康档案相关记录表单，装入居民健康档案袋统一存放。居民电子健康档案的数据存放在电子健康档案数据中心。

（二）确定健康档案对象的操作过程

确定健康档案对象的操作过程见图2-1。

四、健康档案的使用与管理

（一）使用

① 已建档居民到乡镇卫生院、村卫生室、社区卫生服务中心（站）复诊时，在调取其健康档案后，由接诊医生根据复诊情况，及时填写和更新、补充相应记录内容。

② 入户开展医疗卫生服务时，应事先查阅服务对象的健康档案并携带相应表单，在服务过程中记录、补充相应内容。已建立电子档案信息系统的机构应同时更新电子健康档案。

③ 对于需要转诊、会诊的服务对象，由接诊医生填写转诊、会诊记录。

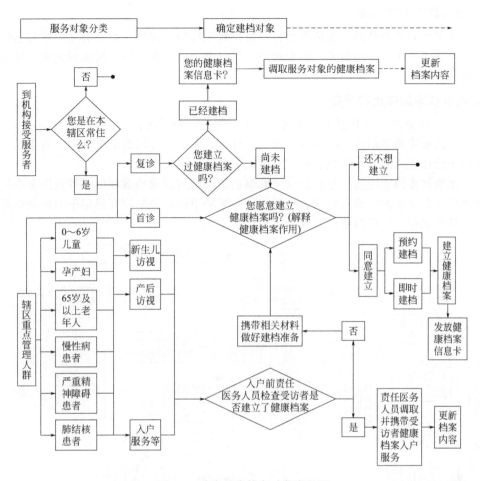

图 2-1 确定健康档案对象流程图

④ 所有的服务记录由责任医生统一汇总、及时归档。

(二) 管理

根据《国务院关于印发医药卫生体制改革近期重点实施方案》(国发〔2009〕12号)提出"逐步在全国统一建立居民健康档案,并实施规范化管理"的要求,社区工作人员应进一步加强健康档案的管理过程,逐步完善健康档案,推动电子化健康档案工作,以便提高医疗卫生机构的工作效率。

1. 建立健全居民健康档案管理制度

采用建立、管理和使用一条龙的管理办法,在基础建档、更新和补充、信息利用三个环节上制订、补充、完善和强化各项制度与措施,加强对健康档案的管理,保障信息安全,提高健康档案使用率。

2. 逐步实现健康档案的信息化

通过信息化手段,可实现不同医疗卫生机构之间健康信息资源共享,促进公立医院和基层医疗卫生机构的双向转诊和分工协作,有利于提高卫生服务效率,改善服务质量,节约医疗费用等,对于最大限度地发挥健康档案的作用有重要意义。

3. 加强督导考核力度

卫生部定期对各地建档工作情况进行监督，对工作的完成度、档案的完整度和准确度进行评价，将健康档案建立的数量、质量和居民满意度纳入考核范围，科学核定建立健康档案经费补助标准等。

4. 健康档案的终止和保存

2017年《国家基本公共卫生服务规范（第三版）》中指出：

（1）居民健康档案的终止缘由包括死亡、迁出、失访等，均需记录日期。对于迁出辖区的还要记录迁往地点的基本情况、档案交接记录等。

（2）纸质健康档案应逐步过渡到电子健康档案。纸质健康档案和电子健康档案由健康档案管理单位（即居民死亡或失访前管理其健康档案的单位）参照现有规定中的病理的保存年限、方式负责保存。居民健康档案管理流程见图2-2。

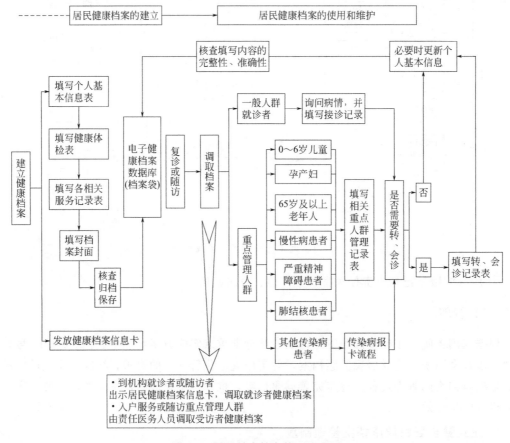

图2-2 居民健康档案管理流程图

（田云霞）

思考题

一、简答题

1. 社区健康护理程序的步骤有哪些？
2. 社区健康护理评估的内容和方法是什么？

3. 社区健康护理评价的种类包括哪些？

4. 社区健康护理诊断的陈述方式有哪些？

5. Omaha 护理诊断系统的内容是什么？

6. 社区健康档案的基本内容有哪些？

二、案例分析

开学初，某社区卫生服务站对辖区内一所小学二年级 250 名学生进行体检时发现，有 35 人超过同性别、同身高儿童标准体重的 20%，比去年入学时人数增加了 6 人，经家访得知，在该社区 95% 的家庭中，学龄期儿童饮食与成人基本一致，80% 的家庭中孩子除每天 3 餐外通常均有加餐，加餐多为糕点、牛奶和零食，甜食、油炸食品居多；30% 以上的家庭每周带孩子外出就餐一次以上；60% 以上的家庭不要求孩子每天进行户外运动；70% 以上的家庭不清楚儿童肥胖症的诊断标准及病因。

思考：

(1) 社区护理人员还应收集哪些资料？

(2) 请提出社区健康护理诊断。

(3) 针对以上资料，制订一份社区健康护理计划。

第三章 社区环境与健康

【学习目标】

◆ 掌握：环境污染的概念、危害及其预防与控制措施；室内空气污染的来源及其预防与控制；水体污染的来源、危害及基本卫生要求；主要营养素的种类及参考摄入量；平衡膳食的概念、膳食结构类型及中国居民膳食指南；社区常见病的营养指导及食物中毒预防。

◆ 熟悉：环境与健康的关系；大气污染对人体的影响；护士在环境卫生中的作用和任务。

◆ 了解：人与环境的辩证统一关系；生活饮用水水质基本卫生要求。

案例导入

案例回放：

2012年2月3日中午开始，江苏某市市民发现自来水出现异味，自来水公司最初解释为"加大了自来水中液态氯的投放量"。随后几天陆续有社区居民因类似苯酚中毒入院，造成市民恐慌，出现了抢购超市饮用水风波。2月7日，市政府确认：水源受到苯酚污染是造成异味的主要原因。

思考问题：

1. 可能造成水源污染的原因都有哪些？
2. 环境污染物的来源有哪些？可能会对人体造成什么影响？
3. 社区护士在面对上述情况出现时应采取什么措施？

社区是居民聚集的地域空间，是居民进行各种活动的场所，其环境质量直接影响着居民的生存质量和健康。因此，重视社区环境卫生，深入开展社区环境与健康关系的研究，提出改善社区环境质量的卫生要求和措施，对促进人类与环境的和谐发展，保障居民健康十分重要。社区护士应该时刻关注对居民健康有影响的各类环境因素。

第一节 环境与人群健康的关系

一、人与环境的关系

(一) 环境的概念

1. 环境

环境(environment)是指环绕于地球上的人类空间以及其中直接或是间接影响人类生存和发展的一切因素的总体。WHO公共卫生专家委员会把环境定义为：环境是指在特定的时刻，由物理、化学、生物及社会各种因素构成的整体状态，这些因素可能对生命机体或人类活动直接或间接地产生现时或远期的作用。

2. 自然环境

自然环境是指自然界存在的各种事物，它们是天然存在的，在人类出现之前就已经存在，包括阳光、大气、陆地、海洋、河流和各种动植物等。

3. 社会环境

社会环境是指人类通过长期有意识的社会劳动所创造的物质生产体系、积累的文化等所形成的环境，由社会的政治、经济、文化、教育、人口和风俗习惯等社会因素构成。

(二) 人与环境的辩证统一关系

环境为人类提供生存的条件，人类在生存和发展的进程中，依赖环境、适应环境和改造环境，人类与环境构成既相互对立、相互制约又相互依存、相互转化的统一体。

1. 人与环境的统一性

人与环境之间不断进行着物质、能量和信息的交换。一方面人体从周围环境中摄取空气、水和各种必需的营养物质，通过机体的代谢过程，合成机体细胞和组织的各种成分并产生能量，供机体生长发育及各种生理活动需要；另一方面机体将代谢废弃物排入周围环境，成为生物群落的营养物质，通过食物链再次被人体所利用，形成了人与环境间的生态平衡。英国地球化学家Hamilton测试了220名英国人血液与当地地壳中化学组分及其含量，发现除了碳、氢、氮、硅外，人体血液中60多种元素与地壳中的含量呈明显相关性，说明人与环境的高度统一性。

2. 人体对环境的适应性

人体对环境的变化有一定程度的适应和防御能力。当环境因素可能对机体产生不利影响但又无法改变时，人体通过生理、生化的调节机制，逐步对环境产生了适应。如长期居住生活在高原地区的人体，通过增加红细胞数量或血红蛋白含量，以提高机体携氧能力，维持机体正常生理活动，这体现了人体能够适应环境，得以生存和发展。

★ 考点提示：环境的概念

二、环境对健康的影响

自然环境是人类生存的必要条件,与人类的健康密切相关。自然环境中存在着大量对人类健康有利的因素,比如清新的空气、适宜的气候、洁净的水源、有益的微量元素等。但也有不少不利因素,如各种地质和气象灾害、不良的气候和天气条件、有毒有害的动植物、天然有害的化学物质等。

(一) 气象因素对健康的影响

气象因素包括气温、气湿、气压、气流等多种要素,不同时间程度的气象变化可能产生不同的健康效应。其中最大的影响是温度,受影响最大的人群是老年人、患者等免疫力低下者。经研究发现气温过高、过低或温差过大,对心脑血管疾病患者影响很大。

(二) 生物性有毒、有害物质对健康的影响

自然环境中的许多生物(动物和植物)能产生和分泌某种有毒有害物质,维持自身的生存,属于生物保护特性。这些有毒有害物质可通过皮肤接触、呼吸道吸入和经口摄入等途径作用于人体,造成危害。其危害可涉及局部到全身各器官和系统,一些是急性的毒性作用,另一些可能产生致癌、致畸等远期危害。目前了解较多、毒害严重的主要有动物毒素和植物毒素。

陆生和水生的有毒动物所产生的有毒物质称为动物毒素,如蛇、河豚、蝎子、蜈蚣等动物所含的毒素。天然存在于植物中对人和动物有毒的化学物质称为植物毒素,如毒蕈、发芽的马铃薯、木薯等植物所含的毒素。

(三) 地球化学因素对健康的影响

1. 常量元素和微量元素

存在于自然环境中的化学元素,根据其在人体内含量的多少,分为常量元素和微量元素两类。碳、氢、氧、氮、硫、钾、钠、磷、钙、镁、氯11种元素,占人体内化学元素总量的99.95%,称为常量元素。而在人体内正常含量小于人体体重0.01%的化学元素则称为微量元素,它包括锌、铁、铜、锰、钴、铬、钒、锡、硒、氟、碘、钼、铝、铅、镉、汞、铊、镍、锶、锂、硅及多种稀土元素等。在地球地质发展过程中,自然形成了地壳表面这些化学元素的不均匀性。地球上不同地区的土壤、水体和植物中化学元素的种类和含量存在着差异。

2. 地方病

由于地壳表面化学元素分布的不均匀性,使某些地区的水和(或)土壤中某些元素过多或过少,当地居民通过饮水、食物等途径摄入这些元素过多或过少,而引起某些特异性疾病,称为生物地球化学性疾病,又称做地方病。如碘缺乏病、地方性氟中毒、地方性砷中毒和地方性硒中毒等。生物地球化学性疾病是历史久远、范围广泛、危害严重、分布呈明显区域性的一大类疾病。我国是地方病高发区。

三、环境污染及其对健康的影响

进入环境的污染物的量超过了环境的自净能力,造成环境质量下降和恶化,直接或间接影响人体健康,称为环境污染。环境污染物(因素)种类繁多,按其属性通常分为化学性、

物理性和生物性三类。由于环境有害因素的多样性及产生有害作用的机制十分复杂，可对机体造成多种多样的危害，本节重点介绍环境污染物引起的急性危害、慢性危害及远期危害。

（一）环境污染物的来源

1. 生产性污染

工业生产排出的"三废"（废水、废气、废渣）和农业生产过程中使用的农药、化肥等是环境污染的主要来源。

2. 生活性污染

日常生活产生的垃圾、粪便、污水称为"生活性三废"。现代生活所使用的各种化学物质（如洗涤剂、杀虫剂、家庭装饰材料等），生活炉灶排出的烟尘废气，医疗垃圾和医院废水等生活性污染已成为城市污染的主要来源。此外，生活垃圾、粪便、污水还是蚊蝇滋生之处。

3. 交通运输污染

交通运输工具产生的噪声与振动、排放的废气等是城市环境污染的重要来源。

4. 其他污染

医用和军用原子能及放射性核素机构所排放的各类放射性废弃物和可吸入颗粒物，火山爆发、森林大火、地震等自然灾害以及意外事故所释放的大量烟尘、废气等，都可使自然环境受到不同程度的污染，并造成不良后果；电磁波通信设备产生的微波和其他电磁辐射波对人类健康产生的影响日益受到关注；落后的清扫方式和建筑灰尘等可加重环境污染。

（二）环境污染对健康的影响

1. 急性危害

环境污染物在短时间内大量进入环境，可使暴露人群在较短时间内出现不良反应、急性中毒甚至死亡，称为急性危害。发生在英国伦敦和美国洛杉矶等地的"烟雾事件"，发生在日本的"四日市哮喘"事件，发生在印度的"博帕尔异氰酸甲酯泄漏事件"，发生在前苏联的"切尔诺贝利核电站事故"等均为急性危害。急性危害不常发生。

2. 慢性危害

环境中有害物质以低浓度、长时间反复作用于机体所产生的危害，称为慢性危害。慢性危害的产生与污染物的暴露剂量、暴露时间、化学污染物的生物半减期和化学特性、机体的反应特性等有关。慢性危害时常发生，主要危害如下。

（1）非特异性损害　表现为机体生理功能、免疫功能、对环境有害因素作用的抵抗力可明显减弱，对生物感染的敏感性增加，健康状况逐步下降，人群中患病率和死亡率增加，儿童生长发育受到影响。

（2）慢性疾病　如慢性阻塞性肺疾病（COPD），无机氟的长期暴露可造成骨骼系统和牙轴质的损害，甲基汞的长期暴露对中枢神经系统的损害。

（3）持续性积蓄危害　污染物在人体内持续性蓄积于组织和器官中，当机体出现某种异常，如疾病和妊娠等情况下，可能从蓄积的器官或组织中动员出来而造成对机体的损害。机体内有毒物质还可能通过胎盘屏障或授乳传递给胚胎或婴儿，对下一代的健康产生危害。

环境污染所致的慢性危害往往是非特异性的弱效应，发展呈渐进性。因此，出现的有害效应不易被察觉或得不到应有的重视，一旦出现了较为明显的症状，往往已经成为不可逆的损伤，造成严重的健康后果。

3. 远期危害

某些环境污染物可使人体遗传物质发生变化，成为某些先天性疾病、肿瘤、畸胎等发生的原因，由于此后果在数年、数十年甚至下一代才显现，故称为远期危害。主要表现为以下作用。

（1）致癌作用　据统计，人类癌症80%～90%与环境因素有关，其中化学因素占90%。目前已知的化学致癌物在1100种以上，如苯并芘等多环芳烃化合物可引起皮肤癌和肺癌，砷化物可引起皮肤癌，亚硝胺类可引起食管、肝等消化系统癌症，石棉可引起肺癌和间皮瘤，黄曲霉毒素可引起肝癌等。其中有很多已在动物实验中得到证实，但大多数还需要进一步探索。

（2）致突变作用　环境因素诱发细胞遗传物质改变而导致的机体可遗传的变异。遗传性状产生突变，突变可表现为染色体畸变和基因突变。突变发生在体细胞可导致细胞死亡、细胞癌变或畸胎；突变发生在生殖细胞，常导致不孕、早产、死胎或胎儿畸形及遗传性病变。具有致突变作用的有害因素包括化学毒物、物理因素、生物因素，其中化学毒物的致突变作用占重要地位。现已证明，许多致突变物又是致癌物，而绝大多数的致癌物都具有致突变作用，两者有密切关系。

（3）致畸作用　致畸作用是指环境因素作用于子宫内胚胎，使其发育缺陷形成畸形的过程。人类先天性畸形被认为是由环境因素和遗传因素互相作用的结果，而约10%的先天性畸形是由确定的环境因素引起的。致畸危害最引人注目的是"反应停"事件，20世纪60年代"反应停"（沙利度胺）作为镇静药物在欧洲广为使用，孕妇使用该药后导致新生儿肢体畸形数量明显增加。此外，放射线、某些药物（如抗生素、激素）以及有毒化学物质（如铅、甲基汞、氯乙烯等）都能干扰胚胎的正常发育，在妊娠早期接触造成胎儿畸形的危险性最大。

★ 考点提示：环境污染的概念、环境污染对健康的影响

四、环境污染的预防与控制

防治环境污染已成为保证人类健康生存的一项重要任务。保护和改善环境是关系到整个人类的生存与发展，关系到国家昌盛的重大决策问题。防治环境污染必须依靠全社会的广泛参与，我国政府已将环境保护列为一项基本国策。保护环境，走"可持续发展"的道路是一项涉及各个领域、各个部门的综合系统工程，需要采取行政、法律、经济、科技和教育等多方面措施。

（一）减少工业污染

工业企业排放的"三废"是环境污染物的主要来源，治理工业"三废"是防止环境污染的主要措施。

1. 全面规划，合理布局

将工业区配置在当地最大频率风向的下风侧和水源的下游，并与居民区保持一定的防护距离；进行新建、扩建、改建企业工程时要将防治"三废"污染的工程项目和主体工程同时设计、同时施工、同时投产，并进行环境影响评价。

2. 改革工艺，综合利用

改进生产工艺，推行"清洁生产"，采用无毒或低毒的原料；采取经济有效的治理措施，

积极进行"三废"的净化处理和回收利用，化害为利。

3. 建立闭合生产流程

实现生产过程的机械化、自动化、密闭化，提高设备运行完好率，防止跑、冒、滴、漏和事故排放。

（二）预防农业污染

1. 合理使用农药，减少农药残留

积极推广高效、低毒、低残留的农药，严格按照国家规定，控制农药使用范围和用量，执行一定间隔期，以减少农药残留，推广综合防治和生物防治。

2. 防止未经处理或处理不彻底的废水排入农田

合理利用污水灌溉，使用工业废水或生活污水灌溉农田前，必须对污水进行预处理，使其达到灌溉标准后才能使用。

3. 调整农业生产的结构和布局

实行农、林、牧、渔的全面发展，促进农业生态系统中资源的多层次利用，形成良性循环。

4. 做好粮食防霉

选取抗霉品种，作物收获后及时晾干，保持通风，储藏应注意通风、控温，防止食材被霉菌毒素污染。

（三）控制生活性污染

1. 节能减污

改善能源结构与节约能耗，发展气态能源，开发清洁能源，实行集中供热。

2. 处理生活"三废"

对垃圾、粪便、生活污水进行无害化处理和综合利用。

3. 治理医院污染物

医院污水、垃圾中常含有大量细菌、病毒、寄生虫以及放射性废弃物，应经过专门的氯化消毒等特殊处理，达到《医疗机构水污染物排放标准》才能排放。

4. 控制交通污染

采用汽车尾气的净化技术和噪声的控制技术，减少交通污染。

（四）加强环境立法与管理

法制管理首先是立法干预，即对环境保护的行为规范作出规定，通过国家监督来强制实施。1973年我国提出了"全面规划、合理布局、综合利用、化害为利、依靠群众、大家动手、造福人民"的环境保护方针。1989年国家颁布《中华人民共和国环境保护法》，并相继颁发了一系列与环境有关的法规及卫生标准，由此形成了符合国情、逐步完善的环境管理体系、法律体系，我国的环境保护事业进入了有法可依的时代。

（五）开展宣传教育

环境教育是保护环境、维护生态平衡、实现可持续发展的根本措施之一。充分利用各种宣传媒介和教育方式，提高全民族的环保意识和可持续发展意识，是环境保护的一项长期基础工作。通过全民教育使公众和各级决策者正确认识人类与环境，环境与发展的辩证统一关系，了解环境保护对保护和促进自身健康、维持生态平衡、促进经济发展和社会进步的重要意义，提高公众参与环境管理的能力和自觉性。避免环境污染对当代人的危害，同时给子孙后代留下更多的青山绿水。

★ 考点提示：环境污染的预防与控制措施

第二节 空气与健康

空气是人类及地球上所有生命赖以生存的外界环境因素之一。人体通过呼吸与外界进行气体交换，从空气中吸收氧气，呼出二氧化碳，以维持生命活动。因此，空气理化性状和清洁程度对人体的健康和生活有重要的影响。

一、空气的理化性状及其卫生学意义

（一）空气的结构

大气圈是指包围在地球表面，并随地球旋转的空气层，其厚度为2000~3000km以上，没有明显的上界。根据离地面的高度及其他特点，大气层分为对流层、平流层、中间层、热层等。对流层是贴近地面的一层，平均厚度约12km，空气温度随着高度的增加而降低，由于近地表的空气接受地面的热辐射后温度升高，与高空的冷空气形成垂直对流而具有对流运动。空气质量的3/4集中在此层，各种气象现象如雷、雨、云、雾等发生在此层，人类活动排放的大气污染物也绝大多数聚集在此层。对流层对人类生活的影响最大，关系最为密切。

（二）空气的物理性状与健康

空气的物理性状包括太阳辐射、空气离子化和气象因素，这些因素在不同条件下相互作用，共同影响，形成不同的气候和天气，对人类生活、健康与疾病有直接或间接的影响。

1. 太阳辐射

太阳以电磁波形式向宇宙空间放射的辐射能量称为太阳辐射，由于臭氧层的原因，能够到达地面的是波长大于290nm的那部分太阳辐射，包括紫外线、可见光、红外线。

（1）紫外线 波长在200~400nm，具有色素沉着、红斑、抗佝偻病、杀菌和免疫增强作用，过度的紫外线照射可引起日光性皮炎、眼炎甚至皮肤癌等疾病，应适当利用紫外线，但是区分两类作用的计量是困难的。

（2）可见光 波长在400~760nm，可作用于视觉器官产生视觉。科学利用可有效调节生理功能、情绪和提高劳动效率。但强烈的可视光线直接或间接照到眼睛，可产生眩光，对人产生不利影响

（3）红外线 波长在760nm至1mm，生物学作用基础是热效应，具有抗炎、镇痛作用，可用于关节疼痛、关节炎和冻伤等疾病的康复治疗，市场上的很多红外线保健仪就是利用这种原理发挥作用的，但是强烈的红外线照射可引起皮肤烧伤、热射病、红外线白内障。

2. 空气离子化

空气离子指空气中的气体分子受到外界某些理化因子作用而形成的阳离子（正离子）与阴离子（负离子）。这种产生空气离子的过程称为空气离子化。空气阴离子对机体具有镇静、催眠、镇痛、降压、集中注意力、改善肺的换气功能等生物作用。空气越清洁负离子越多，如海滨、树林、瀑布附近、喷泉附近、风景区等自然环境中，空气阴离子含量较多。

3. 气象因素

气象因素包括气温、气湿、气流和气压等，其对机体的冷热感觉、体温、心血管、神经、免疫、新陈代谢等多种生理功能起到综合调节作用。但不良的气象条件，如严寒、酷暑、高湿、低气压、高气压，均能引起机体的生理代偿能力下降，从而引起多种疾病，主要有心脑血管疾病、呼吸系统疾病和关节疾病等。微小气候是指在小环境范围内对人体热平衡有关的环境因素的综合，包括气温、气湿、气流和辐射。适宜的微小气候不仅能保持人体正常的热平衡，保持主观的舒适感，而且能确保人的健康。

（三）空气的化学性状与健康

自然状态下的空气是无色、无臭、无味的混合气体，按体积百分比计，氮占78.10%，氧气占20.93%，氩占0.93%，二氧化碳占0.03%，其他成分（如氢、氖、氦、氙及臭氧等）占微量（0.01%）。空气的各组成成分几乎是恒定的，其相对稳定的组成对人的健康至关重要。

氧是人类呼吸与物质代谢所需的唯一天然来源，二氧化碳、水蒸气的含量则随人的活动、季节和气象有较大变化。人体对二氧化碳较动物敏感，二氧化碳含量升至2%~3%时，可引起呼吸加深加快及冠状动脉和脑血管扩张；升至8%时，呼吸受抑制；若超过8%，可致呼吸麻痹而死亡。因此，大气中二氧化碳的浓度是评价大气清洁程度的重要指标之一。

空气化学另一引人关注的话题是空气污染与健康的关系，现代社会尤其关注室内空气污染对健康的影响。

（四）空气的生物学性状与健康

严格地说，空气中无天然的微生物尤其是无原生的病原微生物的存在，因为空气中没有这些微生物生存所需要的必要基质。但是在一定的条件下某些外来的微生物可以在空气中存在一定的时间。这些从其他介质来的微生物，可能造成空气的生物性污染、呼吸道传染病的流行。因此，保持空气的清新、卫生，并经常对室内空气进行消毒是非常必要的。

★ 考点提示：紫外线、阴离子的作用

二、大气污染对人体健康的影响

大气污染包括天然污染和人为污染两大类。天然污染主要由于自然原因形成，如火山爆发、森林火灾等。人为污染是由于人们的生产和生活活动造成的，可来自固定污染源（如烟囱、工业排气管）和流动污染源（汽车、火车等各种机动交通工具）。两者相比，人为污染来源于我们日常生活和工作的方方面面，范围更广。

（一）大气污染对人体健康的直接危害

1. 急性中毒

当大气污染物的浓度在短期内急剧增高，使周围人群吸入大量污染物可造成急性中毒。

急性中毒主要由烟雾事件和生产事故引起。

（1）烟雾事件 是大气污染造成急性中毒的主要类型，是由于燃料燃烧产生的烟雾以及生产过程中排出的污染物引起的。根据烟雾形成的原因，又可分为煤烟型烟雾事件和光化学烟雾事件两类。

① 煤烟型烟雾事件：是由于煤烟和工业废气大量排放到大气且得不到扩散而引起的。主要污染物是二氧化硫和烟尘。1952年12月发生在英国伦敦的烟雾事件最为严重。因伦敦冬季暖炉取暖，排放大量的煤烟与浓雾混合，停滞在城市上空，使整个城市笼罩在浓烟中。市民感到呼吸困难，出现咳嗽、咽痛、呕吐等症状，老年人和病患死亡人数不断增加，与1947～1951年同期相比超额死亡2851人。

② 光化学烟雾事件：是由于汽车尾气排入大气后在紫外线的光化学作用下，经过转化，生成具有强烈刺激作用的光化学烟雾，蓄积在空气中，形成具有强烈刺激作用的一种浅蓝色烟雾。此烟雾事件在美国洛杉矶的发生多起，另外，日本的东京、大阪、川崎，澳大利亚的悉尼和印度的孟买等汽车众多城市都发生过。受害居民出现眼睛红肿、流泪，呼吸道刺激症状（如咽喉痛、喘息、咳嗽、呼吸困难），尤其是患有心脏病和肺部疾病的人，受害最重。

（2）生产事故 生产事故造成急性中毒的事件虽不经常发生，但一旦发生，其危害往往非常严重。如1984年发生在印度博帕尔市联合农药厂异氰酸甲酯泄漏事件，30～40吨异氰酸甲酯及其水解产物泄漏，直接排入大气，毒气随风向下游扩散，致使52万人口受到不同程度严重损害，20万多人中毒，5万多人失明，2500人死亡。1986年切尔诺贝利核电站爆炸导致放射性核污染，13万人急性暴露，31死亡，253人受伤，当地居民皮肤癌、舌癌、口腔癌以及其他癌症患者增多，儿童甲状腺癌患者剧增。

2. 慢性危害及远期影响

（1）长期刺激产生炎症 SO_2、NO_2、硫酸雾、硝酸雾、盐酸雾、烟尘等污染物，不仅能产生急性刺激作用，而且长期反复刺激机体的感受部位，使这些部位充血、产生炎症，如咽炎、喉炎、气管炎、眼结膜炎等。呼吸道炎症的反复发作，使支气管上皮的分泌物大量排出，内膜增厚，有时产生痉挛，并有纤毛受损、瘢痕压迫，造成气道狭窄，气道阻力增加，形成综合性疾病，称为慢性阻塞性肺疾病（COPD），包括慢性支气管炎、支气管哮喘、肺气肿三种疾病。

（2）心血管疾病发病率增高 大气污染造成了肺部疾病，使肺功能下降，肺动脉压升高，可以继发肺源性心脏病。此外，某些污染物（如 CO、N_2O 等）能使血红蛋白携氧能力下降而造成组织缺氧，加重了心脏负担，引起肺源性心脏病。

（3）机体免疫功能下降 免疫系统受大气污染的影响是很敏感的，机体免疫水平的变化可以反映出大气污染的早期影响程度。在大气严重污染的地区，居民体内的唾液溶菌酶和分泌型免疫球蛋白A（SIgA）的含量均可明显下降，血清中的抗体水平也可下降。

（4）慢性中毒 大气中许多污染物能引起慢性中毒。据调查，城市大气中镉、锌、铅、铬的浓度分布趋势与心脏病、动脉硬化、高血压、中枢神经系统疾病、慢性肾炎、呼吸系统症状的分布趋势很一致。

（5）超敏反应 大气中的某些污染物，如 SO_2、甲醛、某些石油制品的分解产物均能使机体产生超敏反应。日本"四日市哮喘"即是以超敏反应为主要症状的公害病。这类哮喘病很少有感冒、咳嗽等前期症状，说明并非因呼吸道疾病而继发，是由变应原直接引起的。多数患者迁出该地区即可缓解症状，回来后又复发。

(6) 致癌作用　有些空气污染物有致癌作用，如砷、苯并芘等。国内外大量资料表明，大气污染程度与肺癌的发病率和死亡率成正比，城市肺癌的发病率或死亡率高于郊区，郊区高于农村。我国上海、沈阳、天津等大气污染严重的城市居民肺癌死亡率与大气中苯并芘浓度有明显的关系，这些都表明大气污染可致肺癌。

(二) 大气污染对人体健康的间接危害

1. 温室效应

由于大量燃料的燃烧而产生 CO_2 排入大气中，又因大面积森林砍伐而缺乏足够的植物来吸收 CO_2，使 CO_2 在大气中含量上升，CO_2 能吸收地表发射的热辐射，使地球表面气温升高，这种现象称为"温室效应"。除 CO_2 外，还有一些污染物［如 CH_4（甲烷）、N_2O（氧化亚氮）、O_3（臭氧）、CFC（氯氟烃）、CO（一氧化碳）等］也有温室效应作用，这些气体通称温室气体。

温室效应增强，全球气温升高，使两级冰川融化，海平面上升，沿海城市被淹没，陆地面积减少；陆地和海洋生态系统受到影响，植物群落、浮游生物发生改变。此外，气温升高有利于病原体加速繁殖，造成各种传染病、寄生虫病、地方病、食物中毒等的发病率明显上升。

2. 臭氧层破坏

臭氧层遭受破坏的主要原因是人类使用含氯氟烃（CFC）类化学物质。CFC 亦称氟利昂，用作制冷剂、气溶胶推进剂、发泡剂、溶剂和氟树脂原料。CFC 排放至大气后，发生氧化，消耗臭氧，臭氧层变薄，甚至形成空洞。臭氧层变薄的后果是减弱了臭氧层遮挡吸收短波紫外线的功能，人群接触过多的短波紫外线会引起皮肤癌、白内障等疾病。

3. 酸雨

酸雨是指 pH 小于 5.6 的酸性降水，包括雨、雪、雹和雾。通常的酸雨 pH 在 4.0～4.5，个别可以低于 3.0。酸雨的形成主要是 SO_2、NO_x 等酸性污染物溶于水汽中，经过氧化、凝结而成。我国重庆、贵阳等地，大多燃烧高硫煤，排出大量 SO_2，而且当地气候潮湿，气流不畅，酸雨污染严重。酸雨能影响很多水生生物和土壤中生物的生存，能腐蚀建筑物和工程结构，破坏植被和农田的正常化学组成，促使土壤中重金属的水溶性增加，加速重金属的流动和转移。例如，土壤中的镉化合物在酸性环境中容易转移到农作物内部，增加进入人体的机会。酸雨造成地表水的 pH 降低后，增加了输水管的管壁材料中金属化合物的溶出量，使水质恶化变质。

4. 影响小气候和太阳辐射

大气中的烟尘能促使云雾形成，从而吸收太阳的直射光或散射光，影响紫外线的生物学活性。因此，在大气污染严重的地区，儿童佝偻病的发病率较高，某些通过空气传播的疾病易于流行。大量的颗粒物还能吸收太阳能而使气温明显降低，造成"冷化效应"。例如，1991 年海湾战争时，科威特数百口油井的大火形成大量烟尘，使地表温度比往年同期下降约 10℃。大气污染能降低大气能见度，使交通事故增加。

5. 其他大气污染

一些大气污染能影响居民的生活卫生条件，例如灰尘是环境污秽，恶臭或刺激性气体可影响居民开窗换气，以及晾晒衣物等。

★ 考点提示：大气污染对健康的危害

三、室内空气污染与健康

随着生活方式现代化和消费水平的提高，室内空气污染问题日趋严重。由于现代人 2/3 以上时间在居室内度过，且室内污染物不易扩散。因此，室内污染往往对人体健康影响更直接、更严重。

（一）室内空气污染的来源

1. 室外来源

室外各种大气污染物包括工业废气和汽车尾气，通过门窗、孔隙等进入室内；人为带入室内的污染物，如干洗后带回家的衣服，可释放出四氯乙烯等挥发性有机化合物；将工作服带回家中，可使工作环境中的苯进入室内等。

2. 室内来源

① 各种燃料燃烧、烹调油烟及吸烟产生的 CO、N_2O、SO_2、可吸入颗粒物、甲醛、多环芳烃（苯并芘）等。

② 室内淋浴、加湿空气产生的卤代烃等化学污染物或致病菌。

③ 建筑、装饰材料、家具和家用化学品释放的氡及其子体、甲醛和挥发性有机化合物等。

④ 家用电器和某些办公用具导致的电磁辐射等物理污染和臭氧等化学污染。

⑤ 通过人体呼出气、汗液、大小便等排出的 CO_2、氨类化合物、硫化氢等内源性化学污染物，呼出气中排出的苯、甲苯、苯乙烯、氯仿等外源性污染物；通过咳嗽、打喷嚏等喷出的流感病毒、结核杆菌、链球菌等生物污染物。

⑥ 室内用具产生的生物性污染，如在床褥、地毯中滋生的尘螨等。

（二）室内空气污染对健康的危害

1. 诱发癌症

燃料不完全燃烧排放的苯并芘，在体内代谢转化后可诱发肿瘤发生；食用油在加热烹调时产生的油烟是肺癌的危险因素；烟草的烟雾中含烟焦油，烟焦油含有苯并芘等多种极强的致癌物和致突变物，使吸烟者肺癌高发，同时影响被动吸烟者；多种装饰物品、建筑材料等含有甲醛，甲醛本身具有强力的刺激性和超敏反应性，还有多种其他毒性包括远期危害性、致突变性；某些建筑材料含有很高浓度的氡及其子体，具有高致癌性。

2. 引起中毒性疾病

由于排烟不畅或燃料燃烧不全，室内出现高浓度 CO 而引起中毒是常见的事故。此外，室内空调系统引起的空调综合征。

3. 传播传染病

病原体可随空气中尘埃、飞沫进入人体而引起呼吸道传染病，如流行性感冒、麻疹、白喉及肺结核等。1976 年在美国宾州地区的美国军团年会上，参会者中暴发的一种以发热、咳嗽及肺部炎症为主要症状的疾病，称为军团病，其致病菌称之为军团菌。军团菌以嗜肺军团菌最常见，主要储存于建筑物贮水器的水中以及冷却水、冷凝水、游泳池、水龙头和空调调湿器中，其中空调系统带菌是引起军团菌病流行最常见的原因。

4. 引起超敏反应

室内常见的过敏性疾病有花粉病和尘螨过敏等，其中以尘螨过敏为主。由于使用空调或封闭式窗户，致使室内尘螨滋生，可引起哮喘、过敏性鼻炎、荨麻疹等超敏反应症状。甲醛及其他挥发性有机物可引起刺激作用，还可引起超敏反应，主要是过敏性哮喘，大量时可引起过敏性紫癜。

★ **考点提示**：室内空气污染对健康的危害

四、室内空气污染的预防与控制

1. 建立室内空气污染的卫生评价体系

室内空气污染常为多种有害物质同时存在，因此应建立多指标的综合指数来评价其污染水平，常用的单一指标有以下三种。

（1）CO_2　室内 CO_2 浓度达 0.1% 时，空气性状开始恶化，多数人普遍感到不适；CO_2 达 0.07% 时，少数敏感个体开始有不适感觉。故居室空气中 CO_2 含量应小于 0.07%，最高不应超出 0.1%。

（2）甲醛　甲醛是挥发性有机化合物的代表物之一，并有潜在的致癌作用。居室中甲醛含量不超过 $0.12mg/m^3$。

（3）细菌总数　通常以空气中细菌总数作为最常用的居室空气细菌学的评价指标。夏季清洁空气室内细菌总数 $\leq 1500CFU/m^3$，冬季清洁空气室内细菌总数 $\leq 4500CFU/m^3$。

2. 住宅内外注意合理平面设置及功能分区

（1）合理规划住宅区　住宅区应远离工业区或交通要道口及其他污染源，保证有一定距离进行防护（如绿化），住宅区应设置在工业区的当地主导风向最大频率的上风侧，同时必须加强大气卫生防护。

（2）居室内部设计合理　应防止厨房油烟、煤烟进入主室，有足够的室内容积等。

3. 改善炉灶和采暖设备

保证烟道通畅、改进燃烧方式，以提高燃烧效率，降低室内污染物浓度；改进燃料结构，提倡清洁能源（如推广煤气化），电力充足地区鼓励电热烹调；以集中供暖代替分散式采暖。

4. 宣传教育

（1）加强控烟教育　加强健康教育，推广戒烟方法，劝阻更多人戒烟。

（2）生活常识宣传　通过大力宣传教育，使民众了解一些降低室内空气污染的生活常识：①经常开窗换气；②在厨房安装抽油烟机；③坚持合理清扫制度，必要时进行空气杀毒，以杀灭病原体；④合理使用各种设施，在设有空调的室内，应保证空调使用后能进入一定的新风量；⑤选择合格建筑装饰材料和家具，选择符合国家标准的装饰装修材料，其氡、游离甲醛及其他有害物质的含量不得超过限量标准，刚装修或有新家具的居室入住需要一定时间。

★ **考点提示**：室内空气污染的预防和控制

第三节 饮水与健康

水是构成机体的重要成分,是一切生命过程必需的基本物质,人体各种生理生化活动都必须在水的参与下完成,水与人们的日常生活息息相关。由于环境污染和饮用水资源的日益破坏,饮水资源的短缺和污染已成为世界性的重要问题。我国水资源贫乏且污染严重,水质性缺水和资源性缺水并存,饮用水安全问题突出。

一、水体污染及其危害

(一) 水体污染的概念

水体污染是指人类活动排放的污染物进入水体,其数量超过了水体的自净能力,使水体及水体底质的理化特性和水环境中的生物特性、组成发生改变,从而影响水的使用价值,造成水质恶化,乃至危害人体健康或破坏生态环境的现象。水体污染主要有两类,一类是自然污染,如黄河某些河段的水砷含量较高,我国北方一些地区水氟含量较高。另一类是人为污染,主要是人类的生产或生活活动引起的。水体污染通常是指人为污染。

(二) 水体污染的来源

1. 工业废水

工业废水是指工业企业在生产过程中排出的已被利用过的生产用水,除冷却水外,所有的工业水都含有生产原料、中间产品和终产品。对水体污染影响较大的工业废水主要来自冶金、化工、电镀、造纸、印染、制革等企业。

2. 生活污水

居民在日常生活中产生的污水。生活污水主要为粪尿和洗涤污水,含肠道病原微生物和有机物;医疗污水主要为患者的生活污水和医疗废水,含有大量的病原体及各种医疗、诊断用的物质,是一类特殊的生活污水。

3. 农业污水

农业污水是指农牧业生产排出的废水及雨水或灌溉水流过农田表面后或经渗漏排出的水。农业污水主要含有化肥、农药、粪尿等有机物,人畜肠道病原体及一些难溶固体和盐分等。

此外,沉积于水底及底质的有机物和工业废水中的有毒金属,如汞、镉等,当水体被搅动时,可重新污染水质,这样的污染称为二次污染。

(三) 水体污染的危害

水体污染导致水质的感官性状恶化,破坏水产资源,从而使水体失去利用价值和观赏价值。更重要的是,污染水体可对人类健康造成极大的威胁。

1. 生物性污染的危害

居民饮用被病原体污染的水,最常见的是介水传染病。最常见的疾病包括霍乱、伤寒、痢疾、肝炎等肠道传染病及血吸虫病、贾弟鞭毛虫病等寄生虫病。

2. 化学性污染的危害

水体污染物中各种有毒化学物质，如汞、砷、铬、酚、氰化物、多氯联苯及农药等通过饮水或食物链传递进入人体，人体发生急、慢性中毒。如1953年日本水俣湾附近化肥厂排出的含汞废水污染水体而导致"水俣病"，该病主要累及中枢神经系统，患者四肢末端或口周围感觉障碍、运动失调、中心视野缩小、语言和听力障碍、肢体痉挛、麻痹、意识障碍甚至死亡。含酚的工业废水导致急性中毒，主要表现为大量出汗、肺水肿、吞咽困难、肝及造血系统损害和黑尿等。

3. 物理性污染的危害

物理性污染有热污染和放射性污染。热污染是由工业企业向水体排放高温度废水（如发电厂的冷却水）所致，大量冷却水进入水体使水温升高，水中化学反应和生化反应速度加快，水中溶解氧量减少，影响水生生物的生存和繁殖。放射性污染可通过饮水或食物进入机体，导致某些疾病的发病率增加，并可能诱发人群恶性肿瘤高发，如 ^{131}I 主要聚集于甲状腺，^{222}Rn 主要分布于肺。

★ 考点提示：水体污染的来源及危害

二、饮用水的基本卫生要求与评价

卫生部在1985年制定了《生活饮用水卫生标准》，是保证饮用水安全，保证人民身体健康的一项标准，是卫生部门开展饮水卫生工作，检测和评价饮用水水质的依据，2006年进行修订。2001年卫生部又颁布《生活饮用水卫生规范》，对生活饮用水进一步要求。

（一）生活饮用水水质基本卫生要求

① 饮用水中不得含有病原微生物。
② 饮用水中化学物质、放射性物质不得危害人体健康。
③ 饮用水的感官性状良好。
④ 饮用水应经消毒处理，水质符合国家卫生标准。
⑤ 水量充足、取用方便。

（二）生活饮用水水质指标

《生活饮用水水质标准》将水质指标分为常规指标和非常规指标。常规指标是反映生活饮用水水质基本状况的水质指标；非常规指标是根据地区、时间或特殊情况需要的生活饮用水水质指标。

常规检验项目分为四大类：①感官性状和一般化学指标；②毒理学指标；③放射性指标；④微生物指标。①主要是为了保证水的感官性状良好；②③是为了保证水质对人体健康不产生毒性和潜在危害；④是为了保证水质在流行病学上安全而制定的。

★ 考点提示：生活饮用水水质基本卫生要求

第四节　营养与健康

一、能量与营养素

人类必须不断从外界摄取食物，经过体内的消化、吸收和代谢，用以维持生命活动，这一过程就称为"营养";食物中经过消化、吸收、代谢后,能够维持生命的物质称为"营养素"。营养素包括蛋白质、脂类、糖类(碳水化合物)、无机盐、维生素和水,膳食纤维被称为第七大营养素。蛋白质、脂类和碳水化合物经体内氧化产生能量,又称为"三大产能营养素"。

营养素分为宏量营养素和微量营养素。蛋白质、脂类和碳水化合物因为机体需要量较大,在膳食中所占的比重大,称为宏量营养素;无机盐和维生素的需要量相对较少,在膳食中所占比重也较小,称为微量营养素。

营养素在体内有三方面功用:一是供给生活、劳动和组织细胞功能所需的能量;二是提供人体的组成材料,用于构成和修补身体组织;三是提供调节物质,用于调节机体的生理功能。营养素是健康之本,是健康的物质基础。

(一) 能量

国际通用的能量单位是焦耳(J)、千焦耳(kJ)或兆焦耳(MJ),习惯上曾用卡(cal)或千卡(kcal)。其换算关系如下:

1 千卡(kcal)=4.184 千焦耳(kJ)　　1 千焦耳(kJ)=0.239 千卡(kcal)

每克产能营养素在体内氧化产生的能量值称为能量系数,蛋白质、脂肪和碳水化合物的能量系数分别是 16.7kJ(4.0kcal)、36.7kJ(9.0kcal)和 16.7kJ(4.0kcal)。此外,1g 乙醇产生能量为 29.3kJ(7.0kcal);1g 有机酸产生能量为 12.6kJ(3.0kcal)。

1. 人体能量的消耗

人体的能量消耗是极为复杂的过程,成人每天的能量消耗主要用于基础代谢、体力活动、食物特殊动力作用三个方面。对于婴幼儿、儿童、青少年、妊娠妇女、乳母及恢复期的患者每天的能量消耗除前三方面外,还包括生长发育和新组织增加能量的消耗。

(1) 基础代谢(BM)　是指维持人体最基本生命活动所必需的能量,是人体在适宜的气温(18~25℃)环境中,处于空腹(一般禁食后 12h)、清醒而安静的状态下维持最基本的生命活动所需的能量,即指人体用于维持体温、心跳、呼吸、各器官组织和细胞基本功能等最基本的生命活动的能量消耗。基础代谢的高低可以用基础代谢率来表示,基础代谢率(BMR)是指单位时间内每平方米(m^2)体表面积人体基础代谢所消耗的能量,用 $kJ/(m^2 \cdot h)$ 来表示。基础代谢率不仅与人的年龄、性别、体表面积、机体构成等有关,而且还受人的高级神经活动、内分泌系统状态、外界气候条件等因素的影响。基础代谢一般占人体总能量消耗的 60%~70%,为人体能量消耗的最主要部分。

(2) 体力活动　体力活动能量消耗又称为运动生热效应(TEE),是构成人体总能量消耗的重要部分。能量消耗与劳动强度、工作性质、劳动持续的时间以及工作熟练程度、体重、体型、环境及气候有关,其中以劳动强度对能量代谢的影响最为显著。通常各种体力活动所消耗的能量占人体总能量消耗的 15%~30%。

(3) 食物热效应(TEF)　又称食物特殊动力作用(SDA)。人体在摄食过程中,由于要对食物中营养素进行消化、吸收、代谢、转化等,需要额外消耗能量,同时引起体温升高和散发能量,这种因摄食而引起能量的额外消耗称食物热效应。食物热效应随食物而异,其中蛋白质的食物热效应最大,相当于其本身产能的 20%~30%,碳水化合物为 5%~10%,脂肪为 0~5%。一般成人摄入混合膳食,每日 TEF 约为基础代谢的 10%,约 628kJ(150kcal)。此外,食物热效应与进食量和进食频率也有关,吃得越多、越快,能量消耗越多。

(4) 生长发育和新组织增加　儿童和妊娠妇女、乳母及恢复期的患者每日所需的能量除了用于基础代谢、机体活动和食物热效应之外，还需要额外增加能量。例如，处于生长发育阶段儿童的身体组织增加；妊娠妇女的子宫、乳房、胎盘、胎儿生长发育及体脂的储备；乳母的乳汁合成和分泌；恢复期患者的组织修复等，都需要额外增加能量。

2. 能量与健康

正常情况下人体的能量是平衡的，即能量的摄入和消耗应当保持平衡。衡量人体能量摄入与消耗是否平衡的直观指标是标准体重。长期能量摄入不足和摄入过多都会引起人体体重的改变进而引起相应的危害。

（1）能量摄入过多（正平衡）　多余的能量会以脂肪的形式贮存于体内，碳水化合物则会通过糖异生作用，转变为脂肪贮存于体内，身体过多的脂肪组织会导致肥胖。肥胖与糖尿病、高血压、高脂血症、高尿酸血症、缺血性心脏病、癌症、骨端软骨症、月经异常、妊娠和分娩异常等很多疾病有明显的关系。近几年，人们关注的焦点是肥胖对儿童健康影响。

（2）能量长期供应不足（负平衡）　体内贮存的糖原和脂肪将被动用，发生饮食性营养不良，严重时会影响健康和工作效率以及疾病的痊愈。儿童时期如果缺乏能量加上缺乏蛋白质，出现蛋白质-能量营养不良症（PEM），严重影响其生长发育。

3. 能量来源与参考摄入量

能量来源于食物中的蛋白质、脂肪和碳水化合物。成人蛋白质、脂肪和碳水化合物供给的能量分别占总能量的10%～15%、20%～30%和50%～65%。

（二）蛋白质

蛋白质是生命和机体的物质基础，蛋白质约为体重的16%。蛋白质由碳、氢、氧、氮、硫及其他元素组成，由于碳水化合物和脂肪中仅含碳、氢、氧，不含氮，所以蛋白质是人体氮的唯一来源，是碳水化合物和脂肪所不能代替的。

1. 生理功能

机体的构成和一切生命活动几乎都离不开蛋白质，其主要生理功能有：①构成人体组织、器官及体内各种重要生理活性物质的基本成分；②机体氮元素的唯一来源；③作为能源提供能量。

2. 必需氨基酸（EAA）

人体的蛋白质种类很多，生物学功能也不相同，但都是由20多种氨基酸构成的。分为必需氨基酸和非必需氨基酸两类。有8种氨基酸人体不能合成或合成数量不能满足机体需要，必须由食物供给，称为必需氨基酸，包括色氨酸、赖氨酸、蛋氨酸、苯丙氨酸、苏氨酸、缬氨酸、亮氨酸和异亮氨酸，其中婴幼儿还需加入组氨酸。其余的为非必需氨基酸，可由其他营养物质转变。

3. 蛋白质与健康

人体若长时间蛋白质摄取过量（正氮平衡）或不足（负氮平衡），都有可能对身体造成损害。

（1）蛋白质缺乏　若蛋白质长期摄入不足可引起营养不良，蛋白质不足与能量缺乏同时发生，称为蛋白质-能量营养不良症（PEM）。据世界卫生组织估计，目前世界上大约有500万儿童患有此病，大多数是因贫穷和饥饿引起的，主要分布在非洲、中美洲、中东、东亚和南亚等地区。

（2）蛋白质过量　若蛋白质长期摄取过量，首先受到伤害的是人体的肝和肾，因为在正常情况下人体不贮存蛋白质，每天必须将多余的蛋白质进行脱氨分解，所产生的氮则由尿排出体外。在这一生化过程中需要大量的水分参与，从而加重肾的负荷，肾功能不全者危害则更大。过多的动物类蛋白质的摄入，能造成含硫氨基酸的摄入过多，这类氨基酸可加速骨骼中的钙质丢失，以致发生骨质疏松症。在摄入过多的动物性蛋白质的同时，就必然会摄入较多的动物脂肪和胆固醇。

美国科学家发布一项声明指出，食用过量的蛋白质会增加患癌症的风险，如直肠癌、胰腺癌、肾癌及乳腺癌。

4. 食物来源与参考摄入量

蛋白质的良好食物来源是动物性食物，包括各种动物肉类、蛋类和奶类，如畜、禽、鱼类的蛋白质含量为16%～22%，蛋类为11%～14%，奶类（牛奶）一般为3%～3.5%。大豆类蛋白质含量高达35%～40%，且含有各种必需氨基酸，是植物性食物蛋白质中质量最好的一种。谷薯类和蔬菜蛋白质含量较低，吸收利用程度较小。

我国由于以植物性食物为主，所以成人蛋白质推荐摄入量1.0g/(kg·d)。按能量计算，蛋白质摄入占膳食总能量的10%～15%，其中成人为10%～12%，儿童青少年为12%～14%。一般动物性食物和大豆蛋白质占膳食蛋白质总量的30%～50%为宜。

《中国居民膳食营养素参考摄入量》（2013版）中蛋白质推荐摄入量（RNI），正常成年男性、女性为65g/d和55g/d。

（三）脂类

脂类是脂肪和类脂的总称，是由碳、氢、氧三种元素组成的一大类有重要生物学作用的化合物。其共同特点是具有脂溶性即溶于有机溶剂，不溶于水，可溶解脂溶性维生素。食物中的脂类95%为甘油三酯，5%为类脂。脂类是人体重要的供能营养素和储能物质，正常人体内脂类含量占体重的10%～20%，肥胖者达30%。

1. 生理功能

①人体重要的组成成分；②在体内贮存和提供能量，是产能最高的能源；③维持体温、抵御寒冷及支持、保护脏器；④帮助机体更有效地利用糖类与节约蛋白质；⑤提供脂溶性维生素及促进其在肠道的吸收；⑥改善食品的感官性状，促进食欲，增加饱腹感；⑦必需脂肪酸的重要来源。

2. 必需脂肪酸（EFA）

必需脂肪酸指体内必需的、自身不能合成的、必须由食物供给的多不饱和脂肪酸（PUFA），包括亚油酸（18：2，n-6）和α-亚麻酸（18：3，n-3）两种脂肪酸，其他可以利用亚油酸和α-亚麻酸在体内来合成。

必需脂肪酸具有重要的生理功能，包括：①构成细胞膜和线粒体的成分；②合成前列腺素的前体；③促进胆固醇的运转和代谢；④参与动物精子的形成；⑤维护视力等。

3. 脂肪与健康

如果摄入脂类过多，易造成肥胖、高血压、高血脂、动脉硬化、糖尿病及胆道疾病等。流行病学调查资料表明，高脂肪膳食与肠癌、乳腺癌发病率有关。这些疾病随着人民生活水平的提高而上升，应限制脂肪的摄入，满足机体需要即可。但也不能过分限制或不摄入脂肪，前已叙述脂肪有很多生理功能，为人体必需的营养素。

脂肪的结构比较复杂，功能也不相同，应该区别对待。饱和脂肪酸一般可升高低密度脂蛋白（LDL），容易引发动脉硬化；而不饱和脂肪酸（如 EPA、DHA）有降低血脂、保护心脏的作用。反式脂肪酸可使血清低密度脂蛋白胆固醇（LDC-C）升高，而使高密度脂蛋白胆固醇（HDL-C）降低，因此有增加心血管疾病的危险性，目前不主张多食人造黄油及起酥油。

4. 食物来源与参考摄入量

脂类主要来源于动物脂肪组织、肉类及植物的种子。动物油脂以饱和脂肪酸为主，鱼类、贝类含丰富的长链多不饱和脂肪酸，如二十碳五烯酸（EPA）和二十二碳六烯酸（DHA）。植物油以不饱和脂肪为主，如亚麻酸在豆油和紫苏籽油中含量较高，因此植物油营养价值较高。磷脂丰富的食物有蛋黄及脑、肝脏、肾等，大豆中卵磷脂含量较多。动物的脑、肝、肾等内脏和蛋黄含丰富的胆固醇。

中国营养学会推荐摄入量（RNI）成年人脂肪供能占总能量的 20%～30%，其中饱和脂肪酸<10%，n-6 多不饱和脂肪酸占 2.5%～9.0%，n-3 多不饱和脂肪酸占 0.5%～2.0%，EPA+DHA 占 0.25%～2.0%。胆固醇的摄入量不超过 300mg/d。

（四）碳水化合物

碳水化合物又称糖类，是由碳、氢、氧元素组成的一大类有机化合物。因其含有的氢和氧的比例为 2∶1 与水分子相同，故称为碳水化合物，是人体主要的能量来源。

按其分子结构可分为单糖（如葡萄糖、果糖和半乳糖）、双糖（如蔗糖、麦芽糖和乳糖）、寡糖（如棉籽糖、木苏糖）、多糖（包括能被吸收的淀粉、糖原和不被消化吸收的纤维素、果胶等）。

1. 生理功能

①构成机体组织的重要成分；②在体内贮存和提供能量，为人体最主要、最经济、最安全的能源物质；③维持神经组织功能；④具有调节血糖、节约蛋白质、抗生酮、润滑、解毒作用；⑤改变食物的色、香、味、形；⑥提供膳食纤维。

2. 膳食纤维

营养学上把不能被人体消化吸收的多糖称为膳食纤维，分为可溶性与不可溶性两类。可溶性膳食纤维包括果胶、树胶、琼脂、海藻多糖和微生物发酵产物黄原胶，还包括人工合成的甲基纤维素和羧甲基纤维素等；不可溶性膳食纤维是构成细胞壁的主要成分，包括纤维素、半纤维素、木质素，还有动物性的甲壳素等。

膳食纤维被誉为第七大类营养素，其主要生理功能：①促进排便；②防治肥胖病；③降低血糖，预防糖尿病；④降血脂，预防心血管疾病；⑤预防结肠癌等。

3. 碳水化合物与健康

碳水化合物的参考摄入量取决于机体能量需要量，摄入过多在体内可以合成脂肪和胆固醇，从而引起肥胖、糖尿病和血脂升高。另外碳水化合物占总能量比不能过低，否则会导致蛋白质供能过多，浪费蛋白质，出现蛋白质-能量营养不良症。在碳水化合物中精制糖的摄入过多，会造成儿童龋齿发病率增高，同时也会造成肥胖。

4. 食物来源与参考摄入量

碳水化合物主要来源是谷类和薯类，其次是豆类；蔬菜和水果是膳食纤维的主要来源；蔗糖、糖果、含糖饮料、糕点和水果等是单糖和双塘的主要来源。

中国营养学会建议碳水化合物供能以占总能量的 50%～65% 为宜，纯糖所供能量不超过总能量的 10%。建议正常成年人每天摄入膳食纤维 25～30g。鼓励每日膳食至少 1/3 为全谷物食物，蔬菜、水果摄入至少达到 500g 以上。

（五）无机盐

存在于人体的各种元素除以碳、氢、氧、氮以有机化合物形式出现外，其余无论含量多少，统称为无机盐，又称矿物质或灰分。根据每种矿物质在体内所占的分量和机体对其需要量的多少，分为常量元素（宏量元素）和微量元素。

常量元素是指在体内含量大于人体体重的 0.01%，需要量相对较多的元素。一般以克（g）为单位，按照在人体内含量多少排列，依次为钙（Ca）、磷（P）、钾（K）、钠（Na）、硫（S）、氯（Cl）和镁（Mg）7 种。

微量元素是指在体内含量小于人体体重的 0.01%，需要量相对较少的元素。一般以毫克（mg）或微克（μg）为单位，如铁、碘、铜、锌、钴、钼、硒、铬 8 种。

1. 钙

钙是人体含量最多的无机盐，正常人体内含钙总量为 1000～1200g，相当于体重的 1.5%～2.0%，约 99% 的钙集中在骨骼和牙齿中，1% 维持生理功能。

（1）生理功能　①钙是构成骨骼和牙齿的主要成分；②维持心跳的正常节律性和神经与肌肉的正常兴奋性；③钙是某些酶的激活剂，参与凝血过程；④维持体内酸碱平衡以及细胞内胶质稳定等。

（2）钙与人体健康　人群中钙缺乏比较普遍，钙缺乏对人体健康的影响有：①骨骼、牙齿发育障碍，多见于儿童，严重会出现佝偻病；②手足搐搦症，婴儿期钙缺乏，血钙降低，导致神经-肌肉兴奋性增高，使手足屈肌群痉挛、抽搐；③骨质方面问题，中老年人易患骨质疏松和软化症。

钙过量对人体健康的影响：①可增加肾结石的危险（草酸、蛋白质和植物纤维易与钙结合形成结石相关因子）；②出现乳碱综合征，典型症候群包括高血钙症、碱中毒和肾功能障碍；③干扰其他矿物质的吸收和利用，钙和铁、锌、镁、磷等可相互作用，如高钙抑制铁的吸收；高钙降低锌的生物利用率；钙/镁摩尔比大于 3.5（毫克比大于 5），可致镁缺乏；④持续摄入大量的钙可使降钙素分泌增加，发生骨硬化。

（3）影响钙吸收的因素　成人钙的吸收率为 30%～40%，儿童可达 75%。①促进钙吸收的因素如食物中的蛋白质、维生素 D、乳糖等与钙结合形成可溶性络合物，促进钙吸收。钙磷之比为（1～1.5）：1 时，钙吸收效果最好；②降低钙吸收的因素如植物食物中的植酸、草酸和磷酸可与钙形成不溶性钙盐，降低钙的吸收率。膳食纤维过多、脂肪过多或脂肪消化不良时，也影响钙的吸收。

（4）食物来源与参考摄入量　奶和奶制品是钙的最好来源，含量丰富且吸收率高。虾皮、海带、豆类、芝麻酱、蛋类含量也较高。有些蔬菜含钙也较高，但因含草酸多影响到钙的吸收。我国居民成人钙的推荐摄入量（RNI）为 800mg/d，成人及年龄大于 4 周岁的儿童可耐受最高摄入量（UL）为 2000mg/d。

2. 铁

铁是人体含量最多的微量元素，成人含铁总量为 4～5g，70% 的铁为功能铁，与蛋白质结合存在于血红蛋白、肌红蛋白以及含铁酶类中。30% 的铁为贮存铁，主要以铁蛋白和含铁血黄素形式存在于肝、脾和骨髓中。

（1）生理功能　①铁是合成血红蛋白的重要原料，主要参与氧的运输、交换和组织呼吸过程；②维持正常的造血功能和正常免疫功能；③铁还能催化促进β-胡萝卜素转化为维生素A；④在嘌呤与胶原的合成、抗体的产生、脂类从血液中转运及药物在肝解毒方面都有重要的作用。

（2）铁与人体健康　缺铁时可引起缺铁性贫血，特别是婴幼儿、青少年、妊娠妇女、乳母及老年人更易发生，被世界卫生组织（WHO）列为全球性预防和控制的疾病之一；缺铁还可导致工作效率降低、学习能力下降，表情冷漠呆板，易烦躁，抵抗力下降等。误服过量铁剂会出现急性铁中毒，多见于儿童，主要症状是消化道出血，且死亡率很高；多种疾病（如心脏病、肝疾病、糖尿病）及某些肿瘤与体内铁的储存过量亦有关。

（3）影响铁吸收的因素　①促进铁吸收的因素有维生素C、维生素B_2、动物蛋白、柠檬酸、果糖和胃酸等；②抑制铁吸收的因素除食物中的植酸、草酸和鞣质外，无机锌与无机铁之间有较强的竞争作用，相互干扰吸收；③铁的需要量和贮存量，一般铁贮存量多时其吸收率低。

（4）食物来源与参考摄入量　铁的主要来源为动物肝脏和全血，其次是瘦肉和鱼类。蛋黄中的铁受卵黄高磷蛋白的影响，吸收率只有3％。奶类为贫铁食物。植物性食物中以豆类和绿叶蔬菜含量较高，一般蔬菜不高，黑木耳和芝麻酱含量丰富。

我国居民成人铁的推荐摄入量（RNI）男性为12mg/d，女性为20mg/d，孕中期和乳母为24mg/d，孕晚期为29mg/d；可耐受最高摄入量（UL）男女均为42mg/d。

3. 锌

人体重要的必需微量元素之一，人体含锌2.0～2.5g，分布于人体所有组织、器官、体液及分泌物中，约60％的锌存在于肌肉中，30％的锌存在于骨骼中。

（1）生理功能　①锌是许多酶的组成成分，在组织呼吸、蛋白质合成和核酸代谢中起重要作用，能促进生长发育，促进性器官和性功能的正常发育；②参与维持正常的味觉、嗅觉，促进食欲；③维护正常视力和皮肤健康；④参与免疫过程。

（2）锌与人体健康　锌缺乏对儿童少年危害较大，表现为食欲缺乏、味觉减退、异食癖、生长发育迟缓、皮炎、伤口愈合缓慢、暗适应能力下降、性器官发育不全、免疫力下降等，严重缺乏时可致侏儒症；妊娠妇女缺锌易出现胎儿畸形和低体重儿。成人一次性摄入2g以上的锌会发生锌中毒，主要是对肠胃的作用，出现腹泻、恶心及呕吐；长期补充超剂量的锌可能出现其他慢性影响，包括贫血、免疫功能下降等。

（3）影响锌吸收的因素　锌在小肠吸收率为20％～30％，食物中的植酸、草酸、纤维素等可影响其吸收，故植物性食物的锌吸收率较动物性食物低。

（4）食物来源与参考摄入量　高蛋白食物普遍含锌较高，锌的良好来源是贝壳类海产品、红色肉类（牛、羊、猪）及其内脏，蛋、奶含量次之。植物性食物含锌较少且吸收率低。我国居民成人锌的推荐摄入量（RNI）男性为12.5mg/d，女性为7.5mg/d，孕妇为9.5mg/d，乳母为12.0mg/d；可耐受最高摄入量（UL）为40mg/d。

4. 碘

人体重要的必需微量元素，人体含量为20～50mg，其中70％～80％存在于甲状腺组织内，其余分布在皮肤、骨骼、中枢神经系统及其他内分泌腺中。

（1）生理功能　主要参与甲状腺激素合成，碘的生理功能主要显示甲状腺激素的生理作用。其主要作用是维持机体的正常代谢，促进生长发育，促进物质代谢，维持神经系统正常发育，促进维生素的吸收与利用等。

（2）碘与人体健康　碘缺乏可引起碘缺乏病（IDD），如甲状腺肿大、呆小病（克汀病)。呆小病是胎儿、新生儿及婴幼儿期缺乏碘,而引起生长发育迟缓、智力低下的一种疾病。碘摄入过量可引起高碘性甲状腺肿、碘性甲状腺功能亢进症等疾病。

(3) 食物来源与参考摄入量　海产品含碘较丰富,如海带、紫菜、蛤干、干贝、海参、海蜇、海鱼等,植物性食物含碘量较低。目前我国为预防碘缺乏病采取食盐加碘、注射碘油等方法,取得很好效果。我国居民成人碘的推荐摄入量（RNI）为 120μg/d,孕妇为 230μg/d,乳母为 240μg/d;可耐受最高摄入量（UL）为 600μg/d。

(六) 维生素 (vitamin, Vit)

维生素是一类化学结构与生理功能各不相同的低分子有机化合物。其共同的特点为:①既不提供能量也不构成机体组织;②只需微量即可维持人体正常生理功能;③大多数在机体不能合成或合成量很少,必须由食物供给。

维生素根据溶解性质的不同可分为脂溶性和水溶性两大类。脂溶性维生素有维生素 A、维生素 D、维生素 E、维生素 K,它们在体内的排泄效率低,过量摄入可在体内蓄积引起中毒;水溶性维生素包括 B 族维生素（维生素 B_1、维生素 B_2、维生素 B_6、维生素 B_{12}、烟酸、叶酸、泛酸、胆碱）和维生素 C,它们的排泄效率高,体内不易贮存,一般不出现蓄积中毒现象。

1. 维生素 A (VitA) 和胡萝卜素

维生素 A（VitA）和胡萝卜素又称视黄醇,它包括动物性食物中的维生素 A 和植物性食物中的维生素 A 原——胡萝卜素。胡萝卜素为植物中的黄色素、红色素,在人和动物小肠黏膜内能转变成维生素 A。胡萝卜素分为 α、β、γ 三种,其中以 β-胡萝卜素生物活性最大,在人类肠道中的吸收利用率大约为维生素 A 的六分之一,其他胡萝卜素的吸收率更低。维生素 A 和胡萝卜素对热、酸和碱较稳定,一般的加工烹调及罐头加工不易引起破坏,但极易被氧化,特别是高温和紫外线照射可促进维生素 A 和胡萝卜素的氧化破坏,而食物中的磷脂、维生素 E、维生素 C 等抗氧化剂对其有保护作用。

(1) 生理功能　①维持正常暗视觉;②维护上皮细胞结构和生殖功能;③促进生长发育;④增强机体抵抗力、抗感染与抗癌作用;⑤改善铁的吸收,促进贮存铁的转运,增强造血系统的功能。

(2) 维生素 A 与人体健康　缺乏症:①暗适应能力下降,严重时导致夜盲症;②结膜干燥角化,形成眼干燥症,进一步可致角膜软化、溃疡及穿孔而致失明;③皮肤粗糙和毛囊角化;④易感染;⑤儿童生长停滞、发育迟缓和骨骼发育不良;⑥孕早期缺乏还可引起早产和分娩低体重儿等现象。

过多症:①维生素 A 摄入过多,可致急、慢性中毒,导致流产及胎儿畸形。大多数维生素 A 过多症是由于服用维生素 A 制剂引起的,普通食物一般不会引起中毒;②大量摄入类胡萝卜素引起高胡萝卜素血症,出现皮肤黄染,但停止食用后症状可消失。

(3) 食物来源与参考摄入量　维生素 A 的主要来源是动物的肝脏、蛋黄、牛奶、鱼肝油等。胡萝卜素主要来源于深色或红黄色的蔬菜及水果,如菠菜、空心菜、芹菜叶、青辣椒、胡萝卜、红心甜薯、杏、柿子、橘子等。食物中具有视黄醇活性的物质（维生素 A 和维生素 A 原）一般用视黄醇活性当量（RAE）来表示。我国居民成人维生素 A 的推荐摄入量（RNI）为男性 800μg RAE/d,女性 700μg RAE/d。

2. 维生素 D (VitD)

维生素 D（VitD）又叫钙化醇、抗佝偻病维生素,是类固醇的衍生物。具有维生素 D

生理活性的主要有维生素 D_2（麦角钙化醇）和维生素 D_3（胆钙化醇），麦角固醇和 7-脱氢胆固醇分别是维生素 D_2 和维生素 D_3 的维生素原。维生素 D_2 是由植物中麦角固醇经紫外线照射转变而成，7-脱氢胆固醇储存于人体表皮及真皮内，经紫外线照射转变成维生素 D_3。维生素 D_2 的活性只有维生素 D_3 的 1/3。维生素 D 在中性及碱性溶液中能耐高温，不易氧化，故一般的烹调加工不会损失，但在酸性溶液中逐渐分解，脂肪酸败可引起维生素 D 的破坏。

(1) 生理功能　主要的生理功能为促进钙、磷的吸收，调节钙、磷的代谢，促进骨骼和牙齿的正常生长及钙化。

(2) 钙与人体健康　缺乏维生素 D 可影响牙齿钙化，延缓牙齿萌出；严重缺乏时儿童可患佝偻病，成人则发生骨质软化症、骨质疏松症及手足痉挛。过量服用维生素 D 可引起维生素 D 过多症，表现为厌食、恶心、呕吐、头痛、嗜睡、多尿及烦渴等中毒症状。停止服用后，可恢复正常。

(3) 食物来源与参考摄入量　维生素 D 主要来自动物肝脏、鱼肝油、蛋黄等，奶类含量不高，肉类食品及植物性食物含量很少。此外，经常晒太阳是机体获取维生素 D_3 的重要途径。我国居民成人（含孕妇及乳母）维生素 D 的推荐摄入量（RNI）为 $10\mu g/d$；可耐受最高摄入量（UL）为 $50\mu g/d$。

3. 维生素 B_1（Vit B_1）

维生素 B_1（Vit B_1）又称硫胺素、抗神经炎因子或抗脚气病因子。维生素 B_1 在酸性环境下较稳定，遇碱和高温易被破坏，紫外线可使其降解而失去活性，铜离子可加速其破坏。烹调时在食物中放碱，如蒸馒头、煮稀饭、炸油条等，会造成维生素 B_1 的大量损失。

(1) 生理功能　维生素 B_1 是构成脱羧辅酶的主要成分，参与糖代谢，维持正常的神经功能和心脏功能；能抑制胆碱酯酶的活性，维持胃肠道的正常蠕动和消化腺的分泌。

(2) 维生素 B_1 与人体健康　维生素 B_1 缺乏早期临床症状不典型，可有疲乏、淡漠、食欲下降、恶心、脚麻木、心电图异常等；严重缺乏时，糖代谢发生障碍，神经组织供能不足，丙酮酸堆积而导致多发性神经炎（脚气病）。其表现有三种类型：①干性脚气病，主要症状是多发神经炎，表现为肢端麻痹或功能障碍，严重者可出现垂腕、垂足症状等；②湿性脚气病，主要症状是充血性心力衰竭引起的水肿；③混合型脚气病，既有神经炎，又有心力衰竭和水肿。

(3) 食物来源与参考摄入量　谷物是维生素 B_1 的主要来源，杂粮、豆类、干酵母、硬果、动物内脏、蛋类、瘦肉类也含有较多的维生素 B_1。日常膳食中谷类粮食中的维生素 B_1 多存在于表皮和胚芽中，如谷物加工过于精细，则损失越多。此外，烹调方法不当，如烹调时弃汤、加碱、捞米饭、高温油炸、过分用水搓洗也易造成维生素 B_1 不同程度的损失。

我国居民成人膳食维生素 B_1 的推荐摄入量（RNI）为男性 1.4mg/d，女性 1.2mg/d，孕中期 1.4mg/d，孕晚期 1.5mg/d，乳母 1.5mg/d。维生素 B_1 的可耐受最高摄入量（UL）为 50mg/d。

4. 维生素 B_2（VitB_2）

维生素 B_2（VitB_2）又称核黄素，在酸性溶液中较稳定，遇碱和光易分解破坏，其破坏程度可随温度和 pH 升高而增加。一般烹调加工损失率不高，多数能保存 70% 以上。

(1) 生理功能　维生素 B_2 是许多黄素辅酶的组成成分，参与组织呼吸及氧化还原过程，维护皮肤黏膜的完整性。

(2) 维生素 B_2 与人体健康　维生素 B_2 缺乏时可引起口腔-生殖综合征，表现为口角炎、舌炎、唇炎、阴囊炎、阴唇炎、鼻翼两侧脂溢性皮炎、睑缘炎等，长期缺乏可使儿童生长发育迟缓，妊娠期缺乏可致胎儿骨骼畸形。

（3）食物来源与参考摄入量　一般动物性食物中维生素 B_2 含量较高，含量较为丰富的食物有动物肝脏、肾、心、蛋黄、奶类。植物性食物中以绿色蔬菜、豆类含量较高，谷类含量较少，尤其是谷类加工对维生素 B_2 存留有较大的影响。我国居民膳食中易缺乏维生素 B_2，应注意补充。我国居民成人膳食维生素 B_2 的推荐摄入量（RNI）为男性 1.4mg/d，女性 1.2mg/d，孕中期 1.4mg/d，孕晚期 1.5mg/d，乳母 1.5mg/d。

5. 维生素 C（VitC）

维生素 C（VitC）又称抗坏血酸，其在酸性溶液中较稳定，遇碱、光、热易分解破坏。在有二价铜离子和三价铁离子存在以及在植物抗坏血酸氧化酶、过氧化酶的作用下，易被氧化破坏。

（1）生理功能　①维生素 C 是一种活性很强的还原性物质，参与机体的羟化反应和还原反应，促进胶原纤维的合成；②促进铁的吸收和转运，促进叶酸的吸收；③有降低血清胆固醇的作用；④维持牙齿、骨骼、血管的正常功能，促进伤口愈合；⑤有解毒作用，是一些重金属毒物（如铅、汞、砷、苯）及细菌毒素的解毒剂；⑥抗癌、防癌作用等。

（2）维生素 C 与人体健康　长期缺乏维生素 C 可致坏血病，临床表现为毛细血管脆性增加，牙龈肿胀出血，伤口不易愈合，骨骼钙化异常。严重的致黏膜、皮下、肌肉、关节出血肿胀，皮下有瘀斑、紫癜、关节疼痛及关节腔积液等。

（3）食物来源与参考摄入量　维生素 C 主要来源于新鲜的蔬菜与水果。蔬菜中辣椒、茼蒿、苦瓜、豆角、菠菜、韭菜等含量丰富。水果中酸枣、鲜枣、草莓、柑橘、柠檬等中含量最多；猕猴桃、刺梨、酸枣等不仅维生素 C 含量丰富，而且含有保护维生素 C 的生物类黄酮。动物性食物中内脏含有少量的维生素 C。

我国居民膳食维生素 C 的推荐摄入量（RNI）为一般成人 100mg/d，孕中期、孕晚期 115mg/d。成人（含孕妇及乳母）可耐受最高摄入量（UL）为 2000mg/d。考虑到维生素 C 的抗氧化功能对心血管系统具有保护作用，可降低患心血管疾病的风险和预防其他相关疾病，我国居民成人膳食维生素 C 预防非传染性慢性病的建议摄入量（PI-NCD）为 200mg/d。

（七）水

水是构成生命体最重要的营养元素，被认为是具有生命迹象的首要特征，是机体含量最多的物质。成年男子的总体水量约为体重的 60%，女子为 50%～55%，新生儿可达 80%。人如果缺水比缺食更危险，断水 5～10 天，即可危及生命；断食而能饮水则可生存数周，断食至体脂与蛋白质消耗 50% 时才会死亡。水虽然不能提供能量，但对生命则具有重要的作用。

1. 生理功能

生理功能包括：①机体的重要组成成分，是物质溶剂；②参与体内的物质代谢；③体温调节作用；④润滑作用。

2. 水与人体健康

水摄入不足或丢失过多，会出现机体缺水。失水达体重 2%，可感到口渴，食欲降低、消化功能减弱，出现少尿；失水达 10% 以上时，出现烦躁，皮肤失去弹性、全身无力、体温和脉搏增加、血压下降，危及生命等情况发生；失水 20% 以上时，可引起死亡。若水量超过肾脏排出能力,可导致体内水过量或水中毒。正常情况下,人体很少出现水中毒。

3. 食物来源与参考摄入量

水来源于饮用水及食物水,其中饮用水为白开水与饮料水之和。食物水来自于主食、菜品、零食及汤,包括食物本身含的水分和烹调过程中加入的水。常见含水分较多(≥80%)的食物主要有液态奶、豆浆、汤、粥类以及蔬菜水果类等。另外,体内氧化代谢也可以获得一部分水。成人在温和气候条件下,轻体力活动男子的饮水适宜摄入量(AI)是1.7L/d,女子1.5L/d。根据饮水量占总水摄入量的比例(56%),进一步推算,我国成人男性总水适宜摄入量(AI)是3.0L/d,女性2.7L/d。对于身处炎热环境或身体活动量有所增加的人群,需要增加摄水量。

★ **考点提示**:主要营养素的来源及参考摄入量

二、平衡膳食

合理营养是健康的物质基础,而平衡膳食是合理营养的根本途径。

(一)基本概念

1. 合理营养

合理营养是向人们提供感官性状良好,容易消化吸收,营养素平衡的食物,并要求食物安全,无毒无害,符合国家的卫生标准。

合理营养可以维持人体的正常生理功能,促进健康及生长发育,提高机体的劳动能力、抵抗能力及免疫能力,有利于某些疾病的预防及治疗。而不合理营养将发生营养缺乏或营养过剩性疾病(如肥胖、心脑血管疾病等)。

2. 平衡膳食

平衡膳食又称合理膳食或健康膳食,是指一段时间内膳食组成中的食物种类及比例可以最大限度地满足不同年龄、不同能量水平的健康人群的健康需求。合理膳食能使食物与机体达到和谐统一,这种平衡不仅表现在能量与每一种营养素必须满足机体的生理需要,还表现在能量与营养素之间、营养素相互之间要有合适的比例。如产热营养素之间构成平衡(糖类占总能量的50%~65%,脂肪占总能量的20%~30%,蛋白质占总能量的10%~15%),氨基酸平衡,矿物质之间的平衡[如膳食中的钙、磷比例为(1~2):1时有利于二者的吸收与利用],维生素与其他营养素之间的平衡(如维生素D可促进钙、磷的吸收代谢和利用)。

(二)膳食结构类型

膳食结构又称食物构成,是指居民消费的食物种类及数量的相对构成。依据动物性食物、植物性食物所占的比重,以及能量、蛋白质、脂肪与碳水化合物的供给量作为划分膳食结构的标准,一般将世界各国的膳食结构分为以下四种类型。

1. 动植物食物较为平衡的膳食结构

膳食中动物性食物与植物性食物比例比较适当;膳食能量可满足人体需要,又不致过剩;三大产能营养素的供能比例合理。既保留了东方膳食结构的特点又吸取了西方膳食的优点,少油、少盐、多海产品,有利于避免营养缺乏病和营养过剩性疾病,促进健康。已成为世界各国调整膳食结构的参考,以日本、新加坡为代表。

2. 以植物性食物为主的膳食结构

膳食中主要以植物性食物为主，动物性食物为辅。膳食能量基本可以满足人体需要，但蛋白质、脂肪摄入量均偏低，且来自动物性食物的营养素（如优质蛋白、铁、钙、维生素A等）摄入不足。人群中的主要营养问题是存在"营养缺乏病"。但从另一方面看，以植物性食物为主的膳食结构，膳食纤维充足，动物脂肪较低，有利于高脂血症、冠心病等心脑血管疾病的预防。大多数发展中国家属此类型。

3. 以动物性食物为主的膳食结构

膳食中以动物性食物为主，提供以高蛋白质、高脂肪、高能量、低纤维为主，谷类摄入量较小，食糖摄入比例高。人群所面临的主要健康问题是"营养过剩"，易造成肥胖、高血压、冠心病、糖尿病等慢性病发病率的上升。多数欧美发达国家如西欧、北欧各国、美国属此类型。

4. 地中海膳食结构

地中海膳食结构的主要特点是：①膳食富含植物性食物；②食物的加工程度低，新鲜度高；③橄榄油是主要的食用油；④脂肪提供能量占总能量的25%～35%；⑤每天食用适量奶酪和酸奶；⑥每周食用适量鱼、禽，少量蛋；⑦以新鲜水果作为典型的每日餐后食品；⑧每月食用几次红肉（猪、牛和羊肉及其产品）；⑨大部分成年人有饮用葡萄酒的习惯。此膳食结构的突出特点是饱和脂肪摄入量低，膳食含大量复合碳水化合物，蔬菜、水果摄入量高。地中海地区居民心脑血管疾病的发病率很低，意大利、西班牙、希腊可作为该类膳食结构的代表，西方各国已参考此膳食模式来改进本国的膳食结构。

（三）中国居民膳食指南和膳食宝塔

1. 中国居民膳食指南

我国政府于1989年首次发布了《中国居民膳食指南》。1997年、2007年、2016年进行了三次修订，从时间上来看，差不多是间隔10年。《中国居民膳食指南（2016年）》版，是在2007版的基础上，由中国营养学会经过两年时间修订并完成的。其由一般人群膳食指南、特定人群膳食指南（包括婴幼儿、孕妇乳母、儿童青少年、老年人和素食人群）和中国居民平衡膳食实践（中国居民平衡膳食宝塔、中国居民平衡膳食餐盘、中国儿童平衡膳食算盘等）三部分组成。

一般人群膳食指南：适用于2岁以上健康人群，内容包括以下六条。

（1）食物多样，谷类为主　食物可分为五大类，包括谷薯类、蔬菜水果类、畜禽鱼蛋奶类、大豆坚果类和油脂类。除供6月龄内婴儿的母乳外，没有任何一种食物可以满足人体所需的能量及全部营养素。只有多种食物组成的膳食才能满足人体对能量及各种营养素的需要。建议做到食物多样，平均每天摄入12种以上食物，每周达25种以上。谷类食物含有丰富的碳水化合物，它是提供人体所需能量的最经济、最重要的食物来源，也是提供B族维生素、矿物质、膳食纤维及蛋白质的重要食物来源，在保障儿童、青少年生长发育，维护人体健康方面发挥着重要作用。建议每天摄入谷薯类食物250～400g，其中全谷物及杂豆类50～150g，薯类50～100g；膳食中碳水化合物提供的能量应占总能量的一半以上。

（2）吃动平衡，健康体重　体重是评价人体营养与健康状况的重要指标，吃与动是保持健康体重的关键。食物摄入量与身体活动量是保持能量平衡，维持健康体重的两个主要因素。各个年龄段的人群都应坚持天天运动、维持能量平衡、保持健康体重。建议成年人积极参加日常活动和运动，每周应至少进行5天中等强度身体活动，累计150min以上；坚持日常身体活动，平均每天主动身体活动6000步；尽量减少久坐时间，每小时起来动一动，动则有益。

（3）多吃蔬菜和水果、奶类、大豆　新鲜蔬菜和水果、奶类和大豆及制品是平衡膳食的重要组成部分，坚果类是膳食的有益补充。蔬菜和水果是维生素、矿物质、膳食纤维及植物化合物的重要来源，对提高膳食微量营养素与植物化合物的摄入量起到重要作用。奶类富含钙，是优质蛋白与B族维生素的良好来源。增加奶类摄入有利于儿童、少年生长发育，促进成人骨健康。大豆富含优质蛋白、必需脂肪酸、维生素E，且含有大豆异黄酮、植物固醇等多种植物化合物。提倡餐餐有蔬菜，建议每天摄入300～500g，深色蔬菜应占一半。天天吃水果，建议每天摄入200～350g的新鲜水果，果汁不能代替鲜果。吃各种奶制品，摄入量相当于每天液态奶300g或相当量的奶制品。经常吃豆制品，每天相当大豆25g以上，适量吃坚果。

（4）适量吃鱼、禽、蛋、瘦肉　鱼、禽、蛋和瘦肉均属于动物性食物，富含优质蛋白、脂类、脂溶性维生素、B族维生素及矿物质等，是平衡膳食的重要组成部分。鱼类脂肪含量相对较低，且含有较多的不饱和脂肪酸，建议首选。禽类脂肪含量相对较低，其脂肪酸组成优于畜类脂肪。蛋类各种营养成分比较齐全，营养价值高，但胆固醇含量较高，摄入量不宜过多。畜肉类脂肪含量较多，尤其是饱和脂肪酸含量较高，摄入过多会提高某些慢性病的发病风险，摄入红肉应适量。烟熏和腌制肉类在加工过程中易遭受一些致癌物污染，过多食用可增加肿瘤发生的风险，应当少吃。建议每周吃鱼280～525g，畜禽肉280～525g，蛋类280～350g，平均每天摄入鱼、禽、蛋和瘦肉总量120～200g。

（5）少盐少油，控糖限酒　食盐是食物烹饪、加工食品的主要调味品，也是人体所需要的钠和碘的主要来源。我国多数居民的食盐摄入量过高，而过多的盐摄入与高血压、胃癌及脑卒中有关，因此要降低食盐的摄入。烹调油包括植物油及动物油，是人体必需脂肪酸、维生素E的重要来源，也有助于食物中脂溶性维生素的吸收利用。甜饮料、果汁、各种糕点、烹调用糖以及加工食品中的隐性糖。很多食物吃起来不甜，但在配料表中却有糖、果葡糖浆等字样，这就是隐性糖，应引起注意。过量饮酒与多种疾病相关，会增加肝损伤、痛风、心血管疾病和某些癌症发生的风险，因此不推荐饮酒。建议成人每天食盐不超过6g，每天烹调油25～30g。每天摄入糖不超过50g，最好控制在25g以下。成年人每天饮水7～8杯（1500～1700ml），提倡饮用白开水或茶水，不喝或少喝含糖饮料。儿童少年、孕妇、乳母不应饮酒，成人如饮酒，一天饮酒的酒精量男性不超过25g，女性不超过15g。

（6）杜绝浪费，兴新食尚　食物资源宝贵、来之不易，应勤俭节约，珍惜食物，杜绝浪费。应按需选购食物，备餐适量，提倡分餐不浪费。选择新鲜卫生的食物、当地当季的食物。学会阅读食品标签、合理储藏食物、采用适宜的烹调方式，是提高饮食卫生水平、减少消耗环节浪费的重要措施。

2. 中国居民平衡膳食宝塔

中国居民平衡膳食宝塔是根据《中国居民膳食指南（2016）》的核心内容和推荐，结合中国居民膳食的实际情况，把平衡膳食的原则转化为各种食物的数量和比例的图形化表示。中国居民平衡膳食宝塔形象化的组合，遵循了平衡膳食的原则，体现了一个在营养上比较理想的基本构成（图3-1）。

平衡膳食宝塔共分5层，各层面积大小不同，体现了5种食物和食物量的多少；5类食物包括谷薯类、蔬菜水果类、畜禽鱼蛋类、奶类、大豆和坚果类以及烹饪用油盐，其食物数量是根据不同能量需要而设计。推荐量的下限和上限分别相当于膳食1800kcal和2400kcal的能量水平时的推荐量。

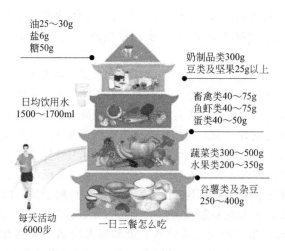

图 3-1 中国居民平衡膳食宝塔

3. 中国居民平衡膳食餐盘

中国居民平衡膳食餐盘是按照平衡膳食原则，在不考虑烹饪用油盐的前提下，描述了一个人一餐中膳食的食物组成和大致比例。餐盘更加直观，一餐膳食的食物组合搭配轮廓清晰明了（图3-2）。

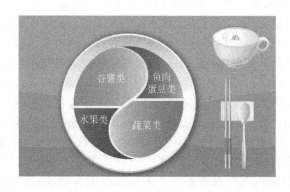

图 3-2 中国居民平衡膳食餐盘

餐盘分成4部分，分别是谷薯类、动物性食物和富含蛋白质的大豆、蔬菜和水果，餐盘旁的一杯牛奶提示其重要性。此餐盘适用于2岁以上人群，是一餐中的食物基本构成的描述。与平衡膳食宝塔相比，"平衡膳食餐盘"更加简明，给大家一个框架性认识，容易记忆和操作。

4. 中国儿童平衡膳食算盘

中国儿童平衡膳食算盘是按照平衡膳食的原则转化各类食物的份量图形化的表示，算盘主要针对儿童（图3-3）。

与平衡膳食宝塔相比，在食物分类上，把蔬菜、水果分为两类，算盘分成6行，用不同色彩的彩珠标示食物多少。此算盘份量为8~11岁儿童中等活动水平计算，宣传和知识传播中可以寓教于乐，让儿童很好地记忆一日三餐食物基本构成的多少。"平衡膳食算盘"简单勾画了膳食结构图，给儿童一个大致膳食模式的认识。跑步的儿童身挎水壶，表达了鼓励喝白开水，不忘天天运动，积极活跃的生活和学习态度。

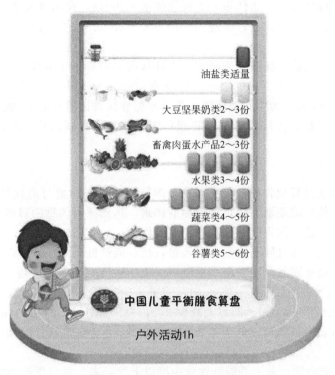

图 3-3 中国儿童平衡膳食算盘

★ 考点提示：中国居民膳食指南和膳食宝塔

三、社区常见病的营养指导

近年来，随着社会经济发展，我国居民健康状况和营养水平不断改善，但《中国居民营养与慢性病状况报告（2015年）》显示，与膳食营养相关的慢性病对我国居民健康的威胁日益突出。膳食结构的不合理、缺乏体力活动等不良生活方式因素是其主要原因。

(一) 肥胖者的营养指导

肥胖症是指体内脂肪堆积过多（或）分布异常，体重增加，是一种多因素的慢性代谢性疾病。主要原因有遗传因素、高能量、高脂饮食、体力活动少等。肥胖症常与糖尿病、高血压、血脂异常等集结出现。肥胖也是脑卒中、胆石症、脂肪肝等的危险因素。过度肥胖的女性常常会有体内雌激素异常、月经不调、不育，甚至诱发乳腺癌、子宫内膜癌等致命性疾病。

我国近年来肥胖问题日益严峻，超重和肥胖的人数增长较快，肥胖已经成为严重威胁民众健康的危险因素。2003年4月我国制定了"中国成人超重和肥胖症预防控制指南"。

1. 肥胖的判断

肥胖最常用的人体测量学指标有体重指数，理想体重指数，腰围、腰臀比值。

（1）体重指数（BMI）也称体质指数，是目前国际上通用的一种方法。BMI＝体重(kg)/[身高(m)]^2。我国成人判断标准：体重过低：＜18.5；正常：18.5～23.9；超重：24.0～27.9；肥胖：≥28。

（2）理想体重指数 理想体重（kg）＝身高（cm）－105（Broca改良公式），理想体重指数（％）＝（实际体重－理想体重）÷理想体重×100％。我国成人判断标准：理想体重：±10％；严重消瘦：－20％以上；消瘦：－10％～－20％；过重：10％～20％；肥胖：20％以上。

（3）腰围、腰臀比值　腰围是判断腹部肥胖常用的指标。正常成人腰围，男性＜85cm，女性＜80cm；85cm≤男性＜90cm，80cm≤女性＜85cm，为中心型肥胖前期；男性腰围≥90cm，女性腰围≥85cm，为中心型肥胖。若成年男性腰臀比值≥0.9，成年女性腰臀比值≥0.85，则属于腹型肥胖，比外周型（四肢型）肥胖更易患高脂血症、高血压、冠心病等慢性病。

2. 营养指导

保证机体蛋白质及其他各种营养素需要，维持机体摄入能量与消耗量间的负平衡状态，并持续相当时间，使体重逐渐下降，接近标准体重，达到减轻体重的目的。建立控制饮食和增加体力活动措施，这是取得疗效和巩固疗效的保证。

（1）限制总能量　通过限制能量的摄入量，使总能量低于消耗量，以减轻体重。能量的限制要循序渐进，避免骤然降至安全水平以下。成年轻度肥胖者，按每月减轻0.5～1.0kg，即每天减少0.52～1.05MJ（125～250kcal）能量来确定每天的用餐标准；成年中度以上肥胖者，每周适当减0.5～1.0kg，即每天减少2.31～4.62MJ（552～1104kcal），且要从严控制。但每人每天饮食中供能不应低于4.20MJ（1000kcal），这是较长时间可以坚持的最低能量的安全水平。

（2）适量摄入蛋白质　采用低能量饮食中度以上肥胖者，蛋白质提供的能量以占20％～30％较为合适，并选用生物价较高的蛋白，如牛奶、鱼、鸡、鸡蛋清、瘦肉等。

（3）严格限制脂肪的摄入　肥胖者饮食脂肪应控制在总能量的30％之下，并限制动物脂肪及油脂的摄入量。

（4）限制碳水化合物　碳水化合物应控制在总能量的40％～55％为宜。由于碳水化合物在体内可转变成脂肪，尤其是肥胖者摄入简单糖后，更容易以脂肪的形式沉积，因此应不吃或尽量少吃蔗糖、麦芽糖、果糖、蜜饯、甜点等，食物纤维不加限制并可适当多食用，每人每天食物纤维的量不低于12g。

（5）其他　如多吃些蔬菜，能量低并有饱腹感；食物应多样化，切忌偏食，宜多采用蒸、煮、烧、氽、烤等烹调方式，忌用油煎、炸的方法；进食餐次应因人而异，通常为每天3～5餐。

（二）高血压人群的营养指导

高血压是我国常见的慢性病之一。高血压是指在未用抗高血压药情况下，收缩压≥140mmHg和（或）舒张压≥90mmHg。膳食因素是原发性高血压发病的重要原因之一，高血压人群膳食应为低脂、低胆固醇、低钠、高维生素、适量蛋白质和能量，从而保护心、脑、肾血管系统功能

1. 控制体重

控制体重在标准体重范围内，体重每增加12kg，收缩压可上升1.3kPa（10mmHg），舒张压可升高0.91.3kPa（7mmHg），说明体重的增加，对高血压病是极为不利的。因此，增加体育活动、适当限食、维持理想体重，是预防高血压的主要措施之一。

2. 控制蛋白质的摄入，增加优质蛋白

蛋白质代谢产生的含氮物质可引起血压波动，故应限制蛋白质的摄入量。应选择高生物

价的优质蛋白，可按每天 1g/kg 供给，其中植物蛋白质可占一半，植物蛋白中大豆蛋白对血浆胆固醇有明显降低作用，应多食入。动物蛋白选择鱼、鸡、牛肉、鸡蛋、牛奶、猪瘦肉等。

3. 控制脂肪和胆固醇的摄入

脂肪供给量应控制在 40~50g/d，适当多食用花生油、大豆油、芝麻油等植物油（除椰子油），因含维生素 E 和较多亚油酸，对预防血管破裂有一定作用。限制动物脂肪的摄入量，饮食胆固醇应在 300mg/d 以下，长期摄入高胆固醇的食物，如动物内脏、脑髓、蛋黄、肥肉、贝类、动物脂肪等可引起高脂蛋白血症，促使脂质沉积，加重高血压。

4. 选用多糖碳水化合物，增加膳食纤维摄入

进食多糖类碳水化合物、含纤维多的食物（如糙米、淀粉、标准粉、小米、玉米等）可促进肠的蠕动，加速胆固醇排出，对防治高血压病有益。葡萄糖、果糖、蔗糖等，均可升高血脂，应少食用。

5. 适量矿物质与维生素摄入

①限制钠摄入供给，食盐以 2~5g/d 为宜；②补钾限钠时要注意补钾，钾钠比例至少为 1.5:1；③补钙对高血压病治疗有一定作用，每天应供给钙 1000mg；④补充维生素 C，大剂量的维生素 C 可使胆固醇氧化为胆酸排出体外，改善心功能和血液循环；⑤及时补充其他水溶性维生素，如维生素 B_1、维生素 B_2、维生素 B_6 等，以预防其缺乏所致的症状发生。

6. 生活习惯配合

节制饮食，适量饮茶、戒烟戒酒，增加体力活动。

（三）糖尿病患者的营养指导

糖尿病是由多种病因引起的代谢紊乱，其特点是慢性高血糖，伴有胰岛素分泌不足和（或）作用障碍，导致碳水化合物、脂肪、蛋白质代谢紊乱，造成多种器官的慢性损伤、功能障碍衰竭。

合理控制能量摄入是糖尿病营养治疗的首要原则，在此基础上适当提供碳水化合物及膳食纤维，减少脂肪的摄入，适量增加蛋白质的摄入，提供丰富的无机盐、微量元素和维生素，尽量做到食物多样化。每日三餐做到定时定量，并根据病情及所使用的胰岛素或口服降糖药的剂型制订进餐计划，维持正常体重。

1. 合理控制能量的摄入，调节营养素的供能比例

体重是检验总能量摄入量是否进行合理控制的简便且有效的指标，建议每周称量 1 次体重。碳水化合物占总能量的 45%~60%，不超过 65%，膳食纤维为 25~30g/d；限制脂肪总量（小于总能量 30%）和胆固醇的量（300mg/d）；蛋白质占总能量的 10%~20%（如大于 20%，易引起糖尿病肾病）。若有糖尿病肾病，蛋白质控制在 0.6~0.7g/(kg·d) 以下。处于生长发育阶段的儿童患者可按 2~3g/(kg·d) 计算，或按蛋白质摄入量占总能量的 20% 计算。根据体重调整食物摄入量和运动量，肥胖者应逐渐减少能量的摄入并注意增加运动量；消瘦者应适当增加能量的摄入，直至实际体重略低于或达到理想体重。能量供给量见表 3-1。

2. 多选用复合碳水化合物，并增加可溶性膳食纤维的摄入

在合理控制能量的基础上给予丰富的碳水化合物，其占总能量 60% 左右，成人轻体力劳动强度每天碳水化合物在 200~300g，相当于主食 300~400g；肥胖者可控制在 150~

表 3-1　糖尿病每日能量供给量　　　　　　　　　　　　　单位：kJ（kcal）/kg

体型	卧床	轻体力劳动	中体力劳动	重体力劳动
消瘦	84~105(20~25)	146(35)	168(40)	188~209(45~50)
正常	63~84(15~20)	126(30)	146(35)	168(40)
肥胖	63(15)	84~105(20~25)	126(30)	146(35)

250g。如低于 100g 可能发生酮症酸中毒。尽量选用吸收较慢的多糖类谷物，如玉米、燕麦、荞麦、莜麦、红薯等；也可选用米、面等谷类；注意在食用含淀粉较多的根茎类、鲜豆等蔬菜，如土豆、藕等时要替代部分主食；使用胰岛素治疗者可适当放宽。限制蔗糖、葡萄糖等小分子糖的摄入。每天食物纤维的供给量约为 40g，或按每 1000kcal 能量补充 12~28g 食物纤维。含可溶性纤维的食物包括整粒豆、燕麦麸、香蕉、杏等。

3. 控制脂肪和胆固醇的摄入

尽量减少可见脂肪的摄入量，植物油约 20g/d。胆固醇少于 300mg/d，高胆固醇血症者应限制在 200mg/d 以下。并要限制饱和脂肪酸的摄入，富含饱和脂肪酸的有牛、羊、猪油、奶油等动物脂肪（鸡、鱼油除外）。植物油（如豆油、花生油、菜籽油、芝麻油等）含多不饱和脂肪酸，可适量多用。

4. 选用优质蛋白

多选用大豆、兔、鱼、禽、瘦肉等优质蛋白，不低于蛋白质总量的 1/3。伴肝疾病、肾疾病的患者蛋白质总量应降低，此时更应注意保证优质蛋白的供给。

5. 提供丰富的维生素、矿物质

维生素与糖尿病关系密切，补充 B 族维生素（如维生素 B_1、维生素 B_{12} 及维生素 PP 等）可改善神经症状，充足维生素 C 可改善微血管循环。水果可在两餐间食用，摄入甜水果或水果用量较大时，要注意替代部分主食，血糖控制不好者慎用。补充矿物质可维持体内电解质平衡，防止或纠正电解质紊乱。铬、锌、钙尤其应关注，因三价铬是葡萄糖耐量因子的组成部分，锌是胰岛素的组成部分，补钙对预防骨质疏松症有益。含活性铬的食物有酵母、牛肉、肝、蘑菇等；锌主要来源是动物性食物。

6. 保持食物多样化、执行合理的进餐制度，防止低血糖的发生

糖尿病患者常食用的食物包括谷薯类、含淀粉多的豆类、蔬菜、水果、大豆、奶类、瘦肉、鱼虾、蛋类、油脂类（包括硬果类）等，每类食物可选用 1~3 种；进餐时间要定时、定量，两餐间隔时间太长容易出现低血糖，每天可安排 3~6 餐；出现低血糖时，可立即服用白糖、葡萄糖或馒头 25g，严重者要及时送至医院。

（四）痛风人群的营养指导

痛风是由于嘌呤的代谢紊乱引发的以高尿酸血症为主的疾病。痛风以反复发作的急性关节炎和某些慢性症（如痛风结石、关节强直或畸形、肾实质损害、尿路结石及高尿酸血症等）为特征。

痛风的营养需要在限制总能量的前提下，蛋白质的供能比为 10%~15%（或每千克理想体重给予 0.8~1.0g），脂肪的供能比小于 30%，全日脂肪包括食物中的脂肪及烹调用油的量在 50g 以内。碳水化合物供能比是 50%~65%，以防止组织分解及产生酮体。供给充足的维生素及微量元素。

1. 急性痛风的营养指导

(1) 限制嘌呤　正常成人每天嘌呤摄取量是600～1000mg。急性痛风患者应长期控制含嘌呤高的食物摄入。急性期每天摄入嘌呤的量应限制在150mg以内，故需选择含嘌呤低的食物，禁用嘌呤高的食物，如动物内脏、凤尾鱼、鲭鱼、沙丁鱼、小虾、黄豆、扁豆、浓肉汤及菌藻类。

(2) 限制能量　痛风患者多伴有肥胖、高血压及糖尿病等，故应降低体重、限制能量，体重最好能控制在低于理想体重的15%。能量根据病情而定，通常为1500～1800kcal。切忌减肥过快，应循序渐进。

(3) 摄入足量的碳水化合物　充足的碳水化合物可防止组织分解而产生酮体。可选择精白米及面粉、各种淀粉制品、精白面包、饼干、馒头、面条等，在供能比的范围内不限制食用量。

(4) 摄入适量蛋白质和脂肪　标准体重时，蛋白质可按0.8～1.0g/(kg·d)供给，全天40～65g，以植物蛋白为主，动物蛋白质可选择牛奶及鸡蛋（牛奶、鸡蛋无细胞结构，不含核蛋白，可在蛋白质供给量允许范围内选用）；尽量不用或少用肉类、禽类、鱼类，并注意肉类煮沸弃汤后食用；每天肉类限制在100g以内，脂肪可减少尿酸正常排泄，应适当限制，控制在50g左右。

(5) 供给大量水分　多喝水、多选用水分多的水果和食物，使液体量能维持在2000ml以上，最好能达到3000ml，以保证尿量，促进尿酸的排泄。肾功能不全者饮水要适量。

(6) 摄入足量维生素和矿物质，禁用刺激性食物　B族维生素和维生素C要供给充足，多食用蔬菜、水果等食物，有利于尿酸的排泄；痛风易合并高血压、高脂血症等，应限制钠盐的摄入（2～5g/d）；禁用强烈香料及调味品，如酒和辛辣调味品。

2. 慢性痛风的营养指导

适当放宽嘌呤摄入的原则，但仍禁用含嘌呤较多的食物，限量选用含嘌呤在75～100mg/100g以内的食物，自由选用含嘌呤量少的食物；坚持减肥，维持理想体重；瘦肉煮沸去汤后与鸡蛋、牛奶交换食用；限制脂肪的摄入，防止过度饥饿；平时养成多饮水的习惯；少用盐及酱油。

★ 考点提示：社区常见病的营养指导

四、食品卫生

"民以食为天，食以安为先"。食品卫生与安全问题是关系到人类健康和民生的重大问题，已成为全球的公共卫生问题。

(一) 食物中毒

食物中毒是指摄入有毒或有害物质的食物或者把有毒有害物质当作食物食用后出现的非传染性的急性、亚急性疾病。食物中毒潜伏期短、来势急剧，短时间内可能有多人同时发病，且中毒患者一般具有相似的临床表现。常见的食物中毒有细菌性食物中毒、真菌及其毒素食物中毒、有毒动植物中毒、化学性食物中毒四类。

★ 考点提示：食物中毒概念

1. 细菌性食物中毒

细菌性食物中毒是指因摄入被致病菌或其毒素污染的食物后所发生的急性或亚急性疾

病，是食物中毒中最常见的一类。常见的细菌性食物中毒有沙门菌属食物中毒、副溶血性弧菌食物中毒、肉毒梭菌食物中毒、金黄色葡萄球菌食物中毒、变形杆菌食物中毒、志贺菌群食物中毒。

(1) 发生原因　机体摄入了被细菌或其毒素污染的水或食物导致食物中毒。

(2) 流行病学特点　细菌性食物中毒发病率高，病死率低。其发病次数与发病人数均居急性中毒的首位，全年皆可发生。绝大多数发生在气温较高的5~10月份。动物性食物是引起细菌性食物中毒的主要食品，应予以高度重视。

(3) 分类　按其发病机制分为三种类型：①感染型，指致病菌在肠道继续生长繁殖，附于肠黏膜或侵入黏膜及其下层而引起肠黏膜的系列病理变化；②毒素型，是由病原菌污染食物后大量繁殖并产生肠毒素；③混合型，指致病菌侵入肠道黏膜发生炎性反应外，同时产生引起急性胃肠道症状的肠毒素。

(4) 细菌性食物中毒的预防　预防原则包括：防止食品污染；控制病原体繁殖及外毒素的形成；彻底杀灭病原体和破坏毒素。

细菌性食物中毒要坚持以预防为主，加强社区各类人群的饮食卫生教育，平时可以开设食品卫生与营养的系列讲座，加强社区人群的细菌性食物中毒的防范意识，尤其在流行季节，更应该加强饮食管理，这是十分有效的措施。一旦发现病例或疑似病例，应当在分析临床症状的同时，在第一时间内送检标本做相关的实验室检查。立即给患者治疗、仔细观察。待实验室报告获取后，明确诊断，酌情处理。一定要重视病史的询问与流行区域的调查。

2. 真菌及其毒素食物中毒

真菌性食物中毒主要是谷物、油料等植物在生长、储存过程中，由于真菌的生长繁殖，未经适当处理即食用，或在制作发酵食品时被有毒真菌污染或误用有毒真菌株发酵而导致的食用者中毒现象。常见的引起真菌性食物中毒的食品主要是发霉的花生、玉米、大米、大豆、小米等，常见的真菌有：曲霉菌，如黄曲霉菌、棒曲霉菌、米曲霉菌、赭曲霉菌；青霉菌，如毒青霉菌、橘青霉菌、岛青霉菌、纯绿青霉菌；镰刀菌，如半裸镰刀菌；黑斑病菌，如黑色葡萄穗状霉菌等。由于大多数真菌毒素耐受高温，所以真菌污染的食品经高温蒸煮后食用仍可引起中毒。

3. 有毒动植物食物中毒

动物性食物中毒是指某些动物本身含有某种天然有毒成分，或因储存不当形成某种有毒物质，被人食用后引起的中毒。常见动物性中毒有河豚引起的河豚毒素中毒、鱼类引起的组胺中毒及贝类食品中的石房蛤毒素引起的中毒。

植物性食物中毒指植物本身含有天然有毒成分或因保存不当而形成某种毒物，当被人摄入后发生的中毒。常见的有毒蕈中的各类毒素中毒、苦杏仁及木薯中的氰苷类中毒、粗制棉籽油中的棉酚中毒、发芽马铃薯中的龙葵素中毒、四季豆中的皂素中毒、鲜黄花菜中的类秋水仙碱中毒等。因此要在社区加强食品安全的健康教育，使社区人群引起重视。

4. 化学性食物中毒

化学性食物中毒是指由于食用或误食了化学物质污染的食品而引起的中毒，包括有毒金属、非金属及其化合物、农药等。

(1) 亚硝酸盐中毒　常见原因有意外事故性中毒与误食含有大量硝酸盐、亚硝酸盐的食物中毒两种情况。其中毒机制是因为亚硝酸盐为强氧化剂，进入血液可使血中低铁血红蛋白氧化成高铁血红蛋白，从而使血红蛋白失去输送氧的功能而致组织缺氧，临床上出现青紫症状，严重可因呼吸衰竭而死亡。

(2) 砷中毒　常见原因有误把砒霜（As_2O_3）当作面碱或食盐食用；误食含砷农药拌过的种粮；不按规定滥用含砷农药喷洒果树和蔬菜，造成水果与蔬菜中的砷残留量过高；盛装过含砷化学物的容器、用具，不经清洗直接盛装或运送食物，致使食品受砷污染；食品工业用原料或添加剂质量不合格，砷含量超过食品卫生标准。砷中毒是砷在肌体中可与细胞内酶的巯基结合而使其失去活性，从而影响组织细胞的新陈代谢，引起细胞死亡；砷对消化道有直接腐蚀作用；砷会麻痹血管运动中枢，并直接作用于毛细血管，使血管扩张、充血、血压下降；砷中毒严重者可出现肝、心脏及脑等器官的缺氧性损害。

(3) 有机磷农药中毒　常见原因有误食农药拌过的种子或误把有机磷农药当作酱油或实用油而食用；把盛装过农药的容器装油、酒及其他食物等，用后引起中毒；喷洒农药不久的瓜果与蔬菜，在未经安全间隔期即采摘食用；误食农药毒杀的家禽。有机磷农药进入人体后与体内胆碱酯酶迅速结合，形成磷酰化胆碱酯酶，失去催化水解乙酰胆碱的能力，使得大量乙酰胆碱蓄积在体内，使以乙酰胆碱为传导介质的胆碱能神经处于过度的兴奋状态。常见的症状有：①毒蕈碱样症状，主要是副交感神经末梢兴奋所致的平滑肌痉挛和腺体分泌增加；②烟碱样症状，乙酰胆碱在横纹肌神经肌肉接头处过度蓄积和刺激，使面、眼睑、舌、四肢和全身横纹肌发生肌纤维颤动，甚至全身肌肉强直性痉挛；③中枢神经系统症状，中枢神经系统受乙酰胆碱刺激后有头晕、头痛、疲乏、共济失调、烦躁不安、谵妄、抽搐和昏迷等症状。

5. 食物中毒报告

① 发生食物中毒或者疑似食物中毒事故的单位和接收食物中毒或者疑似食物中毒患者进行治疗的单位应当及时向所在地人民政府卫生行政部门报告发生食物中毒事故的单位、地址、时间、中毒人数、可疑食物等有关内容。

② 县级以上地方人民政府卫生行政部门接到食物中毒或者疑似食物中毒事故的报告，应当及时填写《食物中毒事故报告登记表》，并报告同级人民政府和上级卫生行政部门。

③ 县级以上地方人民政府卫生行政部门对发生在管辖范围内的下列食物中毒或者疑似食物中毒事故，实施紧急报告制度：中毒人数超过 30 人的，应当于 6h 内报告同级人民政府和上级人民政府卫生行政部门；中毒人数超过 100 人或者死亡 1 人以上的，应当于 6h 内上报卫生部，并同时报告同级人民政府和上级卫生行政部门；中毒事故发生在学校、地区性或者全国性重要活动期间的应当于 6h 内上报卫生部，并同时报告同级人民政府和上级人民政府卫生行政部门；其他需要实施紧急报告制度的食物中毒事故。任何单位和个人不得干涉食物中毒或者疑似食物中毒事故的报告。

④ 县级以上地方人民政府卫生行政部门接到跨辖区的食物中毒事故报告，应当通知有关辖区的卫生行政部门，并同时向共同的上级人民政府卫生行政部门报告。

⑤ 县级以上地方人民政府卫生行政部门应当在每季度末，汇总和分析本地区食物中毒事故发生情况和处理结果，并及时向社会公布。省级人民政府卫生行政部门负责汇总分析本地区全年度食物中毒事故发生情况，并于每年 11 月 10 日前上报卫生部及其指定的机构。

⑥ 地方各级人民政府卫生行政部门应当定期向有关部门通报食物中毒事故发生的情况。

6. 食物中毒的处理

(1) 积极抢救处理患者　处理原则是"早发现、早诊断、早治疗"，按分级抢救的原则，尽量避免患者死亡。

(2) 及时处理可疑食物及中毒现场　调查时可疑食物一经确定应立即封存。已封存食物未经卫生部门或专业人员许可，不得删除封存。接触过有毒食物的容器、用具、地面和墙壁，患者的呕吐物、排泄物等一律进行消毒处理。

（3）污染源处理　对饮食行业及炊事员中带菌者或有肠道传染病、上呼吸道感染、化脓性皮肤病者，应调离岗位并积极治疗。

（4）总结评价　总结整个食物中毒调查和处理过程，撰写报告，及时向当地卫生行政部门报告。

（5）行政处罚与宣传教育　卫生部门在追究引起食物中毒当事人的法律责任之外，应重视卫生宣传与指导工作，并针对本次中毒原因提出具体改进意见和措施。

（二）食品安全

1. 概述

（1）食品安全定义　食品安全是指食品无毒、无害，符合应当有的营养要求，对人体健康不造成任何急性、亚急性或者慢性危害。

（2）影响食品安全的因素　影响食品质量安全的主要表现有三个方面：一是食品的污染对人类健康和安全带来的威胁；二是食品加工和生物技术的发展对食品质量安全的影响；三是监管不力造成食品质量安全隐患。食品安全问题是一个世界各国都广泛关注的重要问题，也是目前国际上研究的热点。

2. 食品安全保障体系

（1）食品安全法　在我国，国家高度重视食品安全，早在1995年就颁布了《中华人民共和国食品卫生法》。在此基础上，2009年2月28日，十一届全国人大常委会第七次会议通过了《中华人民共和国食品安全法》。2013年《食品安全法》启动修订，2015年4月24日，新修订的《中华人民共和国食品安全法》经第十二届全国人大常委会第十四次会议审议通过。新版食品安全法共十章，154条，于2015年10月1日起正式施行。新修订的《食品安全法》的篇幅和内容都有了大幅度的丰富和完善，引入了美国、日本、欧盟等国家和地区先进的立法和管理理念，针对我国食品安全的新问题、新走势及时进行了调整。

（2）其他食品安全法规　为规范食品生产经营许可活动，加强食品生产经营监督管理，保障公众食品安全，2015年8月26日，国家食品药品监督管理总局局务会议审议通过《食品生产许可管理办法》和《食品经营许可管理办法》，于2015年10月1日起实施。

（3）食品安全监督管理机构　主要包括国家食品药品监督管理总局、国家卫生和计划生育委员会以及其他相关部门，负责国家食品安全的监督管理工作。

3. 食品安全保障措施

食品安全质量监管体系的构建和完善是保障食品安全的强有力措施，要以符合我国国情、满足市场经济发展需求为出发点，严格规范我国食品生产企业的食品生产、加工、销售等行为，同时加强对进口食品的监管，以保障监管涉及食品安全的各个环节。

首先，根据现有技术手段，建立食品安全监测系统，以强化对可能发生的食品污染问题进行及时的预警和控制，防止被污染的食品流入市场。其次，灵活地应用现代科技技术，如基因芯片、物联网技术等，以提高对于食源性疾病检测、溯源的能力，进而对食品的生物性污染进行及时有效的控制，保障食品质量安全。法律作为约束行为的有效准绳，是促使相关工作规范化、制度化的重要保证。因此，针对我国食品安全问题的现状，完善食品安全的法律机制势在必行。通过食品安全法制建设的逐步强化，对食品安全违法行为进行严厉的处罚。同时，还要保障相关法律法规能够真正落到实处，确保执法行为的规范性和严肃性，从而保证生产企业的规范化生产，为食品安全生产提供法律保障。通过食品安全保障措施的建立来促进食品质量的提升是具有一定的现实意义的。

第五节 护士在环境卫生中的作用和任务

社区护士应了解环境与健康的相关知识，明确环境保护的原则，熟悉基本营养知识，掌握一般人群的膳食原则及常见病的饮食指导，在社区人群的健康教育与健康促进中发挥相应的作用。

一、开展环境卫生健康教育

社区护士通过向居民宣传正确的卫生常识，进行健康教育，提高社区居民对环境与健康的认识，培养公众环境保护意识。

二、社区环境卫生评估

社区护士应及时收集社区饮水卫生、空气污染、食品卫生、居民生活环境及生产环境卫生、垃圾和污水的处理等社区环境因素资料，并对社区环境卫生作出评估，向相关部门和政府提出建设性意见。

三、改善和保护环境

社区护士应协助环境监管部门严格执行保护环境的法律法规，如工厂有害气体和污水的排放、居民小区的环境绿化、住宅噪声及食品卫生达标率等情况。社区环境受到严重污染时，社区护士能及时采取应对措施，并能根据所掌握的环境基线调查资料，向市政、环保和卫生部门提案；参与社区环境规划。

★ 考点提示：社区护士在环境卫生中的作用

（刘　鹏）

思考题

一、简答题

1. 什么是环境污染及环境污染物？环境污染物有哪些来源？
2. 环境污染物对人体有哪些危害？
3. 生活饮用水水质基本卫生要求是什么？
4. 社区居民如何避免食物中毒？

二、案例分析

蒋先生大学毕业后，通过打拼在长沙某小区买下了一套房子。装修后，一家人兴高采烈地搬进了新家。4年后，可爱的女儿佳佳出生。2016年1月，佳佳出现感冒发热症状，家人把孩子带到医院就诊，血常规化验结果显示各项指标均严重低于正常。在医生的建议下，佳佳又做了骨髓穿刺，结果证实她患上了急性淋巴细胞白血病。

思考：
（1）案例中导致白血病产生的原因可能是什么？
（2）如何开展室内环境的卫生防护？

第四章

社区护理的流行病学与统计学方法基础

【学习目标】
- ◆ 掌握：流行病学、普查、抽样调查和筛检的定义；统计资料的类型；正态分布及正常值范围的计算；常见的相对数及其应用。
- ◆ 熟悉：疾病发生的基本条件；常见社区健康调查的方法。
- ◆ 了解：流行病学的任务；疾病的三间分布及流行强度。
- ◆ 应用：参与社区健康调查，并能完成基本的资料整理和分析。

案例导入

案例回放：

小王是某社区卫生服务中心保健科的社区护士，在去年 10～12 月社区居民建档过程中，随机选取 35～59 岁居民 700 人作为调查对象。采用自行设计的调查问卷对居民的基本情况、生活方式、健康状况进行调查，并测量身高、体重、血压、腰围、臀围，检测空腹血糖、餐后 2h 血糖。700 人中承认自己有糖尿病病史的有 42 例，承认患有高血压并在接受抗高血压药物治疗的有 256 例。

思考问题：
1. 什么是随机抽样？
2. 如何通过该调查的结果推测该社区 35～59 岁居民高血压和糖尿病的患病率？
3. 如何评判居民的身高、体重、腹围、臀围是否正常？

流行病学和医学统计学都是从群体水平研究疾病与健康的学科。社区护士学习和掌握流行病学和医学统计学的方法基础，有利于在社区护理工作中找到影响人群健康的关键因素，为评判人群健康水平和制订保健策略提供依据，为科学实施健康保健策略及卫生保健工作效果的评价提供方法支持。

第一节 流行病学概述

流行病学是人们在不断地同危害人类健康严重的疾病做斗争中发展起来的。早年，传染病在人群中广泛流行，曾给人类带来极大的灾难，人们针对传染病进行深入的流行病学调查研究，采取防制措施。随着主要传染病逐渐得到控制，流行病学又应用于研究非传染病特别是慢性病，如心脑血管疾病、恶性肿瘤、糖尿病及伤残；此外，流行病学还应用于促进人群的健康状态的研究。

一、流行病学的定义及任务

流行病学是研究特定人群中疾病与健康状况的分布及其影响因素，并制订防制疾病及促进健康的策略和措施的科学。根据上述定义说明，流行病学的研究范围不仅是研究防制疾病的具体措施，更应研究防制疾病的对策，以达到有效地控制或预防疾病、伤害以及促进和保障人类健康的目的。研究对象是特定人群，包括各型患者和健康人；主要研究方法是到人群中进行调查研究；其任务是探索病因，阐明分布规律，制定防制对策，并考核其效果，以达到预防、控制和消灭疾病的目的；同时，流行病学的任务还有预防疾病、促进健康。在研究人群中疾病及健康状况及其影响因素的基础上，还要预防疾病在人群中发生，促进人群的健康，使人类延年益寿。

二、疾病发生的基本条件

疾病的发生和流行，必须具备致病因子、宿主和环境三个基本条件，即疾病发生的三要素。致病因子来自环境和宿主两个方面，而致病因子和宿主又都处在环境之中，三者紧密相连和互相制约。当三者处于平衡状态时，则人们呈现健康状态；若三者平衡失调，则会导致疾病的发生和流行。

（一）致病因子

致病因子是疾病发生和流行的直接原因和首要条件。按其性质分为物理性、化学性和生物性致病因子等。在多数情况下，它们同时存在并相互影响。

1. 物理性致病因子

环境中的冷、热、光、声、电和放射性物质等，在一定的条件下均可成为致病性因子。例如，冷可致冻伤，热可致烧伤和中暑，紫外线直接照射可致电光性眼炎和皮肤癌，噪声可致神经性耳聋，触电或电击可致电击伤，放射性物质可致癌等。

2. 化学性致病因子

现已证实，有数千种化学物质可以致病。例如，汞、铅、苯、醇、有机氯、有机磷等，可引起急、慢性中毒；多环芳烃有致癌作用；饮用水中氟含量不足易发生龋齿，而氟含量过高可致氟斑牙和氟骨症。此外，机体内某些代谢产物、体内合成物，如过高的血糖、血氨、胆固醇等，也可成为内源性化学性致病因子。

3. 生物性致病因子

生物性致病因子主要是病原微生物和寄生虫，以及有害动植物等。病原微生物和寄生虫是引起传染性疾病和寄生虫病的主要原因。有害动植物，如毒蜂、蝎子等咬伤或蜇伤，以及误食河豚、毒蕈引起中毒等。

（二）宿主

宿主是指在一定条件下接受致病因子作用的主体，包括人和动物。人是各类致病因子的承受者，也是人类疾病发生的客体。在宿主特征中有多方面的因素与疾病有关，如年龄、性别、职业、种族、民族、遗传、免疫状态、个人的行为、生活方式，以及心理精神状态等，其中遗传和免疫状态的作用更为重要。

宿主终身受遗传与环境的影响。疾病的发生总是遗传因素和环境因素交互作用的结果，而遗传作为内因则起着重要作用。有些疾病是随染色体遗传的，几乎不受环境的影响，如血友病、色盲等。更多的疾病是既受环境的影响，也与遗传有关，如糖尿病、高血压、精神分裂症和某些先天性畸形等。但不同疾病受遗传或环境因素影响的程度不同，有些疾病的发生以遗传为主，而有些则是以环境因素为主，遗传只是增加了宿主对疾病的易感性。

宿主的免疫状态对疾病的发生与发展有明显的影响。正常的免疫反应对机体起保护作用。一般来说，只要宿主具有对某种疾病的特异性免疫力，就不会患该种疾病。宿主有时也会出现免疫的病理反应，主要包括免疫缺陷、反应活性过高或过低，常引起超敏反应性疾病、自身免疫性疾病以及癌变等。

（三）环境

环境是人类生产和生活的场所，对疾病的发生具有重要的作用。人类环境包括自然环境和社会环境。

1. 自然环境

自然环境包括地理、气候和生物因素等。

地理因素包括地形、地貌、土壤、水文等。地方病的流行与特定的地理因素有一定的联系。例如，我国的地方性甲状腺肿集中分布在内地山区，与当地的饮水及土壤中含碘量过低有关。

气候因素包括温度、湿度、雨量、风向、阳光、大气压等，其对某些疾病的发生与分布有明显影响。例如，我国的血吸虫病主要分布于长江流域以南的13个省、直辖市、自治区，这主要是由于作为血吸虫中间宿主的钉螺适于在这些气候温暖、雨量充足的地区生长和繁殖有关；我国东南沿海地区原发性肝癌的发病率高于西北高原地区，这与沿海地区气候温暖、潮湿易致食物霉变有关。

生物因素是指自然界的一切动、植物，包括传播疾病的虫媒（如蚊、蝇等），传染病的动物宿主（哺乳动物）以及作为食物来源的动植物等。

2. 社会环境

社会环境是社会政治、经济、文化等因素的综合。与疾病发生有关的主要社会因素，如社会制度、经济状况、医疗卫生服务、生产和生活活动、生活卫生条件等，对疾病发生和流行有着重要影响。

社会制度和经济状况对人民生活、劳动条件和医疗预防保健工作有直接影响。在贫穷落后的旧中国，传染病、寄生虫病、地方病和职业病等严重地危害着人民的健康。新中国成立后，在中国共产党正确领导下，社会政治、经济状况发生了根本的变化，为人民卫生保健事业提供了最为有利的条件。部分严重危害人民健康的疾病得到了有效的控制或基本的消灭，人民的健康水平得到了显著的提高。

人类的生产和生活活动，有的可造成疾病的发生、流行，有的则可以阻碍疾病的发生。例如，工业"三废"排放，农业生产中大量使用化肥和农药等，所造成的环境污染都严重地危害着人类健康。反之，如果重视环境保护、改善劳动条件和减少有害因素，则可创造有利于人民健康的生产和生活环境。

在自然灾害、社会动荡或战争条件下，由于环境和生活条件被破坏以及人口的大量流动等，都能促使疾病的发生和流行。人们的风俗习惯、行为和生活方式等，都对某些疾病的发生和流行有着明显的影响。

三、疾病的分布

疾病在不同地区（空间）、不同时间（时间）和不同人群（人间）的分布特征，在流行病学中称为"三间分布"。

（一）疾病的空间分布

疾病的空间分布往往和致病因子的分布一致。

1. 疾病在世界各地的分布均存在差别

如黄热病流行于南美洲和非洲，登革热则流行于热带、亚热带。肿瘤发病在世界各地的差别则更为明显，肝癌主要分布在东南亚、东南非，而欧洲、美洲则少见，乳腺癌、肠癌在欧洲和北美多见。

2. 疾病在同一个国家的不同地区之间发病率的差异也很明显

如血吸虫病在我国有较严格的地方性，流行只限于长江流域及以南13个省、自治区、直辖市。鼻咽癌多见于华南各省，以广东发病率最高。而胃癌则高发于华北、东北和西北地区。食管癌则以太行山脉的山西、河南、河北三省交界处的发病率最高。

3. 许多疾病的分布表现出城乡差异

城市人口多，密度大，交通发达，流动性大，居住拥挤，呼吸道传染病（如麻疹、水痘、百日咳、流行性感冒、流行性脑脊髓膜炎等）经常在大中城市中流行。而农村和山区，人口密度较低，交通不便，流动性小，一些呼吸道传染病不易经常维持流行。农村因给水条件和饮水习惯等原因，肠道传染病发病率高于城市，疟疾、血吸虫病、钩虫病、丝虫病、钩端螺旋体病及某些虫媒传染病亦明显高于城市。

（二）疾病的时间分布

在一定时间内疾病发病频率是不断变化的，这种情况在传染病发病上较为突出。慢性病的发病频率在短期内可呈现稳定状态，但经较长时期观察，亦可获得发病频率变动或变动趋势的资料。在一定情况下，有时凭借疾病发生的时间分布就可以了解疾病的特点和种类。疾病时间分布有以下几种表现。

1. 短期波动

在一集体单位或固定人群中，在短时间内，即该病的最长潜伏期内，某病的病例数突然增多，异乎平常，称为暴发。常见的暴发有伤寒、痢疾、食物中毒、甲型病毒型肝炎等。暴发不限于传染病，还可见于化学毒物食物中毒。暴发常因许多人短期内接触同一致病因子而引起，由于病例潜伏期的波动，因此发病有先有后，但大多数病例发生日期往往在该病的最短和最长潜伏期之间，即常见潜伏期。发病高峰与该病的常见潜伏期基本一致。因此，可推算暴露时间或日期，从而找出致病因子。

2. 季节性

疾病在每年的一定季节内发病率升高，称季节性。季节性分布表明这期间的致病因子或传播因素特别活跃，由于全年病例中绝大多数发生在流行季节，因此，弄清造成季节性升高的原因，能更有效地采取防制措施。季节性特点包括：

（1）严格的季节性　虫媒传染病有严格的季节性，病例只集中在一年的少数几个月份，其他月份则无病例发生。其原因是媒介节肢动物的寿命、活动力、密度、吸血频率、体内病原体的发育和致病力等，均受温度、湿度的影响。如疟疾、流行性乙型脑炎。

（2）发病率的季节性升高　许多疾病全年都有病例发生，但在一定季节内发病率升高。例如麻疹、流行性脑脊髓膜炎、细菌性痢疾、霍乱和钩端螺旋体病等，主要由于该季节存在某些因素有利于该病的传播。例如寒冷季节呼吸道黏膜抵抗力下降，人们多在室内活动，增加了空气飞沫传播感染性疾病的机会，同时，病原体在外界存活时间延长，因此呼吸道传染病在冬春季节发病率升高。

此外，非传染性疾病也有季节性，如营养缺乏病中的糙皮病，常于春季高发。甲状腺肿流行呈春末夏初季节性升高，而冬季则此病消失。

3. 周期性

周期性指疾病每隔一定周期后发生一次较大的流行的现象，称周期性流行。呈现周期性流行的大多是呼吸道传染病。在没有普遍使用麻疹疫苗前，麻疹在城市中每两年一次流行，很有规律。流行性脑脊髓膜炎7~9年流行一次，百日咳3~4年流行一次。引起周期性流行的条件是在人口较多的地区，由于经常有传染源存在，当人群中免疫水平下降，而呼吸道传染病传播途径又易于实现，如果没有特效的预防措施或措施不力时，易感宿主积累到一定比例就会引起周期性流行。有时，病原体的变异也会引起周期性流行。如流感病毒易于变异，当出现新亚型时，人们对新亚型缺乏免疫力，常引起世界大流行。

4. 长期变异

某种疾病经过相当一段时期后，它的临床表现、发病率或死亡率发生变化，这种现象称为疾病的长期变异。如近百年来，猩红热的发病率和死亡率均明显下降，重症病例的比重减少，轻型和不典型病例的比重增多。又如麻疹过去以婴幼儿为高发人群，在广泛进行麻疹减毒活疫苗的接种后，其麻疹的发病年龄向大年龄组推移。各种恶性肿瘤的长期变异也不相同。从美国几种恶性肿瘤死亡率的长期变异情况可看出，肺癌的死亡率有明显上升趋势，胃癌有下降趋势，而大肠癌与结肠癌保持稳定水平。

★ 考点提示：疾病的时间分布的表现

（三）疾病的人群分布

研究疾病的人群分布，是指对不同性别、年龄、职业、种族和民族等特征的人群，进行发病率、患病率和死亡率等水平的比较。探讨这种差异有助于了解影响疾病分布的因素、探索病因和为防治工作提供依据。

1. 年龄分布

疾病的发生与年龄的关系比与其他特征的关系更为密切，几乎所有疾病的发病率、死亡率均与此变量有关。具有巩固的病后免疫而易于传播的呼吸道传染病，由于成人多在幼年已受感染而产生免疫，大多在儿童中发病率高，如麻疹、百日咳的最高发病率在学龄前儿童，而腮腺炎和白喉则在学龄儿童多见，以后随年龄增长，这些疾病发病率下降；具有大量隐性感染的传染病，在儿童中发病率高，在成年人中少见，如流行性乙型脑炎、脊髓灰质炎等。那些免疫不巩固的疾病和传播不广泛的疾病，则可发生于任何年龄，而各年龄组发病率的高低，主要取决于其各自暴露于该病机会的多寡。大多数非传染病的年龄分布主要取决于暴露于致病因子的机会。有些癌症好发于低年龄组，如白血病死亡率以幼儿为高，骨癌以青少年为高发。冠心病、肺癌亦随年龄增长而上升，老年龄组达高峰，这可能由于致病因子长期积累，长期作用于机体的结果。

2. 性别分布

许多疾病出现性别上分布的差异，有些与环境因素或机体内在因素有关，有些则至今尚无满意的解释。探讨男女性别发病率和死亡率的差异，常有助于探讨致病因素。

有些传染病男女发病率不同，主要是暴露机会不同所致。如男性钩端螺旋体病及血吸虫病感染率高于女性，是由于男性参加农田劳动及游泳者较多，以及接触疫水的机会较多的缘故。有的地方，男性、女性都参加水田劳动，接触疫水的机会均等，故男女比值亦相近；非传染病患病率亦有性别差异，如我国云南个旧锡矿的肺癌，男性、女性别比值为 13.2 : 1，而该省宣威其比值则为 0.99 : 1。其原因是锡矿男矿工居多，接触矿井中致癌物质机会多，故男性发病率显著高于女性；而宣威是由于当地大气被致癌物质污染和居室内烧煤等因素，男性、女性与致癌物质接触机会均等，故肺癌发病率的比值，在男性、女性没有什么差别。有些疾病的发生可能与解剖生理或内分泌的差异有关。如胆囊炎、胆结石等女性发病率明显高于男性。

3. 职业分布

职业与许多疾病有着密切的关系。比较不同职业人群发病率的差别，是从与发病率有关的职业因素中寻找可能病因的好方法。疾病的职业分布，取决于人们与致病因子接触的机会。如煤矿工人易患尘肺；冠心病的发病与体力劳动多少有关，体力劳动少的职业人员易患冠心病；接触化学物品联苯胺的工人易患膀胱癌；镍矿工人易患肺癌。传染病的发生与职业也有密切关系，如我国北方伐木工人易患森林脑炎，皮毛加工厂工人易患炭疽。

4. 种族和民族

不同种族和民族的人群发生的疾病种类的频率均有差异。不同种族人群包含着许多因素，如遗传因素、地理环境、宗教信仰及生活习惯等，这些因素均影响疾病的发生与流行状况。马来西亚有三种民族，其高发癌症不同，马来人患淋巴癌较多，印度人患口腔癌多，而中国人则以鼻咽癌和肝癌较多。不同民族之间疾病种类及发病率的差异，可以考虑遗传、生理、风俗及卫生文化水平等因素的影响。原发性肝癌在非洲以斑图族人最多见，而非洲其他地区有些民族并不高发。

★ 考点提示：疾病的三间分布的三个方面

四、疾病的流行强度

疾病的流行强度是指某病在某地一定时期内发病数量的变化及其特征，提示疾病的社会效应。描述疾病流行强度的术语有静息、散发、流行、大流行、暴发。

（一）静息

静息是指某病在某地区一定时期内处于停息状态，少则几年，多则几十年检不出阳性材料，也不出现病例，但并没有根除。例如20世纪90年代以来，世界范围内一些长期不活动的鼠疫疫源地有突然反复而出现动物或人间鼠疫。例如1994年马拉维和印度的苏拉特鼠疫在静息15~30年后又重新出现。

（二）散发

散发是指某病的发病人数不多。而且病例间无明显的相互传播关系，或者在一定地区的发病率呈历年一般发病率水平。一般以当地前3年该病的发病率水平作为参考，未明显超出以往的一般水平时，即可称为散发。如大规模接种麻疹疫苗后，人群免疫水平提高及易感人群减少，麻疹的发病呈散发。

（三）流行

流行是指某病在某地区发病率显著超过该病散发发病率水平。一般为散发发病率的3~10倍，应根据不同病种、不同时期和不同历史情况作出判断。

（四）大流行

大流行是指某病的发病率远远超过该病流行的水平。其显著的特征是传播迅速、波及面广，常超出省界、国界甚至洲界。如流行性感冒、霍乱全球性大流行。

（五）暴发

暴发是指在集体单位或小居民区短时间内突然出现许多相似病例的现象。其特点是情况突然，罹患率高。如集体食堂食物中毒等。

★ 考点提示：疾病的流行强度的五个概念

第二节 社区人群健康调查方法

为全面了解社区居民健康状况，发现影响居民健康的主要卫生问题，社区护士应能够应用健康调查的方法对社区居民进行健康调查。社区护理工作中常用的健康调查方法包括现况调查和筛检，如妇女疾病普查和大肠癌筛检等。

一、现况调查

现况调查又称现患调查或横断面研究，是描述流行病学中应用最为广泛的方法。它按照事先设计的要求，在某一人群中应用普查或抽样调查的方法收集特定时间内有关变量与疾病的资料，以描述目前疾病的分布及某因素与疾病的关系。从时间上说，调查是在特定的时间内进行的，即在某一时点或在短时间内完成，故称为横断面研究。由于所收集的资料基本上不是过去的记录，也不是随访的调查资料，而是调查当时所得到的现患和其他有关资料，故又称现患调查。在现况调查中常进行相关性研究，所查的疾病或健康状况与某些特征或因素是同时存在的，即在调查时因与果并存，故只能为病因研究提供线索，而不能得出有关病因因果关系的结论。

现况调查应强调在一定时间内，这个时间尽可能短一些，若调查的时间拖延过长，其调查结果的分析和解释较为困难。现况调查主要用于调查疾病现患情况，也可用于调查感染率、带菌状况或免疫水平等。

（一）目的

① 描述疾病或健康状况在特定时间内在某地区人群中分布情况及影响分布的因素。
② 描述某些因素或特征与疾病之间的关系，寻找病因及流行因素线索。
③ 进行疾病监测并为评价防治措施的效果提供参考信息。
④ 调查与确定高危人群，从而为卫生保健工作的计划和决策提供依据。
⑤ 达到早期发现患者、早期诊断和早期治疗的第二级预防的目的。

现况调查适用于病程较长而发病频率较高的疾病（如慢性病）。

（二）种类

1. 普查

普查是指在特定时间、对特定范围内的人群进行的全面调查。特定时间应该较短，甚至指某时点。一般为1~2天或1~2周，最长不宜超过2~3个月，特定范围可指地区或某种特征的人群。

普查的目的在于：①了解疾病的基本分布情况，如血吸虫病、高血压病、冠心病、食管癌的分布等；②了解人群健康水平，如检查儿童的发育及营养状况；③确定各项生理指标，如测定人群血液中红细胞数、测量人群血压值，以确定各项正常生理指标；④早期发现并及时治疗患者，如宫颈癌的普查、普治；⑤描述某些可疑病因与疾病的联系，为寻找疾病的危险因素提供线索。

普查的优缺点：①优点是能提供疾病分布情况和流行因素或病因线索，通过普查能起到普及医学科学知识的作用，能发现人群中的全部病例并使其得到及时治疗；②缺点是由于工作量大难以作得细致，普查对象常难免有遗漏，不适于发病率很低的疾病；且此种调查耗人力物力大，成本高，只能获得患病率而不能获得发病率的资料。

普查工作中应注意的问题：①划定明确的普查范围，根据调查目的事先规定调查对象，并掌握各年龄组和性别的人口数；②统一调查时间和期限，各调查组应大体上同时开始调查，并在一定期限内完成，普查时间不宜拖得太长，以免影响调查结果的准确性，尤其对有时间波动的疾病；③普查中使用的临床诊断标准和检测方法必须统一及固定，否则不同地区的患病率就不一样，而且资料之间无可比性；④普查时要使漏查率尽量小，若漏查率高达30%，则该调查无代表性意义，一般要求应答率在85%以上。

2. 抽样调查

抽样调查是指从研究对象的总体中随机抽取有代表性的部分样本进行调查，从样本获得的信息来推断总体情况。它是以小推大，以部分估计总体特征的调查研究方法。抽样调查设计和实施要遵循两个基本原则，即随机化和样本大小适当。

抽样调查的用途：①描述疾病的分布情况；②研究影响健康的因素；③研究卫生措施与预防、医疗措施及其效果；④检查与衡量资料的质量；⑤检验卫生标准；⑥衡量一个国家或地区的卫生水平。

抽样调查的优缺点：此法省时间、省人力和物力，调查范围小，调查工作容易做得细致。但设计、实施与资料分析比较复杂，重复和遗漏不易发现，不适用于变异太大的变量调查，小样本抽样调查对发病率很低的疾病收效不大，当须扩大样本到近于总体75%时，不如直接普查。

★ 考点提示：现况调查的概念与目的

二、筛检

用有效的方法或手段对人群进行健康检查，发现高危人群及处于临床前期的患者，采取针对性的预防措施，控制疾病流行，促进人群健康。筛检便是在这样的背景下发展起来的一种流行病学研究方法，它是描述性研究的一个组成部分，属观察性研究范畴。

（一）定义

1951年美国慢性病委员会正式提出了筛检定义：筛检是运用快速、简便的试验、检查或其他方法，将健康人群中那些可能有病或缺陷、但表面健康的个体，同那些可能无病者鉴别开来。筛检试验不是诊断试验，仅是一种初步检查，对筛检试验阳性者或可疑阳性者，必须进行进一步确诊，以便对确诊患者采取必要的措施。

对某种疾病来说，在一般人群中包括三种人，一种是无该病的健康人，一种是可疑有该病但实际无该病的人，一种是有该病的人，这三种人混杂存在。筛检的工作即是将健康人与其他两类人区别开来，然后用更完善的诊断方法，将可疑患该病但实际无该病的人与实际患该病的人区别开来。第三步为对有该病的人进行治疗，使之恢复。因此，筛检是第一步，诊断试验是第二步，治疗是第三步。

（二）目的

1. 早期发现病例

对大多数疾病而言，早期发现、早期诊断、早期治疗，可提高治愈率，降低死亡率，延长寿命。如子宫颈癌，若经筛检能发现0～Ⅰ期的病例，则手术治疗的5年生存率可高达75%～100%；如果待临床症状出现后才就诊，至少是Ⅱ期以后才能发现，此时手术治疗的5年生存率明显下降，Ⅱ、Ⅲ、Ⅳ期的5年生存率分别为64%、35%和0%～14%。

2. 筛检高危人群

高危人群筛检已成为一级预防的一项重要措施。如对孕妇的乙肝表面抗原（HBsAg）的筛检，筛检阳性者所生的婴儿即为肝炎病毒感染的高危人群，因而建议在产后应迅速对这些婴儿进行乙肝的被动免疫和自动免疫，以阻止乙肝病毒的垂直传播。如对高脂血症的筛检，筛检出的高脂血症者可能是高血压和冠心病的高危人群，对其进行降脂治疗则可减少高血压和冠心病的发生。

3. 研究疾病的自然史

临床所见仅是疾病发展到具有临床症状或体征阶段的表现，而疾病自然史则包括临床前期、临床期及临床后期各阶段的疾病发展过程。因此，若需了解疾病自然史的全过程，必须进行疾病筛检。

4. 开展流行病学监测

监测包括临床疾病、隐性感染及病原学监测等，隐性感染监测则有赖于定期对人群进行筛检。

筛检试验流程如图4-1所示。

★ 考点提示：筛检的概念与目的

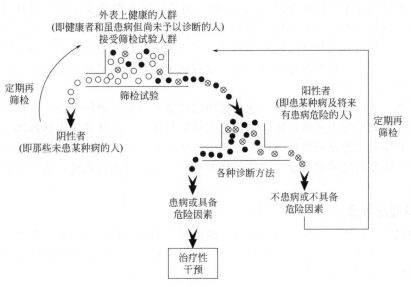

图 4-1 筛检试验流程图解

第三节 社区护理统计学方法基础

统计学是应用数学的原理与方法，研究数据的搜集、整理与分析的科学，对不确定性数据作出科学的推断。医学统计学是统计学的原理与方法应用于医学科研与实践。统计学方法具有用数量反映质量和用群体归纳个体的特点，医学统计学作为医学相关专业的重要基础知识，对于解释医学中健康与疾病的复杂问题、促进群体和个体健康有非常重要的意义。

一、医学统计学概述

（一）统计学中的基本概念

1. 同质与变异

（1）同质　是指被研究指标的影响因素相同。在医学研究中有些影响因素往往是难以控制的，甚至是未知的，如遗传、营养等。因此，在实际工作中只有相对的同质，即可以把同质理解为影响被研究指标较大的、可以控制的主要因素尽可能相同。例如研究儿童的身高，则要求影响身高这一指标较大的、易控制的因素（如性别、年龄、民族、地区）要相同，而不能控制的因素（如遗传、营养等影响因素）可以略去。

（2）变异　同质基础上的各观察单位（亦称为个体）某项指标之间的差异称为变异。如同性别、同年龄、同民族、同地区儿童的身高有高有矮，体重有胖有瘦。因此，同质是相对的，变异是绝对的。

统计学的任务就是在同质的基础上，对个体变异进行分析研究，揭示由变异所掩盖的同质事物内在的本质和规律。

2. 总体与样本

（1）总体　是根据研究目的而确定同质的个体（即观察单位）某项变量值的集合。例如研究某地某年健康成年男性的身高（cm），则该地该年所有健康成年男子的身高构成一个总体。该总体只包括有限个观察单位，称为有限总体。有时总体是抽象的，例如研究用某药治疗冠心病患者的疗效，其总体的同质基础是同用该药治疗的冠心病患者，而总体为设想用该药治疗的所有冠心病患者的治疗结果，这里没有确定的时间和空间范围的限制，因而观察单位数是无限的，称为无限总体。

（2）样本　实际工作中，经常是从总体中随机抽取一定数量的个体，由这部分个体某一变量值所组成的集合称为样本，用样本信息来推断总体特征。从总体中抽取部分个体的过程称为抽样。抽样必须遵循随机化原则，即要使总体中每一个体有同等的机会被抽取，同时样本的观察单位还要有足够的数量，这样的样本对总体有较好的代表性，能根据其统计量推断总体特征。

3. 参数和统计量

统计中把描述总体的指标统称为参数，描述样本的指标称为统计量。如研究某地成年男子的血压时，总体血压的平均数指标称为参数，从中抽取1000名男子进行测量血压所得到的该样本均数指标称为统计量。

4. 抽样误差

由于总体中的个体之间存在变异，在抽样研究中，样本统计量与总体参数不可能完全相同，即使是在同一总体中随机抽取的多个样本含量相同的样本，其样本统计量也不一定全相等，这种由于抽样所引起的样本统计量与总体参数之间的差异称为抽样误差。如某单位经普查成年男子的红细胞平均数为 $4.8 \times 10^{12}/L$，若在其中随机抽取100个成年男子，得其红细胞平均数为 $4.7 \times 10^{12}/L$。

5. 概率

概率是反映某一事件发生的可能性大小的量。常用符号 P 表示，范围在0与1之间。$P \leqslant 0.05$ 和 $P \leqslant 0.01$ 分别表示事件发生的可能性等于或小于0.05和等于或小于0.01。习惯上把 $P \leqslant 0.05$ 或 $P \leqslant 0.01$ 的事件称为小概率事件，表示某事件发生的可能性很小。

（二）统计资料的类型

统计资料一般分为计量资料、计数资料与等级资料。不同类型的资料应用不同的分析方法。

1. 计量资料

用定量方法测量每个观察单位的某项指标的大小，所得的数值资料称为计量资料，亦称数值变量资料，计量资料最大的特点是有度量衡单位。如调查7岁男童生长发育状况时，以人为观察单位，每男童的身高（cm）、体重（kg）和血压（kPa）等数值为计量资料。

2. 计数资料

先将观察单位按某种属性或类别分组，然后清点各组的观察单位数，所得的资料称为计数资料，亦称无序分类资料。例如调查某人群的血型分布，按A、B、O、AB型分组得各血型的人数为计数资料。

3. 等级资料

将观察单位按某种属性的不同程度分组，所得各组的观察单位数称为等级资料，亦称有序分类资料。例如临床疗效按控制、显效、好转和无效分组所得各组人数。等级资料介于计量资料与计数资料之间。

实际上,统计资料类型的划分是根据研究目的而确定的,根据分析的需要,三类资料可以相互转化。例如每个人的血红蛋白量原属计量资料;若按临床血红蛋白诊断标准分为正常与异常,然后清点各组个数所得资料为计数资料;若将血红蛋白值按正常、轻度贫血、中度贫血、重度贫血,资料就转化为等级资料。

★ 考点提示:统计资料的常见类型

(三)统计工作的基本步骤

统计工作可分为四个基本步骤,即设计、搜集资料、整理资料和分析资料。这四个步骤是相互联系,不可分割的。

1. 设计

设计是统计工作的关键,是对统计工作全过程整体设想和安排。设计有调查设计和实验设计之分。

(1)调查设计 调查设计一般包括专业设计和统计设计。这里主要讲述统计设计,它包括资料搜集、整理与分析过程的设想和科学安排。关于搜集资料的调查计划,在整个设计中占主要地位,一般包括:①明确调查目的和指标;②确定调查对象和观察单位;③调查方法;④调查方式;⑤调查项目和调查表设计;⑥样本含量的估计。

(2)实验设计 实验设计是实验研究极其重要的一个环节。医学实验的基本要素包括处理因素、受试对象和实验效应三部分。如用某种铁制剂治疗缺铁性贫血患者,观察血红蛋白升高情况,该铁制剂即处理因素,缺铁性贫血患者即受试对象,血红蛋白的测量值即实验效应。实验设计应遵循对照、重复、随机的原则。

2. 搜集资料

搜集资料的目的是获得及时、准确、完整的原始数据。医学统计资料主要来自四个方面。

(1)统计报表 如疫情报表、医院工作报表等,这些都是根据国家规定的报告制度,由医疗卫生机构定期逐级上报的。这些报表提供了较全面的居民健康状况和医疗卫生机构的主要数据,是总结、检查和制订卫生工作计划的重要依据。

(2)报告卡(单) 如传染病和职业病发病报告卡、肿瘤发病及肿瘤死亡报告卡、出生报告单及死亡报告单等。要做到及时填卡(单),防止漏报。例如,出生后不久即死亡的新生儿要同时填写出生报告单和死亡报告单。

(3)日常医疗 卫生工作记录如门诊病历、住院病历、健康检查记录、卫生监测记录等。要做到登记完整、准确、及时。

(4)专题调查或实验 一般统计报表和医院病历资料的内容都有局限性,要做到深入分析往往感到资料不全,经常采用专题调查或实验研究。

3. 整理资料

整理资料的目的是把杂乱无章的原始资料系统化、条理化,便于进一步计算统计指标和分析。资料整理的过程如下。

(1)在资料整理之前将收集到的数据和各种资料进行检查和核对。

(2)设计分组 分组有两种。

①按质量分组:即将观察单位按其属性或类别(如性别、职业、疾病分类、婚姻状况等)归类分组。

② 按数量分组：即将观察单位数值大小（如年龄大小、血压高低等）分组。

两种分组往往结合使用，一般是在质量分组基础上进行数量分组。如先按性别分组，再按身高的数值大上分组。

（3）按分组要求设计整理表，进行手工汇总（划记法或分卡法）或编码后用计算机汇总。

4. 分析资料

按设计的要求，根据研究目的和资料的类型，对整理出的基础数据作进一步的统计分析，结合专业知识，作出科学合理的解释。统计分析包括如下两个方面内容。

（1）统计描述　将计算出的统计指标与统计表、统计图结合起来，全面描述资料的数量特征和分布规律。

（2）统计推断　即由样本信息推断出总体特征。医学研究一般是抽样研究，得到的是样本统计量，这并不是真正的研究目的，通过样本统计量进行总体参数的估计和假设性检验，以达到了解总体数量特征及其分布规律，才是真正的研究目的。

二、正态分布与医学正常值

（一）频数表的编制

医学实践中收集到的资料，一般是杂乱无章的，表面上不易看出其内在的规律性，常需要进行整理，使之系统化、条理化。分组整理就是根据研究目的，将数据按照某种标志进行分组，然后统计各组内的观察值的个数。不同组别的变量个数称为频数（frequency），将分组标志和相应的频数列表，称为频数分布表，简称频数表。

例 4-1　某地某年随机测量了该地 110 名 20 岁健康男大学生的身高（cm），资料如下，试编制频数表。

173.9	173.9	166.9	179.5	171.2	167.8	177.1	174.7	173.8	182.5
173.6	165.8	168.7	173.6	173.7	177.8	180.3	173.1	173.0	172.6
173.6	175.3	178.4	181.5	170.5	176.4	170.8	171.8	180.7	170.7
173.8	164.4	170.0	175.0	177.7	171.4	162.9	179.0	174.9	178.3
174.5	174.3	170.4	173.2	174.5	173.7	173.4	173.9	172.9	177.9
168.3	175.0	172.1	166.9	172.7	172.2	168.0	172.7	172.3	175.2
171.9	168.6	167.6	169.1	166.9	172.0	168.4	166.2	172.8	166.1
173.5	168.6	172.4	175.7	178.8	169.1	175.5	170.7	171.7	164.6
171.2	169.1	170.7	173.6	167.2	170.7	174.7	171.8	167.3	174.8
168.5	178.7	177.3	165.9	174.0	170.2	169.5	172.1	178.2	170.9
171.3	176.1	169.7	177.9	171.1	179.3	183.5	168.5	175.5	175.9

频数表编制步骤如下。

1. 求全距（range）

找出观察值中的最大值（183.5）和最小值（162.9），求出它们的差值即全距，常用 R 表示。本例 $R=183.5-162.9=20.6$。

2. 确定组距和组段

相邻两组的最小值之差称组距，常用 i 表示，各组距可相等，也可不相等，一般用等距。组距的大小跟所分组数多少有关，医学资料以分成 10～15 组为宜。以分 10 组为例，$i=R/10$，取整数作组距。本例全距的 1/10 为 2.06，取整为 2，用等距共划分 11 个组段。第一组段应包括资料中最小值，最末组段应包括最大值，一般要求组段的起点为较整齐的数。本例第一组段的起点（即下限）取 162，其止点（即上限）为第二组段的起点即 164，然后每一组距（本例为 2）就成为一组段，最末组段应同时写出下限和上限，本例为 182～184。

3. 列表划记

按上述的组段序列排列制表，用正字划记法将例 4-1 中的数据归纳到各组段中，最后清点出频数得频数表，见表 4-1 中的第（2）、（3）栏。

表 4-1　110 名 20 岁健康男大学生身高（cm）的频数分布

身高(1)	划记(2)	频数(3)
162～	一	1
164～	正	4
166～	正正	9
168～	正正下	13
170～	正正正正	19
172～	正正正正正丁	27
174～	正正正一	16
176～	正下	8
178～	正下	8
180～	下	3
182～184	丁	2

由以上频数表可看出，频数分布有两个重要特征：集中趋势和离散趋势。集中趋势即频数分布向中央部分集中；离散趋势即频数分布由中央到两侧逐渐减少。频数分布可为：①对称分布或近似正态分布，即集中位置在正中，两侧频数分布大致对称，如表 4-1；②偏态分布，即集中位置偏向一侧，频数分布不对称，若集中位置偏向数值小的一侧，称为正偏态分布；若集中位置偏向数值大的一侧，称为负偏态分布。不同类型的分布，应采用相应描述指标和统计分析方法。

★ **考点提示**：通过频数表判断正态分布和偏态分布

（二）集中趋势的指标

描述计量资料频数分布的集中趋势指标，即平均数。平均数是用来描述一组同质计量资料集中趋势的指标，表示一组变量值的平均水平，是一组变量值的代表值。平均数是统计中应用最广泛、最重要的一个指标体系，常用的有算术均数、几何均数、中位数三个指标。

1. 算术均数

算术平均数简称均数。习惯上以 $\overline{X}$ 表示样本均数，以希腊字母 μ 表示总体均数。均数适用于对称分布，特别是正态或近似正态分布的计量资料，其计算方法有：

(1) 直接法 当样本的观察值个数不多时，将各观察值 X_1，X_2，…，X_n 相加再除以观察值的个数 n（样本含量）即得均数。其公式为：

$$\overline{X} = X_1 + X_2 + \cdots + X_n/n = \sum X_i/n \qquad (i=1,2,3,\cdots,n) \qquad (4-1)$$

式中，希腊字母 $\sum$（读作 sigma）是求和的符号。

例 4-2 某地 11 名 20 岁健康男大学生身高（cm）分别为 174.9，173.1，171.8，179.0，173.9，172.7，166.2，170.8，171.8，172.1，168.5。试计算其均数。

$$\overline{X} = \sum X_i / n = 174.9 + 173.1 + \cdots + 168.5/11 = 172.25 (\text{cm})$$

(2) 加权法 当观察值个数较多时，可先将各观察值分组归纳成频数表，用加权法求均数。其计算步骤如例 4-1。其计算公式为：

$$\overline{X} = \frac{f_1 X_1 - f_2 X_2 + \cdots + f_k X_k}{f_1 + f_2 + \cdots + f_k} = \frac{\sum fX}{\sum f} \qquad (4-2)$$

式中，k 为组段数；f_1，f_2，…，f_k 分别为各组段的频数；X_1，X_2，…，X_k 分别为各组段的组中值，组中值为本组段的下限与相邻较大组段的下限相加除以 2，如"162～"组段的组中值 $X_1 = (162+164)/2 = 163$，余仿此。

例 4-3 对表 4-1 资料用加权法计算平均身高值，计算过程见表 4-2。

表 4-2　110 名 20 岁健康男大学生身高（cm）均数的计算表（加权法）

身高 (1)	组中值 X (2)	频数 f (3)	fx (4)=(2)×(3)
162～	163	1	163
164～	165	4	660
166～	167	9	1503
168～	169	13	2197
170～	171	19	3249
172～	173	27	4671
174～	175	16	2800
176～	177	8	1416
178～	179	8	1432
180～	181	3	543
182～184	183	2	366
合计		110($\sum f$)	19000($\sum X$)

$$\overline{X} = \frac{\sum fX}{\sum f} = \frac{19000}{110} = 172.73$$

该地 110 名 20 岁健康男大学生身高的均数为 172.73（cm）。

2. 几何均数

几何均数用 G 表示。常用于数值变量值呈倍数关系或呈对数正态分布的计量资料。对数正态分布即原始数据呈偏态分布，经对数变换后（用原始数据的对数值 $\lg X$ 代替 X）服从正态分布。如抗体滴度、细菌计数、血清凝集效价等的平均数一般用几何均数。

3. 中位数

中位数是一组由小到大按顺序排列，位置居中的变量值，用 M 表示。它常用于描述偏态分布资料的集中趋势。中位数不受个别特小或特大观察值的影响，特别是分布末端无确定数据不能求均数和几何均数，但可求中位数。计算方法有：

（1）直接法 当 n 较小时，可直接由原始数据求中位数。先将观察值由小到大按顺序排列，再按公式（4-3）或公式（4-4）计算。

$$M = X_{(\frac{n+1}{2})} \qquad n\text{ 为奇数时，} \qquad (4\text{-}3)$$

$$M = \frac{1}{2}[X_{\frac{n}{2}} + X_{(\frac{n}{2}+1)}] \qquad n\text{ 为偶数时，} \qquad (4\text{-}4)$$

式中，n 为观察值的总个数；X 的右下标 $(n+1/2)$、$n/2$ 和 $(n/2+1)$ 为有序数列中观察值的位次；$X_{(n+1/2)}$、$X_{n/2}$ 和 $X_{(n/2+1)}$ 为相应位次上的观察值。

例 4-4 某病患者 9 名，其发病的潜伏期分别为 2，3，3，3，4，5，6，9，16 天，求平均潜伏期。

本例 $n=9$，为奇数，按公式（4-3）计算：

$$M = X_{(\frac{n+1}{2})} = X_5 = 4(\text{天})$$

若上例在第 20 天又发现一例患者，则患者数增为 10 名，n 为偶数，按公式（4-4）计算：

$$M = \frac{1}{2}[X_{\frac{10}{2}} + X_{(\frac{10}{2}+1)}] = \frac{1}{2}(X_5 + X_6) = \frac{1}{2}(4+5) = 4.5(\text{天})$$

（2）频数表法 当 n 较大时，先将观察值分组归纳成频数表，再按组段由小到大计算累计频数和累计频率。如表 4-3 中的（3）、（4）两栏，然后按公式（4-5）计算。

$$M = L + \frac{i}{f}\left(\frac{n}{2} - \sum f_L\right) \qquad (4\text{-}5)$$

式中，L 为中位数（即累计频率为 50%）所在组段的下限；i 为该组段的组距；f 为该组段的频数；$\sum f_L$ 为小于 L 的各组段的累计频数；n 为总例数。

例 4-5 求表 4-3 中 164 名食物中毒患者潜伏期。

表 4-3　164 名食物中毒患者潜伏期分布表

潜伏期/h (1)	人数(f) (2)	累计频数($\sum f$) (3)	累计频率/% (4)
0～	25	25	15.2
12～	58	83	50.6
24～	40	123	75.0
36～	23	146	89.0
48～	12	158	96.3
60～	5	163	99.4
72～84	1	164	100.0

由表 4-3 可见，50% 在 "12～" 组段内，则 $L=12$，$i=12$，$f=58$，$\sum f_L=25$，$n=164$，按公式（4-5）计算：$M = L + i/f(n/2 - \sum f_L) = 12 + 12/58(164/2 - 25) = 23.8$h。

★ **考点提示**：三种平均数的适用条件

（三）离散趋势的指标

计量资料的频数分布有集中趋势和离散趋势两个主要特征，只有把两者结合起来，才能全面地认识事物，通过例4-6可进一步说明这一问题。

例4-6 有3组同龄男孩体重（kg）如下，其平均体重 $\overline{X}$ 都是30（kg），试分析其离散趋势。

甲组　26　28　30　32　34
乙组　24　27　30　33　36
丙组　26　29　30　31　34

虽然三组资料的均数相等，即集中趋势相同，但各组内数据参差不齐的程度（变异度）不同，也就是说三组的离散趋势不同。

描述一组同质计量资料离散趋势的常用指标有全距、方差和标准差、四分位数间距，其中方差和标准差最常用。下面仅介绍全距、方差和标准差。

1. 全距

全距亦称极差，用 R 表示。全距是一组观察值中最大值与最小值之差，用于反映个体变异范围的大小。全距大，说明变异度大；反之，说明变异度小。如例4-6中乙组全距为12（kg），比甲、丙两组8（kg）大，表明乙组变异度大。全距适用于任何分布的计量资料（末端无确切数值者除外）。

用全距来表达变异度的大小，简单明了，故曾广为使用。但它不能反映组内所有数据的变异度，如上述甲、丙两组变异度的差异就反映不出来；其更大的缺点是易受个别特大或特小数值的影响，往往样本越大，全距亦会越大。

2. 方差和标准差

为了克服极差的缺点，需全面地考虑组内每个观察值的离散情况。因为组内每一观察值（亦称变量值）与总体均数的距离大小都会影响总体的变异度，故有人提出以各变量值离均差 $(X-\mu)$ 的平方和除以变量值的总个数 N，来反映变异度大小，称为总体方差，用 σ^2 示之。

$$\sigma^2 = \frac{\sum(X-\mu)^2}{N} \tag{4-6}$$

由上式可见，各个离均差平方后，原来的度量单位变成了平方单位。为了用原单位表示而将总体方差开方，称为总体标准差。

$$\sigma = \sqrt{\frac{\sum(X-\mu)^2}{N}} \tag{4-7}$$

以上是总体方差和标准差。实际工作中经常得到的是样本资料，μ 是未知的，只能用样本均数 $\overline{X}$ 来代替 μ，用样本含量 n 代替 N，按公式（4-7）算得的标准差常比 σ 小，美国统计学家 W. S. Gosset 提出用 $n-1$ 代替 n，求得样本标准差 s，即

$$s = \sqrt{\frac{\sum(X-\overline{X})^2}{n-1}} \tag{4-8}$$

式中的 $n-1$，在统计学上称为自由度（degree of freedom）。

数学上可以证明离均差平方和 $\sum(X-\overline{X})^2 = \sum X^2 - (\sum X)^2/n$，故公式（4-8）可演变为：

直接法：
$$s = \sqrt{\frac{\sum X^2 - (\sum X)^2/n}{n-1}} \tag{4-9}$$

加权法：
$$s = \sqrt{\frac{\sum fX^2 - (\sum fX)^2/\sum f}{\sum f - 1}} \tag{4-10}$$

方差与标准差适用于对称分布，特别是正态或近似正态分布资料。

例 4-7 分别计算例 4-6 中三组男孩体重资料的标准差。

按式（4-9）：

甲组：$n=5$，$\sum X=26+28+30+32+34=150$

$\sum X^2=26^2+28^2+30^2+32^2+34^2=4540$

$$S_{甲}=\sqrt{\frac{4540-\frac{(150)^2}{5}}{5-1}}=3.16(\text{kg})$$

乙组：$n=5$，$\sum X=150$，$\sum X^2=4590$

$$S_{乙}=\sqrt{\frac{4590-\frac{(150)^2}{5}}{5-1}}=4.74(\text{kg})$$

丙组：$n=5$，$\sum X=150$，$\sum X^2=4534$

$$S_{丙}=\sqrt{\frac{4534-\frac{(150)^2}{5}}{5-1}}=2.92(\text{kg})$$

以上计算表明：$S_{丙} < S_{甲} < S_{乙}$，亦即乙组的变量度最大，甲组次之，丙组最小。

例 4-8 求表 4-2 中 110 名 20 岁健康男大学生身高的标准差。

由表 4-2，已知 $\sum f=110$，$\sum fx=19000$，再用第（2）栏乘第（4）栏后相加得 $\sum fx^2$。如本例，$\sum fx^2=163\times163+165\times660+\cdots+183\times366=3283646$，代入公式（4-10）计算：

$$s=\sqrt{\frac{3283646-\frac{(19000)^2}{110}}{110-1}}=4.09(\text{cm})$$

标准差主要有如下几个方面的应用。

（1）表示观察值的变异程度（或离散程度）。

① 在两组（或几组）资料均数相近、度量单位相同的条件下，标准差大，表示观察值的变异度大，即各观察值离均数较远，均数的代表性较差；反之，表示各观察值多集中在均数周围，均数的代表性较好。

② 若比较度量单位不同或均数相差悬殊的两组（或几组）观察值的变异度时，需计算变异系数（coefficient of variation，CV）进行比较，其计算公式为：

$$CV=\frac{s}{\overline{X}}\times100\% \tag{4-11}$$

式中，s 为样本标准差；$\overline{X}$ 样本均数。

例 4-9 某地调查 20 岁男大学生 110 名，其身高均数为 172.73（cm），标准差为 4.09（cm）；其体重均数为 55.04（kg），标准差为 4.10（kg）。欲比较两者变异度何者为大，宜先计算变异系数再比较。

身高　$CV=4.09/172.73\times100\%=2.37\%$

体重　$CV=4.10/55.04\times100\%=7.45\%$

由此可见，该地 20 名男大学生体重的变异度大于身高的变异度，说明身高这个指标比较稳定。

（2）结合均数描述正态分布的特征和估计医学参考值范围。

（3）结合样本含量 n 计算标准误。

(四) 正态分布及其应用

1. 正态分布

(1) 正态分布的图形　将表4-1的110名20岁健康男大学生身高频数分布绘成图4-2中的(a), 可见高峰位于中部,左右两侧大致对称。可以设想,如果抽样观察例数逐渐增多,组段不断分细,就会逐渐形成一条高峰位于中央(均数所在处)、两侧完全对称地降低、但永远不与横轴相交的钟型曲线[图4-2(c)],这条曲线近似于数学上的正态分布曲线。

统计学家按其变化参数,推导出正态分布密度函数 $f(X)$ 表达式为:

$$f(X) = \frac{1}{\sigma\sqrt{2\pi}} e^{-\frac{1}{2}\left(\frac{X-\mu}{\sigma}\right)^2} \quad -\infty < X < +\infty \tag{4-12}$$

式中,μ 为均数;σ 为标准差;π 为圆周率;e 为自然对数的底,即2.71828。以上均为常数,仅 X 为变量。

为了应用方便,常将公式(4-12)进行变量变换——μ 变换[即 $\mu = (X-\mu)/\sigma$],μ 变换后,$\mu=0$, $\sigma=1$,使原来的正态分布变换为标准正态分布,亦称 μ 分布,如图4-2所示。

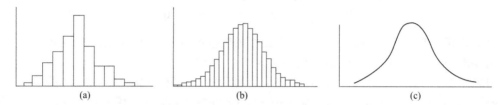

图 4-2　频数分布逐渐接近正态分布示意

此时,公式(4-12)化成:

$$\phi(\mu) = \frac{1}{\sqrt{2\pi}} e^{-u^2/2} \quad -\infty < u < +\infty \tag{4-13}$$

式中,$\phi(u)$ 为标准正态分布的密度函数,即纵轴高度。

根据 X 和 μ 的不同取值,分别按公式(4-12)和公式(4-13)可以绘出正态分布和标准正态分布的图形(图4-3)。

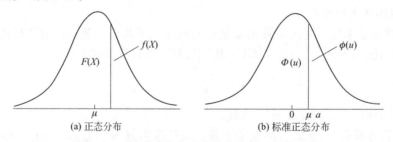

(a) 正态分布　　(b) 标准正态分布

图 4-3　正态分布与标准正态分布的面积与纵高

(2) 正态分布的特征　由公式(4-12)、公式(4-13)可看出正态分布有下列特征:①正态曲线在横轴上方均数处最高;②正态分布以均数为中心,左右对称;③正态分布两个参数,即均数 μ 和标准差 σ,常用 $N(\mu, \sigma)$ 表示均数为 μ、标准差为 σ 的正态分布,所以标准正态分布用 $N(0, 1)$ 表示;④正态曲线下的面积分布有一定的规律。

(3) 正态曲线下面积的分布规律　正态曲线下一定区间的面积可以通过对公式(4-12)和公式(4-13)积分求得。下面三个区间的面积应用较多,要求记住,并结合图4-4理解其意义。①标准正态分布时区间 $(-1, 1)$ 或正态分布时区间 $(\mu-1\sigma, \mu+1\sigma)$ 的面积占总面积的68.27%；②标准正态分布时间（-1.96,1.96）或正态分布时区间（$\mu-1.96$，$\mu+1.96$）的面积占总面积的95.00%；③标准正态分布区间（-2.58,2.58）或正态分布时间区（$\mu-2.58$，$\mu+2.58$）的面积占总面积的99.00%。

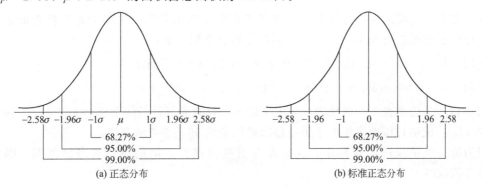

图 4-4 正态分布与标准正态曲线及其面积分布

2. 正态分布的应用

（1）估计频数分布 在实际工作中，对于总体均数 μ 和总体标准差 σ 往往不易知道，而只能用样本进行估计，如果资料呈正态分布或近似正态分布，并且样本例数足够大（$n>100$），则可以用样本均数 $\overline{X}$ 作为总体均数 μ 的估计值，用样本标准差 s 作为总体标准差 σ 的估计值，例如由表 4-1 和图 4-2 可知：某地 110 名 20 岁健康男大学生的身高呈近似正态分布，并且算得样本均数 $\overline{X}=172.73$，样本标准差 $s=4.09$。根据正态曲线下面积的分布规律，可以估计其频数分布见表 4-4。

表 4-4 某地 110 名 20 岁健康男大学生身高（cm）的实际分布与理论分布比较

区间	身高范围	实际分布		理论分布	
		人数	%	人数	%
$\overline{X}\pm1.0s$	168.64～176.82	75	68.18	74	68.27
$\overline{X}\pm1.96s$	164.71～180.75	107	97.27	104	95.00
$\overline{X}\pm2.58s$	162.18～183.28	109	99.00	109	99.00

（2）确定医学参考值范围 医学参考值范围也称为正常值范围。正常值是指正常人体或动物体的各种生理常数，正常人体液和排泄物中某种生理、生化指标或某种元素的含量，以及人体对各种试验的正常反应值等。由于存在变异，各种数据不仅因人而异，而且同一个人还会随机体内外环境的改变而改变，因而需要确定其波动的范围，即正常值范围。

对于某项生理指标，随机抽取一个大样本后，如何利用正态分布确定其正常值范围，可参照表 4-5。

表 4-5 正常值范围的制定

正常值范围/%	正态分布		
	双侧	单侧	
		只有下限	只有上限
90	$\overline{X}\pm1.64s$	$\overline{X}-1.28s$	$\overline{X}+1.28s$
95	$\overline{X}\pm1.96s$	$\overline{X}-1.64s$	$\overline{X}+1.64s$
99	$\overline{X}\pm2.58s$	$\overline{X}-2.33s$	$\overline{X}+2.33s$

例 4-10 某地调查正常成年男子 144 人的红细胞数（近似状态分布），得均数 $\overline{X} = 55.38 \times 10^{12}/L$，标准差 $s = 0.44 \times 10^{12}/L$。试估计该地成年男子红细胞数的 95％参考值范围。

因红细胞过多或过少均为异常，故此参考值应是双侧范围。又因为此指标近似正态分布，故可用正态近似法求 95％参考值范围的上限、下限如下：

下限：$\overline{X} - 1.96s = 55.38 - 1.96 \times 0.44 = 54.52$（$\times 10^{12}/L$）

上限：$\overline{X} + 1.96s = 55.38 + 1.96 \times 0.44 = 56.24$（$\times 10^{12}/L$）

例 4-11 某地调查 110 名健康成年男子的第一秒肺通气量得均数 $\overline{X} = 4.2$（L），标准差 $s = 0.7$（L）。试估计该地成年男子第一秒肺通气量的 95％参考值范围。

因为肺通气量仅过低属异常，故此参考值范围仅有下限的单侧参考值范围。因此其 95％参考值范围如下：

下限：$\overline{X} - 1.64s = 4.2 - 1.64 \times 0.7 = 3.052$（L）

即该地成年男子第一秒肺通气量 95％参考值范围为：不低于 3.052（L）。

(3) 质量控制　为了控制实验中的检测误差，常以 $\overline{X} \pm 2s$ 作为上、下警戒值，以 $\overline{X} \pm 3s$ 作为上、下控制值。这里的 $2s$ 和 $3s$ 是 $1.96s$ 与 $2.58s$ 的近似值。以 $\overline{X} \pm 2s$ 为警戒值和以 $\overline{X} \pm 3s$ 为控制值的依据是正常情况下检测误差服从正态分布。

(4) 统计方法的基础　正态分布是许多统计方法的基础。统计学中的 t 检验、u 检验等统计方法均要求分析的指标服从正态分布。

★ 考点提示：根据正态分布确定医学正常值范围

三、绝对数与相对数

(一) 绝对数

绝对数值是某现象实际存在或发生的例数，在医学统计学中，如某地区有 2000 例肿瘤患者，今年新增了 120 例，这 2000 例与 120 例就是绝对数。这个数字对于安排医疗力量（包括病床、医务人员及药物、器械）等工作是个基础数据，对判断疾病流行情况也有一定意义，但是不能用绝对数比较不同地区发病强度的高或低并比较其区别。

(二) 相对数

相对数是两个有关联事物数据之比。常用的相对数指标有构成比、率和相对比等。

1. 构成比

构成比指表示事物内部各个组成部分所占的比重，通常以 100 为例基数，故又称为百分比。其公式如下：

$$构成比 = \frac{某一组成部分的观察单位数}{同一事物各组成部分的观察单位总数} \times 100\% \tag{4-14}$$

常用来表示疾病或死亡的顺位、位次或所占的比例。

例 4-12 某患者咯血 6 年，临床诊断为支气管扩张症，手术切除患病肺叶。术后 3 天体温升至 38℃，胸腔有积液。手术前后检查白细胞计数和分类见表 4-6。

表 4-6　某患者手术前后白细胞检验结果比较

观察期间	白细胞计数/($\times 10^9$/L)	白细胞分类/%			
		中性	淋巴	单核	嗜酸性
手术前	6.60	73	25	1	1
手术后	13.75	80	12	1	7

临床上白细胞计数和分类构成比为常规检查内容，用以分析病情变化。本例手术后白细胞总数从 6.60×10^9/L 上升到 13.75×10^9/L，中性多形核也提高到 80%，这都是术后感染的迹象，这里我们可看到构成比有两个特点。

(1) 各构成部分的相对数之和为 100%。

(2) 某一部分所占比重增大，其他部分会相应地减少。如该例淋巴细胞计数的绝对数在手术前后无增减（换算结果恰好均为 1.65×10^9/L），但因术后中性多形核和嗜酸性细胞增高，使淋巴细胞的相对值从 25% 降到 12%。

2. 率

率是指表示在一定条件下，某种现象实际发生的例数与可能发生这种现象的总数之比，用以说明某种现象发生的频率，故又称为频率指标，其计算公式为：

$$率 = \frac{发生某现象的观察单位数}{可能发生该现象的观察单位总数} \times K \tag{4-15}$$

式中 K 可取 100%、1000‰、10 万/10 万等，主要根据习惯用法和算得的结果一般保留一到二位整数。

例 4-13　某地健康检查，发现 40 岁以上的男子有 401 人患高血压，该年龄段男子受检者 3505 人，试算出该地 40 岁以上男子高血压患病率。

按公式 (4-15)，某地 40 岁以上男子高血压患病率 $= 401/3503\times 100\% = 11.45\%$。

3. 相对比

相对比是指表示有关事物指标之比，常以百分数和倍数表示。两个指标可以是绝对数、相对数或平均数；可以性质相同，也可以性质不同。其公式为：

$$相对比 = 甲指标/乙指标（或\times 100\%） \tag{4-16}$$

例 4-14　对某大学学生吸烟状况进行调查，结果显示该校男性大学生吸烟率为 35.12%，女性大学生吸烟率为 1.58%，则该校男女学生吸烟率之比为 35.12%∶1.58% = 22.23，即该校男大学生吸烟率是女大学生吸烟率的 22.23 倍。

★ **考点提示：常见相对数的概念**

(三) 应用相对数时的注意事项

(1) 构成比与率是意义不同的两个统计指标。构成比表示事物内部各组成的比重，率则是说明某种现象发生的频率或强度。常见错误之一是以构成比代率来说明问题。表 4-7 是某地肿瘤普查资料，从患病率看，年龄越大，肿瘤患病率越高；从构成比看，"60～"组的百分比反而低了，原因在于各年龄组人数不同，表中 60 岁以上老人仅为上一年龄组人数的 1/4，尽管该组癌肿患病率很高，但实际例数却较少，所以占各年龄组的比重就小了。

(2) 计算相对数（尤其计算率）时，调查或实验的例数应有足够数量，计算的结果误差就较小。如果例数较少，用绝对数表示。例如 5 例中治愈 4 例，而不能说治愈率达 80%。但动物实验时，可以通过周密设计，严格控制实验条件，例如毒理实验，每组用 10 只纯种小鼠也可以。

表 4-7　某地居民年龄别癌肿患病情况统计

年龄组/岁 (1)	人口数 (2)	癌肿病人数 (3)	构成比/% (4)	患病率/(1/10万) (5)
<30	633000	19	1.3	3.0
30~	570000	171	11.4	30.0
40~	374000	486	32.6	129.9
50~	143000	574	38.5	401.4
60~	30250	242	16.2	800.0
总计	1750250	1492	100.0	85.2

（3）当各组例数不相等而要计算几个率的平均率时，应该将各个率的分子、分母分别相加后计算，不能将各率直接相加以平均。

例如：用某疗法治疗肝炎，第一次治疗150人，治愈30人，治愈率20%；第二次治疗100人，治愈30人，治愈率30%。两批的平均治愈率不应将20%和30%相加而算得，应该是[(30+30)/(150+100)]×100%＝24%。

（4）注意资料的可比性。所谓可比，就是说除了要对比的因素外，凡是影响大而又能加以控制的因素应力求齐同，并遵循随机抽样原则，使研究设计更为客观合理。

① 观察对象同质，研究方法相同，观察时间相等，以及地区、周围环境、风俗习惯和经济条件应一致或相近。

② 观察对象内部结构是否相同，若两组资料的年龄、性别构成不同，可以分组或进行标准化后再作比较。

（5）对比不同时期资料时，应注意客观条件是否有变化。例如疾病登记报告制度完善和资料完整，可以使发病率"升高"；居民因医疗普及，就诊机会增加，或诊断技术提高而获得更多早期诊断，也会引起发病率"升高"，因此在分析讨论时应持慎重态度。

（6）率也有抽样误差，需要进一步作统计学处理分析。

★ **考点提示**：相对数中构成比和率的区别以及平均率的计算

四、人群健康资料分析常用的统计指标

医学人口和疾病统计指标是描述人口医学特征和疾病发生特点的基础，也是研究疾病流行规律，分析和评价人群健康水平的依据。理解和掌握这些指标的含义和用途，对于医学研究和制订疾病的预防控制措施是非常必要的。

（一）人口总数和人口构成指标

1. 人口总数

人口总数是指一个国家或地区在特定时间点上存活的人口总和。由于人口数总是随着出生、死亡、迁移而动态变化。因此，人口总数的确定只能通过一个国家进行人口普查的办法获得，人口普查能提供基本的人口总数和相关的人口学特征资料，这些人口学基础数据可为一个国家制订国民经济和社会发展计划提供科学依据。而进行一次人口普查要耗费大量的人力、物力和财力，所以开展人口普查必须根据社会发展的需要来确定。我们一般所使用的人口总数往往是用某一时期平均人口数来代替。理论上，平均人口数应等于某一时期内各时间点人口数的平均值。但实际上，无法得到每一时间点上的总人数，因此常计算平均人口数的

近似值,即年初人口数(1月1日)和年末人口数(12月31日)的平均值。计算公式如下:

$$某年平均人口数 = \frac{1}{2}(年初人口数 + 年末人口数) \quad (4-17)$$

2. 人口构成

人口构成是指人口中不同年龄、性别、文化程度、职业等基本特征的构成情况,常通过计算其构成比来表示。

(1) 人口年龄构成 是指不同年龄组的人口在总人口中所占的比重。根据国际年龄分组,0~14岁为儿童人口;15~64岁为劳动人口;65岁及以上为老年人口。常用的人口构成指标有:老年人口系数、少年儿童人口系数、抚养比(又称负担系数)和老少比等。

$$老年人口系数 = \frac{65岁及以上人口数}{人口总数} \times 100\% \quad (4-18)$$

$$少年儿童人口系数 = \frac{14岁以下人口数}{人口总数} \times 100\% \quad (4-19)$$

$$总负担系数 = \frac{14岁以下人口数 + 65岁及以上人口数}{15\sim64岁人口数} \quad (4-20)$$

$$少年儿童负担系数 = \frac{14岁以下人口数}{15\sim64岁人口数} \times 100\% \quad (4-21)$$

$$老年负担系数 = \frac{65岁及以上人口数}{15\sim64岁人口数} \times 100\% \quad (4-22)$$

$$老少比 = \frac{65岁及以上人口数}{14岁以下人口数} \times 100\% \quad (4-23)$$

以上几个指标从不同角度反映了一个国家和地区人口的年龄构成情况,以及劳动力资源和社会负担情况。①老年人口系数用于表明一个国家或地区的人口老龄化程度,其大小受社会经济发展水平、生活水平、卫生保健水平等因素的影响。通常,一个国家经济发达、人口出生率低、人口寿命长,则老年人口系数高。该指标在一定程度上反映了人群的健康水平。②少年儿童人口系数可以反映一个国家的生育水平,在生育水平高的国家和地区,少年儿童人口系数一般超过5%,而在生育水平较低的发达国家,少年儿童人口系数一般低于5%。少年儿童系数高的国家和地区,面临着儿童少年的抚养、教育、未来的就业、住宅等社会问题,以及传染性疾病和意外伤害等问题。③总负担系数指人口总体中非劳动年龄人口数与劳动年龄人口数之比,用于从人口角度反映人口与经济发展的基本关系。

(2) 性别构成 性别构成常用性别比表示,性别比是指男性人口与女性人口的比值,即:

$$性别比 = \frac{男性人口数}{女性人口数} \times 100\% \quad (4-24)$$

人口出生性别比是一个重要的衡量男女两性人口是否均衡的标志。国际上一般以每出生100个女性人口相对应出生的男性人口的数值来表示。绝大多数国家的人口生育史说明,在不进行人为控制的情况下,新生婴儿的性别比在102~107。这是由人类生殖过程的生物学特性决定的。对这个数值的任何人为控制和改变,都会对人口的两性结构造成严重危害。我国自20世纪80年代中期以来,婴幼儿人口的性别比就迅速攀升。据统计,第3次人口普查得到的1981年出生婴儿性别比是108.47;第4次人口普查得到的1989年出生婴儿性别比是111.92;2000年第5次人口普查公布的婴儿出生性别比高达116,远超国际认同的可以容忍的最高警戒线107。

(二)出生与生育统计指标

1. 出生率

出生率指每年平均每千人口中的出生(活产)数,说明一个地区人口的生育水平。出生率的高低受人口的性别、年龄结构、婚姻状况和生育水平的影响。育龄妇女比重大、已婚率高、生育能力高的地区,人口出生率必然较高。

2. 生育率

生育率是指以15~49岁有生育能力的育龄妇女为观察对象的一组指标,包括普通生育率、年龄别育龄妇女生育率和已婚育龄妇女生育率,三者均以千分率计。生育率比出生率能更确切地反映不同地区的生育水平,因为它消除了地区间育龄妇女中年龄构成不同的影响。

3. 总和生育率

生育率比出生率更确切反映各地区的生育水平,但因育龄妇女在不同年龄间生育能力有差异,因此需要在年龄别育龄妇女生育率的基础上算出总和生育率。计算方法是按某地某年各年龄组育龄妇女生育率乘以年龄组组距后累计相加。总和生育率是一个综合说明各年龄育龄妇女生育率,能确切地说明人群生育水平的统计指标。它不受人口年龄结构的影响,不须经过率的标准化便可直接比较,故现在国际上通用作为互相比较。

4. 计划生育率

计划生育率是指出生婴儿中按计划生育者所占的百分比,这是评价计划生育工作成绩的一项指标。此外,还有节育率、人工流产率、一孩率等指标,是根据工作需要来制订以供综合评价用的。

(三)死亡统计指标

死亡是人口变动因素之一。一个国家或地区具有低死亡率、低婴儿死亡率和高平均寿命,表示人群有好的健康水平。常用指标计算式和意义简列见表4-8。

表4-8 死亡统计常用指标计算式和意义简表

统计指标	计算式	意 义
(1)死亡率(‰)	某年死亡总人数/同年平均人口数×K	反映一个地区居民死亡水平,但受当地人口、年龄、性别构成影响,须标化后才能进行比较
(2)年龄别死亡率(‰)	某年某年龄组死亡人数/同年年龄组平均人口数×K	可与其他地区相应年别死亡率直接比较,但也受性别构成影响。一般以5岁为一组距,不满1岁者归0~组,1~4岁又为一组,以此为据推算寿命表
(3)婴儿死亡率(‰)	某年不满1岁婴儿死亡数/同年活产总数×K	是当地卫生工作,尤其是妇幼卫生工作评估的重要指标[①]
(4)新生儿死亡率(‰)	某年不满1个月新生儿死亡数/同年活产总数×K	意义同上
(5)围生儿死亡率(‰)	某年28周以上胎儿到出生后第7天内产儿死亡数/当年活产数+孕期满28周以上死胎产儿数×K	产科围生期保护评估用的重要指标
(6)产妇死亡率(‰)	某年因孕产而死亡产妇数/同年出生总数×K	是妇幼卫生和产科工作评估的重要指标

社区护理学

续表

统计指标	计算式	意 义
(7)疾病别死亡率(1/10万)	某年因某病死亡人数/同年平均人口数×K	用于分析各种疾病对该地区人民健康危害程度和防治措施效果
(8)死因构成比(‰)	某病(伤)死亡人数/总死亡人数×K	用于观察何种疾病是造成当地居民死亡的主要原因。通常是顺序列出前10位主要死因作比较，并观察动态变化

① 婴儿死亡率合理的定义应该是"某年平均每1000名出生人数中未活满1岁的死亡数"，按此定义，则上算法有缺陷；因为当年的死婴部分是上年出生的，而当年的出生者又可能在下年未满周岁就死去。要准确按定义统计很麻烦，故仍用此计算式。

(四) 疾病统计指标

疾病统计研究疾病分布的特点与规律，阐明各种原因对疾病发生和发展的影响，评价防治效果。疾病可以有程度轻重不同的症状、体征；亦可以无症状，不影响正常生活和劳动。所以如何确定病例并加以统计，只能根据研究目的而确定其内涵。要有明确的诊断标准，统一的命名和分类。目前一般都按照国际疾病分类 (international classification of diseases, ICD) 命名，便于对比分析。

疾病统计指标有发病率、罹患率、二代罹患率、患病率、感染率、新感染率、病死率及生存率等。在应用时要注意之间的区别：①罹患率的性质与发病率相同，都是衡量疾病发生的频率指标，但罹患率仅用于一个短期内暴发的疾病，如流行性感冒或急性食物中毒等；②发病率、患病率、病死率与疾病别死亡率性质不同，统计方法亦不同，初学者往往因概念不清而混淆使用，应特别注意；③发病率用于研究疾病发生的因果和评价预防措施效果，而患病率是用于估计某病对居民危害的严重程度，对卫生管理和规划很有用，用患病率去推论疾病的因果有时会导致错误结论。患病率高低受到发病率和疾病持续时间的影响，有些疾病发生后患者可能在短期内痊愈或死去，如果在一年的某时点去检查，就查不到这些病例，故无法用患病率反映出来；在特定人群中患病率很高的疾病有两种可能：一是人群得病的危险性很大；二是得病后病程很长，存活多。例如有人发现 30~44 岁冠心病患者中，男性死亡率比女性高，很多男性得病后很快死去，计算患病率时，男女可能无差别。表 4-9 简列常用疾病统计指标和意义。

表 4-9 疾病统计常用指标的计算式和意义

统计指标	计算式	意 义
(1)发病率(千分率、万分率)	某年内某病新病例数/同年平均人口数×K	是衡量疾病发生频度的指标，常用于研究疾病发生的因果及评价预防措施的效果，一般以纵观一年为期限
(2)罹患率(%)	某病观察期间新病例数/同期暴露人口数×K	是观察暴露于危险因素中暴发性发病的频度指标，观察时间根据该病流行期间长短和规律而决定
(3)二代罹患率(%)	二代病例数/家庭易感接触者数×K	是衡量传染性疾病传播能力强度指标。它以家庭为单位，计算二代病例发生的频度
(4)患病率(%)	观察某时点某病现患人数/同时点暴露人口数×K	是观察某时点断面上人群现存某病的频度，又称现患率。它从时点断面观察疾病频度，是与发病率的主要区别

续表

统计指标	计算式	意　义
(5)感染率(%)	感染某病原体人数/受检暴露人口数×K	是人群中感染某种病原体的频度指标,属于横断面观察,感染者不一定有临床表现,故其结果常高于患病率
(6)病死率(%)	观察期间某病死亡数/同时期某病患者数×K	是指某病患者中因该病死亡者所占的比例,是衡量该病预后的指标,与疾病别死亡率的区别是两者分母不同
(7)生存率(%)	活过 n 年的病例数/观察期初的病例数×K	是衡量疾病防治效果,观察预后的指标
(8)病(伤)缺勤率(%)	观察期间因病(伤)缺勤日数/同时期内应出勤总日数×K	评价社区或企业中病伤危害情况,是搞好劳动保护,企业管理规划的重要数据
(9)平均每例缺勤日数(天/例)	观察期间因病(伤)缺勤日数/同时期内因病(伤)缺勤例数	意义同上

★ 考点提示：常见比和率的意义和计算方法,尤其是患病率和发病率的区别

第四节　统计表和统计图

统计表和统计图都是将已整理的资料用简明的表格或图形表达出来,使人获得明晰而直观的印象,避免冗长的文字叙述,便于比较分析。

一、统计表

统计表可分为广义和狭义的统计表。广义的统计表包括调查表、登记表、过渡表及表达最后结果的统计表。狭义的统计表是指表达统计结果的统计表。我们一般所讲的统计表是指狭义统计表。

统计表是以表格的形式表述统计数据和统计指标,使数据条理化、系统化,便于比较和分析,并可替代冗长的文字叙述。

(一) 统计表的结构和要求

编制统计表总的原则是结构要简洁、重点突出、层次分明、数据准确,最好一事一表,避免臃肿庞杂。其格式如表 4-10 所示。

表 4-10　统计表的基本结构

横表目的总标目	纵标目	合计
横标目	数据资料	
合计		

1. 标题

标题是统计表总的名称,应简明扼要地概括表格的内容和中心思想,必要时注明资料来

源的时间和地点,写在表格的正上方。若同时有多个表格,在表的标题前面注明序号,其表达方式为"表1、表2、表3…"。

2. 标目

分为横标目、纵标目和总标目。横标目是研究事物的对象,通常位于表内左侧,向右说明横行数字的含义,可以看作表的主语,如表4-11中的体重;纵标目是研究事物的指标,列在表内右侧,向下说明各纵栏数字的含义,可以看作表的谓语,如表4-11调查人数、患病人数、患病率。主谓语结合起来构成一个完整的句子,如表4-11所示,可读成某地2015年超重者糖尿病调查,调查人数11926,患病人数420人,患病率35.21‰。

3. 线条

线条不宜过多,力求简洁,该表除有较粗的顶线和底线外,表内只有一条隔开纵标目的细横线,简单明了。特别是表的左上角斜线和两侧的边线是绝对禁止使用的。

4. 数字

数字一律用阿拉伯数字表达,位置上下对齐、准确、率的小数点后所取位数也上下一致。如果某格无数据或暂缺资料,也可用"-"或"…"来表示。不能用"同上"或用符号" " "等字样填写。

5. 备注

如需要对统计表的标题、标目或数字作出说明或解释时,应在相应位置用"﹡"标出,写在表的下面,如有多处备注可用不同的符号表示。表内不允许出现文字说明。

(二)统计表的种类

1. 简单表

常用以比较互相独立的统计指标,主语按一个标志排列。见表4-11。

表4-11 某地2015年不同体重者糖尿病患病率

体　重	调查人数	患病人数	患病率/‰
超重者	11926	420	35.21
非超重者	81698	612	7.49

2. 复合表

有两种或两种以上标志,即主语按多个标志排列。在安排上可将部分主语放在表的上方,与谓语配合起来。

例4-15 胡氏介绍改良阴道纵隔手术治疗子宫脱垂132例,疗效统计表见表4-12。

表4-12 132例子宫脱垂手术前后症状比较

症状	手术前		手术后	
	例数	%	例数	%
下坠感	126	95.45	13	9.85
性生活不满意	123	93.18	3	2.27
腰酸痛	47	35.60	9	6.82
排尿困难	36	27.27	0	0.00
压力性尿失禁	17	12.88	0	0.00

★ 考点提示：三线表的基本要求

二、统计图

统计图一般是根据统计表的资料，用点、线、面或立体图像鲜明地将事物的数量大小、分布情况、发展变化趋势等特征表达出来，使读者便于比较、理解和记忆，留下明晰和深刻的印象。医学统计常用的有线图、直方图、直条图、百分条图、圆形图和散点图等。

（一）统计图构成及要求

1. 标题

每个图都应有标题。标题要简明确切，通常包括内容、时间和地点。其位置在图域之外，一般放在图域的下面。

2. 图域

图域的长宽之比一般 7：5 或 5：7 较为美观（圆图除外）。

3. 标目

纵横两轴应有标目，即纵标目和横标目，并注明度量衡单位。

4. 尺度

纵横两轴都有尺度，横轴尺度自左至右，纵轴尺度自下而上，数值一律由小而大。尺度间隔要宽松。用算术尺度时，等长的距离应代表相等的数量。

5. 图例

用不同线条或颜色代表不同事物时，需用图例说明，图例说明放在图域与标题之间或图域中空余的位置。

（二）医学常用统计图及绘制法

1. 线图

线图是用线段的升降来表示某事物因时间或条件而变化的趋势，或某现象随另一现象变迁的情况。作图要点如下。

（1）适用于连续变量资料。说明某事物因时间、条件推移而变迁的趋势。

（2）横轴常用以表示某事物的连续变量，纵轴多表示率、频数或均数。

（3）纵轴采用算术尺度，从零开始。如果图形的最低点与零点差距很大，则可在纵轴基部作折断口，使线段降低以求美观。横轴可以不从零开始，如果以组段为单位，则每组均以组段下限为起点。但绘图的坐标点则应以组段中点为宜。

（4）同一图内不宜有太多曲线，以免混淆不清。如有几条线作对比，则用不同线形或不同的颜色来区别，并有图例说明。

如表 4-13 资料绘制线图（图 4-5）。从图中可看出 7~10 月份为细菌性痢疾发病的高峰期。

表 4-13 某部队某年逐月细菌性痢疾发病人数

月份	1	2	3	4	5	6	7	8	9	10	11	12	合计
发病人数	4	4	6	5	7	8	28	75	97	49	27	14	324

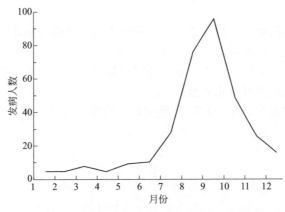

图 4-5　某部队某年逐月细菌性痢疾发病人数

例 4-16　根据成都学龄前儿童生长发育的 3 年追踪调查，身高的年增长值按性别分组统计比较，如表 4-14 和图 4-6 所示。因为身高发育是连续性变量资料，用曲线图来表示是适宜的。该图很微妙地反映出儿童少年生长发育期的规律：女孩身高从 8 岁起增长很快，10 岁左右达到突增高峰。男孩则在 10 岁起才迅速增长，13 岁左右达突增高峰。这与生理上女孩青春期发育比男孩早一些，是十分吻合的。

表 4-14　三年间成都学龄前儿童身高年增长值（cm）

年龄/岁	男			女		
	人数	均数	标准误	人数	均数	标准误
7～	72	5.90	0.93	108	6.07	0.94
8～	198	5.88	1.01	213	5.42	1.58
9～	322	5.17	1.13	234	6.18	1.84
10～	351	5.26	1.53	338	6.78	1.72
11～	356	6.49	2.30	370	6.59	1.72
12～	322	7.72	2.45	316	5.13	1.96
13～	296	7.93	2.38	293	3.75	2.16
14～	266	4.55	2.61	200	1.46	1.27
15～	173	3.16	2.12	121	1.24	1.10

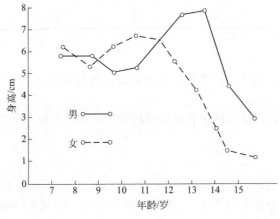

图 4-6　成都市男女学生平均身高年增长值曲线

2. 直方图

直方图是以面积表示数量，适用于表达连续性资料的频数或频率分布。作图要点如下。

(1) 横轴表示变量，尺度可以不从零开始。同一轴上的尺度必须相等。

(2) 作图时各直条的宽度应等于组距，高度应等于该组的频数或频率。组距相等的分组资料才能作图，否则应先换算成相等组距。

以下是120例正常血浆结合^{125}I-Ts树脂摄取比值频数表图（图4-7）。

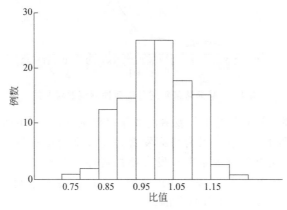

图4-7　120例正常血浆结合^{125}I-Ts树脂摄取比值分布

3. 直条图

直条图是用等宽直条的和长短来表示各统计量的大小，适用于彼此独立的资料互相比较，有单式和复式两种。作图要点如下。

(1) 作图时，一般是以横轴为直条图的基线，纵轴表示频数或频率，从零开始；直条间的距离一般以条宽的1/2为宜。排列顺序若非自然顺序资料，则按由高到低的次序排列，便于比较。

(2) 复式直条图的制图要求与单式相同，但每组的直条最好不要过多，同组直条间不留空隙，组内各直条排列次序要前后一致。

例4-17　某医院十年来六种疾病住院患者死亡人数如表4-15所示，绘制成图（图4-8）。

表4-15　某医院十年来六种疾病住院患者死亡人数

病名	瘤(癌)	意外伤	心脏病	白血病	脑出血	肺炎
死亡人数	187	44	42	38	32	29

4. 百分条图

百分条图指用以表达构成比的图形，绘制简便，而且可将多条并列作比较，以阐明疾病的动态变化。

例4-18　某矿两年度存活矽肺患者的期别构成比，见表4-16。绘制成百分条图，如图4-9所示。

5. 圆形图

圆形图用途同百分条图，是以圆的半径将圆面分割成多个大小不等扇形来表达构成比。作图要点：先将各个百分比乘以3.60，获得圆心角度数，按其大小排列从0时开始，且量角器顺时针方向划分为一系列扇形。图4-10是某厂某年工伤分析百分比图。

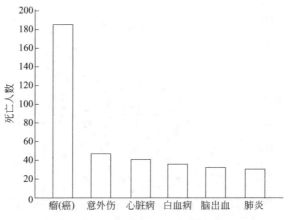

图 4-8 某医院十年来六种疾病住院患者死亡人数

表 4-16 某矿两年度矽肺患者各期构成比

矽肺分期	2004 年		2005 年	
	例数	构成比/%	例数	构成比/%
Ⅰ期	54	47.8	48	50.5
Ⅱ期	41	36.3	33	34.7
Ⅲ期	18	15.9	14	14.8
合计	113	100.0	95	100.0

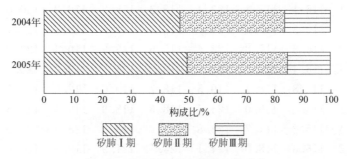

图 4-9 某矿两年度各期矽肺构成比

6. 散点图

散点图表示两种事物变量的相关性和趋势。医学上常用于观察两种生理指标之间的动态变化关系，或临床上两项检测结果之间的量变关系。点图绘制要点：先绘出适当的坐标，一般以两轴正交点为 0 点，但也可按两变量的全距中最小值起点加以高速调整。x 变量定在横轴，y 变量定在纵轴；然后将每受检者测得两变量值，找出 $P(x, y)$ 所在的方位，并绘出各自的坐标点。最后根据点的分布情况进行分析。

例 4-19 某中学测得高年级 100 名男生身高、体重的结果，绘成散点图，如图 4-11 所示。

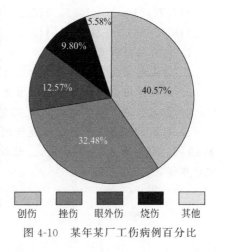

图 4-10 某年某厂工伤病例百分比

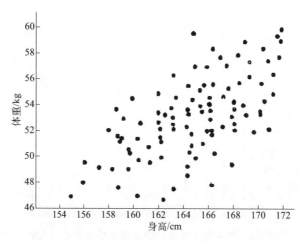

图 4-11　某年某校 100 名男生身高体重相关图

★ 考点提示：常用医学统计图的应用条件

（马连娣）

思考题

某城市社区卫生服务中心儿童保健科对其辖区内所有 6 岁儿童以内进行体检，随机抽取其中 108 名女童测量其身高（cm），资料如下所示：

113.9	112.1	116.1	117.7	123.4	118.3	118.8	119.2	120.0	122.0
117.1	113.6	116.3	117.8	123.5	118.4	118.9	119.3	120.1	121.3
117.2	114.2	116.3	117.8	125.4	118.5	118.9	119.4	120.2	121.4
117.3	114.4	116.4	117.8	125.8	118.5	118.9	119.4	120.2	121.5
117.6	115.3	116.8	118.1	119.5	118.7	119.0	112.6	120.5	122.7
117.5	115.2	114.6	118.0	124.5	118.6	118.9	119.4	120.3	121.5
117.0	113.4	115.2	117.7	123.8	124.4	118.8	123.3	120.0	122.2
117.5	115.2	116.6	118.0	124.1	124.7	121.9	119.5	120.4	121.6
117.6	115.5	115.7	118.2	119.6	118.7	119.0	119.6	120.7	121.8
117.7	116.0	114.7	118.2	119.7	118.8	119.2	119.8	120.8	122.1
116.9	112.1	116.1	117.7	123.4	118.3	118.8	119.2		

1. 何为抽样调查？
2. 请绘制频数表和频数图（直方图）。
3. 请计算均数、中位数和标准差。
4. 请问该地区 6 岁女童身高 95% 的正常值范围是多少？
5. 对该 108 名女童的体重进行测量，其中肥胖者 12 人，超重 20 人，正常 68 人，偏轻 6 人，消瘦 2 人。请绘制统计图和统计表，说明该组女童的体重分布情况。

第五章 社区健康教育

【学习目标】
- **掌握**：健康、健康教育与健康促进的定义，健康的影响因素；社区健康教育的重点对象及主要内容；社区健康教育的形式；制定社区健康教育的程序。
- **熟悉**：健康相关行为的基本概念。
- **了解**：社区健康教育的理论模式。
- **应用**：制订社区健康教育计划方案。

案例导入

案例回放：
张先生，35岁，身高170cm，体重90kg。从事IT工作。因连续工作时间长，运动不足，体检时发现血糖、血脂升高；自觉体力下降，容易疲乏等不适症状。张先生经常到社区卫生服务中心，询问如何能减少体重，如何降低血糖、血脂。社区中有一定数量的居民与张先生问题相同。

思考问题：
1. 如何给张先生以指导？
2. 社区中与张先生有相同问题的居民很多，如何帮助他们？
3. 社区护士如何促进和维护社区居民的健康？

健康是人类生存和发展的前提，健康教育是公共卫生服务的重要组成部分，促进国家基本公共卫生服务均等化的重点内容，其核心是教育人们树立健康意识，促使人们改变不良健康行为，从而降低或消除影响健康的不良因素。社区是人类生存的基本环境，是健康教育的主要领域。社区健康教育是利用、开发社区资源，针对社区人群开展的健康教育活动。社区健康教育是社区护理工作中最常用的、最基本的方法。

第一节 健康教育与健康促进

健康是促进人的全面发展的必然要求，是经济社会发展的基础条件。健康促进与健康教育是公共卫生服务的重要组成部分，是促进基本公共卫生服务逐步均等化的重要内容，在提高全民健康素养、预防疾病、保护和促进健康方面发挥着不可替代的作用。2016年中共中央、国务院印发了《"健康中国2030"规划纲要》指出:"共建共享、全民健康",是建设健康中国的战略主题。

一、健康

(一) 定义

1948年世界卫生组织(WHO)宪章对健康的定义为"健康(health)是指生理、心理及社会适应三个方面全部良好的一种状况,而不仅仅指没有疾病和虚弱现象"。1989年该组织进一步提出健康,除了躯体健康、心理健康和社会适应良好外,还要加上道德健康。健康的含义是躯体健康、心理健康、社会适应良好、道德健康。人体只有在这些方面同时健全,才是真正的健康。

世界卫生组织十条健康标准:
① 精力充沛,能从容不迫地应付日常生活和繁重的工作,而不感到过分紧张和疲劳。
② 处事乐观,态度积极,乐于承担责任,事无大小,不挑剔。
③ 善于休息,睡眠良好。
④ 应变能力强,能适应环境的各种环境变化。
⑤ 能够抵抗一般性感冒和传染病。
⑥ 体重得当,身体匀称,站立时头、肩、臂位置协调。
⑦ 眼睛明亮,反应敏捷,眼睑不易发炎。
⑧ 牙齿清洁,无龋齿,不疼痛;牙龈颜色正常,无出血现象。
⑨ 头发有光泽,无头屑。
⑩ 肌肉丰满,皮肤有弹性。

★ 考点提示:健康的定义

(二) 亚健康

2006年中华中医药学会发布的《亚健康中医临床指南》中认为亚健康是指人体处于健康和疾病之间的一种状态。处于亚健康状态者,不能达到健康的标准,表现为一定时间内的活力降低、功能和适应能力减退的症状,但不符合现代医学有关疾病的临床或亚临床诊断标准。根据调查全世界60%左右的人处于亚健康状态,中国更高,约占70%。

亚健康状态由四大要素构成:①排除疾病原因的疲劳和虚弱状态;②介于健康与疾病之间的中间状态或疾病前状态;③在生理、心理、社会适应能力和道德上的欠完美状态;④与年龄不相称的组织结构和生理功能的衰退状态。

(三) 健康的影响因素

健康的影响因素总的来说可概括为遗传和环境两大方面,目前学术界公认的是20世纪70年代加拿大学者Lalonde和美国学者Dever通过大量流行病学调查,将影响健康的众多因素归纳出的4大类,即环境因素、行为和生活方式因素、卫生服务因素和生物学因素。

1. 环境因素

环境因素包括自然环境和社区环境,人类的健康问题多与环境有关。自然环境是人类生存的基础,如恶劣的气候、环境污染等对人体的健康造成危害。社会环境包括政治、经济、文化、教育等诸多因素，如战争、贫困对健康的影响。

2. 行为和生活方式因素

由于人们自身的不良行为和生活方式给个人、群体和社会的健康带来直接或间接危害。如吸烟、吸毒、性乱、不合理饮食、缺乏锻炼、精神紧张和生活不规律等。

1992年国际心脏保健会议《维多利亚保健宣言》指出：健康四大基石为"合理膳食，适量运动，戒烟限酒，心理平衡"。全部是针对行为和生活方式需要自我保健的建议。

3. 卫生服务因素

卫生服务因素主要包括医疗服务和卫生保健系统的水平和质量，卫生服务范围、内容和质量直接关系到人的生、老、病、死及由此产生的健康问题。

4. 生物学因素

生物学因素主要包括遗传因素、成熟老化等。遗传因素是导致畸形、代谢障碍、内分泌失调和免疫功能异常等重要因素。个体自身年龄、性别对健康和疾病亦有明显影响，如年龄大是患高血压的一个危险因素，女性更年期前高血压患病率比男性低。

世界卫生组织曾向世界宣布，个人的健康和寿命60%取决于自己，15%取决于遗传，10%取决于社会因素，8%取决于医疗条件，7%取决于气候影响，而取决于个人的因素中，生活方式是主要因素。

★ 考点提示：健康的影响因素

（四）健康与疾病的连续观

健康与疾病是相对的概念，健康与疾病是一个动态的连续过程，是一个由量变到质变的过程，没有明确的界限，不是一个点，而是一个范围。

所有生物体都会有病，都要经历生长、老化、死亡的过程。因此，可以把健康与疾病看作是一个连续的统一体的分度尺。良好的健康在一端，死亡在另一端，每个人都在疾病-健康连续统一体的两端之间的某一地方占有一个位置，而且随着时间的推移在变化着。

亚健康是介于健康与疾病之间的一种生理功能低下的状态，在此阶段人体虽然没有生化指标的变化或器质性病变，但任其发展下去，就有可能发生疾病。

二、健康教育

（一）定义

健康教育是通过有计划、有组织、有系统的社会教育活动，帮助个体和群体掌握卫生保健知识，树立健康观念，合理利用资源，促使人们自觉地采纳有益于健康的行为和生活方式，消除或减轻影响健康的危险因素，预防疾病，促进健康，提高生活质量。

（二）目的

健康教育目的是改变人们不良的行为和生活方式。健康教育的核心是教育人们树立健康意识、促使人们改变不健康的行为、生活方式，养成良好的行为、生活方式。信息传播和行为干预等针对个体的教育方法是健康教育的主要手段。

健康教育是一个连续不断的学习过程。一方面通过人们自我学习或相互学习取得知识和技能；另一方面通过有计划、多部门、多学科的社会实践获得经验。因此，健康教育的活动既是教育活动也是社会活动，全社会各个部门都要参与。

2016年中共中央国务院《"健康中国2030"规划纲要》中指出："将从广泛的健康影响因素入手，以普及健康生活、优化健康服务、完善健康保障、建设健康环境、发展健康产业为重点，把健康融入所有政策，全方位、全周期保障人民健康，大幅度提高健康水平。"

★ 考点提示：健康教育的定义

三、健康促进

（一）定义

1986年，在加拿大召开的第一届国际健康促进大会通过的《渥太华宪章》中指出："健康促进是促使人们提高、维护和改善他们自身健康的过程，是协调人类与他们所处环境之间的战略，规定个人与社会对健康各自所负的责任。"目前学术界多采用美国教育学家劳伦斯·格林（Lawrence W. Green）教授和他的团队提出的概念，即"健康促进是指一切能促使行为和生活条件向有益于健康改变的教育与环境支持的综合体。"教育是指健康教育，环境支持包括对健康能产生正向影响的自然环境、社会环境和政治环境的总和，尤其应强调政府和卫生主管部门的承诺、政策、立法、财政、组织以及群众等各个系统。健康教育与环境支持的整合需要通过跨部门合作来完成，在健康促进规划中特别强调创造支持性环境。

★ 考点提示：健康促进的定义

（二）五个活动领域

《渥太华宪章》明确了社区健康促进是实现社区初级卫生保健目标的重要策略，也阐明了社区健康促进的5个重要活动领域，对于健康促进的发展具有里程碑意义。

1. 制订促进健康的公共政策

世界卫生组织明确指出"健康问题已超出了单一的卫生保健范畴，必须提到各个部门、各级领导的议事日程上，要他们了解他们的决策对健康产生的后果负有责任"。健康促进的政策是由多方面因素组成，包括政策、法规、财政、税收和组织改变等，而政策是针对所有部门。健康促进明确要求非卫生部门实行健康促进政策，其目的就是要使社区居民容易做出更有利于健康的选择。

2. 创造支持性环境

健康促进必须创设一种对健康更加支持的环境，必须是安全的、满意的和愉快的工作条件，能有利于健康而不是损害健康。同时，应注重系统地评估环境对健康及健康相关行为的影响，通过政策倡导社会多部门和社区群体提出有针对性的策略，保证自然环境和社会环境的健康发展，为健康行为提供支持性环境，合理开发并充分利用社区资源。

3. 强化社区行为

健康促进工作须通过具体有效的社区行动，发现社区现存的和潜在的健康问题，明确社区的健康目标并确定优先项目，进而做出决策，发动社区力量，挖掘社区资源，积极有效地提升社区群众参与卫生保健计划制订和实施的积极性和责任感，让他们共同解决社区健康问题，实现社区健康与发展目标。

4. 发展个人技能

健康促进通过提供信息、健康教育和提高社区居民生活技能以支持个人的发展，包括基本的健康知识，疾病预防、自我保健技能，自我健康维护和家庭健康管理能力，保护环境与节约资源的意识，维护公众健康与安全的意识和能力等。

5. 调整卫生服务方向

世界卫生组织指出："卫生部门的作用不仅是提供临床与治疗服务，而必须坚持健康促进的方向"。卫生系统的发展必须由初级卫生保健原则和有关政策推动，使其朝着改善人群健康的目标前进。将健康促进和疾病的预防作为卫生服务模式的一部分，能够缩短卫生投入及资源配置与人群健康需求之间的差距，是适应人类健康发展和社会平稳进步的根本保障。

★ 考点提示：健康促进的五个活动领域

（三）三项基本策略

1. 倡导

倡导政策支持；倡导激发群众对健康的关注；倡导卫生及相关部门去满足群众的需求和愿望；倡导支持环境和提供方便，使群众更容易做出健康选择。

2. 赋权

帮助群众具备正确的观念、科学的知识、可行的技能，激发其健康潜力；使群众获得控制影响自身健康的决策和行动的能力，以保障人人享有卫生保健及资源的平等机会；使社区的集体行动能在更大程度上影响和控制与社区健康和生活质量相关的因素。

3. 协调

健康促进需要协调个人、社区、卫生机构、社会经济部门、政府和非政府组织等在健康促进中的利益和行动，组成强大的联盟和社会支持体系，共同努力实现健康目的。

★ 考点提示：健康促进的三项基本策略

（四）健康教育与健康促进的关系

健康教育和健康促进既有联系又有区别。健康教育是健康促进的一个重要内容。二者目标是一致的，即帮助人们改变健康相关行为和生活方式，以达到理想的健康状态。

二者联系：①健康教育是健康促进的基础，健康教育是健康促进的重要策略之一；②健康促进是健康教育的发展，通过健康教育达到健康促进的目的。

二者区别：①健康教育侧重于调动人们主观意识的能动作用；②健康促进则将健康教育、行政措施、环境支持融为一体，既注重发挥人们的主观能动作用，又注重调动社会的客观推动力量。

★ 考点提示：健康教育与健康促进的关系

四、健康相关行为

健康相关行为是指人类个体和群体与健康和疾病有关的行为。按行为对行为者自身和他人健康状况的影响，分为促进健康行为和危害健康行为两大类。

（一）促进健康行为

促进健康行为指个体或群体表现出的、客观上有益于自身和他人健康的一组行为。这些行为是朝向健康的或被健康结果所强化了的行为，具有有利性、规律性、和谐性、一致性、适宜性等特征。促进健康行为可分为五大类。

1. 基本健康行为

基本健康行为指日常生活中一系列有益于健康的基本行为。如合理营养、平衡膳食、积极锻炼、积极的休息与适量睡眠等。

2. 戒除不良嗜好行为

不良嗜好指的是对健康有危害的个人偏好，如吸烟、酗酒与滥用药品等。戒烟、戒毒、不酗酒与不滥用药品等属于戒除不良嗜好行为。

3. 预警行为

预警行为指对可能发生的危害健康的事件预先给予警示，从而预防事故发生并能在事故发生后正确处置的行为。如驾车使用安全带，溺水、车祸、火灾等意外事故发生后的自救和他救行为。

4. 避开不良环境危害行为

不良的环境危害通常是指在人们生活和工作的自然环境与心理社会环境中对健康有害的各种因素，以积极或消极的方式避开这些环境危害即属于这类行为。如离开污染的环境、采取措施减轻环境污染、积极应对那些引起人们心理应激的紧张生活事件、不带婴儿到公共场所等。

5. 保健行为

正确、合理利用卫生服务，以维护自身健康的行为。如定期体检、预防接种、患病后及时就诊、遵从医嘱、配合治疗、积极康复等。

美国学者布莱斯勒（Breslow）等依据对近7000人为期五年半的研究，发现了七项与人们的期望寿命和良好健康显著相关的简单而基本的行为。它们是：每天正常而规律的三餐，避免零食；每天吃早餐；每周2～3次的适量运动；适当的睡眠（每晚7～8h）；不吸烟；保持适当的体重；不饮酒或少饮酒。

（二）危害健康行为

危害健康行为指偏离个人、他人乃至社会的健康期望，客观上不利于健康的一组行为。其主要特点为：①危害性，行为对个体、他人乃至社会的健康有直接或间接的危害；②稳定性，该行为对健康的危害需要有一定的作用强度和保持相当的时间；③习得性，危害健康的行为都是在个体后天的生活经历中学会的。危害健康的行为可以分为以下四类。

1. 不良生活方式与习惯

不良生活方式与习惯是一组习以为常的、对健康有害的行为习惯，包括能导致各种成年期慢性退行性病变的生活方式，如吸烟、酗酒、缺乏运动锻炼、高盐高脂饮食、不良进食习惯等。不良的生活方式与肥胖、心血管系统疾病、早衰、癌症等的发生关系密切。

2. 致病行为模式

致病行为模式是指导致特异性疾病发生的行为模式，国内外研究较多的是A型行为模式和C型行为模式。

A型行为模式是一种与冠心病密切相关的行为模式，其核心行为表现为不耐烦和敌意。特征表现为雄心勃勃、争强好胜、富有竞争性和进取心，警戒性较高，敌对意识较强。有关研究表明，具有A型行为者冠心病的发生率、复发率和死亡率均显著地高于非A型行为者。

C型行为模式是一种与肿瘤发生有关的行为模式，其核心行为表现是情绪过分压抑和自我克制，爱生闷气。研究表明：C型行为者宫颈癌、胃癌、结肠癌、肝癌、恶性黑色素瘤的发生率高出其他人3倍左右。

3. 不良疾病行为

疾病行为指个体从感知到自身有病到疾病康复全过程所表现出来的一系列行为。不良疾病行为可能发生在上述过程的任何阶段，常见的行为表现形式有疑病、恐惧、讳疾忌医、不及时就诊、不遵从医嘱、迷信乃至自暴自弃等。

4. 违反社会法律、道德的危害健康行为

吸毒、性乱等危害健康的行为属于此类行为，这些行为即直接危害行为者个人健康，又严重影响社会健康与正常的社会秩序。如吸毒可直接产生成瘾的行为，导致吸毒者身体的极度衰竭，静脉注射毒品，还可能感染乙型肝炎和艾滋病；而混乱的性行为可能导致意外怀孕，感染性病和艾滋病。

五、健康教育模式

在教育理论的基础上，人们设计了健康教育模式。常见的健康教育模式有三种，即知-信-行模式、健康信念模式和行为转变阶段模式。这三种健康教育模式不仅直接适用于社区健康教育，而且提供了切实可行的社区护理健康教育程序。社区护士在开展健康教育时，可以参考以下模式。

（一）知-信-行模式

知-信-行模式（knowledge, attitude, belief and practice，KABP或KAP）是知识、态度、信念和行为的简称，是改变人类健康相关行为的模式之一，是一种行为干预理论，其实质是认知理论在健康教育中的应用。

1. 基本内容

知-信-行模式认为人们接受知识到行为改变有三个连续性的阶段，即获取知识、产生信念、态度及形成行为。知是知识和学习，是基础；信是积极、正确的信念与态度；行指的是健康的行动。知-信-行理论认为，卫生保健知识和信息是建立积极、正确的信念与态度，进而改变健康相关行为的基础，而信念和态度则是行为改变的动力。人们对现实一般都采取积极的态度，对知识进行有根据的独立思考，逐步形成信念，由知识变成信念就能支配人的行动。社会心理学家研究认为，信念的转变在知-信-行模式中是关键。信念是人们对自己生活中应遵循的原则和理想的信仰。它深刻而稳定，通常和感情、意志融合在一起支配人的行动。例如，有些经常锻炼的人，对体育锻炼的科学知识知道并不多，但他能将不多的知识变成信念，这里有他在锻炼中付出的汗水和多种体验，所以就能长期坚持下去。

改变知识、态度和行为相比，转变所需的时间和难度是不同的。知识的转变比较容易达到；态度的转变，因受感情的影响，比知识转变困难，历时也长；个人行为的转变则比前二者更困难，更费时。而在社区健康教育与健康促进活动中要达到群体行为的改变，是最难达到且费时最久的。

从知到信到行三者之间存在着因果关系，但不存在必然关系。例如知道随地吐痰不卫生的人很多，但既相信随地吐痰有害还照样吐的人大有人在。它说明从知到行要经过许多不同的层次。社会文化、风俗、习惯、社会舆论、道德观念、法令法规等都对人的行为有直接的影响。可见一种行为的转变是一个既复杂又困难的过程。健康教育必须动员社会、部门、学校、家庭等多方面的力量，实行健康促进才可能完成一种行为的改变。

★ 考点提示：知-信-行模式的内容

2. 应用

该模式主要用于阐述人们懂得健康知识，相信这些知识，建立起积极正确的信念与态度，才有可能形成有益健康的行为。

例如，吸烟作为个体的一种危害健康的行为已存在多年，并形成了一定的行为定式。要改变吸烟行为，使吸烟者戒烟，首先需要使吸烟者了解吸烟对健康的危害、戒烟的益处，以及如何戒烟的知识，这是使吸烟者戒烟的基础。具备了知识，吸烟者才会进一步形成吸烟有害健康的信念，对戒烟持积极态度，并相信自己有能力戒烟，这标志着吸烟者已有动力去采取行动。在知识学习、信念形成和态度转变的情况下，吸烟者才有可能最终放弃吸烟。

（二）健康信念模式

健康信念模式（health-belief model，HBM）由 Hochbaum 于 1958 年在研究人的健康行为与其健康信念之间的关系后提出的，后经 Backer 等社会心理学家的修订逐步完善。该模式是最早运用于个体健康行为解释和预测的理论模型，以心理学为基础，由操作性条件反射理论和认知理论综合而成，基于信念可以改变行为的逻辑推理，阐述了人们采取健康行为的心理活动。半个多世纪以来，健康信念模式在世界上被成功地应用于促进汽车安全带的使用、遵医行为和健康筛查等方面的健康教育工作。

1. 基本内容及影响因素

该模式认为信念是人们采纳有利于健康行为的基础和动力，是人们接受劝导、改变不良行为、采纳健康行为的关键。该模式包括个人认知、修正因素和行动的可能性3部分（图5-1）。其核心为感知威胁和知觉益处，前者包括对疾病易感性和疾病严重后果的认识，后者包括对健康行为有效性的认识。尽管信念可以影响行为的改变，但事实上并非所有人的行为改变都受信念的影响。在健康信念模式中，健康信念的形成主要涉及以下几方面因素。

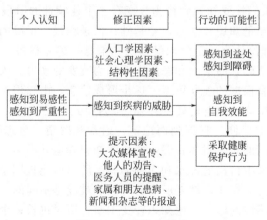

图 5-1 健康信念模式

（1）感知疾病的威胁 即对疾病易感性和严重性的感知。对疾病易感性、严重性的感知程度越高，促使人们产生行为动机的可能性就越大。

① 对疾病易感性的感知：通常指个体对自身罹患某种疾病或出现某种健康问题可能性的判断。人们越是感到自己患某种疾病的可能性大，越有可能采取行动避免疾病的发生。

② 对疾病严重性的感知：疾病的严重性既包括疾病对生理健康的不良影响，如疾病会导致疼痛、伤残和死亡，还包括对心理健康的影响，如意识到疾病会影响到工作、家庭生活、人际关系等，相信其后果越严重，越可能采纳健康行为。

(2) 感知健康行为的益处和采纳健康行为的障碍　包括该行为可能带来的好处，同时也认识到采取行动可能遇到的困难。

① 感知健康行为的益处：人体对采纳行为后可能产生益处的主观判断，包括对保护和改善健康状况的益处和其他收益。当人们能够认识到采纳健康行为的益处，或认为益处很多，会更有可能采纳健康行为。

② 感知健康行为的障碍：个体对采纳健康行为将会面临的障碍的主观推断，包括行为的复杂性、花费的时间、经济负担的轻重等。感觉到的障碍越多，自体采纳健康行为的阻碍性越大。

(3) 自我效能　是指个体对自己有能力执行某一特定行为并达到预期结果的评价和判断，即个体对自己有能力控制内、外因素而成功采纳健康行为并取得预期结果的自信心。自我效能高的人，更有可能采纳所建议的有益于健康的行为。

(4) 提示因素　是指诱发健康行为产生的因素，如大众媒介对疾病预防与控制的宣传，医师建议采纳健康行为，家人、同事或朋友患有此种疾病等都有可能作为提示因素诱发个体采纳健康行为。提示因素越多，个体采纳健康行为的可能性也就越大。

(5) 其他相关因素　①人口学因素：指个人特征，如年龄、性别、民族、人种等；②社会心理学因素：如人格特点、社会阶层、社会压力、同伴影响等；③结构性因素：如个体所具有的疾病与健康的认识。不同特征的人采纳健康行为的可能性相异。如老年吸烟群体对于烟草导致冠心病、肺癌的认知要比青年群体深刻，因此戒烟的可能性较青年群体大。

★ 考点提示：健康信念模式的基本内容及影响因素

2. 应用

该模式核心为人们对疾病易感性及严重后果的认识，对健康行为有效性的认识。

如应用健康信念模式分析一位45岁男性肥胖者的减肥心理，这位肥胖者是否采取减肥行为取决于他对肥胖导致他患心脑血管疾病、糖尿病等疾病可能性的认识，对上述疾病严重性的认识，对减肥利弊的认识，对减肥具体措施的认识，对减肥自信心的认识及他的年龄、身体状况等因素。如果他认识到：肥胖很可能使他患上心脑血管疾病、糖尿病等疾病；这些疾病可导致痛苦甚至死亡；减肥虽然会带来不适，甚至痛苦，但可以降低患上述疾病的危险，其益处远远大于他所付出的代价；减肥可以通过运动、饮食、药物等方法实现；自己有信心减肥；此外，他正处于心脑血管疾病、糖尿病等疾病多发年龄，有脑血管疾病家族史，且目前患有高脂血症和高血压病。如此，这位肥胖者将可能采取减肥行为。

(三) 行为转变阶段模式

转变人们固有的生活方式和行为是一个十分复杂的、连续的、渐进的过程。行为转变阶段模式是由美国心理学家 James Prochaskah 和 Carlos Diclemente 博士通过大量的研究而提出，此模式最突出的特点是强调根据个人或群体的需求来确定行为干预的策略，不同阶段所采用的转化策略也不尽相同。行为转变阶段模式将行为转变划分为5个阶段。

1. 无转变打算阶段

处于这一阶段的人没有行为转变的意向，他们不知道或未意识到自己存在不健康的行为，或曾多次尝试改变行为但最终失败而心灰意冷，对行为转变毫无兴趣，常有抵触情绪或找一些不转变的借口。如"我不可能有问题","吸烟不可能引起冠心病"。

转变策略：协助提高认识，唤起情感，消除负面情绪；推荐有关读物和提供建议。只有在他们有需要时再提供具体帮助。

2. 犹豫不决阶段

在这一阶段（通常为未来6个月内）中，人们开始意识到问题的存在及其严重性，开始考虑要转变自己的行为，但仍犹豫不决，如"我知道吸烟不好，总有一天我要戒烟"、"锻炼确实对健康有好处，但是我现在还不想开始这样做"。

3. 准备阶段

处于这一阶段（通常在未来1个月内）中的人们开始做出行为转变的承诺（向亲朋好友宣布做出行为转变的决定和建立此改变必胜的信念），并有所行动，如向他人咨询有关转变某行为的事宜，购买自我帮助的资料，制订行为转变计划表等。

4. 行动阶段

进入该阶段（通常在过去6个月内）的人们已经开始采取行动，如"我已经开始锻炼"、"我已经开始戒烟，并谢绝敬烟"。若在行为转变过程中没有计划、没有具体目标、没有他人帮助，往往会导致行动的失败。而且并非所有的行动都可视为行为转变，那些达到足以降低健康问题风险程度的才能被看作是行为转变。例如减少吸烟量不算，完全不吸烟才应该处于该阶段。

5. 维持阶段

人们已经取得行为转变的成果并加以巩固。在这一阶段要得到本人的长期承诺，并密切监测，以防止复发。若能维持新行为状态达6个月以上，则说明已达到目标。许多人取得了行为转变成功之后，往往放松警戒而造成复发。常见的复发原因有过度自信、难以抵制引诱、精神或情绪困扰、自暴自弃等。

行为改变过程是人们在改变行为过程中所进行的一系列行为，包括内在的心理活动和外在行为表现，它帮助人们在不同的行为转变阶段之间进行过渡；行为转变阶段模式打破了传统的行为干预方法作用的局限，将一次性行为模式转变为阶段性行为模式，明确不同阶段的不良行为习惯，对健康教育的效果有很大影响，已成为社区行为干预广泛应用的有效策略与方法。

★ 考点提示：行为转变阶段模式的内容

第二节 社区健康教育

社区健康教育是社区护理工作的重要内容之一，是社区护理的最基本、最常用的工作方法。

一、社区健康教育概述

（一）定义

社区健康教育是以社区为基本单位，以社区人群为教育对象，以促进居民健康为目标，有目的、有计划、有组织、有评价的健康教育活动。

社区健康教育是基于健康教育学理论和健康教育的工作方法与程序建立起来的，目的在于发动和引导社区个体和群体树立健康意识、关爱自身、家庭和社区的健康问题，积极参与健康教育与健康促进的计划与实施，形成良好的行为和生活方式，提高自我保健能力和群体健康水平。

★ 考点提示：社区健康教育的定义

（二）目的

通过健康教育可达到预防疾病、促进健康、提高生命质量的目的。包括以下方面：
① 使居民了解影响健康的行为，了解疾病的发生和传播知识。
② 提高和促进社区人群健康和自我保护意识，积极培养居民的责任感。
③ 增加居民自我保健的知识和技能。
④ 促使居民改变不健康的生活行为方式，自觉地采纳并养成有益于健康的行为和生活方式。
⑤ 合理利用社区的保健服务资源。
⑥ 减低和消除社区健康危险因素。

★ 考点提示：社区健康教育的目的

（三）重点对象

社区健康教育的对象是辖区内所有居民，包括户籍和非户籍的居民。健康教育的对象不同，其教育内容侧重点也不同。

1. 健康人群

健康人群是社区中主体人群，他们由各个年龄阶段的人群组成。对于这类人群，健康教育主要侧重于促进健康与预防疾病相关的知识和技能，目的是帮助他们保持健康、远离疾病。由于年龄段不同，各个群体的健康教育重点也不尽相同。

2. 具有疾病危险因素的高危人群

具有疾病危险因素的高危人群主要指那些目前仍然健康，但本身存在某些疾病的生物因素或不良行为及生活习惯的人群，这类人群是社区健康教育干预重点。对于高危人群的健康教育重点仍然是健康促进与疾病预防，但与高危因素有关的疾病预防应当作为首选教育内容。

3. 患病人群

患病人群包括各种急、慢性病患者，这类人群依据疾病的分期可以分为临床期、恢复期、残障期及临终患者。对前三期的患者健康教育重点是促进疾病的康复，主要内容是与疾病治疗和康复相关的知识和技能；临床期患者更侧重于与治疗相关的内容，恢复期及残疾患者更侧重于康复的内容；对于临终患者，健康教育重点是如何轻松度过人生的最后阶段，主要内容包括正确认识死亡、情绪的宣泄与支持等。

4. 患者的家属和照顾者

健康教育的重点是提供给他们足够的照顾技巧以及自我保健知识，主要内容包括疾病监测技能、家庭护理技巧以及自我保健知识等。

★ 考点提示：社区健康教育的重点对象

二、社区健康教育内容

2017年2月国家卫生和计划生育委员会发布的《国家基本公共卫生服务规范(第三版)》中规定社区健康教育的服务内容有七项。

① 宣传普及《中国公民健康素养——基本知识与技能(2015版)》。配合有关部门开展公民健康素养促进行动。

② 对青少年、妇女、老年人、残疾人、0~6岁儿童家长等人群进行健康教育。

③ 开展合理膳食、控制体重、适当运动、心理平衡、改善睡眠、限盐、控烟、限酒、科学就医、合理用药、戒毒等健康生活方式和可干预危险因素的健康教育。

④ 开展心脑血管、呼吸系统、内分泌系统、肿瘤、精神障碍等重点慢性非传染性疾病和结核病、肝炎、艾滋病重点传染性疾病的健康教育。

⑤ 开展食品安全、职业卫生、放射卫生、环境卫生、饮水卫生、计划生育、学校卫生和计划生育等公共卫生问题的健康教育。

⑥ 开展突发公共卫生事件应急处置、防灾减灾、家庭急救等健康教育。

⑦ 宣传普及医疗卫生法律法规及相关政策。

★ 考点提示：社区健康教育内容

三、社区健康教育形式及要求

(一) 提供健康教育资料

1. 发放印刷资料

印刷资料包括健康教育折页、健康教育处方和健康手册(宣传册)等，放置在乡镇卫生院、村卫生室、社区卫生服务中心(站)的候诊区、诊室、咨询台等处。每个机构每年提供不少于12种内容的印刷资料，并及时更新补充，保障使用。此方法是宣传品中最常用而效果较好的一种。一般适用于内容较多、文字较长的情况。例如，讲解糖尿病食品交换份法时，健康手册的内容可以是食品交换份法的具体操作步骤，也可以是常见食物的食品交换份值。在形式方面，图文并茂的宣传单(册)更容易吸引居民的学习兴趣。

2. 播放音像资料

音像资料包括录像带、VCD、DVD等视听传播资料。机构正常应诊的时间内，在乡镇卫生院、社区卫生服务中心门诊候诊区、观察室、健教室等场所或宣传活动现场播放，每个机构每年播放音像资料不少于6种。

3. 利用现代化通信手段

开展健康教育可充分利用微信、互联网等现代化通信手段在社区开展健康教育，如建立手机APP、运用互联网建立健康教育宣传平台，通过APP或平台进行健康教育的文字或视频宣传。

(二) 设置健康教育宣传栏

乡镇卫生院和社区卫生服务中心宣传栏不少于2个，村卫生室和社区卫生服务站宣传栏不少于1个，每个宣传栏的面积不少于2平方米。宣传栏一般设置在机构的户外、健康教育室、候诊室、输液室或收费大厅的明显位置，宣传栏中心位距地面1.5~1.6m高。每个机构每2个月最少更换1次健康教育宣传栏内容。

(三) 开展公众健康咨询活动

利用各种健康主题日或针对辖区重点健康问题，开展健康咨询活动并发放宣传资料，帮助咨询对象分析他们的问题，帮助他们自觉采取健康的行为。社区护士进行的健康咨询常常采用一对一、面对面的咨询，所以社区护士不但需要具备丰富的医学护理知识，还需要具备娴熟的人际沟通交流技巧。每个乡镇卫生院、社区卫生服务中心每年至少开展 9 次公众健康咨询活动。

(四) 举办健康教育知识讲座

定期举办健康知识讲座，引导居民学习、掌握健康知识及必要的健康技能，促进辖区内居民的身心健康，如糖尿病患者的饮食治疗、高血压患者的家庭用药指导等。常用的方法主要有讲授、提问与讨论、角色扮演与案例分析、示教与反示教（如血压的测量）等。社区护士可以根据教育对象的特点和教育内容不同，综合选择这些技巧和方法。每个乡镇卫生院、社区卫生服务中心每 2 个月至少开展 1 次健康知识讲座。

(五) 开展个体化健康教育

乡镇卫生院、村卫生室和社区卫生服务中心（站）的医务人员在提供门诊医疗、上门访视等医疗卫生服务时，要开展有针对性的个体化健康知识和健康技能的教育。

★ 考点提示：社区健康教育形式

四、社区健康教育服务流程

2017 年《国家基本公共卫生服务规范（第三版）》规定了社区健康教育服务流程，如图 5-2 所示。

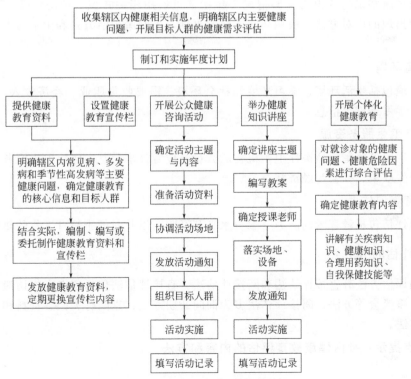

图 5-2 社区健康教育服务流程

第三节　社区健康教育程序

健康教育是有组织、有计划、有目的、有系统的教育活动，其质量取决于全过程周密的计划、组织和管理。社区健康教育程序的理论基础是护理程序，其过程可划分为社区健康教育评估、确定社区健康教育诊断、制订社区健康教育计划、实施社区健康教育和评价社区健康教育的过程与效果5个步骤。

一、社区健康教育评估

社区健康教育评估是社区护士通过各种方法收集有关健康教育对象和环境的信息与资料并进行分析，了解教育对象的健康教育需求，为健康教育诊断提供依据。

（一）评估的内容

1. 教育对象

首先要明确教育对象的健康教育需求。健康教育需求受到多种因素影响，社区护士应重点收集的资料包括：

（1）一般资料　包括性别、年龄、健康状况、生物遗传因素等。

（2）生活方式　主要有吸烟、酗酒、饮食、睡眠、性生活、活动与锻炼等。

（3）学习能力　主要包括文化程度、学习经历、认知与学习特点、学习方式、学习兴趣、态度及心理压力等。

（4）对健康知识的认识与掌握情况　包括常见疾病相关知识、预防疾病、急危重症突发、并发症出现的应对方法，服用药物的注意事项，不健康生活方式和生活习惯对疾病影响的认识等。

2. 教育环境

教育环境包括生活环境、学习环境和社会环境。需要收集职业、经济收入、住房状况、交通设备、学习条件等信息。

3. 医疗卫生服务资源

医疗卫生服务资源包括医疗卫生机构的数量与位置，享受基本医疗卫生服务的状况，卫生立法与卫生政策、社会与经济状况等。

4. 教育者评估

教育者评估包括教育者的能力、教育水平和经验，以及对健康教育工作的热情等。

（二）评估的方法

常用的评估方法有直接评估法和间接评估法。直接评估法包括焦点人物访谈法、问卷调查、观察、座谈会等方法；间接评估法多为询问亲朋好友、查阅有关档案资料和开展流行病学调查等方法。

★ 考点提示：社区健康教育评估的内容和方法

二、社区健康教育诊断

社区健康教育诊断是社区健康教育者对社区健康教育评估收集的资料进行整理与分析，针对社区群体共同的健康教育需求，确定健康教育问题并确定健康教育诊断，为确定教育目标做准备。

（一）确定健康教育诊断

① 分析资料，列出健康教育现存的或潜在的健康问题。
② 分析健康问题对教育对象的健康构成威胁的程度。
③ 分析开展健康教育的可利用资源。
④ 确定能够通过健康教育改善或解决的健康问题。
⑤ 找出与健康问题相关的行为、环境和促进行为改变的因素。

（二）确定健康教育的优先项目

优先项目是指能够反映群众最迫切需要，或各种特殊群体存在的特殊需要、通过干预能获得最佳效果的项目。明确此健康问题应遵循重要性、有效性和可行性的原则，对于社区存在的各种健康问题应该从以下几方面进行排序。

① 依据对人群健康威胁的严重程度排序：优先选择致残致死率高者进行教育；优先选择相关危险因素影响面大者进行健康教育；优先选择与疾病转归结局有密切联系的内容进行健康教育。
② 依据危险问题的可干预性排序：优先选择可测量、可定量评价的项目进行健康教育；优先选择可以预防控制、有明确健康效益的项目进行健康教育；优先选择社区居民能够接受、操作简便的项目进行健康教育。
③ 依据成本-效益的评估排序：即用最低的成本达到最大的效果和最高的效益。

★ 考点提示：社区健康教育优先项目的确立

三、社区健康教育计划

制订健康教育计划时，要以教育对象为中心，遵循一定的原则，明确教育目标，确定教育内容，选择适当的教育方法，设定教育的评价方式及指标。

（一）设计原则

1. 目标原则

每一项计划的设计都必须明确目标，既要有明确的总体目标，又要有切实可行的具体目标，使计划得以围绕目标开展，以保证计划目标的实现。

2. 整体性原则

社区健康教育是整个医疗卫生系统中的一个子系统，制订计划时必须明确医疗卫生发展的总体目标，如"人人享有卫生保健"是当前卫生服务的宏伟目标，任何项目都不能背离。

3. 前瞻性原则

计划的制订和执行都应该考虑长远和未来，都需要把握发展和进步，如果目标过低，将失去项目的推动和激励作用。

4. 弹性原则

预计项目执行过程中可能出现的变故，应制订相应的对策。弹性原则并不意味着计划可以随意改动，只有在有指征的情况下，经过科学的评价和专家的论证才能由计划制订者做出修改。

5. 从实际出发原则

计划的制订必须遵循从实际出发的原则，要依据社区可利用的人力、物力、财力、政策，因地制宜地制订可行的计划。

6. 参与性原则

只有把计划的目标与目标人群关心的问题密切结合起来，才能鼓舞和吸引社区群众积极参与项目的制订和项目的各项活动。

（二）设置目标

任何一个健康教育计划都必须有明确目标，这是计划实施和效果评价的依据，如果目标制订不当，将直接影响健康教育计划的执行效果。

1. 总体目标

总体目标是计划希望达到的最终结果，是总体上的努力方向。如社区糖尿病管理的总体目标可以是"人人保持正常血糖"。这个目标一般较为宏观，需要长时间的努力才能达到，有时计划制订者本人并不能看到其实现，但正是因为总体目标的存在，可以使健康教育工作具有连续性和明确的方向。

2. 具体目标

具体目标是为实现总体目标而设计的具体、量化的指标。其基本要求是具体、可测量、可完成并有时间限制。在实际工作中，常出现的问题是目标不具体，如"通过健康教育使居民改变不良生活习惯"，这个目标就过于笼统。目标不具体的直接表现就是目标的可测量性较差，例如在上述目标中，不良生活习惯的改变就难以测量。

此外，可完成和可信也是容易受到忽视的方面。以某社区糖尿病干预计划为例，其目标是"通过一年的健康教育，降低该社区糖尿病患者的死亡率和并发症的发生率与致残率。"在这个目标中，降低糖尿病患者的死亡率和致残率已经属于三级预防的目标，单纯依靠社区医疗力量已经无法达到。降低并发症的发生率虽然属于二级预防目标，但也不是仅仅依靠安排数十次讲座就可以达到的，而是需要综合运用讲座、社区护士个体谈话咨询、患者同伴教育等手段来完成的。

因此，一个良好的具体目标包括 6 个要素（4 个 W，2 个 H）：可以回答"对谁（who），将实现什么变化（what），在多长时间之内完成这种变化（when），在什么范围内实现这种变化（where），变化程度有多大（how much），如何测量这种变化（how to measure）"。

例如，"通过一年的健康教育，使社区内体重指数超过 28 的老人中有 30% 体重指数下降到 24 以内"就是一个较好的具体目标的例子。在这目标中明确回答了对谁（体重指数超过 28 的老年人），将实现什么变化（体重指数控制在 24 以内），在多长时间之内完成这种变化（1 年），在什么范围内实现这种变化（社区），变化程度有多大（30% 的目标老人）等问题；对于"如何测量这种变化"则可以在计划中详细阐述。

(三) 确定教育者和教育对象

1. 确定教育者

实施健康教育的教育者应是具有专业知识水平的卫生工作者,包括社区护士、全科医师、社区其他卫生服务工作者和专业培训师。教育者应具备全面的、科学的、与时俱进的知识信息,具备良好的职业道德和职业形象,具有吸引力与威信。

2. 教育对象

社区健康教育对象的不同,决定着教育的侧重点各异(详见本章第二节)。

(四) 确定内容

根据教育对象的需求,评估其健康状态,将健康教育内容划分为 3 大类。

1. 一般性教育

一般性教育包括常见病的防治知识、饮食与营养、活动与安全、环境保护、计划生育、心理健康的维持、常用药品的储存、使用和管理等。

2. 特殊性教育

特殊性教育包括特定群体(如老年人、儿童、青少年、妇女、残疾人等)的健康问题与特定疾病的治疗、护理、康复知识等。

3. 卫生管理法规教育

卫生管理法规教育主要包括相关卫生法规及政策,目的是促使社区居民树立良好的健康观与道德观,提高其责任心,促使其自觉遵守与维护卫生管理法规,进而维护社区健康水平。

(五) 选择方法

健康教育的实施方法应根据教育的内容、教育对象的文化水平及认知、学习特点进行选择与确定,注意多种方法的联合使用。常用的教育方法如下。

1. 语言教育

语言教育包括通过交谈、小组讨论、专题讲座和健康咨询等开展的教育。

2. 文字教育

文字教育包括出版的科普读物,印刷的健康指导、健康教育手册、宣传资料,社区墙报、宣传栏,或张贴的海报等完成的教育。

3. 形象化教育

形象化教育包括演示操作过程,运用图片、标本或仪器等进行的教育。

4. 电化教育

电化教育包括广播、录音、视频材料、电影等教育材料,结合投影仪、幻灯机、计算机、电视机等科技信息化手段和仪器进行的教育。

5. 案例教育

案例教育是将一个案例提供给教育对象,使其根据内容进行讨论学习的方式,此种方法对教育对象的学习能力和教育者能力要求较高。

6. 同伴教育

同伴指的是年龄相近、性别相同，或具有相同背景、共同生活经历、相似的生活状况，或因某种原因而具有共同语言的人，也可以是具有同样生理特征和行为特征的人；同伴教育就是以同伴关系为基础开展信息交流与分享的学习方式，常依托小组讨论为基础来开展。

（六）确定教育活动的时间和场所

根据健康教育对象、内容、方法等确定场所，可以选择学校、医疗单位、工作场所、公共场所和居民家庭等。

（七）确定组织网络与执行人员

确定组织网络与执行人员是计划顺利进行的根本保证。社区健康教育与健康促进项目需要建立多层次、多部门、多渠道的组织和领导。相关的机构包括政府部门、大众传播机构、卫生行政部门和教育机构等，以及专业人员为主体、兼职结合、培训上岗的执行机构。

（八）经费预算

总预算表主要分两类，一类为人头费用；一类为设备费、供应费和其他。通常以年为时间单位进行预算。

（九）书写健康教育计划书

完成上述内容，即可撰写健康教育计划书。内容包括摘要、引言、问题的提出或必要性的评估、目的和目标、方法、效果评价、预算等。

综上所述，计划设计需要回答以下4个问题：做什么（what），为什么（why），怎么做（how to do），如何评估（how to measure），这样可以理清思路，明确目标，取得较好效果。

★ 考点提示：社区健康教育计划的步骤

四、社区健康教育实施

健康教育的实施是将计划付诸行动、获取效果的过程，实施的过程包括组织、准备和质量控制3个环节，应注重每个环节的落实。

（一）建立实施的组织机构

社区健康教育活动涉及多部门、多学科、多手段，开发领导部门的参与、动员多部门的参与、建立一个支持性政策环境对健康教育项目的顺利实施至关重要。具体内容如下。

1. 领导机构

一个具有影响力和决策力、高效的领导机构是顺利实施项目计划的基础。领导机构成员应该了解和熟悉计划内容，提供相关的政策支持，对项目预期的效果具有信心，全力支持该项项目的执行。

2. 执行机构

执行机构负责健康教育的操作与运行，一般由专业人员组成，规模相对稳定，每个成员应保证能够自始至终完成任务。执行机构有责任向领导机构汇报工作进展情况，听取和接受领导机构的意见。

3. 组织间的协调合作

健康教育与健康促进计划的实施是一项系统工程，需要多个政府部门的合作和社会组织、机构、团体（非政府组织 NGO）的参与，组织间的协调与合作是关系到计划能否顺利实施、实施工作能否获得预期效果的一个重要因素。

4. 政策支持

健康教育与健康促进计划的实施重点在于制定和创造一个有利于项目实施的支持性的政策环境。

5. 动员社区人群参与

应动员政府各部门、各群众团体和组织、大众传媒部门、教育者、大学、中学、小学学生、相关行业从业人员等积极参与活动实施，并且越早越好。其关键作用在于帮助社区居民提高对健康教育的认识和参与精神，向社区提供技术支持与帮助，与组织机构建立联系，并促进实现。

（二）准备阶段

1. 制订实施工作表

工作时间表是实现具体目标的详细操作步骤，包括每一项活动的具体内容、工作范围、活动应达到的指标、具体负责人员，以及所需经费、设备、资源等。

2. 人员培训

培训的成功举办由培训教学和后勤保障两部分决定。因此，应计划好受培训人员的参与地点和时间、培训的内容及各部分的时间分配、培训方法等。培训教学不同于学校教育，应采用适当的方法，如角色扮演法、案例分析法、小组讨论法和头脑风暴法等。

3. 配备必要物资

配备必要物资包括交通工具类、印刷设备类、音像设备类、办公设备类、医疗仪器类（如血压计、温度计、尿糖试纸、体重计、量杯等）和教学设备等。

（三）质量控制

质量控制的目的是确保各项活动都按照目标完成并符合质量要求。主要内容包括对活动的进度监测、内容监测、数量与范围监测、经费使用监测，以及目标人群参与度、满意度和认知、行为变化的监测等。要完成上述内容，通常采用的方法有记录和报告、现场考察和参与、审计及调查等。

★ 考点提示：社区健康教育的实施方法

五、社区健康教育评价

评价是指客观实际与预期目标进行的比较。评价不只是在社区健康教育实施结束后进行，而是贯穿在计划实施的全过程。社区健康教育评价是全面监测计划执行情况、控制计划实施质量、确保计划实施成功的关键性措施，也是评估计划是否达到预期效果的重要手段。根据评价的内容、评价指标和研究方法的不同，评价可分为以下几种类型。

1. 形成评价

形成评价是一个为健康教育计划设计和发展提供信息的过程，主要发生在项目计划执行之前的阶段，但部分职能将延续至项目实施早期阶段。其具体内容主要包括了解目标人群的基本特征、了解干预策略、活动的可行性、进行传播材料和测量工具等的预试验。

2. 过程评价

过程评价贯穿于计划执行的全过程，起始于健康教育项目计划实施开始之时，可以对项目实施的过程进行有效的监控，为项目实施的结果提供丰富的信息，同时还可以保障和促进计划的成功。过程评价主要包括针对目标人群的参与、项目实施的质量与进程、政策与环境的改变的评价等。过程评价指标有项目活动执行率、干预活动覆盖率、干预活动暴露率、有效指数、目标人群的满意度和资源使用进度指标等。过程评价方法一般采用内部质控与外部质控相结合的方法，如查阅记录和档案资料，开展目标人群调查和现场观察。

3. 效果评价

效果评价是对健康教育项目活动的作用和效果进行评估。根据时效性分为近期效果评价和远期效果评价。

（1）近期效果评价　近期效果评价是评估干预所导致目标人群健康相关行为及其影响因素的变化。其反映的是健康教育干预后体现在目标人群方面的效果。常用指标包括卫生知识平均得分、卫生知识合格率、卫生知识知晓（正确回答）率、信念持有率、行为流行率、行为改变率等。

（2）远期效果评价　远期效果评价内容包括目标人群的健康状况［如生理和心理健康指标（身高、体重、血压、人格、抑郁等）方面］的变化，疾病与死亡指标（发病率、死亡率、平均期望寿命等）的改变，目标人群生活质量（如生活质量指数、生活满意度指数等）的变化。测量可通过人口学调查、问卷调查等方式进行。

★ 考点提示：社区健康教育评价的方法

六、社区健康教育程序的应用

社区健康教育在实施过程中应按照程序，遵循以上五个步骤科学组织实施才能取得良好的教育效果。下面以社区高血压人群健康教育为例说明社区健康教育程序的应用。

某社区护士在分析健康档案过程中发现其辖区居民的高血压患病率为25％，与同年的全国平均水平16％相比患病率高出9％。通过与社区卫生服务中心诊疗居民交谈和对高血压患者的家庭访视得知，该辖区多数居民喜欢咸食，对高血压疾病相关知识了解不够，缺乏自我保护意识和自我保健知识。据实地考查和访谈发现，该辖区住宅居民多为中年知识分子和工作在一线的居民，精神压力大，无暇顾及自我身体健康状况。

问题：如何运用护理程序对该社区居民开展社区健康教育？

（一）社区健康教育评估

高血压发病率25％，该辖区多数居民喜欢咸食，对高血压疾病相关知识了解不多，缺乏自我保护意识和自我保健意识，压力大。

（二）社区健康教育诊断

（1）自我保护意识和保健知识缺乏　与工作忙无暇获取相关健康知识有关。

（2）生活方式不合理　与缺乏相应高血压的健康知识有关。

（3）社区应对无效　与社区居民精神压力大有关。

（三）社区健康教育计划

1. 内容

开展高血压健康教育知识（包括饮食、运动、药物疗法和压力缓解方法等）讲座，制作高血压健康教育宣传册,在社区或者乡镇卫生院播放高血压健康知识的音像资料,包括录像带、VCD、DVD等视听传播资料。

2. 目标

通过健康教育,使70%～80%的社区居民掌握高血压自我保健知识,一年后社区高血压发病率降低3%。

3. 意义

通过开展形式多样的健康教育活动,提高社区居民高血压自我保健知识的掌握程度,降低本社区高血压患者的发病率,提高社区居民整体健康水平。

4. 具体安排

以开展高血压健康教育知识讲座为例:

时间:××年××月××日

地点:××社区街道会议室。

讲授教师:××医生或××教师或××护士。

参加人员:××社区居民30～50人(血压偏高,需要改善生活习惯的高血压患者)。

学习资料:高血压患者健康食谱30～50份。

教育方法:专题讲座、板报、演示、健康咨询。

（四）社区健康教育实施

按照计划按程序执行。在计划实施过程中要不断修改补充。

（五）社区健康教育评价

采用问卷调查、慢性病档案建立并追踪或者访谈对项目开展过程评价、近期和远期效果评价,了解本次活动的实施效果。

(张志霞)

思考题

1. 简述健康、健康教育、健康促进、健康相关行为的定义。
2. 影响健康的因素有哪些?
3. 社区健康教育的重点对象和内容是什么?
4. 如何开展社区健康教育?
5. 简述社区健康教育效果评价的方法。

第六章 家庭健康护理

【学习目标】
- ◆ 掌握：家庭、家庭健康护理、家庭访视及居家护理的概念；家庭的类型与功能；家庭与个体健康的关系；家庭访视的程序及注意事项。
- ◆ 熟悉：家庭的结构；家庭生活周期；家系图的含义；家庭健康护理的内容和程序；家庭访视的对象、类型及内容；居家护理的目的和服务形式。
- ◆ 应用：居家护理实践。

案例导入

案例回放：
　　李某，女，17岁，高二学生。前几天由其母陪同就诊，诊断为单纯性甲状腺功能亢进症，建议采用药物治疗，医生要求其遵医嘱服药及复查。然而3个月的治疗并未见好转，后得知李某未按医嘱服药，因其父认为小孩不用吃药，靠锻炼能治好病。
思考问题：
1. 该家庭处于 Duvall 家庭发展周期中的哪个阶段？此阶段家庭的发展任务是什么？
2. 在家庭基本功能中，目前该家庭哪个功能处于不良状态？

　　家庭是社会的重要组成单位，是个体生活的主要环境，也是社区护理服务的最基本单位，家庭健康与否会直接影响到个人和社区整体的健康。因此，社区护士必须了解家庭的概念、类型、结构与功能等基本知识，通过护理评估，明确家庭的健康问题和健康需要，以及现存和潜在的家庭压力和危机，制订家庭健康护理计划，协助家庭采取适当措施，解决家庭的健康问题，促进家庭健康。

第一节　家庭

　　随着社会的发展，人们生活水平的日益提高，家庭结构发生了显著变化，核心家庭逐步取代了传统的大家庭，家庭的许多功能也转向了社会，加之人口老龄化时代的到来，不断完善和发展家庭健康护理已成为当今社会发展的需要。

一、家庭的概念与类型

(一) 概念

家庭是以婚姻关系为基础,以血缘关系和收养关系为纽带而建立起来的,有共同生活活动的基本群体。家庭的组成形式受社会背景的影响,在不同的社会发展阶段、不同的社会背景对家庭的界定有所不同。总体归纳有两种倾向,即传统意义的家庭和现代意义的家庭。传统意义的家庭是指靠婚姻、血缘或收养关系联系在一起,两个或多个人组成的社会基本单位。现代意义的家庭则强调家庭的群体关系和家庭功能,家庭应具有血缘、婚姻、供养、情感或承诺的永久关系,家庭成员共同努力以达到生活目标与需要。它除强调婚姻关系和法定的收养关系外,也承认多个朋友组成的具有家庭功能的家庭。

(二) 类型

家庭的类型因时代的发展而发展,随着社会多元化的变化,其类型也呈现多元化趋势。目前,一般按照代际层次和亲属关系,将家庭分为核心家庭、扩展家庭和其他家庭类型。

1. 核心家庭

核心家庭即小家庭,是指由一对夫妇和未婚子女(包括领养子女)所组成的家庭,也包括仅有夫妇两人的家庭,即丁克家庭。核心家庭是现代社会的主要家庭类型,其特点是家庭规模小、结构简单,家庭成员间容易沟通,便于决策家庭重要事件。但核心家庭可利用的家庭资源少,一旦出现危机会由于可利用资源少而难以应对,容易陷入家庭危机甚至导致家庭破裂。

2. 扩展家庭

扩展家庭是指由两对或两对以上的夫妇及其未婚子女组成的家庭。包括主干家庭和联合家庭。其特点是家庭规模大、人数多、家庭成员间关系复杂,可获得的家庭内、外资源较多,应对家庭危机的能力更强,有利于维持家庭的稳定。扩展家庭分为主干家庭和联合家庭两种形式。

(1) 主干家庭 主干家庭又称直系家庭,是指由父母、已婚子女及第三代人或未婚兄弟姐妹组成的家庭,是核心家庭的纵向扩大。

(2) 联合家庭 联合家庭又称旁系家庭,是指由两对或两对以上的同代夫妇及其未婚子女组成的家庭,是核心家庭的横向扩大(我国传统大家庭即此类型)。

3. 其他类型家庭

除了上述两种家庭类型之外,还有一些其他类型的家庭,如单亲家庭、重组家庭、未婚同居家庭、同性恋家庭等。目前这些特殊家庭有增加的趋势。其他家庭由于其结构的特殊性,往往因经济、住房、赡养等原因诱发家庭成员的各种健康问题。

★ 考点提示:家庭的概念与类型

二、家庭的结构与功能

(一) 结构

家庭结构是指家庭成员的组成及各成员之间的相互关系。家庭结构影响着家庭成员相互关系、家庭资源、家庭功能及健康状况等，分为家庭外部结构和家庭内部结构。

1. 家庭外部结构

家庭外部结构是指家庭的人口结构，即家庭的类型。

2. 家庭内部结构

家庭内部结构是指家庭成员之间的相互作用及相互关系，包括家庭角色、家庭权利、家庭沟通方式和家庭价值观等方面。

（1）家庭角色　指家庭成员在家庭中所占有的特定地位，代表着家庭成员在家庭中应履行的责任、权利和义务。每一个家庭成员承担一个以上角色，每个成员所扮演的家庭角色成功与否，是影响家庭健康的重要因素。家庭成员应尽力履行自己的角色行为，并适应家庭角色转变。例如母亲因病住院治疗，但孩子上学仍需要照顾，父亲就应承担起母亲的角色，以维持家庭的稳定。

（2）家庭权利　指家庭成员对家庭的影响力、控制权和支配权。家庭权利反映了家庭决策者在做出决定时家庭成员之间的相互作用方式。常见的家庭权利可分为4种类型。

① 传统权威型：这种权威来自于家庭所处的社会传统文化，如我国一般认为父亲为一家之主，其权威大家都认可，不计较其社会地位、职业、收入、能力、健康等。

② 情况权威型：这种权威来自于经济能力，谁掌握经济大权，谁能挣钱养家，谁就具有权威性。

③ 感情权威型：这种权威来自于在家庭感情生活中起决定作用的家庭成员，其他的家庭成员因对他（她）的感情而承认其权威性。如"妻管严"的家庭即为此种权利类型的家庭。

④ 分享权威型：这种权威来自于家庭成员权力的平等性，在决策家庭事务时彼此商量共同决定。该权利结构民主程度较高，值得推崇。

家庭的权利结构并非是固定不变的，它有时会随着家庭生活周期阶段的改变、家庭变故、社会价值观的变迁等家庭内外因素的变化而变化。随着社会的进步，现代家庭的权利中心越来越受到情感和经济因素的影响，家庭成员权利均等，彼此商量决定家庭事务，向民主的家庭形式转变。因此，社区护士了解家庭的权利结构，知道谁对家里的事情有决定权，对进行家庭评估和实施护理干预非常重要。

（3）家庭沟通方式　是指家庭成员之间在情感、愿望、需求、价值观念、意见和信息等方面进行交换的过程，是评价家庭功能状态的重要指标。沟通是维持家庭健康的必要手段，开放、坦诚的有效沟通能化解家庭矛盾、解决家庭问题，促进家庭成员间的关系。

（4）家庭价值观　是家庭判断是非的标准，是指家庭成员在价值观念方面所特有的思想、态度和信念。它的形成受家庭所处的文化背景、宗教信仰和社会价值观所影响。家庭价值观决定着家庭成员的行为方式及对外界干预的反应性，如家庭对健康的态度和信念直接影响家庭成员对疾病的认识、就医行为、生活方式等。社区护士了解家庭价值观，有利于解决家庭健康问题。

（二）功能

家庭功能是指家庭成员在家庭生产和社会生活中所发挥的有效作用。其主要功能是通过满足家庭成员的需求，维护家庭的完整性，实现社会对家庭的期望等。主要包括以下几个方面。

1. 情感功能

情感功能是指家庭成员以血缘和情感为纽带，通过彼此的关怀与支持，满足家庭成员爱与被爱的需求。情感功能可以使家庭成员有归属感和安全感，是形成和维系家庭的重要基础。

2. 生殖功能

生殖功能是指家庭具有生育子女、繁衍后代的功能。通过生养子女，起到延续人类、种群和社会的作用。

3. 社会化功能

社会化功能是指家庭有培养其年幼成员走向社会的责任与义务，为其提供适应社会的教育，使其具有正确的世界观、人生观和价值观。

4. 经济功能

经济功能是指家庭能够为家庭成员提供维系生活所必需的物质资源和满足其他需要的资金来源，如衣、食、住、行及教育、医疗、娱乐等多方面的生活需求。

5. 健康照顾功能

健康照顾功能指家庭成员间相互照顾，维护家庭成员的健康。包括抚育年幼的子女、赡养年老的父母、照顾生病的家人、保护家庭成员的健康等功能。

★ 考点提示：家庭的结构类型与功能

三、家庭生活周期及其护理要点

家庭由诞生到成熟乃至衰老死亡和新的家庭诞生的周期循环，称为家庭生活周期。家庭在每个发展阶段，家庭成员都有其特定的角色、责任及需求，即家庭在不同阶段的主要发展任务，家庭需要妥善处理这些任务，才能维持家庭及其家庭成员的健康，从而预防家庭危机的发生，使家庭平稳向前发展。

美国学者杜瓦尔（Duvall）于1977年提出的家庭生活周期理论，是目前应用最为广泛的家庭发展模式。根据杜瓦尔的理论，家庭生活周期共分为8个阶段，每个阶段都有其特定的发展任务。需要注意的是并不是每个家庭都会经历完整的8个阶段。

社区护士了解家庭生活周期各阶段的特点及其发展任务，有助于在社区护理工作中鉴别正常和异常的发展状态，预测和识别在特定阶段可能或已经出现的问题，及时地进行健康教育和提供咨询，并采取必要的预防和干预措施，促进家庭的健康发展。Duvall家庭生活周期及主要发展任务、护理要点见表6-1。

表6-1 Duvall家庭生活周期及主要发展任务、护理要点

阶段	定义	主要发展任务	护理要点
新婚	男女结合	建立家庭 双方适应及感情沟通 生活方式和性生活调节、计划生育	婚前健康检查 新婚期及孕期保健指导 性生活指导和计划生育指导
第一个孩子出生	第一个孩子0~30个月	适应父母的角色 母亲产后的恢复 承担经济、照顾孩子的压力	母乳喂养 产后保健指导 婴幼儿生长发育监测及保健指导
有学龄前儿童	30个月至6岁	抚育孩子 孩子的身心发育及安全防护 孩子上幼儿园	学龄前儿童保健指导 形成良好习惯 防止幼儿意外事故及常见病防治

续表

阶段	定义	主要发展任务	护理要点
有学龄儿童	6~13岁	促使孩子的身心发展及社会化 孩子上学问题 青春期卫生问题	健康生活指导 合理"社会化" 青春期保健指导
有青少年	13~20岁	青少年的教育与沟通 青少年与异性交往、恋爱 青少年性教育	协助完成青春期生理、心理教育 健康生活指导 青春期教育与性教育
孩子离家创业	最大至最小的孩子离家	父母与子女逐渐转为成人关系 父母逐渐有孤独感 照顾高龄父母	协助家庭婚姻的再调适 做好心理咨询 改变不良生活方式
空巢期	孩子离家至父母退休	恢复夫妻两人生活 重新适应及巩固婚姻关系 疾病问题	协助稳固婚姻关系 培养休闲兴趣，消除孤独感 更年期保健及慢性病的防治
老年期	退休至死亡	适应退休生活 经济及生活的依赖性增高 面临老年病、衰老、丧偶、死亡等	协助适应退休后生活 定期体格检查 老年人保健及慢性病管理 丧偶期照顾 临终关怀

★ **考点提示**：家庭生活周期及各阶段的发展任务、护理要点

四、家庭与个体健康的关系

人的健康总的来说主要受遗传和环境两大方面的影响，家庭作为个体成长和发展的主要环境和场所，对个体的健康有着十分重要的影响，家庭与个体健康的关系主要体现在以下几点。

1. 对遗传和先天的影响

生物遗传是影响个人健康的重要因素，家庭遗传因素和母亲孕期各种因素的影响会导致一些疾病的产生，如血友病、红绿色盲等疾病有明确的基因遗传，心脑血管病、糖尿病等疾病又具有家族聚集性；而怀孕女性在孕期受到微生物感染、极端情绪等不良影响则会影响胎儿的正常发育，导致先天性疾病，如母体叶酸缺乏会导致胎儿神经管畸形。

2. 对儿童生长发育的影响

家庭能为儿童身体生长发育提供必要的物质条件，也对个体的心理健康和社会化有着不可忽视的影响。大量的研究数据表明，家庭病态与儿童的躯体、行为方面的疾病有着密切的联系。例如，幼时长期丧失父母照顾与自杀、抑郁和社会病态人格等精神障碍有关。

3. 对疾病传播的影响

家庭的健康观、生活方式和生活习惯直接影响疾病在家庭中的发生、发展及传播。疾病在家庭中的传播多见于传染病和神经症，如传染性疾病在家庭成员中会集体发病，神经症在家庭成员中有水平和垂直双向传播的倾向。

4. 对成人的发病和死亡的影响

许多疾病的发生与不健康的生活方式、生活习惯和家庭事件有关。英国研究发现，配偶过世，可能使另一半一个月出现心脏病发作或脑卒中的概率增加一倍。

5. 对康复的影响

家庭的支持对各种疾病,尤其是对慢性病和残疾的治疗和康复有很大的影响,同时家庭成员对患病成员的照顾力直接影响着患者疾病的预后。Anderson 等发现,糖尿病控制不良与低家庭凝聚度和高冲突度密切有关。

6. 对求医行为、生活方式与习惯的影响

家庭成员的健康信念往往相互影响,一个成员的求医行为往往受到另一个成员或整个家庭的影响。而不健康的生活方式和行为习惯将直接影响家庭成员的整体健康。

★ 考点提示:家庭与个体健康的关系

第二节 家庭健康护理

社区护理的服务对象包括个人、家庭、人群及整个社区。家庭健康护理是以家庭为中心的护理,社区护士运用护理学、社会学、家庭治疗与行为健康学等基础理论与技术,为整个家庭提供健康服务。

一、家庭健康护理的概念和意义

(一)概念

家庭健康护理是以家庭整体为服务对象,以家庭护理理论为指导,以护理程序为工作方法,护士与家庭成员共同参与,帮助家庭充分发挥健康潜能,预防、应对、解决家庭发展阶段的各种健康问题,以促进和维护家庭及其成员健康的护理实践活动。家庭健康护理的基本工作方法是家庭访视。

★ 考点提示:家庭健康护理的概念

(二)意义

1. 直接提供医疗和护理服务

通过向家庭提供护理理论知识和护理技术,如康复指导、伤口敷料更换、指导患者和家属学会基本的护理操作等,及时解决家庭的主要健康问题,促进和维持家庭及其成员的健康。

2. 协助家庭提高适应能力

根据家庭生活周期不同的发展特点,协助家庭成员及时发现现存的和潜在的健康问题,帮助家庭成员有效利用家庭资源,预防和解决家庭问题,满足家庭的健康需求,使家庭成员具有健康的心理和良好的社会适应能力,获得最佳的健康状态。

3. 协助家庭成员建立有利于健康的生活和环境

通过了解家庭成员的健康信念和健康行为,了解家庭现有的环境和经济条件,提供所需的健康保健知识,改善和建立有利于健康的生活环境和生活方式,使所有家庭成员都能获得有利于健康的安全、舒适的成长和生活环境。

4. 协助家庭运用家庭资源

帮助家庭认识和利用社区和家庭的各种资源，如家庭自身有利条件、支持性组织、社会福利机构等，发挥家庭成员的潜能，解决家庭问题，维护家庭的健康。

二、家庭健康护理的工作特点和内容

(一) 工作特点

家庭健康护理工作的特点主要表现在以下几个方面。

① 家庭健康护理的场所不受限制。

② 家庭健康护理的对象是家庭中的成员或整个家庭。社区护士可以为有护理需求的家庭成员提供服务，也可为家庭提供服务。

③ 家庭健康护理服务可以是自愿、无偿的福利性服务，也可以是有偿的商业性服务。

④ 家庭健康护理是长期性的，社区护士需要为处在不同健康状况下的家庭或家庭成员提供长期性的服务，与这些家庭的关系持续时间较长。

⑤ 家庭健康护理除关注家庭成员的个人护理外，还要注重家庭的结构和功能、发展任务、健康行为、生活方式、心理社会变化、健康状态等。

⑥ 家庭健康护理中社区护士与家庭成员紧密协作，共同参与护理计划的制订。

(二) 工作内容

家庭健康护理是较复杂、高级的护理实践活动，其服务内容广泛，涉及家庭生活的方方面面，既有家庭内外部相互关系的处理，如家庭关系、社会支持系统，又有家庭发展转变的指导及处理、家庭成员个体健康的发展等。其具体工作内容如下。

1. 建立良好的人际关系

建立良好的信任关系是社区护士的首要工作，是家庭健康护理得以开展的基础。社区护士应尊重家庭的想法、行为和隐私，与家庭建立良好的信任关系。

2. 为居家患者提供医疗和护理服务

向居家患者及其家属提供护理知识和技能，为家庭提供有关疾病、居家护理的知识和技能训练，使家庭获得全面的医疗护理服务。同时，协助家庭发现健康问题，指导家庭尽早明确诊断和接受治疗，促进疾病康复。

3. 协助家庭成员心理和社会适应

家庭不断发展变化，不同的家庭发展周期，面临着不同的发展任务。社区护士应充分认识家庭所处的发展阶段及其发展任务，及时发现并帮助解决各发展阶段现存的或潜在的健康问题，满足家庭成员的生理、心理需求，使家庭成员获得最佳健康状态。

4. 协助家庭获得或改善健康的生活环境

根据家庭经济能力，利用家庭现有条件，帮助家庭改善家庭生活环境，为家庭成员提供一个安全健康的生活环境。协助家庭运用健康资源，以解决家庭的健康问题。

★ **考点提示：家庭健康护理的工作特点和内容**

第三节 家庭健康护理程序

家庭健康护理程序是家庭健康护理的主要工作方法。社区护士提供护理服务时，运用护理程序对家庭进行全面评估、提出护理诊断、拟订护理计划、实施干预和评价。

一、家庭健康护理评估

家庭健康护理评估是为确定家庭存在的健康问题借助家庭评估工具而收集主客观资料的过程，为进行有针对性的支持提供可靠依据，包括对家庭及其成员的基本资料、家庭结构和功能、家庭生活周期、家庭资源、家庭压力及危机、家庭的健康状况等的整体评估。社区护士应根据护理对象的具体情况，采取不同的方式有系统的、有目的地收集资料。

（一）评估内容

以 Friedman 家庭评估模式为基础形成的评估内容，见表 6-2。

表 6-2 家庭健康护理评估内容

评估项目	评估具体内容
家庭一般资料	1. 家庭结构和家庭地址
	2. 家庭成员的职业
	3. 家庭成员的健康状况
	4. 家庭健康管理状况
	5. 家庭成员的生活习惯和生活时间(饮食、睡眠、家务、育婴、休假)
	6. 家庭经济(主要的收入来源、医疗保险等)
	7. 住宅环境(住房面积、交通便利程度等)
	8. 社区环境(与邻居和友人的交往、社会保健设施有无)
	9. 家庭文化背景、宗教信仰、社会阶层
家庭中患病成员的状况	1. 疾病的种类和日常生活受影响的程度
	2. 愈后状况的推测
	3. 日常生活能力
	4. 家庭角色履行情况
	5. 疾病带来的经济负担
家庭发展阶段及其发展任务	家庭目前的发展阶段、目前的发展任务以及家庭履行发展任务的情况
家庭结构	1. 家庭成员间的关系(患者与家庭成员间、家庭成员间)
	2. 沟通与交流(思想交流、情感交流、语言交流)
	3. 原有角色和变化后角色(家庭主要角色、次要角色、起决定作用者、有无代替者)
	4. 家庭权利分配(传统权威型、情况权威型、感情权威型、分享权威型)
	5. 家庭与社会的交流(收集和利用社会资源的能力)
	6. 价值观与信仰

评估项目	评估具体内容
家庭功能(评估时可使用表6-3)	1. 家庭成员间的情感 2. 培养子女社会化的情况 3. 家庭的自我保健行动
家庭与社会的关系	家庭与亲属、社区和社会的关系,家庭利用社会资源的能力
家庭应对、处理问题及危机的能力和方法; 家庭的适应能力和解决问题的能力	1. 家庭成员对健康问题的认识(疾病的理解和认识等) 2. 家庭成员间情绪上的变化(不安、动摇、压力反应等) 3. 家庭战胜疾病的决心(参与护理等情况) 4. 应对健康问题的方式(接受、回避、逃避、交换意见达成共识、角色转变与调整、收集资料、有效利用社会资源) 5. 生活调整(饮食、睡眠、作息时间) 6. 对家庭成员健康状况的影响(疲劳、失眠、精神压力性疾病) 7. 经济影响

(二) 评估工具

家庭健康评估常用家系图、家庭功能和社会支持度评估工具。

1. 家系图

家系图又称家庭结构图,是以符号的形式直观、综合、简单地展示家庭结构、家族史、家庭成员关系和健康状况等信息,是社区护士迅速把握家庭成员健康状况和家庭生活周期等资料的最好工具,是家庭评估的基本组成部分,也是家庭健康档案的重要组成部分。

家系图绘制要求:一般包含三代人。长辈在上,晚辈在下;同辈中,长者在左,幼者在右;夫妻中,男在左,女在右。一般从本次护理对象这一代开始,向上下延伸,对护理对象所在的家庭应用虚线圈上。在代表每个人的符号旁边,可标注年龄、婚姻状况、出生或死亡日期、重大生活事件发生的时间、患有的疾病等,也可根据需要标注家庭成员的职业、文化程度、家庭决策者、家庭重要事件及主要健康问题等。家庭结构图和家庭结构图常用符号见图 6-1、图 6-2。

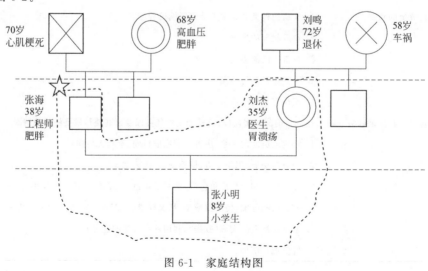

图 6-1 家庭结构图

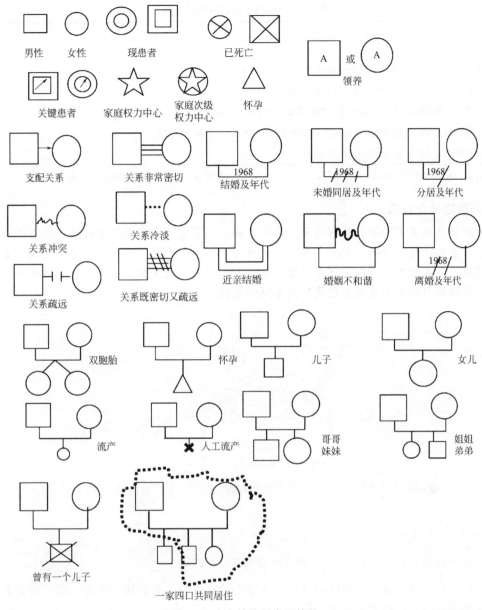

图 6-2 家庭结构图常用符号

2. APGAR 家庭功能评估表

APGAR 家庭功能评估表又称家庭关怀度指数问卷，是用来快速检测家庭功能的问卷，反映家庭成员对家庭功能的主观满意度。该问卷共 5 个题目，每个题目代表 1 项家庭功能，分别为适应度（adaptation）、合作度（partnership）、成熟度（growth）、情感度（affection）、亲密度（resolve）。由于回答问题少，评分容易，可以粗略、快速地评估家庭功能，适宜在社区工作中使用，具体内容见表 6-3。

APGAR 问卷各指标的含义如下：①适应度（A），家庭遭遇危机时，利用家庭内、外部资源解决问题的能力；②合作度（P），家庭成员分担责任和共同做出决定的程度；③成熟度（G），家庭成员通过互相支持所达到的身心成熟程度和自我实现的程度；④情感度（A），家庭成员间相互关爱的程度；⑤亲密度（R），家庭成员间共享时间、金钱和空间的程度。

表 6-3 APGAR 家庭功能评估表

评价指标	经常 (2分)	有时 (1分)	很少 (0分)
1. 当我遇到问题时,可以从家人那里得到满意的帮助(适应度)	□	□	□
2. 我很满意家人与我讨论各种事情以及分担问题的方式(合作度)	□	□	□
3. 当我希望从事新的活动或发展时,家人能够接受并给予支持(成熟度)	□	□	□
4. 我很满意家人对我表达感情的方式以及对我情绪(如愤怒、爱)的反应(情感度)	□	□	□
5. 我很满意家人与我共度时光的方式(亲密度)	□	□	□

注:总分在 7~10 分为家庭功能良好,4~6 分为家庭功能中度障碍,0~3 分为家庭功能严重障碍。

3. 家庭社会关系

家庭社会关系表示家庭外部资源的情况,通常用家庭社会关系图和社区支持度图评估。

(1)家庭社会关系图 是由一个大圆和其周围的数个小圆组成。家庭健康护理对象及其家庭成员位于大圆中,与各家庭成员发生相互作用的人及组织位于小圆中,家庭成员与其他个体、群体和组织的关系及能量流向由不同的连线表示,见图 6-3。

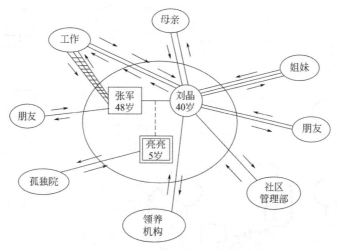

图 6-3 家庭社会关系图

(2)社会支持度图 体现以护理对象为中心的家庭内、外的相互作用。用于判断家庭目前的社会关系以及可利用的资源(图 6-4)。

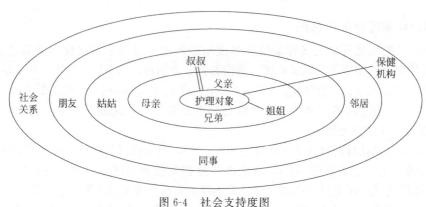

图 6-4 社会支持度图
图中直线表示支持程度

4. 家庭圈

家庭圈反映的是患者主观上对家庭的看法及其家庭关系网络，用于理解家庭成员之间的相互关系及亲密关系程度。

（1）家庭圈　先让患者画一个大圈，再在大圈内画若干小圈，分别代表患者自己和他认为重要的家庭成员。圈之间的距离代表关系的亲疏，小圈的大小代表权威或重要性的大小，见图6-5。护士可比较两个不同家庭成员的家庭圈，发现他们之间缺少沟通的方面或彼此间不同的期望，使之修改角色，改善家庭功能。

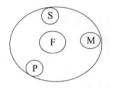
患者是一位28岁的单身男子，父亲主宰全家，患者较自卑，极少请求家庭帮助

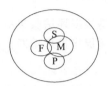
患者是一位20岁的女子，全家人关系亲密

图6-5　家庭圈
F—父亲；M—母亲；S—姐妹；P—患者

（2）家庭亲密度图　按家庭亲密度的顺序将家庭成员依次排列（性别表示同家系图），根据符号特征分别标注角色及年龄，最后用线段联系家庭成员间的关系，见图6-6。

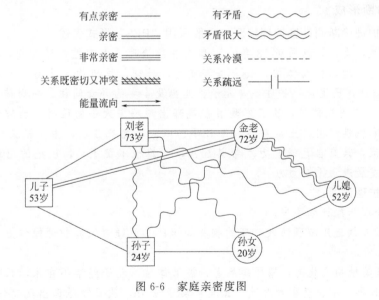

图6-6　家庭亲密度图

★ 考点提示：家系图的含义

（三）注意事项

1. 收集资料要全面

社区护士在收集资料的过程中，往往只注重收集家庭中患病成员的资料，而忽视了家庭其他成员的资料。因此，收集资料时除收集家庭中的家庭成员及患病成员的健康资料外，更

要注意收集与家庭功能、家庭发展阶段、家庭环境以及家庭利用资源状况等相关资料,且要考虑家庭发展的动态变化、患者和家庭成员间的关系等。所以护士只有在与家属建立信赖关系的基础上才能挖掘和发现家庭深层存在的健康问题。

2. 正确地分析资料做出判断

由于家庭健康的护理比医院患者的护理复杂,社区护士应充分认识到家庭的多样性,即使是同样的健康问题,在不同家庭背景下其处理方法也具有独特性。

二、家庭健康护理诊断

家庭健康护理诊断是根据评估收集的资料进行分析判断,确定目前家庭所存在的主要健康问题,并根据健康问题提出护理诊断。具体步骤如下。

1. 分析资料

从收集的资料中选择有意义的资料进行分类整理。

2. 确定家庭健康问题

结合资料,确定家庭健康问题,列出原因。从家庭整体的角度分析各种家庭健康问题之间的相互关系,判断家庭健康护理需求。

3. 确定家庭问题的优先顺序

应考虑如下原则:①家庭成员最关心的问题;②能影响整个家庭的问题;③家庭成员易实施的问题;④家庭通过实际行动能看到或体验到变化结果的问题;⑤急救或紧急的问题。

4. 护理诊断形成

家庭健康护理诊断同社区护理诊断,一般采用"PES"形式表述。

案例:张某,女,患糖尿病13年,胰岛素注射治疗,血糖控制不理想,1年前因脑出血生活完全不能自理,被动体位,丧失语言能力,鼻饲,呈植物人状态。主要由老伴王某(男,66岁,会计,已退休)护理,与儿子、儿媳及4岁的孙女同住。一周前王某将妻子张某扶至坐位5h,未更换体位,次日发现其骶尾部出现鸡蛋大小的压疮,已破溃,近日有扩大趋势,疮面有脓性渗出。王某自述,每日早、中、晚翻身3次,由于张某体重70kg,且儿子经常不在家,只有自己能有力气帮其翻身,儿媳根本翻不动,压疮的出现让其苦恼不已,对压疮的发展表示无能为力。

家庭健康护理诊断:

P:家庭处理治疗计划不当。

E:①照顾者缺乏压疮预防及护理的相关知识;②照顾者家庭护理操作方法不正确,翻身压力大。

S:妻子张某植物人状态,糖尿病患者,被动体位,儿子经常不在家,只有丈夫王某能为其翻身,每日早、中、晚翻身3次。张某被动坐位5h,次日骶尾部出现鸡蛋大小的压疮,近日有扩大趋势,疮面有脓性渗出。

案例分析:

以上案例是社区护士利用观察和面谈方法收集的资料,分析资料得到以下健康问题:①照顾者每天为患者翻身3次,患者完全被动体位,局部受压时间过长;②糖尿病病史使患者局部压疮愈合困难,且血糖控制不理想;③由于照顾者没有掌握为患者翻身的正确方法,导致翻身成为照顾者的负担;④压疮部位护理不得当,由于再次受压、粪尿污染等因素,疮面感染化脓,压疮愈合时间延长。

> **知识拓展**
>
> 家庭健康护理诊断可运用北美护理诊断协会（NANDA）的诊断系统，根据家庭实际情况提出。①活动无耐力；②母乳喂养有效；③母乳喂养不当或无效；④母乳喂养中断；⑤照顾者角色紧张；⑥有照顾者角色紧张的危险；⑦不适：急性疼痛、慢性疼痛；⑧沟通障碍；⑨语言沟通障碍；⑩应对无效：防御性应对、无效性否认；⑪家庭有增强应对的愿望；⑫家庭妥协性应对；⑬家庭应对能力缺陷；⑭决策冲突；⑮娱乐活动缺乏；⑯家庭运作中断；⑰家庭运作改变：酗酒；⑱生长发育迟缓：有发育迟缓的危险、有生长不成比例的危险；⑲成人缺乏生命活力；⑳健康维持无效；㉑寻求健康行为（特定）；㉒持家能力障碍；㉓婴儿行为紊乱；㉔有婴儿行为紊乱的危险；㉕婴儿有行为能力增强的潜力；㉖有受伤的危险：有误吸的危险、有跌倒的危险、有中毒的危险、有窒息的危险、有外伤的危险；㉗知识缺乏；㉘有孤独的危险；㉙个体处理治疗方案有效；㉚处理治疗方案不当或无效。

三、家庭健康护理计划

家庭健康护理计划是以家庭健康护理诊断为依据，结合家庭资源优势而制订。家庭健康护理计划包括护理目标（短期目标和长期目标）的建立、护理措施的制定、评价标准和评价方法的建立。

（一）制定原则

1. 互动性

每个家庭及每个家庭成员都参与家庭健康护理计划的制定，社区护士的功能是为家庭提供信息、指导和辅助家庭完成计划。

2. 特殊性

不同家庭可能会有相同的健康问题，但由于家庭背景资料的不同，不同家庭选择的护理支持方法不尽相同。

3. 可行性

社区护士在制订家庭健康护理计划时，应充分考虑时间、家庭资源、家庭是否能执行等因素。

4. 意愿性

应考虑家庭成员的想法、家庭健康观念、价值观念、生活习惯等，制订相应的家庭健康护理计划。

5. 合作性

应与其他卫生服务人员和服务机构合作，充分利用资源，以有效促进家庭健康。

（二）步骤

1. 确定护理目标

护理目标有长期目标和短期目标。长期目标是社区护士和家庭希望达到的最终目标，如上述案例中的长期目标为"患者压疮康复，不再发生压疮"。短期目标是指为实现长期目标在几天、几周或几个月内应达到的分目标,如上述案例中的短期目标为"丈夫及子女能掌握帮助患者翻身的正确方法,能够定时翻身;对已破溃部位的护理适当,压疮得以控制或好转"。

2. 制订家庭健康护理计划

家庭健康护理计划内容应包括任务、时间、资源的利用,以及何时、采用何种方法、在什么范围内进行评价等。完整的家庭健康护理计划格式包括如下内容,见表6-4。

表6-4 家庭健康护理计划格式

家庭健康护理诊断	目标	护士-家庭活动	依据	评价
有关家庭、家庭成员及家庭环境的护理诊断	长期目标 短期目标	执行的护理干预	科学理论依据	可观察或测量的结果

3. 具体计划

上述案例中的护理计划见表6-5。

表6-5 家庭健康护理计划

护理诊断	长期目标	短期目标	护理干预	评价
家庭处理治疗计划不当	患者压疮康复;不再发生压疮	1. 照顾者掌握帮助患者翻身的正确方法,定时翻身; 2. 对已破溃部位的护理适当,压疮得以控制或好转	1. 社区护士在家庭访视时教会照顾者(丈夫及子女)帮助患者翻身的正确方法; 2. 照顾者实践翻身操作,社区护士指导其注意事项; 3. 对照顾者开展压疮的预防及护理知识的健康教育; 4. 积极治疗全身性疾病(糖尿病),对糖尿病的饮食控制和用药护理做好指导,合理控制血糖; 5. 心理护理,提高照顾者护理患者的自信心和责任感,提高家庭健康护理质量	1. 照顾者能做到每2h翻身一次,操作正确; 2. 压疮部位得以控制或好转; 3. 照顾者能够与医护人员配合积极控制患者血糖; 4. 照顾者自述护理压力减轻,态度积极

四、家庭健康护理实施与评价

(一)家庭健康护理实施

家庭健康护理实施是将家庭健康护理计划付诸行动的过程。实施包括组织计划的进行、书写护理记录和继续评估。

1. 家庭健康护理干预主要内容

① 营造良好的家庭氛围。
② 介绍或强化有效的家庭交流方式、应对技巧和行为。
③ 帮助家庭适应家庭各发展阶段。
④ 指导家庭成员的行为与家庭目标、需要和活动协调一致。
⑤ 为缺乏自护能力的家庭提供直接照顾和护理。
⑥ 促进家庭有效利用内外部资源。

2. 护理记录

社区护士为护理对象采取家庭健康护理措施后,应及时书写护理记录。一般采用 PIO 记录格式,即"问题+护理措施+结果"的书写格式,见表 6-6。

表 6-6 家庭健康护理记录

日期	护理记录(PIO)	社区护士
1月5日	P:家庭处理治疗计划不当	张三
1月5日	I:1. 教会照顾者帮助患者翻身的正确方法并指导其注意事项 2. 对照顾者进行压疮的预防及护理知识的健康教育 3. 遵医嘱按时注射胰岛素,积极治疗糖尿病,做好糖尿病的饮食和用药指导 4. 心理护理,提高照顾者护理患者的自信心和责任感,提高家庭健康护理质量	张三
1月6日	O1:照顾者掌握了帮助患者翻身的正确方法,能够定时翻身	张三
1月16日	O2:患者压疮创面缩小,压疮好转	张三

(二)家庭健康护理评价

家庭健康护理评价始终贯穿于家庭整个护理过程,包括过程评价和结果评价。过程评价是在评估、护理诊断、计划和实施各阶段进行的,主要评价资料收集是否完整全面;护理诊断是否围绕家庭健康的主要问题提出;家庭健康护理计划是否充分考虑到家庭的资源优势来制订;家庭成员是否都认可制订的护理计划;计划实施是否顺利执行,有无障碍,导致障碍的原因等。结果评价是评价家庭在接受家庭健康护理是否达到了预期的效果,并根据评价的结果决定是否结束家庭健康护理。

★ 考点提示:家庭健康护理程序

第四节 家庭访视

家庭访视是社区护理的主要服务形式之一,它以社区人群和家庭为主要服务对象,通过社区护士的访视,结合护理学和公共卫生学的知识与技能,完成预防保健、健康促进、护理照顾和康复护理等工作。

一、家庭访视的概念与目的

(一)概念

家庭访视(home visit)简称家访,是指在服务对象家庭环境里,为了维持和促进个人、家庭和社区的健康而提供的护理服务活动。家庭访视是开展社区卫生服务的主要形式,也是进行家庭健康护理的基本手段。社区护士通过家庭访视,可以了解居民健康状况,建立家庭健康档案,为患者及家庭提供有针对性的健康服务,如健康教育、康复训练指导、基础性护理服务及预防保健服务等。

(二)目的

家庭访视是用科学方法了解服务对象的情况,明确服务对象的健康需求,发现问题,合理制订和实施家庭健康护理计划,以减少危险因素,解决健康问题,达到促进健康的目的。其具体表现为以下几方面。

1. 协助家庭早期发现健康问题

通过家庭访视,了解家庭和家庭成员的健康状况,收集家庭生活环境中关于个人、家庭和社区健康相关的资料,正确评估家庭结构、家庭环境及在家庭环境中的行为,制订明确的护理诊断。

2. 确认阻碍家庭健康的危险因素

通过家庭访视,找出阻碍家庭健康的相关因素,并从中找到主要因素,以便提供切实可行的解决方案。

3. 寻求在家庭内解决问题的方法

收集家庭一手资料,直接与服务对象合作,根据现有家庭资源采取适当措施,进行有针对性的家庭健康护理。

4. 提供护理服务

为居家的病、伤、残者提供适当、有效的保健和护理服务。

5. 促进家庭功能的发挥

为家庭提供有关促进健康和预防疾病的健康教育,调动护理对象及其家庭成员积极参与,提高家庭及成员的自我健康管理能力,促进家庭及成员掌握与疾病相关的保健与护理知识,协助家庭充分发挥家庭功能。

6. 提供判断社区健康问题的线索

通过家庭访视,获得访视家庭的健康问题资料并进行分析,为社区诊断提供线索。

7. 促进有效利用支持系统

建立有效的支持系统,鼓励家庭充分利用有关的健康资源。

8. 帮助社区护士与访视家庭建立良好的信赖关系

通过深入到访视对象的家庭中开展工作,社区护士可以与访视对象进行充分的交谈,便于其与服务对象建立融洽的关系,有利于家庭健康护理计划的实施。

★ 考点提示:家庭访视的概念与目的

二、家庭访视的对象、类型与内容

(一)对象

虽然家庭访视对象是社区护士管辖的所有家庭成员,但由于辖区的人口和家庭众多,社区护士在实际工作中很难对所有的家庭进行访视。家庭访视的对象往往是存在健康问题或潜在健康问题的个人和家庭成员。具体包括:①特困家庭;②残疾者的家庭;③新生儿家庭;④慢性病患者家庭;⑤传染病患者家庭;⑥特殊类型家庭,如单亲家庭、失独家庭等。

家庭访视的次数根据家庭存在的问题和需要支持的程度而定,同时还要考虑社区护士的数量,护理对象的需求和状况,需要解决问题的轻重缓急等。

（二）类型

1. 评估性家庭访视

目的是对照顾对象的家庭进行评估。常用于有家庭问题或健康问题的患者的评估，以及老年人、体弱或残疾人的家庭环境评估。

2. 连续照顾性家庭访视

目的是为有后续照顾需求的患者提供连续性的护理服务。如出院返家的患者，虽然病情稳定，但仍有特定的健康问题，需要专业护理人员给予定期性的护理服务。主要用于患有慢性病、需要康复护理的患者以及临终患者的居家护理。

3. 预防、保健性家庭访视

目的是预防疾病和健康促进，主要用于妇幼保健性家访和计划免疫等。如产后和新生儿家庭访视。

4. 急诊性家庭访视

主要用于解决临时性的、紧急的情况或问题，具有随机性。如外伤、家庭暴力等。

★ 考点提示：家庭访视的类型

（三）内容

① 判断家庭存在的健康问题，制订援助计划，进行家庭成员的健康管理。
② 对患病者及家庭成员提供必要的护理服务。
③ 开展健康教育，提高家庭成员的自我健康管理和自我保健能力。
④ 提供如何利用各种社会保健福利资源的咨询指导。
⑤ 与相关部门进行协调、合作服务。如与医疗保险机构、区政府及街道办事处、福利部门等沟通协调。

★ 考点提示：家庭访视的内容

三、家庭访视的程序

家庭访视程序可分为访视前准备、访视中的工作、访视后的工作3个阶段。

（一）访视前准备

全面充分的准备是家庭访视成功的首要条件。一般包括确定访视对象及优先顺序、确定访视的目标、准备访视物品、联络访视家庭、安排访视路线。

1. 确定访视对象及优先顺序

在有限的时间、人力情况下，社区护士应安排好家庭访视的优先顺序，遵循的原则如下。

（1）优先影响范围大的家庭　健康问题影响人数多的家庭，如传染病，若不加以控制，将会影响到更多人的健康。

（2）优先影响严重的家庭　健康问题对生命有严重影响的家庭，对于家庭成员患有高致死率的疾病应优先访视。如社区中的外伤、出血应优先访视，并积极配合急救或协助移送就近医院治疗。

(3) 优先易产生后遗症的家庭　如心肌梗死、脑卒中患者出院后仍需加强护理的患者，应优先访视和安排具体的家庭健康护理。

(4) 优先影响因素能有效控制的家庭　利用卫生资源能有效控制疾病的家庭。如糖尿病、高血压患者，其疾病控制情况很大程度上影响其今后的生活质量及造成经济损失，应列为优先访视对象。

在家庭访视时，社区护士应具体情况具体分析，灵活安排访视程序和路线。如同一天访视多个家庭，其优先顺序为：①新生儿或免疫缺陷者（如器官移植术后）；②病情较重者；③一般访视对象；④有传染性或感染性疾病者应最后访视。

2. 确定访视的目的

社区护士在家访前必须先明确访视目的，再制订访视中的具体程序。

(1) 初次访视　在第一次访视之前，社区护士要对所访视家庭的环境有一定了解，熟悉访视家庭的情况，明确访视目的，并制订初步的访视计划。社区护士要从以下几方面了解受访家庭的情况，即患者住院的治疗和护理资料、健康档案资料、家属到社区卫生服务中心（站）寻求帮助或进行某些健康咨询时提出的问题等。

(2) 连续性访视　对家庭做连续性的管理时，社区护士要在每次访视前对上一次访视进行总结和评价，补充遗漏，重新修订访视计划，并制订新的访视目标。其目的是根据目标评价的结果，来考核目标设定是否正确、是否需要制订新的措施、是否需要继续管理或是否现阶段可以结束。

3. 准备访视物品

社区护士要对访视包进行保管并在访视前对物品进行准备和核对。访视包内的物品应根据访视目的和访视对象确定。访视物品分为两类：一类是访视前应准备的基本物品，一类是根据访视目的增设的访视物品。

(1) 基本物品　①体检工具，如体温计、血压计、听诊器、手电筒、量尺；②常用消毒物品和外科器械，如酒精、棉球、纱布、剪刀、止血钳；③隔离用物，如消毒手套、围裙、口罩、帽子、工作服；④常用药物及注射器；⑤其他，如记录单、健康教育材料及联系工具（地图、电话本）等。

(2) 增设的访视物品　如新生儿家访时增加体重秤、有关母乳喂养和预防接种的宣传材料等。

4. 联络访视家庭

具体访视时间原则上需要事先与访视家庭预约，一般是通过电话预约。如果有因为预约使家庭有所准备而掩盖了想要了解的真实情况的可能时，可以安排临时性突击访视。

5. 安排访视路线

社区护士根据具体情况安排一天的家庭访视路线，可由远而近或由近而远，并在访视机构留下出发时间及预定回归时间和被访家庭的住址、路线和联络方式，以备有特殊情况时，访视机构能尽早与访视护士取得联系。

（二）访视中的工作

访视分为初次访视和连续性访视。初次访视的主要目的是建立关系，获取基本资料，确定主要健康问题。连续性访视是社区护士对上次访视计划进行评价和修订后，制订下次的访视计划并按新计划进行护理。同时不断收集资料，为后续访视提供依据。

1. 建立信任关系

初次访视是访视的重要基础。社区护士要向访视对象介绍自己所属单位的名称和本人姓名,向访视对象确认住址和姓名。通过简短的社交过程使访视对象放松并取得信任。访视目标的实现与服务对象和家庭成员的配合密切相关,必要时可签订家访协议。

2. 家庭评估和护理计划制订

访视的过程应按护理程序进行,即先对个人、家庭和环境进行评估,再根据评估结果与护理对象共同制订护理计划。通常评估的资料包括家庭一般资料、家庭功能、家庭的决策者、与治疗康复有关的家庭环境、家庭成员健康知识水平,资源利用状况等。

3. 家庭健康护理实施

为了保证护理质量,社区护士在护理操作过程中需要注意以下问题。
① 护理包放置位置妥当,为了避免护理包污染,可先在护理包下垫一张清洁用纸。
② 护士操作前后必须洗手。
③ 充分利用家庭条件设置操作区,注意周围的清洁,避免污染。
④ 操作后妥当处理污染物,注意护理包的定期清洁。
⑤ 在护理过程中进行相应的健康教育。

4. 简要记录访视情况

对收集到的主、客观资料以及进行护理和指导的主要内容进行简要记录,包括访视日期、到访和离开时间、访视人员、病情进展情况、提供的护理服务等。记录时注意只记录重点内容,不要为了记录而忽略与访视对象的谈话。

5. 结束访视

与访视对象一起简要总结。若访视对象的健康问题已解决,即可结束访视服务,若健康问题尚未完全解决时,在访视对象同意的基础上共同决定是否需要下次访视。同时,给家庭留下访视者的有关信息,如联络电话、工作单位地址等,便于访视家庭必要时联系。

(三) 访视后的工作

1. 做好物品的消毒与物品补充

访视结束后回到社区卫生服务中心,要洗手、漱口,整理访视包,如废弃用品处理、常规消毒并补充访视包内的物品。

2. 记录和总结

整理和补充家访记录,包括护理对象的反应、检查结果、现存的健康问题、协商内容和注意事项等,分析和评价护理效果和护理目标达成的情况,最好建立资料库,建立家庭健康档案。

3. 修改护理计划

根据收集的家庭健康资料和新出现的问题,修改并完善护理计划;如访视对象的健康问题已解决,可终止家庭访视。

4. 护理效果评价

及时分析和评价访视护理效果和访视目标达成情况。

5. 协调合作

与其他社区工作人员交流访视对象的情况,如个案讨论、汇报等,商讨解决办法。如果现有资源不能满足访视对象的需求，而且该问题在社区护士职权范围内又不能得到解决时，应对访视对象做出转诊安排或联系其他社区资源。

★ 考点提示：家庭访视的程序

四、家庭访视的注意事项

1. 着装和态度

着装得体，适合社区护士身份，选择整洁、便于工作的服装。态度要求合乎礼节，稳重大方，能表示出对访视家庭的关心和尊重。社区护士应利用人际沟通技巧与被访家庭建立信任。

2. 访视时间

访视时间一般在1h以内。如果与访视对象的时间发生冲突，可利用休息时间，最好在家庭成员都在的时候进行家访，同时要避开吃饭时间和会客时间。

3. 伦理

社区护士应做到保守被访家庭的秘密，同时注意不要让自己的态度、价值观、信仰等影响访视对象作决策。在与访视对象建立良好的信赖关系的同时，也要注意不能表现出对某一家庭成员特别亲热，以免被认为结成不适当的同盟关系。

4. 服务项目与收费

社区护士与访视对象明确收费项目与免费项目，一般家访人员不直接参与收费，不接受礼金、礼物等。

5. 安全

由于家庭的情况复杂，社区卫生服务机构应建立安全制度，社区护士在家访过程中应考虑安全问题，按照有关规定进行工作。

① 访视前应了解被访个体或家庭的情况，在机构留下家访的行程计划，如走访家庭地址、电话及交通工具等，以便紧急情况下联系。尽量在计划时间内进行访视，特殊情况应征得机构同意。

② 路途注意交通安全，应仔细观察访视周围的环境，家访的路程经过一些偏僻的场所时，护士有权要求陪同人员同行。

③ 家访时，不要佩戴贵重的首饰，要穿舒适的鞋子，随身带上身份证、工作证、移动电话和零钱，以备急用。

④ 家访时服务对象情绪异常，社区护士无法控制时，可在提供急需的护理后可立刻离开。在访视对象的家中遇到如打架、酗酒、有武器、吸毒等不安全因素，可立即离开，并酌情报告相关部门。

⑤ 家访时尽量要求护理对象的家属在场。

⑥ 做好相关记录和文件的签署，掌握执业范围，避免医疗纠纷，慎重对待无把握或没有定论的信息。

★ 考点提示：家庭访视的注意事项

五、家庭访视中的人际沟通技巧

1. 注重语言交流的畅通有效

使用简洁、含义明确的语言，明确表达自己的意思；在交流过程中，提出的问题要事先准备好，交流应有针对性；沟通应直言坦诚，但应注意分寸，避免任何让人感觉难堪的话语；同时注意声音及语调的运用，使人听后感到温馨悦耳，声情并茂。

2. 灵活运用非语言交流技巧

（1）面部表情　面部表情是非语言交流中最丰富的源泉。社区护士在家庭访视中亲切自然的表情，特别是微笑服务，可体现尊重、友好的情感，产生愉悦、安全感，缩短社区护士与访视对象的距离，为访视工作的顺利进行奠定基础。

（2）目光　在交流时社区护士的目光亲切自然，平视对方两眼与嘴之间，时刻保持眼神的交流，使访视对象感到尊重与关怀。

（3）姿态　身体的姿势往往是更真实的流露，社区护士在访视时应保持放松舒适的姿态，不卑不亢，谦恭专注。

（4）手势　交流的过程中，手势运用准确，能增进语言表达的效果，促进双方的感情交流共鸣，配合得当。

（5）仪表　庄重大方，服装得体、整洁，给人以文明礼貌、可亲可敬、值得信赖的感觉，展示社区护士的整体素质和美感。

3. 结合不同人群特点进行交流

如在访视老年人时，应重视称呼对方，注意把握提问的技巧。

★ 考点提示：家庭访视中的人际沟通技巧

第五节　居家护理

居家护理作为一种新的护理模式已成为许多发达国家的基本卫生政策。在我国，随着医学模式、疾病谱的改变和老龄化进程的加快，居家护理越来越受到社会各方面的重视，人们对居家护理的需求日益增高。随着我国医疗体制改革的进一步深入，居家护理将成为我国护理事业发展的趋势。

一、居家护理的概念与目的

（一）概念

居家护理是对有连续护理服务需求的服务对象，在其居住的家庭环境中，提供连续的、综合的、专业性的基本医疗护理服务。患者在所居住的环境中享受专业人员的照顾，能减少患者及家属的奔波，节省医疗和护理费用。在我国，多数以家庭病床的形式进行居家护理服务。

（二）目的

① 为患者提供连续性的治疗和护理，使其出院后仍能获得全面的照顾。
② 为患者的居家生活提供保障，增强其自我照顾的意识和能力，提高生活质量。
③ 控制并发症，降低疾病的复发率及再住院率，减轻家庭的经济负担。
④ 增强家庭成员的照顾意识和照顾能力，维持家庭的完整性。
⑤ 扩展护理专业的工作领域，促进护理专业的发展。

★ 考点提示：居家护理的概念

二、居家护理的形式

居家护理形式主要有三种，即社区卫生服务中心、家庭病床和独立形态的居家护理机构。我国以社区卫生服务中心和家庭病床的形式为主，国外如美国以家庭服务中心派遣社区护士提供居家护理服务为主。

（一）社区卫生服务中心

社区卫生服务中心是我国目前主要的居家护理服务形式。由社区护士来为本社区的服务对象提供相应的护理服务。这种类型是城市社区卫生服务网络的主要组成部分，为患者居家护理提供了服务平台。

（二）家庭病床

家庭病床是以家庭为护理场所，设立病床，选择适宜在家庭环境中进行医疗、康复的患者，让其在熟悉的环境中接受医疗和护理，既有利于促进患者的康复，又可减轻家庭经济和人力负担，是医院住院服务的院外补充形式。家庭病床可由综合医院或社区卫生服务机构设置，门诊或出院患者经医师确认建立家庭病床，待医师到家中评估后，经医保部门审批，签署协议，建立家庭病床。家庭病床发生的费用按医疗保险的规定承担，巡诊手续费由服务对象自理，每次费用由设置机构规定。家庭病床的服务人员不固定，由设置机构统一派遣医疗护理人员进入家庭进行诊疗和护理。一般视患者情况实施不同级别的居家护理。

（三）独立形态的居家护理机构

独立形态的居家护理机构是国外一些发达国家的主要健康服务形式，美国称之为家庭服务中心，日本又把它称为访问护理中心。多是由个人集资合作经营，机构是由社会财团或民间组织等设置，工作人员由医生、护士、护理员和家政服务员、访问介护员、心理咨询员、营养师、康复师及管理人员等介护支援专门人员来组成。从事家庭介护的专职人员都必须持证上岗，有关证件都必须经过专门福利学校培训或参加统一考试合格后，再由专门认证机关统一核发。目前我国这种独立形态的居家护理机构尚处于尝试阶段，国际发达国家正积极推广和使用这种方式，是居家护理的发展方向。

（张　萌）

思考题

一、简答题

1. 简述家庭健康护理、家庭访视、居家护理的概念。
2. 简述家庭的类型、家庭功能、家庭与个体健康的关系。
3. 简述家庭健康护理的工作特点和内容。
4. 家庭访视的内容有哪些？需要准备哪些物品？
5. 简述居家护理的目的及形式。

二、案例分析

王先生，男，52岁，来到社区卫生服务中心，希望社区护士给予其父亲帮助。王先生主诉的情况是："父亲王琛，男78岁，患有高血压、2型糖尿病，2个月前因脑梗死住院治疗。现已出院1个月，遗留有言语及吞咽功能障碍，左侧肢体完全不能活动，大小便失禁。目前保留胃管、尿管，需要定期更换。由自己照顾父亲，但自己也有高血压，且每次去医院更换胃管、尿管，很是不方便。近日自己血压也控制欠佳，且出现头晕症状，不能送父亲去医院"。王先生担心这样继续下去会导致父亲病情加重，来站请求社区护士的援助。

思考：

（1）根据以上资料，请说出该家庭存在的主要护理问题有哪些？

（2）根据王先生及其诉说的情况，你认为作为社区护士开展家庭访视时具体要做哪些护理工作？

第七章 社区儿童的健康保健与护理

【学习目标】
- ◆ 掌握：社区儿童健康保健的内容；社区儿童常见健康问题及护理。
- ◆ 熟悉：社区儿童保健的意义；社区护士在儿童保健中的工作内容。
- ◆ 了解：托幼机构中儿童卫生保健。
- ◆ 应用：儿童预防免疫接种、新生儿家庭访视。

案例导入

案例回放：
贝贝的妈妈给社区卫生服务站打电话，说6个月的贝贝最近老是腹泻，到医院就诊后好了没过几天又腹泻的厉害，想要求护士来家里进行指导看是不是喂养不当造成的。社区护士了解到：原来奶奶看贝贝瘦了，妈妈的母乳又不够吃，所以给贝贝喂了肉末。

思考问题：
1. 根据贝贝情况，贝贝是否存在喂养不当？
2. 社区护士上门家庭访视应该怎样指导贝贝的健康保健？

儿童是国家的未来，儿童的健康状况是衡量一个国家经济、文化、卫生水平、社会发展的重要指标之一。儿童是构成一个国家未来人口的主要人群，儿童的健康状况，决定了一个国家未来人口的素质。因此，儿童保健是社区护理保健工作的一个重要组成部分。社区护士做好社区儿童保健工作，必须掌握相关知识，具有相关的技能。

第一节 社区儿童保健概述

儿童是指从出生到青春期的人群，包括新生儿期、婴幼儿期、学龄前期、学龄期、青春期。社区儿童保健是根据儿童生长发育的特点，通过儿童保健组织及机构，对社区中处于不同生长发育阶段的儿童采取不同的保健和护理，以提高儿童的免疫能力，降低各种疾病的发生率及死亡率，增强儿童的体质，使儿童能在身心方面健康地成长。我国现阶段，社区儿童保健的重点对象为0～6岁的儿童。

一、社区儿童保健的意义

1. 促进儿童的身心健康

将早教知识传授给家长和托幼机构的工作人员,对儿童进行早期教育,以促进儿童身心健康全面发展。

2. 促进儿童的生长发育

社区卫生保健人员能够监督及指导父母对儿童的养育,同时社区卫生保健人员也能及时发现儿童的生长发育及社会心理问题,及时采取预治措施。

3. 减少儿童患病率及死亡率

对社区内的儿童家长集中进行健康教育,普及儿童保健知识及早期教育知识,减少社区内各种儿童疾病的发生率;通过社会综合防治措施,加强计划免疫,防控儿童"四病",分别为肺炎、感染性腹泻、缺铁性贫血和维生素D缺乏性佝偻病。

4. 依法保障儿童权利和权益

依据《中华人民共和国母婴保健法》、《中华人民共和国未成年人保护法》、《中华人民共和国收养法》等法律法规,与相关部门协调配合,依法保障社区内儿童生存权、受保护权、发展权、参与权,控制并减少儿童受虐待、被忽视及使用童工等侵害儿童人身权利案件的发生。

★ 考点提示:社区儿童保健的意义

二、社区护士在儿童保健中的工作内容

社区护士是社区儿童保健的主要实施者,既要做好儿童的预防保健工作,也要指导父母及其亲属维护儿童的健康。

(一)促进儿童正常的生长发育

1. 监测儿童生长发育

运用儿童的生长发育评估方法,定期对儿童进行生长发育的评估。对有生长发育障碍的儿童,及时指导及督促父母进行矫正及诊治。

2. 促进儿童保持良好的营养状态

了解儿童的营养状态,辅导父母和儿童的养育机构掌握正确的儿童喂养方法,保持各种营养素的平衡。

3. 促进亲子关系的建立

根据婴幼儿的年龄,指导父母亲子关系建立的方法及技巧,使他们了解亲子关系对儿童成长发展的重要意义。

(二)普及儿童保健知识

社区护士利用各种机会宣传普及儿童保健知识,包括儿童的生长发育知识,营养及儿童喂养知识,各种常见病、多发病的发生及预防知识,常见意外的预防知识,儿童心理卫生知识,正确的养育知识等。使有关人员了解儿童的特点,促进儿童的健康成长。

(三)儿童预防保健和康复

1. 家庭的预防保健

要根据儿童的生长发育特点,做好不同年龄段儿童家属的预防保健工作指导及咨询。

2. 促进儿童接受完整的预防接种

宣传预防接种的重要性，督促父母按时对儿童实施预防接种。

3. 儿童预防保健的协调及指导工作

一般儿童从 3 岁开始，要进入幼儿园、小学、中学，开始集体生活及学习。因此，社区护士要与这些机构人员密切接触，对他们进行有关儿童保健知识的指导，协调搞好儿童的保健工作。

4. 儿童常见病、多发病的防治工作

对常见病、多发病做好预防及早期发现、及时治疗工作。如在传染病的发生季节，实施卫生宣教，发放预防药物，进行必要的家庭访视。一旦有儿童患病，及时配合医生做好治疗工作，并及时观察儿童对治疗的反应。

5. 患病儿童的康复工作

对于因患有慢性病、发生意外事故、先天性畸形等原因导致的儿童器官结构及功能异常者，社区护士应做好儿童的居家护理工作，制订康复计划，促进儿童的早日康复，或在功能受限的情况下保持良好的生活质量。

（四）儿童保健系统管理

1. 社区儿童档案的建立

社区护士应及时做好各种儿童健康状况的记录，对社区内的每位儿童建立健康档案。社区儿童档案的内容包括儿童的姓名、性别、年龄、出生情况、生长发育情况、社会心理状况、营养状况、患病情况、计划免疫情况、家庭状况等，并及时了解社区内每一位儿童的健康状况的动态变化，根据情况给予具体的护理措施。

2. 社区儿童健康状况的统计

社区护士应掌握所在社区内的儿童健康状况，利用各种儿童生长发育指标、健康指标及流行病学的调查统计方法，了解儿童的健康状况，及时发现和处理问题，并及时向有关部门汇报。

★ 考点提示：社区护士在儿童保健中的工作内容

三、各年龄阶段儿童保健重点

（一）新生儿期（出生 28 天内）保健

建立和加强新生儿家庭访视制度，定时进行访视；进行全面体格检查，如体重、身长、体温、头围、面色、皮肤等；了解新生儿出生后的健康、喂养、疾病等方面的情况；指导母亲做好新生儿脐带、皮肤及其他方面的护理；指导并鼓励母乳喂养；做好预防接种安排；预防各种常见的新生儿疾病；建立《0～6 岁儿童保健手册》，并按照手册在儿童年龄各阶段开展保健服务。

（二）婴幼儿期（出生 28 天至 3 周岁）保健

指导合理喂养，包括鼓励母乳喂养，及时添加辅食，指导断奶，并帮助安排断奶后的饮食；进行生长发育监测及体格检查，及时发现异常，进行处理；完成基础计划免疫；合理安排婴幼儿的生活并注意培养良好的生活及卫生习惯，如饮食、睡眠、排便、沐浴、游戏、体格锻炼、户外活动、教育等；预防各种意外事故及感染性疾病。

（三）学龄前期（3~6周岁）保健

注意早期教育，培养良好的生活卫生习惯及心理素质；以游戏的方式促进智力发育；定期进行生长发育的监测，及时矫正问题；加强体格锻炼，通过各种户外活动增强体质；加强传染病的防治；预防外伤、烫伤、意外吸入、溺水、中毒等意外事故的发生。

（四）学龄期（6~13岁）保健

培养良好的心理素质、生活卫生习惯、道德品质及学习习惯；预防各种常见病，如近视、龋齿、肠道寄生虫病等；保证营养，加强体格锻炼，保证充足的睡眠及休息；定期进行健康检查。

（五）青春期（13~18岁）保健

供给充足的营养；培养良好的卫生习惯和健康的生活方式；进行法制、品德和性教育；预防疾病与意外，如结核病、缺铁性贫血、痤疮及运动创伤、打架斗殴所致的损伤等；防治常见的心理行为问题，如多种原因引起的出走、自杀及对自我形象不满等。

★ **考点提示**：各年龄阶段儿童保健重点

四、儿童中医药健康管理服务

对社区内居住的0~36个月儿童，社区护士在儿童6月龄、12月龄、18月龄、24月龄、30月龄、36月龄时对儿童家长进行儿童中医药健康指导，具体内容包括：①向家长提供儿童中医饮食调养、起居活动指导；②在儿童6月龄、12月龄给家长传授摩腹和捏脊方法；在18月龄、24月龄传授按揉迎香穴、足三里穴的方法；在30月龄、36月龄传授按揉四神聪穴的方法。

第二节 社区儿童健康保健

社区儿童健康保健的主要工作内容有新生儿家庭访视、定期健康检查、儿童生长发育监测、儿童营养保健指导、预防接种、亲子关系指导等，对儿童的健康进行系统的管理。

一、新生儿家庭访视

新生儿家庭访视是社区卫生服务工作的重要内容。新生儿出院后1周内，医护人员到新生儿家中进行访视，同时进行产后访视（产后访视见第八章）。

1. 访视的目的

定期对新生儿进行健康检查，早期发现问题，及时指导处理，降低新生儿发病率、死亡率或减轻发病程度，进行科学育儿指导。

2. 访视时间

新生儿自医院出院后，在生后28天内家庭访视不少于3~4次，按访视时间分为初访

(生后7天内)、周访（生后5~7天）、半月访（生后10~14天）和满月访（生后28~30天），生后42天回分娩医院检查。

3. 访视内容

先洗手，后检查；先小儿，后成人。采用"看、问、听、查、指导"等方法对新生儿及生活环境给予指导。

（1）看　观察新生儿居室环境是否整洁、安静、舒适，温度是否在24~26℃，空气是否流通，尤其是热天空调房，与外界温差不宜超过7℃；新生儿的被褥是否合适，被褥的保暖性能是否良好；新生儿一般情况、精神状态、吸吮能力等。

（2）问　询问母亲新生儿出生前、出生时、出生后的情况，喂养及睡眠情况，大小便情况，是否接受预防接种等情况。并按访视卡内容询问新生儿有关内容，以及上次访视后、本次访视前有无异常情况或疾病发生等。

（3）听　听产妇及家属对新生儿情况的介绍，解答他们提出的关于新生儿保健方面的问题。

（4）查　按访视卡中的内容及要求进行检查，包括检查新生儿体温、体重测量（半月访时，应注意新生儿是否恢复出生体重；满月访时，应注意新生儿增重是否超过600g），观察面容是否红润、黄疸有无消退、有无湿疹、脐带有无出血、有无分泌物渗出、有无红臀等，询问大小便是否正常，评估母乳喂养的体位、含接姿势是否正确等。

（5）指导　对产妇及其家人进行新生儿卫生保健知识、母乳喂养知识、新生儿常见健康问题的指导。指导产妇及家属开展婴儿游泳及婴儿抚触。

每次访视应有重点，根据新生儿和家庭、家长的具体情况进行有针对性的指导。对于有异常情况的新生儿要及时做出决策，并做详细记录。低出生体重、早产、双多胎或有出生缺陷的新生儿应根据实际情况增加访视次数，对低体重、消瘦、发育迟缓、中重度贫血等发育异常新生儿分析原因，及时转诊。新生儿家庭访视流程见图7-1。

二、定期进行健康检查及生长发育监测

社区护士督促家长或组织托幼机构带儿童定期到辖区内社区卫生中心进行健康检查，一般频率为"421"，婴儿期至少进行健康检查4次，分别在3月龄、6月龄、8月龄和12月龄；3岁及以下儿童每年至少2次，每次间隔6个月，时间在1岁半、2岁、2岁半和3岁；3岁以上儿童每年至少1次。视力、听力及牙齿还应坚持每半年检查1次，并做好检查结果记录与评估，输入电子监测系统。生长发育监测是儿童保健的一项重要措施，通过定期健康检查，对儿童生长发育进行监测和评价，早期发现异常和疾病，及时进行干预。社区护士应指导家长做好科学育儿及疾病预防，促进儿童健康成长。

（一）健康检查内容

1. 问诊

通过问诊了解儿童日常生活情况及生长发育和患病情况。

（1）喂养及饮食史　喂养方式，食物转换（辅食添加）情况、食物品种、餐次和量，饮食行为及环境，营养素补充剂的添加等情况。

（2）生长发育史　既往体格生长、心理行为发育情况。

（3）生活习惯　睡眠、排泄、卫生习惯等情况。

（4）过敏史　药物、食物等过敏情况。

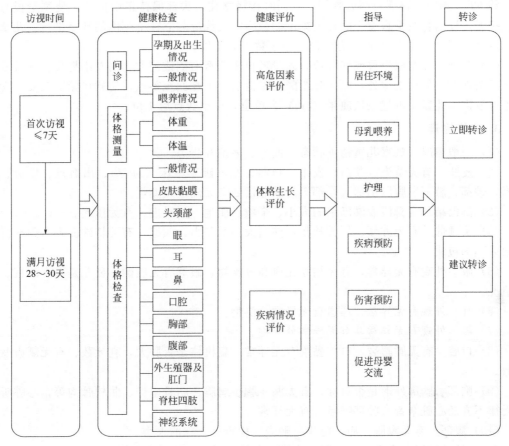

图 7-1 新生儿家庭访视流程图

（5）患病情况 两次健康检查之间患病情况。

2. 体格测量

体格测量的一般项目有体重、身长（身高）、头围。

（1）体重

① 测量前准备：每次测量体重前需校正体重秤零点。儿童脱去外衣、鞋、袜、帽，排空大小便，婴儿去掉尿布。冬季注意保持室内温暖，让儿童仅穿单衣裤，准确称量并除去衣服重量。

② 测量方法：测量时儿童不能接触其他物体。使用杠杆式体重秤进行测量时，放置的砝码应接近儿童体重，并迅速调整游锤，使杠杆呈正中水平，将砝码及游锤所示读数相加；使用电子体重秤称重时，待数据稳定后读数。记录时需除去衣服重量。体重记录以千克（kg）为单位，至小数点后 1 位。

（2）身长（身高）

① 测量前准备：3 岁及以下儿童测量身长，3 岁以上儿童测量身高。儿童测量身长（身高）前应脱去外衣、鞋、袜、帽。

② 测量方法：测量身长时，儿童仰卧于量床中央，助手将头扶正，头顶接触头板，两耳在同一水平。测量者立于儿童右侧，左手握住儿童两膝使腿伸直，右手移动足板，使其接触双脚跟部，注意量床两侧的读数应保持一致，然后读数。

测量身高时，应取立位，两眼直视正前方，胸部挺起，两臂自然下垂，脚跟并拢，脚尖分开约60°，脚跟、臀部与两肩胛间三点同时接触立柱，头部保持正中位置，使测量板与头顶点接触，读测量板垂直交于立柱上刻度的数字，视线应与立柱上刻度的数字平行。儿童身长（身高）记录以厘米（cm）为单位，至小数点后1位。

(3) 头围　儿童取坐位或仰卧位，测量者位于儿童右侧或前方，用左手拇指将软尺零点固定于头部右侧眉弓上缘处，经枕骨粗隆及左侧眉弓上缘回至零点，使软尺紧贴头皮，女童应松开发辫。儿童头围记录以厘米（cm）为单位，至小数点后1位。

3. 体格检查

(1) 一般情况　观察儿童精神状态、面容、表情和步态。

(2) 皮肤　有无黄染、苍白、发绀［口唇、指（趾）甲床］、皮疹、出血点、瘀斑、血管瘤，颈部、腋下、腹股沟部、臀部等皮肤皱褶处有无潮红或糜烂。

(3) 淋巴结　全身浅表淋巴结的大小、个数、质地、活动度、有无压痛。

(4) 头颈部　有无方颅、颅骨软化、前囟大小及张力、颅缝，有无特殊面容、颈部活动受限或颈部包块。

(5) 眼　外观有无异常，有无结膜充血和分泌物，眼球有无震颤。婴儿是否有注视、追视情况。

(6) 耳　外观有无异常，耳道有无异常分泌物。

(7) 鼻　外观有无异常，有无异常分泌物。

(8) 口腔　有无唇腭裂，口腔黏膜有无异常。扁桃体是否肿大、乳牙数、有无龋齿及龋齿数。

(9) 胸部　胸廓外形是否对称，有无漏斗胸、鸡胸、肋骨串珠、肋软骨沟等，心脏听诊有无律不齐及心脏杂音，肺部呼吸音有无异常。

(10) 腹部　有无腹胀、疝、包块、触痛，检查肝、脾的大小。

(11) 外生殖器　有无畸形、阴囊水肿、包块，检查睾丸的位置及大小。

(12) 脊柱四肢　脊柱有无侧弯或后突，四肢是否对称、有无畸形，有条件者可进行发育性髋关节发育不良筛查。

(13) 神经系统　四肢活动对称性、活动度和肌张力。

4. 心理行为发育监测

婴幼儿每次进行健康检查时，需按照儿童生长发育监测图的运动发育指标进行发育监测，定期了解儿童心理行为发育情况，及时发现发育偏离儿童。有条件地区可开展儿童心理行为发育筛查。

5. 实验室及其他辅助检查

(1) 血红蛋白或血常规检查　6～9月龄儿童检查1次，1～6岁儿童每年检查1次。

(2) 听力筛查　对有听力损失高危因素的儿童，采用便携式听觉评估仪及筛查型耳声发射仪，在儿童6月龄、12月龄、24月龄和36月龄各进行1次听力筛查。

(3) 视力筛查　儿童4岁开始每年采用国际标准视力表或标准对数视力表灯箱进行一次视力筛查。

(4) 其他检查　有条件单位可根据儿童具体情况开展尿常规、膳食营养分析等检查项目。

(二) 社区护士在儿童生长发育监测中的护理措施

① 掌握正确的儿童生长发育监测和评价方法，对照我国卫生部对外发布的《中国7岁

以下儿童生长发育参照标准》，定期对儿童生长发育进行评价。

②正确使用并指导家长利用世界卫生组织颁布的《儿童生长曲线图》监测儿童生长发育趋势，会对生长发育曲线进行描绘和解释，早期发现生长发育偏离或异常情况，帮助家长寻找原因，制订针对性干预措施。

③观察儿童在感觉、运动、语言、心理及社会性方面的发展并及时发现异常，指导家长带儿童去专业机构进行神经精神发育的检查和评估。

④配合相关部门开展体弱儿童筛查，对早产、低出生体重、活动性佝偻病、营养性缺铁性贫血、营养不良、运动发育落后及较严重影响小儿健康的慢性病和先天畸形等体弱儿童，发现异常情况及时干预或做好转诊护理。

★ 考点提示：社区护士在儿童生长发育监测中的护理措施

三、儿童营养保健指导

营养是保证人体生存、维持生命及健康的必需物质基础，营养对于处于生长发育过程中的儿童非常重要，合理的营养有助于儿童的生长发育，而营养障碍会影响儿童的生长发育，危害儿童的健康。因此，儿童营养评估及指导是社区儿童保健工作的一项重要内容。

（一）儿童营养状况的评估

营养评估是对儿童所摄入的营养素与生理需要之间是否平衡的一种估计及评价，通过评估可以发现儿童个体或群体存在的营养问题，以便及时调整饮食，供给儿童合理的营养。评估的方法及内容如下。

1. 膳食调查

膳食调查的对象可以是个别儿童或儿童群体，调查方法包括询问法、记账法及称量法，其目的是了解儿童所获得的营养素是否足够，各种营养素的比例是否合适，然后对评估的结果进行分析及总结。

2. 体格检查

根据体格生长的指标［如体重、身长（高）等］的测量，选择合适的正常儿童体格生长标准参照值进行比较，并采用适当的体格生长评价方法，能够反映儿童的营养状态，但儿童体重增长为非匀速增长，存在个体差异，因此评价某一儿童的生长发育状况时，应定期、连续地监测其体重，以了解儿童的生长趋势，不可单凭一次检查结果就作出结论。

3. 实验室检查

实验室检查包括测定血、尿、体液中的营养素及其代谢水平，测查各种生理功能（如视力、反射等）了解有无营养缺乏。

（二）社区护士在儿童营养保健中的护理措施

社区护士不论是在家庭访视过程中，还是社区卫生服务中心工作中，都需要进行以下工作。
① 对儿童定期进行生长发育评估，以了解儿童的营养状况。
② 进行母乳喂养评价，辅食添加评价，饮食行为评价，进食环境评价，及时发现儿童群体及个体的营养问题并采取措施。
③ 对家长、托幼机构及学校进行有关儿童营养的教育，使他们能及时满足儿童营养的需要。

(三) 儿童营养保健指导

《中国居民膳食指南（2016年）版》第二部分特定人群营养指南中，提出中国婴幼儿喂养指南和儿童少年膳食指南。

1. 0~6月龄婴儿喂养指南

（1）产后尽早开奶，坚持新生儿第一口食物是母乳　初乳富含营养和免疫活性物质，有助于肠道功能发展，并提供免疫保护，且有利于预防婴儿过敏，并减轻新生儿黄疸、体重下降和低血糖的发生。母亲分娩后，应尽早开奶，产后30min即可喂奶，让婴儿开始吸吮乳头，获得初乳并进一步刺激泌乳、增加乳汁分泌。此外，让婴儿尽早反复吸吮乳头，是确保成功纯母乳喂养的关键。婴儿出生时，体内具有一定的能量储备，可满足至少3天的代谢需求，开奶过程中不用担心新生儿饥饿，可密切关注婴儿体重，生后体重下降只要不超过出生体重的7%就应坚持纯母乳喂养。

（2）坚持6月龄内纯母乳喂养　母乳是婴儿最理想的食物，纯母乳喂养能满足婴儿6月龄内所需要的全部液体、能量和营养素。此外，母乳有利于婴儿肠道健康微生态环境建立和肠道功能成熟，降低感染性疾病和过敏发生的风险。母乳喂养营造母子情感交流的环境，给婴儿最大的安全感，有利于婴儿心理行为和情感发展，母乳喂养的婴儿最聪明。母乳喂养经济、安全又方便，同时有利于避免母体产后体重滞留，并降低母体患乳腺癌、卵巢癌和2型糖尿病的风险。应坚持纯母乳喂养6个月。

（3）顺应喂养规律，培养良好的生活习惯　母乳喂养应顺应婴儿胃肠道成熟和生长发育过程，从按需喂养模式到规律喂养模式递进。婴儿饥饿是按需喂养的基础，饥饿引起哭闹时应及时喂哺，一般每天可喂奶6~8次或更多，不要强求喂奶次数和时间，特别是3月龄以前的婴儿。婴儿生后2~4周就基本建立了自己的进食规律，家长应明确感知其进食规律的时间信息。随着月龄增加，婴儿胃容量逐渐增加，单次摄乳量也随之增加，哺喂间隔则会相应延长，喂奶次数减少，逐渐形成规律哺喂的良好饮食习惯。如果婴儿哭闹明显不符平日进食规律，应该首先排除非饥饿原因，如胃肠不适等。非饥饿原因哭闹时，增加哺喂次数只能缓解婴儿的焦躁心理，并不能解决根本问题，应及时就医。

（4）出生后数日开始补充维生素D，不需补钙　人乳中维生素D含量低，母乳喂养儿不能通过母乳获得足量的维生素D。适宜的阳光照射会促进皮肤中维生素D的合成，但鉴于养育方式的限制，阳光照射可能不是6月龄内婴儿获得维生素D的最方便途径。婴儿出生后数日就应开始每日补充维生素D 10μg（400IU）。纯母乳喂养能满足婴儿骨骼生长对钙的需求，不需额外补钙。推荐新生儿出生后补充维生素K，特别是剖宫产的新生儿。

（5）婴儿配方奶是不能纯母乳喂养时的备选　由于婴儿患有某些代谢性疾病、乳母患有某些传染性或精神性疾病，乳汁分泌不足或无乳汁分泌等原因，不能用纯母乳喂养婴儿时，建议首选适合于0~6月龄婴儿的配方奶喂养，不宜直接用普通液态奶、成人奶粉、蛋白粉、豆奶粉等喂养婴儿。任何婴儿配方奶都不能与母乳相媲美，只能作为纯母乳喂养失败后的选择，或者6月龄后对母乳的补充。6月龄前放弃母乳喂养而选择婴儿配方奶，对婴儿的健康是不利的。

（6）监测体格指标，保持健康生长　身长和体重是反映婴儿喂养和营养状况的直观指标。疾病或喂养不当、营养不足会使婴儿生长缓慢或停滞。6月龄前婴儿应每半月测一次身长和体重，病后恢复期可增加测量次数，并选用世界卫生组织的《儿童生长曲线》判断婴儿是否得到正确、合理喂养。婴儿生长有自身规律，过快、过慢生长都不利于儿童远期健康。婴儿生长存在个体差异，也有阶段性波动，不必相互攀比生长指标。母乳喂养儿体重增长可能低于配方奶喂养儿,只要处于正常的生长曲线轨迹,即是健康的生长状态。

2. 7～24月龄婴幼儿喂养指南

7～24月龄婴幼儿是指满6月龄(出生180天后)至2周岁内(24月龄内)的婴幼儿。

(1) 继续母乳喂养,满6月龄起添加辅食 母乳仍然可以为满6月龄(出生180天)后婴幼儿提供部分能量,优质蛋白质、钙等重要营养素,以及各种免疫保护因子等。继续母乳喂养也仍然有助于促进母子间的亲密连接,促进婴幼儿发育。因此,7～24月龄婴幼儿应继续母乳喂养。不能母乳喂养或母乳不足时,需要以配方奶作为母乳的补充。婴儿满6月龄时,胃肠道等消化器官已相对发育完善,可消化母乳以外的多样化食物。同时,婴儿的口腔运动功能,味觉、嗅觉、触觉等感知觉,以及心理、认知和行为能力也已准备好接受新的食物。此时开始添加辅食,不仅能满足婴儿的营养需求,也能满足其心理需求,并促进其感知觉、心理及认知和行为能力的发展。

(2) 从富铁泥糊状食物开始,逐步添加达到食物多样 7～12月龄婴儿所需能量1/3～1/2来自辅食,13～24月龄幼儿1/2～2/3的能量来自辅食,而婴幼儿来自辅食的铁更高达99%。因而婴儿最先添加的辅食应该是富铁的高能量食物,如强化铁的婴儿米粉、肉泥等。在此基础上逐渐引入其他不同种类的食物,以提供不同的营养素。辅食添加的原则:每次只添加一种新食物,由少到多、由稀到稠、由细到粗,循序渐进。从一种富铁泥糊状食物开始,如强化铁的婴儿米粉、肉泥等,逐渐增加食物种类,逐渐过渡到半固体或固体食物,如烂面、肉末、碎菜、水果粒等。每引入一种新的食物应适应2～3天,密切观察是否出现呕吐、腹泻、皮疹等不良反应,适应一种食物后再添加其他新的食物。

(3) 提倡顺应喂养,鼓励但不强迫进食 随着婴幼儿生长发育,父母及喂养者应根据其营养需求的变化,感知觉,以及认知、行为和运动能力的发展,顺应婴幼儿的需要进行喂养,帮助婴幼儿逐步达到与家人一致的规律进餐模式,并学会自主进食,遵守必要的进餐礼仪。父母及喂养者有责任为婴幼儿提供多样化且与其发育水平相适应的食物,在喂养过程中应及时感知婴幼儿所发出的饥饿或饱足的信号,并作出恰当的回应。尊重婴幼儿对食物的选择,耐心鼓励和协助婴幼儿进食,但绝不强迫进食。父母及喂养者还有责任为婴幼儿营造良好的进餐环境,保持进餐环境安静、愉悦、避免电视、玩具等对婴幼儿注意力的干扰。控制每餐时间不超过20min。父母及喂养者也应该是婴幼儿进食的好榜样。

(4) 辅食不加调味品,尽量减少糖和盐的摄入 辅食应保持原味,不加盐、糖以及刺激性调味品,保持淡口味。淡口味食物有利于提高婴幼儿对不同天然食物口味的接受度,减少偏食挑食的风险。淡口味食物也可减少婴幼儿盐和糖的摄入量,降低儿童期及成人期肥胖、糖尿病、高血压、心血管疾病的风险。强调婴幼儿辅食不额外添加盐、糖及刺激性调味品,也是为了提醒父母在准备家庭食物时也应保持淡口味,即为适应婴幼儿的需要,也为保护全家人的健康。

(5) 注重饮食卫生和进食安全 应用新鲜、优质、无污染的食物和清洁水制作辅食。制作辅食前须先洗手。制作辅食的餐具、场所应保持清洁。辅食应煮熟、煮透。制作的辅食应及时食用或妥善保存。进餐前洗手,保持餐具和进餐环境清洁、安全。婴幼儿进食时一定要有成人看护,以防进食意外。整粒花生、坚果、果冻等食物不适合婴幼儿食用。

(6) 定期监测体格指标,追求健康生长 适度、平稳生长是最佳的生长模式。每3个月一次定期监测并评估7～24月龄婴幼儿的体格生长指标有助于判断其营养状况,并可根据体格生长指标的变化,及时调整营养和喂养。对于生长不良、超重肥胖,以及处于急慢性疾病期间的婴幼儿应增加监测次数。

辅食添加顺序:首先添加谷类食物(如婴儿营养米粉),其次添加蔬菜汁(蔬菜泥)和水果汁（水果泥）、最后添加动物性食物（如蛋羹、鱼、禽、畜肉泥松等）。供给形式由流质→半流质→泥糊状→固体，即汁→泥→末→干性食物。建议动物性食物添加的顺序为：蛋黄泥→鱼泥（剔净骨和刺）→全蛋（如蒸蛋羹）→肉末，见表7-1。

表 7-1　添加辅食的顺序及提供的营养素

月龄	添加的辅食内容	提供的营养素
4～6个月 训练用匙喂	米糊、乳儿糕、营养米粉、烂粥等 蛋黄、豆腐等 菜泥、菜汁、果泥、果汁等	补充能量 蛋白质、铁、各种维生素 各种维生素、膳食纤维、矿物质
7～9个月 训练咀嚼功能	粥、烂面条、烤馒头片、饼干、面包等 鱼、全蛋、肝泥、肉末、黄豆制品等 水果泥、菜泥等	增加能量 蛋白质、铁、锌等矿物质 各种维生素、矿物质、膳食纤维
10～12个月 训练咀嚼能力	厚粥、软饭、挂面、馒头、面包等 鱼、碎肉末、碎肝、黄豆制品、全蛋等 水果、蔬菜(碎菜)等	增加能量、B族维生素 蛋白质、铁、锌等矿物质 各种维生素、矿物质、膳食纤维

3. 学龄前儿童膳食指南

学龄前儿童是指满2周岁后至满6周岁前的儿童。基于学龄前儿童生理和营养特点，在一般人群膳食指南基础上增加5条关键推荐。

（1）规律进餐，自主进食不挑食，培养良好饮食习惯　引导儿童自主、规律就餐，是学龄前儿童获得全面、足量的食物摄入和良好消化吸收的保障。保证每天不少于三次正餐和两次加餐，不随意改变进餐时间、环境和进食量。纠正挑食、偏食等不良饮食习惯，培养儿童摄入多样化食物，养成良好饮食习惯。

（2）每天饮奶，足量饮水，正确选择零食　应鼓励多饮奶，建议每天饮奶300~400ml，或相当量的奶制品。建议2～5岁儿童每天水的总摄入量（即饮水和膳食中汤水、牛奶等总和）1300～1600ml。饮水时以白开水为主。零食尽可能与加餐相结合，以不影响正餐为前提，尽量选择奶制品、水果、蛋类及坚果类等食物。

（3）食物应合理烹调，易于消化，少调料、少油炸　建议多采用蒸、煮、炖、煨等方式烹调儿童膳食，从小培养儿童清淡口味，少放调料、少用油炸。

（4）参与食物选择与制作，增进对食物的认知与喜爱　鼓励儿童体验和认识各种食物的天然味道和质地，了解食物特性，增进对食物的喜爱。

（5）经常户外活动，保障健康生长　鼓励儿童经常参加户外游戏与活动，实现对其体能、智能的锻炼培养，维持能量平衡，促进皮肤中维生素D合成和钙的吸收和利用。此外，增加户外活动时间，可减少儿童近视的发生。2～5岁儿童生长发育速度较快，身高、体重可反映儿童膳食营养摄入状况，家长可通过定期监测儿童的身高、体重，及时调整其膳食和身体活动，以保证正常的健康生长。

4. 学龄儿童膳食指南

学龄儿童是指6岁到不满18岁的未成年人。他们处于学习阶段，生长发育迅速，对能量和营养素的需要相对高于成年人。均衡的营养是儿童智力和体格正常发育乃至一生健康的基础。这一时期是一个人一生饮食行为和生活方式形成的关键时期，因此家庭、学校和社会对学龄儿童从小开展饮食教育，将使他们受益终身。

在一般人群膳食指南的基础上，补充了以下内容。

(1) 认识食物，学习烹饪，提高营养科学素养　了解和认识食物，学会选择食物、烹调和合理饮食的生活技能；传承我国的优秀饮食维护和利益，对于儿童青少年自身健康和我国优良饮食传承具有重要意义。

(2) 三餐合理，规律进餐，培养健康饮食行为　一日三餐合理和规律是培养健康饮食的基本。应清淡饮食，少在外就餐，少吃含能量、脂肪和糖分过高的快餐。

(3) 合理选择零食，足量饮水，不喝含糖饮料　选择卫生、营养丰富的食物做零食，比如水果和新鲜蔬菜，而油炸、高盐或高糖食品不宜做零食。6~10岁儿童每天喝水800~1000ml，11~17岁儿童每天饮水1100~1400ml，饮水应该首选白开水，不喝或少喝含糖饮料，禁止饮酒。

(4) 不偏食节食，不暴饮暴食，保持适宜体重增长　偏食挑食和过度节食会影响儿童青少年健康，容易出现营养不良。暴饮暴食，在短时间内摄入过多的食物，加重消化系统的负担，增加发生超重和肥胖的危险，甚至加重成年后慢性病的风险。

(5) 保证每天至少活动60min，增加户外活动时间　每周至少参加3次高强度的身体活动、3次抗阻力运动（如俯卧撑、引体向上等）和骨质增强型运动；增加户外活动时间，有助于维生素D合成，还可以有效减缓近视的发生和发展。

四、计划免疫与预防接种

计划免疫是指根据某些传染病的发生规律，将有关疫苗，按科学的免疫程序，有计划地给人群接种，使人体获得对这些传染病的免疫力，从而达到预防、控制乃至消灭传染病的目的。

（一）儿童计划免疫与预防接种程序

儿童出生后，来自母体的抗体逐渐消失，对各种传染病的抵抗力降低，需实施预防接种才能产生免疫能力。为了使儿童获得良好的免疫力，需要科学地安排接种对象及时间，计划接种。

1. 宣传组织工作

社区护理人员应全面掌握所管社区的儿童免疫情况，为儿童建立预防接种卡片或手册，对接种对象及接种项目要做到及时、准确、不遗漏、不重复，采取预约、通知单、电话、手机短信、网络、口头、广播通知等适宜方式，通知儿童监护人，告知接种疫苗的种类、时间、地点和相关要求。保证每位儿童得到及时、科学的预防接种。

我国《疫苗流通和预防接种管理条例》规定疫苗分为两类。第一类疫苗，是指政府免费向公民提供，公民应当依照政府的规定受种的疫苗，包括国家免疫规划确定的疫苗（表7-2），省、自治区、直辖市人民政府在执行国家免疫规划时增加的疫苗，以及县级以上人民政府或者其卫生主管部门组织的应急接种或者群体性预防接种所使用的疫苗；第二类疫苗，是指由公民自费并且自愿受种的其他疫苗。

2. 接种前的工作

接种工作人员在对儿童接种前应查验儿童预防接种证（卡、薄）或电子档案，核对受种者姓名、性别、出生日期及接种记录，确定本次受种对象、接种疫苗的品种。询问受种者的健康状况以及是否有接种禁忌等，告知受种者或者其监护人所接种疫苗的品种、作用、禁忌、不良反应以及注意事项，可采用书面和（或）口头告知的形式，并如实记录告知和询问的情况。

表 7-2 国家免疫规划疫苗儿童免疫程序表（2016 年版）

疫苗种类		接种年(月)龄														
名称	缩写	出生时	1月	2月	3月	4月	5月	6月	8月	9月	18月	2岁	3岁	4岁	5岁	6岁
乙肝疫苗	HepB	1	2					3								
卡介苗	BCG	1														
脊灰灭活疫苗	IPV			1												
脊灰减毒活疫苗	OPV				1	2								3		
百白破疫苗	DTaP				1	2	3				4					
白破疫苗	DT															1
麻风疫苗	MR								1							
麻腮风疫苗	MMR										1					
乙脑减毒活疫苗 或乙脑灭活疫苗①	JE-L								1			2				
	JE-I								1、2			3				4
A 群流脑多糖疫苗	MPSV-A							1		2						
A 群 C 群流脑多糖疫苗	MPSV-AC												1			2
甲肝减毒活疫苗 或甲肝灭活疫苗②	HepA-L										1					
	HepA-I										1	2				

① 选择乙脑减毒活疫苗接种时，采用两剂次接种程序。选择乙脑灭活疫苗接种时，采用四剂次接种程序；乙脑灭活疫苗第 1、2 剂间隔 7～10 天。

② 选择甲肝减毒活疫苗接种时，采用一剂次接种程序。选择甲肝灭活疫苗接种时，采用两剂次接种程序，两剂次间隔≥6 个月。

3. 接种时的工作

接种工作人员在接种操作时再次查验核对受种者姓名、预防接种证、接种凭证和本次接种的疫苗（包括标签、名称、批号、生产日期、生产厂家及有无变质等异常），核对无误后严格按照《预防接种工作规范》规定的接种月（年）龄、接种部位、接种途径、安全注射等要求予以接种。

4. 接种后的工作

告知家长儿童接种疫苗后，务必在留观室观察 15～30min，以免发生急性严重过敏性反应时候，能够及时抢救。接种后及时在预防接种证、卡（簿）上记录，有条件的地区录入计算机并进行网络报告。与家长预约下次接种疫苗的种类、时间和地点。

★ **考点提示：儿童预防接种程序**

（二）预防接种的禁忌证

每种预防接种都有其严格的接种对象及禁忌证。分为一般禁忌证及特殊禁忌证。一般禁忌证：有急性传染病接触史而未过检疫期者、活动性肺结核、较重的心脏病、风湿病、高血压、肝肾疾病、慢性病急性发作者，有哮喘及过敏史者，或有严重的化脓性皮肤病者等。特殊禁忌证：有过敏史者使用动物血清制品易发生过敏性休克或出现血清病；儿童患免疫缺陷性疾病、腹泻、发热性疾病（体温在 37.5℃以上）、对牛奶及其他乳制品过敏者，禁止服用脊髓灰质炎活疫苗糖丸；正在接受免疫抑制剂治疗者，不能常规接受接种。

★ 考点提示：预防接种的禁忌证

（三）预防接种的反应及护理措施

预防接种对人是一种外来的刺激，活菌苗、活疫苗的接种实际上是一种轻度感染，死菌苗、死疫苗对人体是一种异物刺激。因此，在接种后会有不同程度的全身或局部反应。

1. 常见反应

（1）全身反应　接种后5～6h或24h出现体温升高（一般腋温＜38.5℃或口温＜39℃），如为活疫苗则有一定的潜伏期后才出现体温升高。有些儿童可能出现头晕、全身不适、疲倦、恶心、呕吐、腹痛、腹泻等反应。一般此类反应如较轻微时可以不做处理，注意休息，多饮水，或给予对症处理。如超过3天以上高热不退或症状较重时，应去医院就诊。

（2）局部反应　接种后数小时至24h注射局部出现红、肿、热、痛等反应，有时会伴有局部淋巴结增大，局部反应一般持续2～3天。活疫苗接种后局部反应出现较晚，持续的时间也较长。局部反应时，可以用干净毛巾热敷（卡介苗引起的硬结不能热敷）。

2. 异常反应

极少数儿童在接种后可出现严重反应，如发现疑似预防接种异常反应，接种人员应按照相关要求进行报告和处理。同时应及时向所在地的县级卫生行政部门、药品监督管理部门报告，并填写疑似预防接种异常反应报告卡。

（1）过敏性休克　在注射后数分钟至2h后出现面色苍白、烦躁不安、呼吸困难、脉搏细弱、出冷汗、四肢冰凉、恶心呕吐、大小便失禁，甚至昏迷等过敏性休克的表现，如不及时抢救，会出现生命危险。需让患儿平卧，头部放低，立即皮下注射1：1000的肾上腺素0.5～1ml，保暖，吸氧，并采用其他抗过敏性休克的措施。

（2）晕针　儿童由于恐惧、精神紧张、疲劳、空腹等原因可在注射时或注射后数分钟发生头晕、心慌、面色苍白、出冷汗、手足冰凉、心跳加快等晕针的表现。应立即使患儿平卧，饮少量的热水，并注意鉴别是否为过敏性休克。

（3）过敏性皮疹　一般见于接种后数小时至数天内，遵医生应用抗组胺类药物。

★ 考点提示：预防接种的反应及护理措施

五、亲子关系指导

父母与孩子之间的关系直接影响儿童身心发育。合理的教育能促进良好亲子关系的建立，同时良好的亲子关系又能促进对儿童的教育和培养。社区护士应挖掘家庭教育的积极因素，引导家长重视与参与，指导亲子沟通技巧，改善亲子关系，促进家长与孩子共同的心理成长。由于儿童在不同年龄阶段有不同的发育特点，所以护理人员应教导父母针对其特点加强教育，以达到最佳效果。

（一）婴儿期

在这个阶段，随着各种感觉器官的发育，儿童开始认识周围世界，并且在与父母的接触中，逐渐建立信任感，学习爱与被爱。针对该特点，护士指导父母如何促进儿童各感官的发育，并与其建立良好关系。

1. 与婴儿目光的交流

最简单的方法是与婴儿目光的交流。母亲和婴儿之间的目光交流可发生于任何时间、任何地点，婴儿从母亲的目光中感受到的爱与温暖，加深母子之间的感情。

2. 与孩子的身体接触

在与孩子的接触中，多与他拥抱、抚摸、亲吻，抓住每次机会和他说话、游戏，都能有效地促进良好亲子关系的建立。

3. 进行婴儿抚触

多进行婴儿抚触可以促进婴儿的身心发育，抚触者可在婴儿沐浴后、午睡或晚上就寝前，将婴儿润肤油倒少许于掌心对其进行按摩，按摩顺序以头面、胸腹、四肢、手、足、背臀部有次序进行。抚触时充满爱心与婴儿轻轻说话，或播放一些放松、柔和的音乐，每次时间15min，每日2次。当婴儿觉得疲劳、饥渴、刚喂完奶或烦躁时都不适宜抚触。婴儿抚触方法如下：

（1）头面部　①用两手拇指指腹从眉弓部向两侧太阳穴按摩；②两手拇指从下颌中央向外上方按摩，让上下唇形成微笑状；③一手轻托婴儿头部，另一手指腹从婴儿一侧前额发际抚向枕后，避开囟门，中指停在耳后乳突部轻按一下；换手，同法抚触另一侧。

（2）胸部　两手掌分别从胸部的两侧肋下缘向对侧肩部按摩，交替进行，并避开乳头。

（3）腹部　双手按顺时针方向按摩，避开脐部和膀胱，注意未脱落的脐痂。

（4）四肢　双手抓住婴儿一侧上肢，从腋窝至手腕轻轻滑动挤捏，并搓揉大肌肉群及关节，对侧及双下肢的做法相同。

（5）手足　用四指按摩手背或足背，并用拇指从婴儿手掌心或脚跟向手指或脚趾方向按摩，对每个手指、足趾进行提捏。

（6）背臀部　婴儿呈俯卧位，以脊柱为中线，两手掌分别于脊柱两侧由中央向两侧滑行，从背部上端开始逐渐下移至臀部，最后由头顶沿脊椎抚触至臀部。

婴儿抚触的推广与普及：①社区护士可利用各种宣传手段，如发放宣传单、组织观看录像，对广大居民进行抚触概念的推广并教授抚触的手法；②条件成熟社区的可建立婴儿抚触室，为本地区的婴儿提供抚触服务；③如果条件允许，可在当地开办婴儿抚触经验交流会，逐步将此项技术向更多的居民推广。

★ 考点提示：婴儿抚触的方法

（二）幼儿期

随着体能和智力的发展，此期的幼儿开始尝试主动认识世界、独立解决问题，同时他们也开始学习一些基本的生活技能（如独立行走、吃饭及控制大小便等）。此时也常因这些问题而影响亲子关系。

1. 指导父母培养幼儿良好的生活习惯，发展幼儿的独立性和自主性

包括培养定时独立睡觉的良好睡眠习惯；培养自主进食、不偏食、不挑食、不边吃边玩等良好的饮食习惯；培养饭前洗手、饭后漱口刷牙等良好卫生习惯。

2. 指导父母培养幼儿控制大小便

亲子之间常常因控制大小便的问题造成关系紧张。社区护士应指导父母，不要强迫幼儿坐盆或因其弄脏衣裤而责骂他，以免造成幼儿心理压力并影响亲子关系。

3. 亲子游戏

1～3岁期间的幼儿对生活中的所有事情充满好奇，社区护士可顺应幼儿这一心理，指导家长科学认识亲子游戏和选择游戏内容，让亲子游戏走入家庭，借助亲子游戏活动，培养幼儿良好的情绪和行为。

(三)学龄前期

进入这个阶段,儿童的活动能力和认识能力进一步加强,在强烈的好奇心的驱使下,他们开始对周围环境努力探索。这种探索常常会引起父母的反对,因为它们常常是不安全的或具有破坏性的。

1. 创造儿童自由活动空间

比较有效的方法是单独为儿童开辟一块地方,放置一些安全又不易损坏的物品和玩具,让儿童充分发挥其探索能力,父母无须过多干涉。

2. 父母对孩子的行为持肯定的态度和适度的评价

对于儿童的自主行动,父母应持肯定态度,如果父母对孩子有着积极的态度和信心及适度的评价,给予孩子尊重、理解和支持,孩子的心态从而积极、乐观,充满自信,这样良好亲子关系便容易建立。

3. 开展早期教育

社区护士加大与托幼机构及儿童家庭的联系,让更多的家长形成科学育儿的意识,逐步形成社区、托幼机构、家庭三位一体的亲子关系早期教育体系。

(四)学龄期

进入学校,学习是这个阶段最重要的任务,对成绩的要求是影响亲子关系的最大矛盾。学龄早期的儿童由于抽象思维能力的局限,在某些需要逻辑推理的科目上可能成绩不理想,但儿童本身实际已经十分努力。

1. 父母要尊重孩子

每个孩子都是有差异的,父母不应以学习成绩作为衡量孩子好坏的标准,不能因孩子犯错误或成绩差而责罚或嘲笑孩子,以致造成其自卑心理。指导父母培养孩子良好的学习品质,包括学习兴趣、学习习惯、学习方法、意志力等。

2. 父母要关爱孩子

建立良好的沟通应该从关爱开始。指导父母关心孩子的情绪及感受。用一些开放性的话题让孩子多表达自己内心的东西,而不是用一些总结性的、命令性的语句对孩子的行为直接给出一个判断。

(五)青春期

青春期是人生中最关键而又有特色的时期之一,孩子正处于半幼稚半成熟,独立性和依赖性、自觉性和幼稚性矛盾的时期。如何尽快地消除亲子间可能产生的隔阂、冲突,建立起民主平等、健康和谐、稳定的亲子关系,从而促进孩子的健康发展、家庭和睦幸福,成为这一时期家庭教育的重要问题之一。

1. 给孩子独立自主的权利

青春期孩子对行为的独立性有较高的要求,要求独立地支配自己的时间,独立地选择朋友和度过闲暇的方式。指导父母关注孩子的需求,给予孩子理解和支持及正确的引导。

2. 父母与孩子建立民主平等关系

指导父母不要再把孩子当儿童看待,主动改变对他们的态度,尽量做孩子的朋友,充分理解和尊重孩子,以便顺利向新型的民主平等的亲子关系转变。

第三节 社区儿童常见健康问题及护理

儿童期由于其生长发育的特点，主要的健康问题为感染性疾病、生长发育方面的问题及意外事故等，因此，需要社区护士根据儿童的特点，提供预防保健服务。

一、感染性疾病患儿的护理

（一）呼吸道感染

急性呼吸道感染（如气管炎、支气管炎及肺炎）是儿童常见的呼吸道炎症。小儿肺炎是5岁以下儿童死亡率最高的疾病，容易并发心力衰竭。据调查我国婴幼儿肺炎的发病率是发达国家的3~5倍，死亡率为740.18/10万，是发达国家的10~25倍。易发肺炎的婴幼儿包括早产、低体重、人工喂养、先天畸形、营养不良、贫血及佝偻病等。引起肺炎的致病微生物包括细菌、病毒、支原体、衣原体、肺囊虫、真菌等。而环境污染、气候骤变、接触感染等因素是肺炎的诱发因素。

由于肺炎的致病因素及诱发因素较为复杂，难以用单一的方法预防及控制其发生，要求社区护士采取综合性的预防方法，包括健康教育、增强体质锻炼指导、早期发现、及时治疗等方法，来预防及控制肺炎的发病率，降低其死亡率。

（二）消化道感染

婴幼儿腹泻、急性胃肠炎是儿童常见的消化道炎症。由于儿童的消化道功能尚不完善、机体免疫功能未完全成熟，易发生消化道的炎症。消化道炎症是威胁儿童健康的主要原因之一，据统计，腹泻病是5岁以下儿童死亡的主要原因之一，5岁以下儿童年发病平均为1.9次/年。因此，社区护士应采取各种预防措施，如提倡及辅导母乳喂养，指导父母及时为儿童添加辅食，进行有关营养、饮水及卫生方面的宣传，及时治疗，以控制其发生。

（三）传染性疾病

儿童是传染性疾病的高危人群，常见的儿童传染病包括水痘、麻疹、小儿脊髓灰质炎、流行性乙型脑炎、病毒性肝炎、百日咳、痢疾、猩红热、结核病等。传染病的发生一般都有特定的病原体，具有传染性、流行性、季节性、免疫性等特点。目前我国虽然在控制儿童传染性疾病方面取得了很大的成绩，但儿童传染病的发病率仍相对较高，因此，加强儿童传染病的预防及控制仍然是社区儿童保健的重要内容之一。

二、非感染性疾病及健康问题患儿的护理

（一）肥胖问题

随着社会环境的变化，人们生活水平的提高，儿童学习负担的加重等原因，使儿童肥胖的发生率不断增加。儿童的肥胖如果不进行有效的治疗及护理，一则影响生长发育，二则70%~80%的儿童长大后会有肥胖现象，且成年后易导致与肥胖有关的疾病如（高血压、糖尿病、动脉硬化等）。

多数儿童的肥胖与膳食结构不合理、运动量不足及行为偏差有关,社区护士应定期进行儿童肥胖的筛查,加强儿童营养指导,倡导积极的生活方式,使儿童坚持体育锻炼,以预防肥胖的发生。如有体重超过标准或肥胖倾向时,应尽早告诉家长有关情况,必要时提供饮食及运动等控制体重的方法。

(二)营养不良问题

目前我国儿童的营养不良主要是营养素缺乏而引起的营养不良,如维生素 D 缺乏引起的佝偻病,铁、叶酸缺乏引起的营养不良性贫血等。导致营养不良的主要原因是膳食结构不合理,偏食、挑食及零食过多。社区护士应教育儿童养成良好的进食习惯,纠正偏食、挑食的问题,及时调整营养结构,预防营养不良的发生。

(三)口腔卫生不良问题

儿童口腔卫生问题也是较为常见的儿童健康问题之一。由于不重视口腔卫生,加上生活水平的提高,儿童糖的摄入增加,容易产生龋齿。我国儿童的乳牙龋齿发病率到 9 岁时高达 87%,而恒牙龋齿率在儿童 6 岁时可达 22%,以后逐年增加,因此,预防龋齿的发生是社区护士儿童保健的一项重要内容。

社区护士应加强口腔卫生的宣传及教育,辅导儿童正确的刷牙方法,使用含氟化物的牙膏,教育儿童养成良好的口腔卫生习惯;加强体育锻炼,全面提高身体素质;注意合理营养,教育儿童不要偏食,保证牙齿发育的营养素(如维生素 C、维生素 D 及无机盐)以满足需要。并对家长进行有关儿童口腔的卫生健康教育,纠正家长"乳牙终归都要换的,所以乳牙龋齿无所谓"的错误观念,使儿童定期接受牙齿检查,及时发现和治疗龋齿,保证儿童牙齿的正常发育。

(四)视力问题

近视、弱视是儿童常见的视力问题。由于儿童学习压力不断增加,读书时间延长,加上电视、计算机、游戏机、手机等的应用,使儿童的视力问题发生率逐年增加。正确用眼卫生包括:①三要,即读书写字姿势要端正,光线要充足,连续看书写字 1h 左右要休息 10min;②三不要,即不要躺着看书,不要在走路或乘车时看书,不要在直射阳光或暗弱的光线下看书;③三个一,即眼书距离一尺,胸距桌缘一拳,手指距笔尖一寸。

预防儿童视力问题的发生也是社区护士的一项重要任务,社区护士可以在家庭访视时评估儿童桌椅的高度是否适宜,室内光线情况,儿童在阅读时是否有姿势不良的现象,并根据具体情况进行指导。鼓励和倡导儿童经常参加户外活动,积极参加体育锻炼特别是乒乓球、羽毛球等有益于眼肌锻炼的体育活动,保持正确的读写姿势,减少近距离长时间用眼,减少使用电子视频产品,保证充足睡眠和均衡营养。发挥学校主阵地作用,联合学校落实视力健康教育活动,利用广播、宣传栏、家长会、家长信等多种形式,对学生和家长进行用眼健康知识教育,争取家长对学生视力保护工作的支持和配合。通过广泛宣传,使科学用眼知识进学校、进社区、进家庭,使儿童及家长不断增强健康用眼意识。

★ 考点提示:视力问题的护理

三、社会心理问题及心理疾病患儿的护理

(一)儿童常见的社会心理问题

我国正处于社会改革的转型期,社会意识及社会形态发生了很大的转变,单亲子女、独

生子女、留守儿童的特殊性，竞争压力增加及长辈的期望值过高等因素使儿童的心理社会问题增加。常见的心理及行为障碍包括社会行为问题（如攻击、破坏、说谎、嫉妒、过度反抗或任性等），不良习惯（如习惯性吮手指、咬指甲、习惯性痉挛、活动过度、注意分散、反应迟缓等），生理心理发展问题（如遗尿、不自主排便等排泄功能障碍、偏食、厌食、睡眠障碍、抑郁、冷漠、焦虑、口吃等）。

社区护士应认识社会心理问题对儿童健康的损害。加强儿童心理健康教育，并指导家长正确的养育儿童方法，使儿童具有良好的心理状态。

（二）儿童孤独症

儿童孤独症也称儿童自闭症，是一类起病于3岁前，以社会交往障碍、沟通障碍和局限性、刻板性、重复性行为为主要特征的心理发育障碍，是广泛性发育障碍中最有代表性的疾病。约每1万名儿童中有2～4例，本症多见于男孩，男女比例为（4～5）:1。儿童孤独症的病因尚无定论，与遗传因素、器质性因素以及环境因素有关。孤独症治疗主要采取综合干预措施，包括行为矫治、训练教育、宠物疗法和药物治疗等。

社区护士应在社区对适龄儿童家长进行孤独症知识的宣教，教会家长及早发现孤独症儿童，从而能早期诊断，以免错过孤独症诊疗和康复的最佳时期；指导家长寻求专业康复机构进行早期治疗，帮助在父母（或者照看人）与孩子之间、专家与孩子之间、专家与家长之间建立积极的联系；建立孤独症社会支持系统，给予患儿家庭全方位的支持和教育，提高家庭参与程度，帮助家庭评估教育干预的适当性和可行性，并指导家庭选择科学的训练方法。

（三）注意缺陷多动障碍

注意缺陷多动障碍（ADHD）是儿童期常见的一种行为障碍，患病率在1%～10%。表现为在认知参与的活动中，注意力不集中，注意缺乏持久性，活动量多且经常变换内容，行为冲动、唐突、不顾及后果。注意缺陷多动障碍的病因和发病机制尚不确定。目前认为本病是由多种生物因素、心理和社会因素所致的一种综合征。治疗主要是通过心理行为治疗和特殊教育增强儿童的自尊心、自信心和自控能力，辅以药物治疗。

社区护士可指导和帮助家长在家中开展一些能够吸引患儿注意力的活动，制定学习计划和奖励办法，逐渐将其兴趣转移到学习上来。对ADHD伴情绪障碍儿童，应注意加强心理护理，包括心理咨询、家庭治疗等方法。告诫家长对ADHD儿童要有足够的耐心，持之以恒，从多方面进行干预治疗。

（四）受虐待及忽视

儿童受虐待及忽视是一个新的社会问题。儿童受虐待的方式与家庭的社会经济、文化状况密切相关。一般这些儿童大多数来自于婚姻有问题、贫穷、子女较多、父母压力较大的家庭，或者这些儿童不是父母所期望的性别。

社区护士应掌握本辖区儿童的家庭情况，注意社区或地段内是否有儿童的父母经常对儿童责备、体罚、使儿童挨饿、受冻等现象，对高危家庭进行家庭访视；社区护士应尽力使父母了解儿童的心理及身体特点，尽量使其有正确的教育儿童的理念及方法；必要时与相应的儿童福利及保健机构、法律机构联系，为儿童提供切实的帮助，保证儿童健康的成长。

★ 考点提示：儿童孤独症的护理

四、儿童意外伤害的预防与护理

意外伤害指无目的性的、无意识的伤害。意外伤害占我国儿童死亡原因总数的 26.1%，已成为 1~14 岁儿童健康的第一大"杀手"。意外事故也可能造成儿童终身残疾，严重损害儿童的身心健康，给家庭带来巨大的痛苦和经济负担，因此必须积极采取预防措施，减少意外事故的发生，降低儿童的死亡率。

（一）儿童发生意外伤害的原因

儿童天生的探索欲及好奇心重，模仿欲较强，儿童对危险的认知能力较差，缺乏自我保护能力，以及监护人防范意识薄弱，缺乏必要的安全知识等，是儿童容易发生意外事故的主要原因；另一方面随着社会经济发展，家用电器的普及，城市建筑的高层化，交通工具特别是汽车的大量增加，都成为威胁儿童生命安全的新因素。

（二）各年龄段常见的意外伤害及预防措施

儿童常见的意外伤害包括溺水、意外窒息、交通事故、中毒、跌伤、烫伤、电击伤、动物咬伤、自杀、他杀、医疗事故及自然灾害等，但由于各年龄段儿童生长发育的特点不同，其发生意外事故的原因及种类就存在一定的差异，见表 7-3。

表 7-3 各年龄段儿童常见的意外伤害及预防措施

各年龄段的行为特征	常见的意外伤害	预防措施
婴儿期 1. 运动能力渐增，能翻身、爬、抓住东西立起 2. 用触觉、味觉探索周围环境 3. 喜欢接近工具、桌布等，并喜欢将东西塞入空隙 4. 在水中完全无助	1. 跌倒 2. 误吞或误吸异物或毒物 3. 烫伤 4. 溺水	• 不能将婴儿单独留在较高的位置上，如桌上、柜台上等 • 将床栏拉上，楼梯上也要有栏杆 • 不能将易吞的东西给婴儿 • 不能给婴儿喂太小的固体食物，如整个花生、整块糖等 • 将有毒的物品放在不让婴儿触及的安全地方 • 使用有盖的电源插座 • 不能在做饭时将婴儿放在易引起烫伤的地方 • 将易引起烫伤的物品远离婴儿 • 不能将婴儿单独留在水盆、水池中，或湖泊、溪流附近
幼儿期 1. 能站立 2. 对危险事物概念模糊 3. 容易攀爬 4. 好奇心重 5. 模仿性强 6. 喜欢将东西放入嘴中 7. 喜欢探查抽屉及橱柜 8. 在水中无助	1. 跌倒 2. 烧伤 3. 吸入或吞入有害或有毒物 4. 窒息 5. 溺水	• 进行安全指导，示范不安全的行为 • 在楼梯及窗户上安上护栏 • 在无人陪伴时，应将幼儿放置在一个安全密闭的空间 • 将装有较热食物或饮料的容器远离幼儿 • 将有毒或易引起伤害的物品（如剪刀等）放置在幼儿不能触及的安全部位 • 将不用的电线收好电源插销盖上盖子 • 检查玩具的安全性，不给幼儿不安全的玩具 • 不将幼儿单独留在浴盆、水池或其他的水边

续表

各年龄段的行为特征	常见的意外伤害	预防措施
学龄前期 1. 有开门的能力 2. 喜欢攀爬及跑 3. 喜欢探查抽屉、碗橱及衣橱 4. 能骑三轮车 5. 喜欢机械玩具	1. 跌倒 2. 吸入或吞入有害或有毒物品 3. 交通意外事故 4. 溺水 5. 烧伤	• 进行预防意外事故的教育 • 将门锁换成较安全的 • 窗户使用防护栏 • 玩具的安全检查 • 将有害物保存好 • 注意交通安全教育 • 指导学习游泳，并注意水中安全 • 进行有关火柴、灯等方面的安全教育
学龄期 1. 探险能力、好奇心、好胜心 2. 运动技能的发展及完善 3. 喜欢在刺激有危险的地方玩 4. 喜欢激烈的身体活动 5. 需要同龄伙伴对自己危险举动的认可	1. 跌倒 2. 运动损伤 3. 溺水 4. 交通意外事故 5. 烧伤	• 鼓励并要求儿童在安全的地方玩 • 提供安全的运动器材及正常的娱乐机会及环境 • 对有危险的刺激活动应制止 • 游泳训练及水中安全教育 • 指导人行道及自行车、滑板等运动的安全规则 • 将火器锁上，指导火器的安全使用 • 进行有关打火机、火柴、灯、火把等安全教育
青春期 1. 有被同龄伙伴认可的强烈需要，可导致危险倾向或行为 2. 力量及敏捷度增加 3. 被认可可以驾驶汽车的年龄	1. 交通意外事故 2. 溺水 3. 运动损伤 4. 自杀 5. 毒品或药物中毒	• 提供交通安全教育及驾驶知识 • 游泳训练及水中安全教育 • 指导安全使用运动器材及提供安全的娱乐设施 • 认识青春期的压抑心理 • 鼓励进行正常的社交及心理发泄 • 给予有关毒品的危害教育

（三）预防儿童意外伤害的护理措施

1. 为儿童创设安全、良好的生活环境

社区护士督促家庭、托幼机构、学校、游乐场应该为儿童创造无危险的环境。家长要对家居用品及家居环境进行安全检查；托幼机构和学校要落实食品卫生、保卫制度、建筑设施安全；游乐场要针对儿童容易发生的安全问题，配备必要的保护设施。

> **知识拓展**
>
> 全球儿童安全网络将由全球伤害专家们总结得出的家居用品安全检查5S原则引入中国，帮助中国的家长们打造安全居家环境，预防家中意外伤害。这个方法的关键是呼吁家长们从儿童的角度出发检查家居用品的布置与摆放。它包括五个关键词：第一，"看（See）"，家长们要学习用儿童的眼光审视物品摆放；第二，"绳带（Strings）"，避免儿童接触到过长的绳带；第三，"尺寸（Size）"，越是小的孩子，家长们要给予越大的物品；第四，"表面（Surface）"，家长们应尽量确保物品表面平滑柔软；第五，"标准（Standard）"，在购买家居用品时，家长们应仔细检查与儿童用品相关的安全标准。

2. 提高广大人群对意外伤害的预防意识及普及急救知识

社区护士应结合社会资源对广大人群进行安全教育，安全教育包括儿童的人身安全、居家安全、交通安全、校园安全、游戏安全、水域安全等，尤其对于家长、托幼机构工作人员、学校教师及游乐场工作人员，提高安全防范意识，以降低儿童意外伤害的发生率；普及意外伤害的处理措施、心肺复苏术及溺水救生等急救知识与技能。

3. 对儿童进行安全教育和安全训练，提高儿童的自我保护意识和能力

社区护士应联合学校、托幼机构通过健康教育活动，有意识、有计划、有目的地对儿童进行安全教育，安全预防的内容包括：跌落、烧烫伤、宠物咬伤、交通意外、溺水、切割伤、化学损伤、药物意外误服等；为儿童提供足够的时间和空间，合理地组织有一定强度和密度的体育活动，提高幼儿的身体动作的平衡能力和灵活性，避免意外伤害的发生。

4. 构建儿童意外伤害社会预防系统

社区护士配合有关部门建立社区内儿童意外伤害监测系统，长期不间断地收集和分析儿童青少年意外伤害发生、死亡、伤残和经济损失资料，为制定意外伤害的预防策略和措施提供依据；政府及相关部门一是制定儿童食品、玩具、用品完善相应的生产、销售质量监控法律法规，并监督实施，二是建立健全儿童意外事故的医疗保障制度；各个行业通过设备与产品的设计与革新，使伤害风险减少，如家居磨平棱角，汽车配安全气囊，药品及日用品采用儿童无法开启的包装等；医院通过完善急救系统，开通急救绿色通道，提高医院的急诊处理和护理水平，使受伤儿童青少年在最短时间内得到最好的医疗服务，减少伤害死亡率和功能损伤。

★ **考点提示**：预防儿童意外伤害的护理措施

第四节　托幼机构中儿童卫生保健

托儿所、幼儿园（以下简称托幼机构）作为社区内的一个儿童群体组织，社区护士有责任对机构内的儿童群体提供保健护理及管理。社区护士应指导托幼机构保健工作，督促检查落实《托儿所幼儿园卫生保健制度》，并指导做好实验性和示范性托幼机构的保教工作。

为了提高托幼机构卫生保健工作质量，保证儿童的身心健康，中华人民共和国卫生部、教育部于2010年3月1日发布《托儿所幼儿园卫生保健管理办法》，自2010年11月1日起施行。《托儿所幼儿园卫生保健管理办法》中第十条规定，托幼机构儿童卫生保健工作包括以下内容。

① 根据儿童不同年龄特点，建立科学、合理的一日生活制度，培养儿童良好的卫生习惯。

② 为儿童提供合理的营养膳食，科学制订食谱，保证膳食平衡。

③ 制订与儿童生理特点相适应的体格锻炼计划，根据儿童年龄特点开展游戏及体育活动，并保证儿童户外活动时间，增进儿童身心健康。

④ 建立健康检查制度，开展儿童定期健康检查工作，建立健康档案。坚持晨检及全日健康观察，做好常见病的预防，发现问题及时处理。

⑤ 严格执行卫生消毒制度，做好室内外环境及个人卫生。加强饮食卫生管理，保证食品安全。

⑥ 协助落实国家免疫规划，在儿童入托时应当查验其预防接种证，未按规定接种的儿童要告知其监护人，督促监护人带儿童到当地规定的接种单位补种。

⑦ 加强日常保育护理工作，对体弱儿进行专案管理。配合妇幼保健机构定期开展儿童眼、耳、口腔保健，开展儿童心理卫生保健。
⑧ 建立卫生安全管理制度，落实各项卫生安全防护工作，预防伤害事故的发生。
⑨ 制订健康教育计划，对儿童及其家长开展多种形式的健康教育活动。
⑩ 做好各项卫生保健工作信息的收集、汇总和报告工作。

（杨 明）

思考题

一、简答题

1. 社区儿童保健的意义是什么？
2. 各年龄阶段儿童预防保健重点是什么？
3. 简述预防接种的程序。
4. 简述社区护士预防儿童意外伤害的护理措施。

二、案例分析

8个月男婴，系一胎一产，足月顺产，生后无窒息、产伤，出生体重3.2kg，生后母乳喂养，近来母乳不足，多汗、易哭闹，现体重6.5kg，身高70cm，头围45cm，未出牙，能独坐，会叫"爸爸""妈妈"，其母来到社区卫生服务中心询问：她的宝宝生长发育是否正常？如何喂养与保健？

思考：社区护士应该如何评估及进行喂养与保健的宣教？

第八章 社区妇女的保健指导

【学习目标】
- ◆ **掌握**：社区妇女保健的概念；社区妇女各时期的保健指导要点。
- ◆ **熟悉**：社区妇女各个时期的生理、心理变化及常见的健康问题。
- ◆ **了解**：社区妇女保健工作的意义、工作内容、现状与展望及相关法规与政策。
- ◆ **应用**：为社区产后妇女提供产后访视服务。

案例导入

案例回放：
产妇出院后 14 日，社区护士进行第二次家庭访视，护士在与产妇沟通的过程中，发现产妇情绪低落、不愿意抱宝宝，对护士的提问反应淡漠，护士通过与产妇家属的沟通，发现出院后产妇一直不太适应新妈妈角色，加上母乳不足和宝宝最近出现红臀。

思考问题：
1. 根据产妇的表现，判断产妇可能存在的健康问题是什么？
2. 社区护士应如何对案例中的产妇进行健康指导？

妇女健康是人类持续发展的前提和基础，是衡量社会经济发展和人类发展的重要综合性指标。社区卫生服务是妇女卫生服务的理想提供形式，它不仅承担着基本医疗服务，还承担着妇女保健、儿童保健、计划生育技术指导等与妇女健康密切相关的公共卫生服务。

第一节 社区妇女保健

妇女保健是我国卫生保健事业的重要组成部分，维护和促进妇女健康已成为社区护理的重要工作内容之一。

一、社区妇女保健概述

（一）概念

社区妇女保健是以维护和促进妇女健康为目的，以预防为主，以保健为中心，以基层为重点，以社区妇女为对象，防治结合，开展以生殖健康为核心的保健工作。社区妇女保健工作要做到以人为中心，以护理程序为框架，以服务对象的需求为评价标准，强调妇女健康的社会参与和政府责任。

★ **考点提示：社区妇女保健的概念**

（二）意义

全国妇女保健机构通过积极的普查、预防保健及监护和治疗措施，开展以维护生殖健康为核心的贯穿妇女青春期、围婚期、孕产期、围绝经期的各项保健工作，控制妇女常见疾病和性传播疾病的发生，减少患病率和伤残率，降低孕产妇及围生儿死亡率，从而促进妇女身心健康。

（三）工作内容

社区妇女保健工作内容包括：妇女各期保健、计划生育技术指导、妇女常见疾病及恶性肿瘤的普查普治以及妇女劳动保护等。

1. 妇女各期保健

（1）青春期保健 根据青春期女性的生理、心理特点和社会行为特点，为培养良好的健康行为而给予相应的保健指导。可以通过学校保健、定期体格检查，早期发现各种疾病和行为异常，减少或避免诱发因素。

（2）围婚期保健 是指围绕结婚前后，为保障婚配双方及其后代健康所进行的一系列保健服务措施，包括婚前医学检查、婚前卫生咨询及围婚期健康教育。做好围婚期保健，可以避免近亲间、传染病及遗传性疾病患者间不适宜的婚配或生育，保证婚配双方的健康，使婚姻生活和谐美满，减少遗传性疾病的延续，促进下一代的健康，从而提高生活质量和人口素质。

（3）围生期保健 围生期是产前、产时和产后的一段时间，历经妊娠期、分娩期和产褥期。国际上对围生期的定义有多种，我国经常采用的围生期是妊娠满28周至产后一周（或6周）。围生期保健的宗旨是持续为孕产妇和胎儿提供高质量、全方位的健康保健措施，降低围生儿及孕产妇死亡率。因为分娩期妇女的护理主要为临床医院妇产科护理人员的工作内容，所以孕期和产褥期保健是社区妇女保健的工作重点。

（4）围绝经期保健 围绝经期是指妇女绝经前后的一段时期。此期间妇女的卵巢功能从逐渐减退到基本衰退，雌激素水平持续降低，从而引起一系列躯体和精神心理症状。此期保健指导要在对症治疗的同时，提高围绝经期妇女的自我保健意识和生活质量。

（5）老年期保健 按照WHO的划分标准：发达国家65岁以上、发展中国家60岁以上者定义为老年人。由于生理上的变化，使老年人的心理和生活状态发生改变，容易产生各种心理障碍，易患各种疾病。应指导老年人做好自我保健，定期体检，适当运动，适度参加社会活动和从事力所能及的工作，保持生活规律，防治老年期常见病和多发病，以利于身心健康，提高其生命质量。

围婚期、妊娠期、产褥期和围绝经期是社区妇女保健的工作重点。

2. 计划生育技术指导

积极开展计划生育知识的健康教育及技术咨询，使育龄妇女了解正确的生育知识、各种节育方法的安全性和有效性，指导夫妻双方选择适宜的节育方法，减少因节育措施不当而引起的不良心理影响，降低人工流产手术率及妊娠中期引产率。

3. 妇女常见病及恶性肿瘤的普查普治

健全妇女保健网络，定期对妇女进行常见病及良恶性肿瘤的普查普治工作，每1~2年普查1次，做到早期发现、早期诊断及早期治疗，针对普查结果，制订预防措施，降低发病率，提高治愈率，维护妇女健康，提高妇女生命质量。

4. 妇女劳动保护

在职业性有害因素的作用下，妇女的生殖器官和生殖功能可能会受到影响，并且可以通过妊娠、哺乳等影响胎儿及婴儿的健康。因此，根据妇女的生理特点，做好妇女劳动保护是社区护理工作的重要内容之一。

二、妇女保健的相关法规与政策

（一）《中华人民共和国人口与计划生育法》

自2002年9月1日起施行。实行计划生育是国家的基本国策，开展人口与计划生育工作，应当与增加妇女受教育和就业机会、增进妇女健康、提高妇女地位相结合。

（二）《中华人民共和国妇女权益保障法》

自1992年10月1日起施行，从法律的角度保护妇女的合法权益。妇女在政治、经济、文化、社会和家庭生活等方面享有与男性平等的权利；禁止歧视、虐待、残害妇女；保障妇女的合法权益是全社会的共同责任。

（三）《中华人民共和国母婴保健法》

自1995年6月1日起施行，并于2001年6月20日根据此法制定并实施了《中华人民共和国母婴保健法实施办法》。母婴保健工作以保健为中心，以保障生殖健康为目的，实行保健和临床相结合，面向群体、面向基层和预防为主的方针。

（四）《女职工劳动保护规定》

国务院于2012年4月28日发布《女职工劳动保护规定》，自公布之日起施行。该规定从劳动保护的角度维护女职工的合法权益，减少和解决女职工在劳动中因生理特点造成的特殊困难，保护其健康。

（五）中国妇女发展纲要（2011—2020年）

此纲要将社会性别意识纳入法律体系和公共政策，促进妇女全面发展，促进两性和谐发展，促进妇女与经济社会同步发展。保障妇女平等享有基本医疗卫生服务，生命质量和健康水平明显提高；平等享有受教育的权利和机会，受教育程度持续提高；平等获得经济资源和参与经济发展，经济地位明显提升；平等参与国家和社会事务管理，参政水平不断提高；平等享有社会保障，社会福利水平显著提高；平等参与环境决策和管理；保障妇女权益的法律体系更加完善，妇女的合法权益得到切实保护。

（六）其他

2009年1月20日，为了进一步提高农村孕产妇住院分娩率，降低孕产妇死亡率和婴儿死亡率，卫生部、财政部提出了《关于进一步加强农村孕产妇住院分娩工作的指导意见》。

2011年6月23日，卫生部组织制定了《孕产期保健工作管理办法》和《孕产期保健工作规范》，进一步规范孕产期保健工作，保障母婴安全。2012年1月12日，国家卫生和计划生育委员会发布《母婴健康素养——基本知识与技能（试行）》的通知，以提高我国公民健康素养水平，特别是母婴健康素养水平，普及母婴保健基本知识与技能。2014年，国家卫生和计划生育委员会颁布《关于做好新形势下妇幼健康服务工作的指导意见》，指出生育政策完善和调整后，生育需求集中释放，高龄孕产妇比例增高，妇幼健康服务的数量、质量和服务资源面临新挑战，大中城市妇产、生殖健康等相关医疗、保健服务的供需矛盾将更加突出，必须要加强组织领导，强化保障措施，提供优质服务，适应妇女群众需求。2015年12月31日，国务院正式施行《中共中央国务院关于实施全面两孩政策改革完善计划生育服务管理的决定》政策，妇女人群、特别是高龄孕产妇的卫生服务需求增加，成为热点关注的问题。

三、社区妇女保健的现状及展望

（一）现状

在我国，随着人们医疗卫生需求的不断增加，妇女的医疗保健问题也得到了国家和政府的重视。1994年10月，全国人大常委会审议通过了《母婴保健法》，标志着中国妇幼卫生工作进入了法制化管理的新阶段。自1997年国务院明确提出要积极开展社区卫生服务以后，发展社区妇幼保健服务成为妇幼保健服务改革、发展的必然趋势。妇幼卫生体系作为中国最早建立的公共卫生服务体系之一，是具有中国特色的、不同于医疗诊治和卫生防疫系统的独立体系。它以妇幼保健专业机构为核心，以城乡基层医疗卫生机构为基础，以大中型综合医疗机构和相关科研教学机构为技术支持；具有遍布城乡、分层负责、各有侧重、根在基层的特点，为妇女儿童提供从出生到老年覆盖全生命周期的、全方位的医疗保健服务。近年来，我国在强化城市妇女保健机构的同时，加快对农村及少数民族地区的妇女保健机构建立健全工作，农村基本形成了以县级妇女保健机构为中心，以乡、村为基础的妇女保健网。有些地区在建设三级网络的过程中，重点加强了乡级妇女卫生组织的建立和管理。目前，我国已经建成三级妇幼保健网，不断改善妇幼卫生管理与服务。

（二）展望

我国自从推广社区卫生服务以来，政府已把社区妇女保健工作作为社区卫生服务的重点工作，积极促进社区妇女保健以预防为主，以提高和维护妇女身心健康为目标，大力开展社区妇女生殖健康工作，对妇科病进行普查普治，分析影响妇女生殖功能及全身健康的工作及环境因素，积极防治妇科恶性肿瘤及性传播疾病。

社区卫生服务是实现医学模式转变的最佳途径，有利于落实初级卫生保健工作，实现"人人享有卫生保健"的目标。因此，世界各国都在努力实现卫生服务社区化，开设了各种基础医疗服务机构，提供多元化的服务功能和服务内容，形成了比较完善的社区卫生服务体系，充分满足妇女等特殊人群的医疗服务需求。

随着妇女人群卫生服务需求的不断提高，社区提供的服务功能也日益丰富。社区妇女保健机构应不断充实社区妇幼保健服务内容，如建立妇女档案，关注孕产妇情况，开设孕妇学校，进行产前跟踪、保健知识宣教，督促定期产前检查、住院分娩，进行产后访视；开展计划生育技术咨询和指导，有条件的社区开展计划生育手术；开展健康教育和健康促进工作，进行"五期保健"等知识的讲座和宣传，提高妇女的自我保健意识和水平。

第二节 青春期保健指导

青春期是指青春发育征象开始到生殖功能完全发育成熟这一段时期,是由儿童发育到成人所经历的一段过渡时期。世界卫生组织将青春期界定为10~20岁,女孩的青春期年龄平均比男孩早1~2年。此期,在神经、内分泌系统剧烈变化的影响下,体格、性器官、第二性征、心理等方面迅速发育和变化。青春期身心健康是决定女性体格、体质的关键时期,所以必须加强青春期保健。

一、女性青春期的生理与心理变化

(一)生理变化

1. 全身发育

女性随着青春期的到来,全身成长迅速,逐步向成熟过渡。

2. 生殖器官的发育

随着卵巢发育和性激素分泌的逐步增加,生殖器官发生明显的变化,称为第一性征。

3. 第二性征

除生殖器官明显变化以外,出现女性所特有的征象,如女孩的声调变高、乳房丰满而隆起、出现腋毛和阴毛、骨盆横径的发育大于前后径的发育、胸及肩部的皮下脂肪增多等,显示出女性特有的体态。

4. 月经初潮

月经初潮是青春期开始的标志,也是生殖系统成熟的标志。大多数在12~14岁出现,正常在12~18岁。随着生活水平的提高,有逐步提前的趋势。月经初潮时不规则,1~2年后卵巢发育成熟,月经才有规律,但受地域、气候、营养、遗传和疾病等因素的影响。

(二)心理变化

主要表现为两方面:①对性发育困惑不解,对性知识产生兴趣,逐渐产生性欲和意识到两性关系,对异性由疏远到接近再到恋爱;②独立意识发展,思维活跃、求知欲旺盛,容易接受新事物,人生观和世界观逐渐形成,但社会认知能力不够成熟,自我控制力不强,情绪不稳定,易冲动。

二、青春期少女常见的健康问题

主要包括:①月经异常,如月经失调、痛经和闭经;②意外伤害,如车祸、自杀等;③不良嗜好和行为,如吸烟、酗酒、性传播性疾病等;④青春期妊娠和少女妈妈。此期容易出现早恋、发生性行为而导致青春期妊娠,而且此现象的发生率呈上升趋势,严重影响青春期女性的生理、心理健康,阻碍其学业进步,甚至导致自杀与犯罪。

三、女性青春期的保健指导

(一)性教育

性教育主要包括性生理教育、性心理教育、性道德教育和性美学教育四个方面,使其了解生殖器官的解剖与生理、第二性征发育、月经来潮现象及经期卫生；解除其对性发育的神秘感和对月经来潮的恐惧；有分寸地与异性交往，抵制不健康的性信息，建立对性问题的正确态度，遵守道德规范和行为准则；引导她们主动参与促进其自身健康和发展的活动，培养自尊、自爱、自强、自信的优良品质，建立社会和家庭责任感。

（二）合理营养

青春期代谢旺盛，所需能量比成人多20%～30%，培养良好的饮食习惯，养成规律进餐，不偏食、厌食，保证各类营养素的合理摄入。避免营养不良影响生长发育或者营养过度产生肥胖。

（三）培养良好的生活方式

① 合理安排学习、生活、休闲，不熬夜、不贪睡，做到劳逸结合，保持精神愉快。
② 培养良好的卫生习惯，注意经期卫生，经期不游泳、不盆浴，以防逆行感染。
③ 不冷水浴，不食生冷、油炸、刺激性食物。
④ 树立安全意识，防范意外伤害发生。
⑤ 拒绝不良行为，如吸烟、酗酒、吸毒等。
⑥ 正确对待和处理性发育过程中的各种问题，以减少非意愿妊娠率，预防性传播性疾病。

（四）培养健康的心理

青春期是各种心理品质形成的时期，且心理成熟常落后于生理发育，在现实生活中出现矛盾或冲突时，可导致青春期女性出现心理精神问题。因此应加强心理疏导，指导她们树立良好的人生观和价值观，遵守健康行为准则，平等待人，引导她们主动参与促进其自身健康和发展活动，培养她们健康的心理、健全的人格。

（五）定期检查，预防常见病

定期进行健康检查，尽早发现生长发育中出现的问题，如性早熟、月经紊乱、闭经、少女妊娠，因爱美节食而导致的精神性厌食等。

★ 考点提示：女性青春期的保健指导要点

第三节 围婚期保健指导

围婚期是指妇女从生理发育成熟到怀孕前的一段时期，包括婚前、新婚和受孕前三个阶段。围婚期保健是为保障婚配双方及其下一代健康所进行的保健服务。此期的预防保健工作重点是优生优育，指导要点主要包括配偶的选择、婚前医学检查、婚前性教育、最佳生育年龄、适宜的受孕时机、孕前保健、计划生育咨询与指导及家庭成员的相互适应。

一、婚前准备

（一）配偶的选择

婚姻不仅是两性的结合，而且会孕育出新的生命，下一代的素质要受到夫妻双方的健康状况、遗传因素等影响。选择配偶应综合考虑以下三个方面。

1. 健康状况

夫妻双方的健康是优生的根本条件。青年男女在交朋友时就应首先向对方介绍自己和家庭的健康状况，并了解对方的健康状况。有些疾病是不宜结婚后生育的，如遗传性精神病。有些疾病在治愈前是不应结婚的，如肝炎、肾炎、心脏病、活动性肺结核等严重的慢性疾病。其家族或近亲中有严重的遗传性疾病或遗传致病基因者也不宜生育。

2. 近亲不相恋

直系血亲或三代以内的旁系血亲之间不能结婚。

3. 适宜的年龄

20岁以前不宜结婚，因为结婚年龄过早，身心发育尚不成熟，不能完全理解家庭的概念和责任，对建立家庭后所带来的压力尚缺乏正确的认识和良好的应对能力，容易造成婚姻与家庭的不稳定。

（二）婚前医学检查

婚前医学检查是指结婚前对男女双方进行常规体格检查和生殖器官检查，以便及早发现疾病并及时治疗，保证婚后的婚姻幸福。因此婚前检查对于男女双方都有着重大意义，有利于双方和下一代的健康，有利于优生，提高民族素质。

婚前检查的内容包括询问病史、体格检查、实验室检查三大部分。一般对未婚青年只做直肠腹部双合诊检查，对男女双方有关性方面问题应保密。社区医务人员应加强与有关部门的协调与合作，广泛开展婚前保健和咨询指导，推广免费婚前医学检查，完善服务模式，提高婚前医学检查率。

（三）婚前性教育

婚前性教育内容主要是有关性生活知识，包括男女生殖系统解剖知识；性反应周期的四个阶段（兴奋期、平台期、高潮期、消退期），性反应周期所需的时间、规律和特点；性心理、性意识、性感情、性经验和性观念，以及如何建立和谐的性生活等内容。

二、受孕前准备

（一）最佳生育年龄

我国婚姻法规定的结婚年龄是男性22岁，女性20岁。研究表明，青年夫妇结婚后2~3年生育，有利于夫妇的健康、学习与工作，在经济与精力上不至于过分紧张，使个人和家庭在婚后有个缓冲的时间。从医学角度看，女性最佳生育年龄在25~29岁，男性生育年龄在25~35岁为好。

（二）适宜的受孕时机

1. 良好的身体状况

受孕最好安排在双方工作或学习都不紧张的时期，生理、心理都处于最佳状态，而且家庭经济有一定积蓄。新婚夫妇最好延缓到婚后3~6个月受孕。

2. 避免有害物质

要注意怀孕前工作与生活的环境，避免接触对胎儿有害的物质，如放射线、化学物质等理化因素。如有接触，应与有害物质隔离一段时间再受孕。例如：服用避孕药物者，应先停服药物，改用工具避孕半年后再受孕为宜。

3. 季节的选择

从营养供给角度看，受孕的最佳季节应是夏末秋初的 7~9 月份，此时是蔬菜、瓜果的收获季节，有利于妊娠妇女摄取足够的营养物质。由于冬末春初是各种病毒性疾病好发的季节，如风疹、流感、腮腺炎等，一旦妊娠妇女感染后很容易造成胎儿畸形和流产，所以不适宜受孕。

★ 考点提示：妇女适宜受孕时机的选择

（三）孕前保健

孕前保健是以提高出生人口素质、减少出生缺陷和先天残疾发生为宗旨，为准备怀孕的夫妇提供健康教育与咨询、健康状况评估、健康指导为主要内容的保健服务。孕前保健是婚前保健的延续，是孕产期保健的前移。

国家免费孕前优生健康检查项目作为孕前保健的重要内容之一，主要为准备怀孕的夫妇在受孕之前提供一系列优生保健服务，包括提供优生健康教育、病史询问、体格检查、临床实验室检查、影像学检查、风险评估、咨询指导、早孕及妊娠结局跟踪随访等 19 项服务。医学检查内容有 14 项，包括实验室检查 9 项，病毒筛查 4 项，影像学检查 1 项。孕前进行优生健康检查是预防出生缺陷的关键因素，也是一项重要手段，可以从源头上提高出生人口的素质，免去一些家庭和社会的不良因素存在。

三、计划生育咨询与指导

计划生育是指采用科学的方法，有计划地生育子女，是控制人口数量，提高人口素质，使人口增长与经济、资源和社会发展相适应的有效措施。实行计划生育是我国的一项基本国策。

计划生育措施主要包括避孕、绝育及避孕失败的补救措施。社区护士应熟悉各种计划生育方法及特点，并针对个案的具体情况，指导其选择有效的方法，使育龄妇女合理地受孕，有计划地生育、节育，达到有效控制人口增长的目的。

（一）避孕

避孕是指利用科学方法阻止精子与卵子结合、抑制排卵、改变宫腔内的环境使其不适于受精卵的植入和发育，从而使妇女暂不受孕。社区常用的避孕方法多种多样，每个育龄妇女可根据自身的情况，在社区护士的指导下，选择最适合自己的避孕方法。

1. 激素避孕

激素避孕在社区应用非常广泛，是指用合成的女性激素（雌激素、孕激素）经过配伍制成各种剂型，通过口服、注射及其他方式达到避孕的目的。常见类型包括：短效口服避孕药、长效口服避孕药、长效避孕针、速效避孕药。社区保健指导要点如下。

① 严格按规定服药，不要漏服、迟服、错服或中途换药。

② 漏服 1 片立即补服 1 片后继续服用。若在月经周期 2 周内漏服 2 片，应连续服用 2 天；若漏服>2 片，应同时加用另一种避孕方法，以取得附加保护作用。

③ 如果夫妇一方短期外出仍需服完 22 天，中途停药易造成避孕失败或干扰月经周期。

④ 停服 7 天后未来月经，检查是否妊娠，如未妊娠，应继续服下个周期的避孕药，如

避孕失败，应终止妊娠。

⑤ 有些药物影响避孕效果，如果使用对避孕药有影响的药物，或产生呕吐、腹泻影响药物吸收，最好改用或加用其他避孕方法，如避孕套、外用避孕药等。

⑥ 妥善保管避孕药，受潮、变形、破损的药片不可服用。

⑦ 若计划怀孕，应停服避孕药，改换其他方法避孕半年，待卵巢恢复正常排卵后怀孕。

⑧ 初次服用避孕药及服药>2年均应到社区卫生服务机构的上级医院进行检查，并在社区随访。

2. 宫内节育器

宫内节育器（IUD）在社区应用也很常见，俗称避孕环，是一种安全、长效、经济、简便的避孕工具，一次放置能长效避孕，取出后可以很快恢复生育力，对计划生育起到了重要作用。常见类型包括：惰性宫内节育器和活性宫内节育器。社区保健指导要点如下。

① 放置和取出宫内节育器均需专业人员手术操作，持证上岗，一般在有资质的社区卫生服务中心或上级医院进行。

② 休息。术后休息2天，避免过度劳累，1周内禁止搬运重物、蹲位时间过长或过量的体育运动，以免造成宫内节育器脱落或出血。

③ 注意个人卫生，每天清洗外阴，换内裤，避免盆浴。放置后2周内禁止性生活，以免引起感染。

④ 注意宫内节育器脱落。术后3个月，尤其是第1次月经或大便，应注意是否有宫内节育器脱落。

⑤ 月经变化。术后少量出血及腹部不适无须处理，数日即可恢复。若发现月经过多（比平时增加>1倍）、经期延长（经期>10天）、周期缩短（月经周期<21天）或不规则阴道出血、闭经，应到医院检查。

⑥ 白带增多。术后有少数妇女有白带增多现象，大多数会慢慢恢复，若出现脓性白带，应及时到医院检查。

⑦ 放置宫内节育器的年限应根据节育器的类型，一般活性宫内节育器5~10年。

⑧ 术后随访。宫内节育器失败多发生于放置1年内，前3个月内最多，以后逐渐稳定。应于术后1、3、6、12月各随访1次，以后每年在社区随访1次。

3. 阴道屏障避孕

阴道屏障避孕是使用工具，用物理屏障方法，阻止精子进入女性生殖道或隔绝在宫颈以外，精子与卵子不能相遇，从而达到避孕的目的。常见类型包括：阴茎套和女用避孕套。首先需要教会社区居民正确使用阴茎套或女用避孕套的方法，在社区可以采用宣讲结合图片、实物模型、光盘视频等进行介绍。社区保健指导要点如下。

① 使用阴茎套需要夫妻双方的配合。

② 每次使用1个新避孕套，坚持正确的使用方法。

③ 不要在避孕套面涂凡士林等油脂类润滑剂，以免损坏避孕套。

④ 戴避孕套时避免用力牵拉或被指甲刺破。

⑤ 最好准备紧急避孕药，以备急用。

⑥ 注意保存，勿受热、受潮，在阴凉处存放，避免接触油脂和樟脑，不要使用过期，变脆，粘连或破损的避孕套。

⑦ 使用避孕套后，如出现阴茎胀痛，可在清洗后涂氟轻松软膏，服用氯苯那敏，并改用其他避孕方法。

⑧ 夫妻任何一方橡胶过敏不宜使用。
⑨ 不适用于阴茎不能勃起状态及男方不合作者。
⑩ 若避孕套滑落掉入阴道内，应停止性交，以手指伸入阴道将套取出后，换一个套。如射精后避孕套滑落阴道内，应立即取出后，采取事后补救措施：立即排出精液；放入外用杀精剂；服用速效避孕药；注意观察月经，发现停经及时检查。

4. 自然避孕

自然避孕又叫周期性禁欲，即避开排卵期进行性交以防止受孕。常见方法：月经周期推算法、基础体温测定法、症状体温法、宫颈黏液法、哺乳闭经避孕法。社区保健指导要点如下。

① 需要夫妻双方认真学习掌握自然避孕的方法并能严格执行，双方能默契配合。
② 要有稳定的生活、工作环境、月经规律。
③ 女方能准确掌握排卵期计算方法及排卵规律，能识别自己的排卵期症状和体征。
④ 会使用一种临时避孕方法。
⑤ 月经周期不规律、生活不稳定、两地分居、哺乳期及新婚容易改变排卵规律，而导致避孕失败。

（二）绝育

绝育是指通过手术或药物，达到永久不育的目的，女性绝育方法主要有经腹输卵管结扎术、经腹腔镜输卵管绝育术和经阴道穹隆输卵管绝育术。输卵管结扎术社区保健指导要点如下。

① 输卵管结扎术应在具有手术条件，由经考核合格的人员施术，因此不是所有的社区卫生服务中心都能做该手术的，必须具备相应的资质。严格执行《节育手术常规》，手术尽量在排卵前施行以避免宫内或宫外妊娠（一般在月经干净后3～7天进行）。
② 做好术前准备，进行术前咨询，使受试者了解手术过程，解除思想顾虑。
③ 应向医生提供详细的病史，包括药物过敏史，系统进行全身、妇科及各项检查。
④ 术前会做普鲁卡因过敏试验并禁食，术后半流食，注意排气、排尿。
⑤ 卧床休息6h后鼓励早期活动。
⑥ 测体温，2次/日。
⑦ 术后5天拆线，术后定期随访。

（三）避孕失败的补救措施

因避孕失败所致的意外妊娠，可在妊娠早期采取措施终止妊娠。早期妊娠可采用药物流产和手术流产，中期妊娠可采用引产术。术后康复期应加强营养，注意休息，提供避孕指导，如有异常及时就诊。

四、家庭成员的相互适应

婚后将建立一个崭新的生活，完全不同于恋爱时期。由于双方更密切相处，可能发现更多差距与矛盾，还将出现许多新的人际关系。因此必须充分理解婚姻的道德与责任，夫妻间应互相理解、互相体谅、增进沟通，以促进夫妻生活的和谐、幸福与美满，并处理好自己的角色及各种关系，适应新的生活。

第四节 孕产期保健指导

孕产期保健是为了保障母婴健康，应用医学和护理知识采取措施，组织实施与管理，保证对母婴系统管理和重点监护，降低围生儿和孕产妇的死亡率。

一、孕期妇女保健指导

孕期是指从末次月经第一天开始到妊娠终止胎儿娩出，一般约 40 周。历经妊娠期和分娩期。针对妊娠的不同时期，提供相应的健康指导，减少妊娠并发症，消除影响胎儿发育的有害因素，提高孕妇及新生儿的健康水平，是孕期保健的重要内容。

（一）孕期妇女的生理与心理变化

妊娠后，妊娠妇女全身各系统会发生一系列的生理变化，这些变化又会引起妊娠妇女的心理改变，进而影响胎儿的生长和发育。

1. 生理变化

子宫体增大、变软；乳房腺体组织发育增大、充血，出现乳头和乳晕着色，形成蒙氏结节；血容量增加，血液呈稀释状态，可出现妊娠性生理性贫血；半数以上妊娠妇女在妊娠前 3 个月有早孕反应，出现恶心、呕吐等消化道症状；由于子宫的压迫，膀胱容量减少，出现尿频；另外，妊娠期妊娠妇女的自主神经系统功能也不稳定，易出现嗜睡、头晕等表现。

2. 心理变化

怀孕可导致机体内环境、激素水平及身体形象发生变化，这些变化会导致妊娠妇女产生一系列的心理变化，妊娠妇女常见的心理社会反应有矛盾、接受、自省和情绪波动。

（二）不同孕期的保健重点

1. 孕早期

孕早期指妊娠 13 周以前，又称为早期妊娠；是受精卵快速分化形成胚胎，各组织器官形成的阶段，保健不当可致胎儿畸形和流产。此期保健的重点是注意避免接触致畸胎源（如 X 射线、药物、感染、酒精及香烟中的尼古丁等），预防先天性畸形和流产。

2. 孕中期

孕中期指妊娠 13 周至 27 周末，又称为中期妊娠；此期胎儿生长迅速，是承上启下的关键时期。应定期进行产前检查监测胎儿宫内发育情况，合理安排膳食，加强营养。

3. 孕晚期

孕晚期指妊娠 28 周以后，又称为晚期妊娠；此期胎儿生长发育最快，孕期营养和胎儿宫内发育监测更重要。此外，应预防妊娠期并发症（如妊娠期高血压疾病、前置胎盘、胎盘早剥、胎膜早破等）的发生，并做好分娩的准备。

（三）孕期常见的症状及指导

妊娠期间，妊娠妇女常面临妊娠带来的身体不适，社区护士需告知妊娠妇女如有阴道流血、呕吐剧烈、寒战发热、腹部疼痛、头痛眼花、胸闷、心悸气短、液体突然自阴道流出、胎动计数突然减少等妊娠异常症状，需立即就诊。如果出现下述症状，则为妊娠时正常症状，不须治疗，可采用一定的方法减轻症状。

1. **恶心和呕吐**

   约半数妊娠妇女在妊娠6周会出现早孕反应，12周左右消失。社区保健指导要点：①应避免空腹，清晨起床时吃饼干或面包，起床时宜缓慢，避免突然起身；②每天进食5~6餐，少量多餐，两餐之间进食流质饮食；③食物清淡，避免油炸、刺激、不易消化的食物；④给予精神鼓励与支持，以减轻心理的困惑和忧虑；⑤如妊娠12周以后仍继续呕吐，甚至影响妊娠妇女营养时，应考虑妊娠剧吐的可能，需住院治疗，纠正水、电解质紊乱；⑥对偏食者，在不影响饮食平衡的情况下，可不做特殊处理。

2. **尿频、尿急**

   由于逐渐增大的子宫压迫膀胱，使膀胱容量减少，出现尿频，无须特殊处理。社区保健指导要点：向妊娠妇女说明妊娠早期出现尿频、尿急属于正常现象，不必为此担心。

3. **下肢肌肉痉挛**

   常发生于小腿腓肠肌部，妊娠后期多见，常于夜间发作。社区保健指导要点：①妊娠妇女应在饮食中增加钙的摄入，必要时按医嘱补钙；②禁止滥用含钙磷的片剂；③告知妊娠妇女预防及减轻症状的方法，如避免穿高跟鞋，以减少腿部肌肉的紧张度；避免腿部疲劳、受凉。发生下肢肌肉痉挛时，妊娠妇女应背屈肢体或站立前倾，以伸展痉挛的肌肉，或局部热敷按摩。

4. **便秘**

   妊娠期肠蠕动及肠张力减弱，且运动量减少，容易出现便秘。由于子宫及胎先露部的压迫，也会感到排便困难。社区保健指导要点：①帮助妊娠妇女回想促成便秘的因素，了解饮食习惯；②指导妊娠妇女养成排便习惯，多吃含纤维素多的蔬菜、水果，同时增加每日饮水量，注意适当的运动；③未经医生医嘱不可随便使用大便软化剂或轻泻剂。

5. **下肢及外阴静脉曲张**

   静脉曲张可因妊娠次数增多而加重。社区保健指导要点：①指导已出现症状的妊娠妇女避免长时间站立或行走，并注意经常抬高下肢，促进下肢血液回流；②会阴部有静脉曲张者，可于臀下垫枕，抬高髋部休息。

6. **腰背痛**

   妊娠期关节韧带松弛，子宫增大向前突出，重心必向后移，腰椎向前突，背伸肌持续紧张，故有轻微腰背痛。社区保健指导要点：①指导妊娠妇女在日常生活中注意保持良好的姿势，避免过度疲倦；②嘱妊娠妇女应穿低跟鞋，在俯视或抬举物品时，保持上身直立，弯曲膝部，以保持脊柱的平直；③如工作要求长时间弯腰应适当给予调整；④疼痛严重者，必须卧床休息，并且应寻求医生帮助。

7. **下肢水肿**

   妊娠妇女于妊娠后期多有轻度下肢水肿，经休息后消退，属正常现象。社区保健指导要点：①若出现凹陷性水肿或经休息后不消退，应警惕合并妊娠期高血压疾病及其他合并症，查明病因后给予及时治疗；②应指导妊娠妇女睡眠时取左侧卧位，下肢垫高15°，改善下肢血液回流。

(四)孕产妇的健康管理(孕期)

1. 孕早期健康管理

① 进行孕早期健康教育和指导。

② 孕13周前由妊娠妇女居住地的乡镇卫生院、社区卫生服务中心建立《母子健康手册》。

③ 妊娠妇女健康状况评估(首次产前检查):询问既往史、家族史、个人史等,观察体态、精神等,并进行一般体检、妇科检查和血常规、尿常规、血型、肝功能、肾功能、乙型肝炎,有条件的地区建议进行血糖、阴道分泌物、梅毒血清学试验、HIV抗体检测等实验室检查。

④ 开展孕早期生活方式、心理和营养保健指导,特别要强调避免致畸因素和疾病对胚胎的不良影响,同时告知和督促妊娠妇女进行产前筛查和产前诊断。

⑤ 根据检查结果填写第1次产前检查服务记录表,对具有妊娠危险因素和可能有妊娠禁忌证或严重并发症的妊娠妇女,及时转诊到上级医疗卫生机构,并在2周内随访转诊结果。

2. 孕中期健康管理

① 进行孕中期健康教育和指导(孕16~20周、孕21~24周各一次)。

② 妊娠妇女健康状况评估(复诊产前检查):通过询问、观察、一般体格检查、产科检查、实验室检查对妊娠妇女健康和胎儿的生长发育状况进行评估,识别需要做产前诊断和需要转诊的高危重点妊娠妇女。

③ 对未发现异常的妊娠妇女,除了进行孕期的生活方式、心理、运动和营养指导外,还应告知和督促妊娠妇女进行预防出生缺陷的产前筛查和产前诊断。

④ 对发现有异常的妊娠妇女,要及时转至上级医疗卫生机构。出现危急征象的妊娠妇女,要立即转上级医疗卫生机构,并在2周内随访转诊结果。

3. 孕晚期健康管理

① 进行孕晚期健康教育和指导(孕28~36周、孕37~40周各一次)。

② 开展孕产妇自我监护方法、促进自然分娩、母乳喂养以及孕期并发症、合并症防治指导。

③ 对随访中发现的高危妊娠妇女应根据就诊医疗卫生机构的建议督促其酌情增加随访次数。随访中若发现有高危情况,建议其及时转诊。

(五)孕期的保健指导

孕期妇女保健的目的是保护妊娠妇女在妊娠期能顺利地承担因妊娠而增加的生理和心理负担,使胎儿正常生长发育。

1. 孕期生理卫生指导

(1)休息与活动 孕早期要注意安静,避免劳累、腹部受压,以防引起流产。孕中期可适当运动,以增进肌肉张力和促进新陈代谢,增进食欲和睡眠,但应以不引起疲劳为宜,避免剧烈的跑、跳、打球等活动。每天保证8~9h的睡眠,午间休息1~2h,睡眠时应采取侧卧姿势,最好是左侧卧位,可以减少增大的子宫对腹主动脉及下腔静脉的压迫,使回心血量增加,保证子宫和胎盘有充分的血液供给,改善全身循环状况,减轻下肢水肿。

(2)衣着与卫生 妊娠妇女衣着应宽松,舒适,透气性好。腰带不宜过紧,以免影响血液循环。不宜穿高跟鞋,因妊娠妇女体重增加,身体重心前移,容易引起腰背痛、疲劳及跌倒、穿平底、轻便的鞋，既舒适又安全。妊娠妇女的新陈代谢旺盛，汗腺及皮脂腺分泌增多，经常洗澡能促进血液循环并感到清洁舒适。妊娠期有阴道出血现象的、妊娠28周以后的妊娠妇女，禁止盆浴，以防逆行感染，可行淋浴或擦浴。怀孕后阴道分泌物增多，妊娠妇女应每天用温水清洗外阴，更换内裤，保持外阴清洁。

（3）乳房护理　随着乳房的不断发育增大，妊娠妇女应佩戴合适的乳罩。自妊娠24周后，常用温水清洗双侧乳房，并用湿软毛巾擦洗乳头，除去污垢，于乳头上涂以油脂；乳头凹陷者可用拇指与示指压紧乳晕两侧，另一手自乳头根部轻轻向外牵拉，10～20次/日，若出现宫缩，需立即停止操作。

（4）口腔保健　由于妊娠妇女体内激素水平的改变，牙龈易肿胀出血，饭后及睡前应刷牙漱口，防止细菌滋生，应用软毛牙刷，动作应轻柔，可口服维生素C。

（5）性生活指导　社区护士还应指导妊娠妇女及其丈夫在妊娠期的头3个月和妊娠32周以后应尽量避免性生活，以免引起流产、早产和感染。

★ 考点提示：孕期生理卫生指导

2. 孕期心理卫生指导

妊娠妇女应保持良好的心态，不良情绪可导致胎儿发育不良、流产及低体重儿等。社区护士应了解孕期的心理反应，并根据妊娠妇女在早、中、晚不同孕期的心理需要，给予妊娠妇女适当的支持与协助，使之心情舒畅。

（1）孕早期　妊娠妇女常有心理矛盾，对怀孕有不确定的感受。容易受外界环境、经济状况、周围人际关系的影响，情绪不稳定，易受暗示。社区护士应使妊娠妇女了解这种矛盾的心情与身体的不适都是正常的，需要丈夫及其家人给予关心，同时应尽快适应怀孕，并建立对自己的信心。

（2）孕中期　妊娠妇女已接纳怀孕的事实，适应能力增强，妊娠反应减轻，妊娠妇女情绪相对稳定。对怀孕分娩的事极感兴趣，更由于胎动增加了对胎儿的幻想和期望，从而建立起母子一体的亲密感。社区护士应多给妊娠妇女提供有关怀孕和分娩的知识以及与胎儿有关的信息，并分享妊娠妇女对胎儿的想法与感受，解释其疑惑的问题，根据妊娠妇女的不同需要给予适当的建议。

（3）孕晚期　这一时期的妊娠妇女常会感到自己很脆弱且易受伤害，对分娩感到恐惧、焦虑和不安。社区护士应鼓励妊娠妇女表达自己的内心感受，有针对性地进行心理护理。让妊娠妇女了解分娩的知识，以减轻其焦虑和害怕的心理，提高自然分娩率。

3. 孕期营养与体重管理指导

（1）营养指导　研究证明妊娠妇女营养充足，可减少孕期及产时某些合并症的发生，亦可减少低体重儿的出生，降低围生期胎儿及新生儿死亡率。妊娠妇女营养不良，不仅影响胎儿发育，也影响出生后婴儿的体格发育及智力发育。因此，必须合理均衡地安排妊娠妇女的膳食，做到营养均衡、粗细荤素搭配，不偏食、不挑食，少吃辛辣食物。妊娠各期妇女饮食应在非孕妇女的基础上，根据胎儿生长速率及母体生理和代谢的变化进行适当的调整。孕早期胎儿生长发育速度相对缓慢，所需营养与孕前无太大差别。孕中期开始，胎儿生长发育逐渐加速，母体生殖器官的发育也相应加快，对营养的需要增大，应合理增加食物的摄入量。

妊娠妇女膳食指南应在一般人群膳食指南的基础上补充5条关键推荐：①补充叶酸，常吃含铁丰富的食物，选用碘盐；②孕吐严重者，可少量多餐，保证摄入含必要量碳水化合物的食物；③孕中晚期适量增加奶、鱼、禽、蛋、瘦肉的摄入；④适量身体活动，维持孕期适宜增重；⑤禁烟酒，愉快孕育新生命，积极准备母乳喂养。

(2) 体重管理　在孕早期（1~3个月）妊娠妇女体重每个月增加0.5kg左右；孕中期（4~6个月），体重每周增加0.25~0.35kg；孕晚期，体重每周增加0.5kg左右。足月妊娠时体重总共增加12kg，整个妊娠期体重的增加要视个人孕前的体重而定。社区护士应定期监测妊娠妇女的体重增长情况，并根据体重变化情况给予合理的饮食指导。

4. 孕期用药指导

早期妊娠阶段是胚胎器官形成的发育阶段，此期如果服药，多数药物可通过胎盘输送给胎儿，导致胚胎停止发育、发育异常或功能异常。必要时经医师指导，选用适当的药物，切不可随意滥用抗生素、抗肿瘤药、激素类和解热镇痛药物等。若一旦发生妊娠并发症与妊娠合并症者时，则应在医生的指导下正确用药，避免因拒绝用药或滥用药而加重病情，给母子带来不良后果。

★ 考点提示：孕期用药指导

5. 孕期自我监测的指导

社区护士应指导妊娠妇女监测胎儿的健康情况，包括数胎动和听胎心音。妊娠妇女自妊娠18~20周开始感觉到胎动，即可开始自数胎动，通过对胎动次数及强弱的观察，可及早发现异常。自数胎动的方法为每天早、中、晚各数胎动1h，将3h的胎动计数相加再乘以4，以此作为12h的胎动数。若12h的胎动计数累计小于10次，视为胎儿宫内缺氧的表现，应及时到医院就诊。

★ 考点提示：孕期自我监测的指导

（六）分娩准备的指导

1. 确定分娩地点

社区护士应在产前协助产妇尽早选择合适的分娩地点。

2. 识别分娩先兆

社区护士应教会产妇及家属识别分娩先兆，做好分娩准备。

(1) 假临产　分娩前数日，子宫偶尔会有不规则的收缩，宫缩持续时间短且不恒定，间歇时间长且不规则；宫缩的强度不加强，常在夜间出现，白天消失；妊娠妇女会感到下腹部不规则的疼痛或不适。

(2) 胎儿下降感　随着胎先露下降入骨盆，宫底随之下降，多数妊娠妇女会感觉上腹部较前舒适，进食量也增加，呼吸轻快。

(3) 见红　在分娩前24~48h，因宫颈内口附近的胎膜与该处的子宫壁分离，毛细血管破裂经阴道排出少量血液，与宫颈管内的黏液混合并排出，称之为见红，是分娩即将开始比较可靠的征象。

★ 考点提示：分娩先兆的识别

3. 分娩的准备

分娩的准备是产前社区护理工作中极为重要的一环，是保证安全分娩的必要条件。

(1) 精神准备　指导产妇用愉快的心情来迎接宝宝的诞生，丈夫应给妊娠妇女充分的关怀和爱护，周围的亲戚朋友及医务人员也应给产妇一定的支持和帮助。

(2) 身体准备　分娩时体力消耗较大，因此分娩前产妇必须保证充足的睡眠时间。接近预产期的妊娠妇女应尽量不要外出旅行，但也不要整天卧床休息，轻微的、力所能及的运动有助于分娩。同时指导妊娠妇女做好入院前的身体清洁。

（3）物质准备　就诊卡、孕产妇保健手册、身份证、医保卡；新生儿的用品：内衣、外套、包布、尿布、小毛巾、围嘴、婴儿被褥；产妇入院时的用品：脸盆、脚盆、牙刷、牙膏、大小毛巾、卫生巾、卫生纸、内衣、内裤等；分娩时补充体力的食物等。

二、产褥期妇女保健指导

产褥期是指从胎盘娩出至产妇全身各器官除乳腺外，恢复或接近正常未孕状态的一段时期，一般为6周。在产褥期产妇不仅需要生理的调适，同时伴随着新生儿的出生，产妇及其家庭需经历心理和社会的适应过程。社区护士应通过产后访视对产妇提供良好的产褥期保健。

（一）产褥期妇女的生理与心理变化

1. 生理变化

（1）生殖系统　子宫复旧需要4～6周，主要包括子宫体复旧、子宫内膜的再生和子宫颈的复原。

（2）乳房　主要变化为泌乳。乳汁的分泌量与婴儿吸吮的频率密切相关，也与产妇的营养、睡眠、情绪及健康状况相关。

（3）血液循环　产后72h内，产妇循环血容量增加15%～25%，应注意预防心力衰竭的发生。产褥早期血液处于高凝状态，有利于胎盘剥离面形成血栓，减少产后出血量。

（4）消化系统　产后胃液分泌减少，尤其是胃酸分泌减少，使胃肠肌张力及蠕动减弱，容易发生便秘。

（5）泌尿系统　产后1周内尿量增多。在分娩过程中，膀胱受压致使黏膜水肿，充血及肌张力降低，以及会阴伤口疼痛，容易发生尿潴留。

（6）内分泌系统　妊娠期腺垂体、甲状腺及肾上腺增大，功能增强，在产褥期逐渐恢复正常。不哺乳产妇通常在产后6～10周月经复潮。哺乳产妇的月经复潮延迟，平均在产后4～6个月恢复排卵。

（7）腹壁皮肤　妊娠期出现的下腹正中线色素沉着在产褥期逐渐消退，紫红色的妊娠纹变成白色妊娠纹和产后腹壁松弛，需6～8周恢复。

2. 心理变化

产褥期产妇心理调适一般需要经历三个周期。

（1）依赖期　产后1～3天，产妇的很多需要是通过别人来满足，如对孩子的关心、喂奶、沐浴等。

（2）依赖-独立期　产后3～14天，产妇表现出较为独立的行为，改变依赖期中接受特别的照顾和关心的状态，学习和练习护理自己的孩子，这一时期产妇容易产生心理异常。

（3）独立期　产后2周至1个月，新家庭形成并运作，开始恢复分娩前的家庭生活。

3. 产后抑郁障碍

产褥期是产妇心理转换时期，容易受体内外环境不良刺激而导致心理障碍。产后抑郁障碍（postpartum depression，PPD）并不是一个独立的疾病，而是特发于女性产后这一特殊时段的抑郁症。PPD一般在产后第1天至第6周之间发生，而产后第1～10天被认为是发生PPD的危险期。

PPD的临床表现复杂多样，异质性较大，主要分为核心症状群、心理症状群和躯体症状群三个方面：①核心症状群主要包括三个症状，即情感低落、兴趣和愉快感丧失、导致劳累感增加和活动减少的精力降低,这是PPD的关键症状,诊断PPD时至少应包括上述三个症状中的两个;②心理症状群主要包括焦虑、集中注意力降低、自我评价和自信降低、自罪观念和无价值感、认为前途暗淡悲观、自杀或伤婴的观念或行为、强迫观念和精神病性症状;③躯体症状群主要包括睡眠障碍、食欲及体重下降、性欲下降、非特异性的躯体症状(头痛、腰背痛、恶心、口干、便秘、胃部烧灼感、肠胃胀气等)。

(二) 产后访视与检查

1. 产后访视

(1) 访视的频率和时间 乡镇卫生院、村卫生室和社区卫生服务中心(站)在收到分娩医院转来的产妇分娩信息后应于产妇出院后1周内到产妇家中进行产后访视,进行产褥期健康管理,加强母乳喂养和新生儿护理指导,同时进行新生儿访视。

(2) 访视前准备 访视前社区护士要与产妇家庭建立联系,了解产妇确切的休养地点及路径,确定访视时间,简单了解产妇的一般情况,准备访视物品。

(3) 访视内容

① 通过观察、询问和检查,了解产妇的一般情况、乳房、子宫、恶露、会阴或腹部伤口恢复等情况。

a. 一般情况:了解产妇的精神状况、睡眠、饮食及大小便,观察产后体温、脉搏、呼吸和血压的变化。分娩的劳累和消耗可使体温在产后24h内略有升高,一般不超过38℃。产后3~4日因乳房肿胀,体温有时可达39℃,但持续时间最多不超过12h,如产后体温持续升高,要查明原因,与产褥感染鉴别。产妇脉搏较慢且规律,为60~70次/分,呼吸深慢,一般为14~16次/分。初次与第二次访视中均应监测血压,发现产后血压升高应给予处理。

b. 生殖器官的检查:Ⅰ.子宫收缩情况。产褥期第1天子宫底为平脐,以后每天下降1~2cm,产后10~14天降入骨盆,在耻骨联合上方扪不到子宫底,如不按期复旧或有压痛,提示有异常情况发生,应指导妊娠妇女就医做进一步的检查;Ⅱ.恶露。产后随子宫蜕膜的脱落,含有血液及坏死蜕膜组织的血性液体经阴道排出称为恶露,血性恶露持续3~7天,浆液性恶露7~14天,白色恶露14~21天,产后3周左右干净。如果血性恶露增多,持续时间过长,有臭味或量减少后又有增加,并伴发全身症状(如发热等),提示可能有产褥感染,应立即就医。

c. 乳房的检查:检查产妇哺乳方法是否正确、乳头是否皲裂、乳腺管是否通畅、乳房有无红肿、硬结及乳汁的分泌量等。

d. 产后排尿功能的检查:剖宫产、滞产、使用产钳助产的产妇要特别注意排尿是否通畅,指导产妇多饮水,预防尿路感染。

② 对产妇进行产褥期保健指导,对母乳喂养困难、产后便秘、痔、会阴或腹部伤口等问题进行处理。

③ 发现有产褥感染、产后出血、子宫复旧不佳、妊娠合并症未恢复者以及产后抑郁等问题的产妇,应及时转至上级医疗卫生机构进一步检查、诊断和治疗。

④ 通过观察、询问和检查了解新生儿的基本情况:新生儿哺乳、睡眠、大小便情况;检查新生儿面色,皮肤有无黄疸、脓疱,脐带有无感染;指导产妇为新生儿进行口腔、脐带、臀部和皮肤护理;检查新生儿觅食、拥抱和握持等生理反射、肌张力、视力、听力等情况(详见第七章)。

2. 产后 42 天健康检查

（1）乡镇卫生院、社区卫生服务中心为正常产妇做产后健康检查，异常产妇到原分娩医疗卫生机构检查。

（2）通过询问、观察、一般体检和妇科检查，必要时进行辅助检查对产妇恢复情况进行评估。

（3）对产妇应进行心理保健、性保健与避孕、预防生殖道感染、纯母乳喂养 6 个月、产妇和婴幼营养等方面的指导。

★ 考点提示：产褥期妇女生殖器官的检查

（三）产褥期妇女的保健指导

1. 日常生活指导

（1）环境　产妇应有冷暖适宜、安静舒适的休养环境，经常通风换气，使室内空气新鲜。保持适宜的温度和湿度，避免冬季产妇受凉或夏季中暑。

（2）卫生指导　产妇每天坚持用温水梳洗、用软毛牙刷刷牙，勤换衣服及床单，并保持干燥；注意外阴的清洁卫生，每天应冲洗外阴，使用消毒会阴垫，保持会阴部清洁，预防感染。

（3）活动指导　产后 24h 内以卧床休息为主。经阴道分娩的产妇，第 2 天可在室内走动，剖宫产或行会阴侧切的产妇可推迟到第 3 天起床活动。尽早做产褥保健操（图 8-1），有助于体力恢复、排便排尿，避免或减少深静脉栓塞的发生，而且能帮助恢复盆底肌及腹肌的

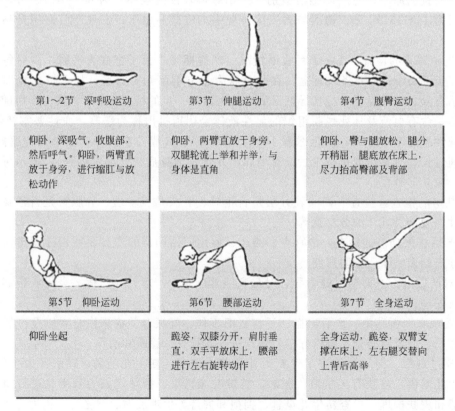

图 8-1　产褥保健操

张力,避免腹壁皮肤过度松弛,预防尿失禁、膀胱直肠膨出及子宫脱垂。产褥保健操一般在产后第2天开始,每1~2天做一节,每节做8~16次,出院后继续做产褥保健操直至产后6周。社区护士应根据产妇的情况,运动量由小到大,指导产妇由弱到强循序渐进练习。

(4) 饮食指导　哺乳期妇女既要分泌乳汁、哺育婴儿,还需要逐步补偿妊娠、分娩时的营养素损耗并促进各器官、系统功能的恢复,因此比非哺乳妇女需要更多的营养。哺乳期妇女膳食指南在一般人群膳食指南基础上增加五条关键推荐:①增加富含优质蛋白质及维生素A的动物性食物和海产品,选用碘盐;②产褥期食物多样不过量,重视整个哺乳期营养;③愉悦心情,充足睡眠,促进乳汁分泌;④坚持哺乳,适度运动,逐步恢复适宜体重;⑤忌烟酒,避免浓茶和咖啡。

(5) 避孕指导　产褥期不宜进行性生活,哺乳期虽无月经但要坚持避孕。

2. 心理指导

评估产妇在疼痛不适、睡眠、饮食、哺乳、情绪和产后卫生教育等方面的需求,给予心理及社区等方面的护理措施。增加与产妇的亲密交谈,观察产妇的行为举止,了解其是否存在精神与行为的障碍,预防 PPD。如果发现产妇出现心烦等精神上敏感症状,并伴随有睡眠障碍、食欲缺乏等躯体症状,应及时给予心理疏导及给予短期多次电话随访,并与其家人加强见面沟通,告知需要家庭的干预,提供家庭长期性照顾及社区长期性照顾,必要时增加上门入户访视次数,并及时做好双向转诊工作。社区护士应指导产妇尽早与婴儿接触,促进母子之间建立亲密依附关系。此外,应指导其家人关心、帮助产妇,促进其与亲友的互动。

3. 母乳喂养指导

社区护士在进行新生儿家庭访视中,应向产妇及家人提供有关母乳喂养的知识,阐明母乳喂养对产妇及婴儿生长发育的优点,并进行指导使其能顺利进行母乳喂养。

(1) 乳房护理　哺乳前,先用温热毛巾擦洗乳头,观察乳房有无肿胀、硬块,乳头有无皲裂、凹陷等情况,一旦发生乳腺炎,应指导其到医院就诊。对于平坦、凹陷乳头可指导产妇作乳头伸展练习,操作方法:将两示指(或两拇指)平行放在乳头两侧,慢慢由乳头向两侧外方拉开,牵拉乳晕皮肤及皮下组织,使乳头向外突出。接着将两示指(或两拇指)分别放在乳头上侧和下侧,将乳头向上向下纵行拉开(图 8-2)。此练习重复多次,一次做15min,每天2次。

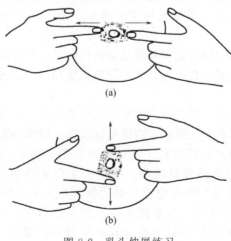

图 8-2　乳头伸展练习

（2）哺乳时间　产妇于产后半小时内开始哺乳，哺乳时间为半小时以上，母乳喂养的时间一般以 10 个月至 1 年为宜。乳汁确实不足时，应及时补充按比例稀释的牛奶。指导产妇母乳喂养次数没有限制，应按需哺乳，夜间坚持哺乳，以促进乳汁分泌。

（3）喂养姿势　一般哺乳姿势应是母亲和婴儿的体位舒适，母亲的身体与婴儿相贴近，母亲的脸应与婴儿脸相对，看着婴儿吃奶，防止婴儿鼻部受压。最常用的四种喂养姿势为：摇篮抱法、交叉摇篮抱法、橄榄球抱法和侧卧抱法。

第一种：摇篮抱法（图 8-3）是最传统的姿势。用一只手的手臂内侧支撑宝宝的头部，另一只手放在乳房、乳晕上。在宝宝身下垫一个垫子，哺乳起来会更轻松。

第二种：交叉摇篮抱法（图 8-4）。相比于摇篮式的姿势，把宝宝的身体稍微倾斜一点，这样宝宝吃奶时，嘴的角度会有所变化，更容易吸奶。

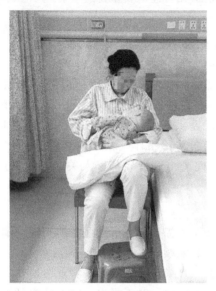

图 8-3　摇篮抱法

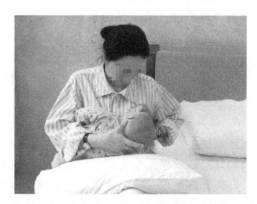

图 8-4　交叉摇篮抱法

第三种：橄榄球抱法（图 8-5）。这个哺乳姿势特别适合剖宫产的妈妈，可以避免宝宝压迫在妈妈腹部手术切口。乳房很大、宝宝太小或是喂双胞胎的妈妈也很适合。就像在腋下夹一个橄榄球那样，用手臂夹着宝宝的双腿放在身体侧腋下，宝宝上身呈半坐卧位姿势正对妈妈胸前，用枕头适当垫高宝宝，手掌托住宝宝的头，另一只手指张开呈"八字形"贴在乳头、乳晕上。

第四种：侧卧抱法（图 8-6）。这种姿势适合夜间哺乳，身体侧卧，用枕头垫在头下。婴儿侧身和妈妈正面相对，腹部贴在一起。为了保证宝宝和妈妈紧密相贴，最好用一个小枕头垫在宝宝的背后。

（4）母乳的分泌量与浓度　可受母亲的年龄、营养状况、心理状况和工作紧张等因素的影响。注意指导母亲各种营养素的摄取，协助设计食谱，以维持乳汁营养的浓度。

（5）注意事项　每次哺乳后应将新生儿竖抱起轻拍背部 1～2min，排出胃内空气，以防呕吐。哺乳的产妇服用药物必须遵医嘱。中华医学会儿科学分会儿童保健学组于 2016 年 12 月发布了《0～3 岁婴幼儿喂养建议（基层医师版）》，其中规定纯母乳喂养的 6 个月内婴儿如奶量充足，只需母乳，不必添加喂水或其他饮料。哺乳母亲上班期间应注意摄入足够水分和营养，可于上班前挤出乳汁存于冰箱内，婴儿需要时由他人哺喂，下班后坚持自己喂养。

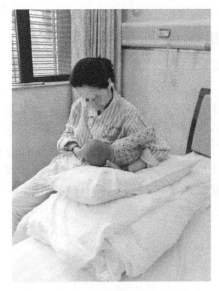
图 8-5 橄榄球抱法

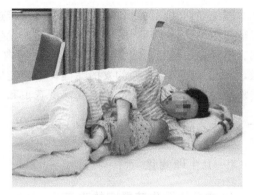
图 8-6 侧卧抱法

★ 考点提示：产褥期妇女的保健指导

（四）产褥期妇女常见健康问题及护理

1. 乳腺炎

产褥期乳腺炎常继发于乳头皲裂、乳房过度充盈、乳腺管阻塞，导致细菌侵入造成感染。产褥期乳腺炎重在预防，关键是防止乳汁淤积保持乳头清洁及避免损伤。预防要点包括：①保持乳头和乳晕的清洁，在妊娠后期经常用温水清洗乳头，产后每次哺乳前后均应该用温水清洗；②纠正乳头内陷，妊娠期有乳头内陷者，经常牵拉或按摩乳头使其突出；③养成哺乳习惯，每次哺乳应使乳汁吸尽，如未能吸尽，则可在哺乳后扪及乳房块，应按摩挤出乳汁或用吸奶器吸出，防止乳汁淤积；④保持婴儿口腔卫生，积极处理婴儿口腔的炎症，必要时须停止喂奶，勿让婴儿含乳头而睡，防止乳头破损和皲裂。

2. 产后抑郁障碍（PPD）

（1）PPD 的危害　对于产妇的危害：①PPD 患者可以出现自伤、自杀行为；②不利于产妇精力、体力恢复；③增加产妇滥用药物或酒精的风险；④导致共患的躯体病或产后并发症恶化或慢性化。对孩子的危害：①PPD 患者可能对孩子造成器质性危害、母婴连接障碍；②导致孩子智力、情绪与个性发育障碍；③增加青少年发生暴力行为的风险。

（2）主要预防和护理措施　包括：①倾听产妇诉说心理问题，做好产妇心理疏通工作；②解除产妇不良的社会、心理因素，减轻心理负担和躯体症状；③对于有不良个性的产妇，给予相应的心理指导，减少或避免精神刺激，减轻生活中应激压力；④发挥社会支持系统的作用，改善家庭关系、改善家庭生活环境；⑤促进和帮助产妇适应母亲角色，指导产妇与婴儿进行交流、接触，为婴儿提供照顾，培养产妇的自信心；⑥高度警惕产妇的伤害性行为，注意安全保护，使产妇避免危险因素；⑦重症患者需要求助于心理医师或到相关医疗机构治疗。

第五节 围绝经期保健指导

围绝经期又称为更年期,是指妇女从接近绝经出现与绝经有关的内分泌、生物学和临床特征起至绝经后1年内的时期。80%的人发生在44~55岁,平均49.5岁。可以分为绝经前期、绝经期及绝经后期。由于在围绝经期内性激素的减少可引发一系列躯体和精神心理症状,因此加强围绝经期妇女的保健,不但能促使妇女顺利度过围绝经期,而且有利于预防各类疾病的发生,提高妇女的自我保健意识和生活质量。

一、围绝经期妇女生理与心理变化

(一) 生理变化

1. 内分泌及生殖器官的改变

随着年龄的增长,卵泡数目减少,雌激素水平下降,子宫肌层和内膜层逐渐萎缩,子宫也随之变小。外阴皮肤干皱,皮下脂肪变薄。阴道干燥,皱襞变平,盆底松弛。

2. 绝经

一般年龄超过45岁,月经停止一年以上者称为绝经。绝经类型可分为自然绝经和人工绝经,绝大多数为自然绝经。

(二) 心理变化

由于围绝经期妇女内分泌激素的变化,自主神经紊乱,会出现精神状态和心理状态的改变,常表现为烦躁易怒、易激动、焦虑不安或情绪低落、精神抑郁及记忆力减退等。

二、围绝经期妇女常见的健康问题

1. 月经紊乱

月经紊乱是绝经过渡期的常见症状,表现为月经周期不规则、经期持续时间长及经血增多或减少。

2. 围绝经期潮热

主要表现为突发一过性从温热到剧热的感觉,多发生于头,颈和胸部,继而出汗,怕冷。有时发作少而短暂,有时发作频繁且持续时间较长,通常持续3~6min,偶有30min,每天发作次数不等,多则数分钟一次,少则每日一次。这种症状通常持续6个月至2年,也有长达20年,严重影响患者的睡眠、生活和工作。

3. 围绝经期抑郁症

主要表现为情绪低落、心境悲观、愉快感丧失、自我感觉不好、对日常生活兴趣缺乏、常有自我责备、自我评价降低、持续性疲乏;睡眠差、没食欲、记忆力减退、不能集中注意力、工作、学习、家务能力下降、心烦意乱、浑身说不出的难受及疼痛等。

4. 骨质疏松症

骨质疏松症是由于雌激素分泌减少,使骨质吸收增加,导致骨量快速丢失而出现骨质疏松。50岁以上妇女半数以上会发生绝经后骨质疏松，一般发生在绝经后5~10年，通常发生在椎体。

5. 围绝经期功能失调性子宫出血

围绝经期功能失调性子宫出血又称更年期功能失调性子宫出血，简称功血。表现为停经一段时间后发生出血，出血量多，持续时间长；也有人表现为经量多，经期长。

三、围绝经期妇女的保健指导

（一）加强健康教育

1. 对围绝经期妇女提供健康教育

社区护士通过各种健康教育方法，对围绝经妇女进行围绝经期知识的健康教育，使其了解到围绝经期是一个正常的生理阶段；指导患者适度从事力所能及的劳动，保持良好的生活习惯，坚持适当的体育锻炼，均有助于其分散注意力，缓解不适。

2. 对家属提供健康教育

社区护士应对家属也进行围绝经期知识的健康教育，使其了解围绝经期内分泌改变给女性带来的不适，并提供心理支持，协助围绝经期妇女度过这一特殊时期。

（二）心理指导

社区护士利用家庭访视的机会，与围绝经期妇女及家属建立互相信赖的护患关系，使其能充分宣泄自己的情绪与表达机体的不适，有针对性地提供保健指导，帮助她们正视此期的心理问题，保持愉快的心境和乐观开朗的精神状态，顺利渡过围绝经期。

（三）用药指导

围绝经期使用雌激素替代疗法可减轻围绝经期症状，预防骨质疏松。激素类药物用药指导十分重要。社区护士要向围绝经期妇女介绍用药目的、药物剂量、用法及可能出现的不良反应。对长期使用雌激素治疗者定期进行随访，并及时调节用药，以寻求于个体的最佳剂量，以防不良反应发生。

（四）饮食指导

平衡膳食，限制摄入高脂肪、高胆固醇食物，多食富含纤维素的水果和蔬菜，避免过多高糖食物，适量补充钙剂。同时，应多进行户外活动，多晒太阳，以补充足够蛋白质，并减慢骨钙的丢失。

（五）定期进行健康检查

1. 常见疾病普查

根据普查结果，掌握、总结、分析社区妇女疾病的发生发展规律、特点和相关的致病因素，制定切实可行的妇女疾病防治目标与对策，促进和维护其身体健康。

2. 恶性肿瘤的普查

开展肿瘤防治宣传教育是控制或消除致癌因素、预防肿瘤发生的重要措施之一。通过社区护士宣传教育，使围绝经期妇女了解恶性肿瘤的主要危险因素，改变不良的生活方式，增强自我保健意识，减少恶性肿瘤的发生。同时让其了解各种常见肿瘤的早期症状，及时发现异常，早期诊断，提高治疗效果和生存率。建议围绝经期妇女每年进行一次体检，及早发现病变，包括做宫颈黏液涂片细胞学检查、专科医师乳房检查，并针对个人具体情况选择性地进行其他项目的检查，如宫颈活检、乳房B超检查、乳房X线检查等，做到疾病的早期发现和早期治疗。

乳腺癌是危害妇女健康的主要恶性肿瘤之一。随着生活方式的改变，药物避孕、终止妊娠、拒绝母乳喂养、独身女性的增加，乳腺癌的发病年龄有所提前，发病率也有所增加。早发现、早诊断、早治疗的效果和预后均较好。对于20岁以上的妇女，特别是伴有危险因素的女性，每月自我检查乳房一次，是早期发现乳腺肿块的有效措施。乳房自检的方法主要包括两部分：①视诊，观察乳房形状大小是否对称、皮肤有无红肿、水肿或"橘皮样"改变，两侧乳头是否在同一水平，近期有无内陷，乳头、乳晕有无糜烂；②扪诊，手指掌面顺时针触摸乳房外上、外下、内下、内上、中央区，检查有无肿块、溢乳。自查乳房最好选择在月经结束后4～7天进行，此时乳房最松弛，病变容易被检出。

（六）避孕指导

围绝经期妇女仍有可能排卵，必须坚持避孕至月经停止12个月以后。

（七）泌尿生殖道炎症的预防

妇女绝经后期由于雌激素降低，使泌尿生殖道发生萎缩性病变，常伴有感染，常见有老年性阴道炎、尿道炎和膀胱炎等。预防措施有：①保持外阴清洁与干燥，经常清洗外阴部，注意便后由前向后的擦拭，避免用碱性高的洗涤用品；②性生活有节制，并注意性交前后清洗外生殖器，以减少阴道感染；③及时治疗妇科疾病，如子宫出血、宫颈慢性炎症等疾病；④老年性阴道炎者，应遵医嘱内服或局部使用雌激素，以减轻症状。

（八）预防盆底组织松弛及生殖器官脱垂

妇女进入围绝经期后，由于受体内雌激素、孕激素水平下降，体内支持组织及韧带松弛，容易发生子宫脱垂、压力性尿失禁。应行肛提肌锻炼，即用力做收缩肛门括约肌的动作，以加强盆底组织的支持力。

★ 考点提示：围绝经期妇女的保健指导

（孙晓宁）

思考题

一、简答题

1. 针对青春期女性性生活年龄提前的现象，请谈谈在社区如何开展青春期女性的性教育？
2. 如何指导妇女选择适宜的受孕时机？
3. 请简述妊娠妇女应掌握的孕期自我监测要点。
4. 社区护士在何时对产妇进行产后访视？访视的内容有哪些？
5. 简述妇女围绝经期的保健指导。

二、案例分析

产妇出院后第 3 天，社区护士进行首次家庭访视，对产妇评估、检查，发现产妇体温 38.3℃，乳房皮肤发红、有触痛，肿块明显。产妇表现出紧张、焦虑情绪，担心无法泌乳而影响新生儿的喂养。

结合案例，请回答以下问题：
(1) 根据产妇症状、体征，判断产妇可能存在的健康问题是什么？
(2) 运用所学知识提供相应的护理措施和健康指导。

第九章 社区中老年人的保健与护理

【学习目标】
- ◆ 掌握：老年人的日常生活保健指导及心理保健指导，老年人的安全防护。
- ◆ 熟悉：中老年人的生理、心理变化特点，临终前常见症状及护理，居丧期家属的护理。
- ◆ 了解：我国人口老龄化现状、中老年人的健康需求，临终关怀的常见模式及死亡教育。
- ◆ 应用：参观社区养老院。

案例导入

案例回放：

李女士，56岁，有冠心病、高血压病史，一个月前因心绞痛发作次数增多住院治疗一次，考虑到丈夫因为脑梗死半身不遂以及家中还有个90岁生活无法自理的老母亲无人照顾，所以李女士症状稍微缓解，就匆匆出院了。由于子女都在外地工作，回到家中李女士面临着独自承担照顾瘫痪的丈夫和高龄的母亲，十分辛苦，经常情绪低落，心情沮丧。

思考问题：

1. 李女士生理和心理方面有哪些健康问题？
2. 作为社区健康保健人员如何解决李女士及其家庭现存和潜在的健康问题？
3. 李女士需要哪些保健服务？在生活方面注意哪些调整？

2000年联合国世界卫生组织对年龄段的划分标准为：44岁以下为青年，45～59为中年人，60～74岁为年轻老年人，75～89岁为老年人，90岁以上为长寿老年人。我国规定：35～44为中年期，45～59岁为中年后期（相当于老年前期），60～89岁为老年期，90岁以上为长寿期。

中老年期是人生中处于衰退和衰老的两个重要阶段，身体各组织器官开始老化，功能下降；此外，此期人们还面临许多生活事件的打击，出现一系列生理、心理和社会变化。因此做好中老年保健工作，为中老年人提供及时和适当的医疗保健服务，有利于延长中老年人生活自理的年限，提高中老年人生活质量。

第一节　社区中年人的保健与护理

中年人是社会的中坚力量，肩负着社会和家庭的重要责任，是"社会的脊梁"、"家庭的顶梁柱"。同时也是人的生理由盛转衰，生理功能逐渐下降，精力逐渐衰退，出现相应的身心健康问题的时期。

一、中年人的生理与心理变化

中年人知识仍在积累增长，人生阅历丰富，然而人体生理功能却在逐渐下降。心理能力的继续增长和体力的逐渐衰减，是中年人的身心特点。

（一）生理特点

人到中年，在体力上和脑力上，即是稳定而健全的时期，又是处于生理的衰退期。大约从 30 岁始，人体各器官系统功能开始缓缓衰减，每年约递减 1%。

1. 呼吸系统变化

肺泡和毛细血管直径随年龄增长而扩大，肺组织弹性逐渐降低，肺活量变小，最大通气量减少，呼吸肌的肌力下降，导致呼吸运动功能下降。

2. 心血管系统变化

人到中年以后，血管壁弹性因动脉逐渐硬化而降低，外周血管阻力增加，心脏负荷增大，心肌收缩力减弱，心排血量逐渐减少。从 30 岁起，每 10 年心排血量下降 6%～8%，同期血压却上升 5%～6%。血液胆固醇浓度也随年龄增长而增高，心脏冠状动脉和脑动脉可因此发生粥样硬化。

3. 消化功能变化

人到中年消化功能开始下降，到 50 岁以后，消化能力可下降 2/3，胃液分泌量逐渐减少，胃液酸度和胃蛋白酶原含量降低，其他消化腺的功能也减退。

4. 内分泌腺功能变化

中年人内分泌腺的功能也在减退。胰岛素分泌量减少，使一些个体发生糖尿病倾向或罹患糖尿病。性腺功能降低，使性欲减退。到中年后期，女性因内分泌功能紊乱而出现围绝经期综合征。

5. 神经系统变化

随着年龄的逐渐增长，神经系统总的趋势是衰退，主要表现在大脑重量逐渐减轻，脑细胞数量明显减少，神经传导、突触传导随年龄增长而减慢，中年人对外界反应减弱，敏捷性降低。

6. 免疫功能变化

中年后期，细胞免疫和体液免疫都开始出现功能减退现象。各种抗体的滴度随年龄增长而下降；细胞免疫功能也减弱，巨噬细胞的吞噬功能和自然杀伤细胞的杀灭能力都有所减退；免疫监视系统对发生癌性突变的细胞监视功能减弱。

7. 其他方面的变化

如肌肉开始萎缩、弹性降低、收缩力减弱；骨骼出现脱钙过程，致使骨质密度降低；关节软骨再生能力缺乏，脊柱变短且弯曲，导致身高降低；中年人活动量不足，能量消耗减少，导致脂肪蓄积发胖。

（二）心理特点

虽然中年人生理功能逐渐衰退，但心理能力继续发展。

1. 心理发展日趋成熟

中年人生活方式基本定型，思想已经成熟，知识增多，认识问题有了相当的深度，不再为表面所迷惑，遇事冷静，经验更丰富，学识越深广，处世更加稳重妥善。

2. 智力的持续增长

主要表现在能独立进行观察和思考，具备独立解决问题的能力，情绪趋于稳定，精力充沛，情感丰富，运动协调，感觉思维敏捷，判断力准确，注意力集中，能适应环境。

3. 意志坚定

中年人的自我意识明确，了解自己的才能和所处的社会地位，善于决定自己的言行，对既定目标，勇往直前，遇到挫折不气馁。同时也能理智地调整目标并选择实现目标的途径。

4. 个性稳定

人到中年，稳定的个性表现出每个人自己的风格，有助于其排除干扰，坚定信念，以自己独特的方式建立稳定的社会关系，并顺利完成自己的人生目标。

（三）中年人亚健康表现

中年人因生活和工作压力大，常常感到力不从心，疲惫不堪，甚至可引起情绪和精神方面的各种障碍，这种处于健康和疾病之间的状态，即亚健康状态。

亚健康是指人体处于健康和疾病之间的一种中间状态。处于亚健康状态者，不能达到健康的标准，表现为一定时间内的活力降低、功能和适应能力减退的症状，但不符合现代医学有关疾病的临床或亚临床诊断标准。

亚健康临床表现多种多样，主要体现在以下几个方面。

1. 躯体方面

表现为疲乏无力、肌肉及关节酸痛、头昏头痛、心悸胸闷、睡眠紊乱、食欲缺乏、腹部不适、便秘、性功能减退、怕冷怕热、易于感冒、眼部干涩等。

2. 心理方面

表现为情绪低落、心烦意乱、焦躁不安、急躁易怒、恐惧胆怯、记忆力下降、注意力不能集中、精力不足、反应迟钝等。

3. 社会交往方面

表现为不能较好地承担相应的社会角色，工作、学习困难，不能正常地处理好人际关系、家庭关系，难以进行正常的社会交往等。

★ **考点提示：亚健康的表现**

二、中年人的健康需求

中年人的健康需求主要反映在以下几方面。

1. 获取健康信息

通过健康教育，帮助中年人获得健康知识，提高自我保健意识，发挥促进健康的潜能，预防慢性病和癌症。

2. 建立健康行为

在社区、家庭等外部环境的支持下，戒除吸烟、酗酒、吸毒等危害健康的行为，尽早建立锻炼身体、保持心理调适、定期体检等促进健康的行为。

3. 应对生理和环境变化

接受健康教育和行为指导，顺利度过更年期等特殊生理阶段，并从容应对各种来自家庭、工作岗位和社会环境的变化与紧张刺激。

4. 增强自我防护意识

中年人要有自我防护意识，注重身心健康，以强健的身体应对来自于事业和生活的诸多压力。工作中注意预防各种职业性危害，如粉尘、噪声等。

三、中年人的保健指导

（一）社区亚健康人群保健指导

健康、亚健康、疾病之间是动态的，可以相互转化。"亚健康"人的保健是防病的关键。预防措施有改变不良生活方式，掌握健康技能，筑牢五大健康基石，即合理膳食、适量运动、心理平衡、充足睡眠和戒烟限酒。

1. 养成良好的生活方式和习惯

良好的生活方式和习惯是健康的根本，现代许多疾病的发生与不良生活方式有关，所以预防疾病的根本是要改变不良的生活方式和习惯。疾病的发生就像水滴石穿一样，是不断渐进式发展的，疾病是在体内不断积累，达到一定程度才显现出来的。中医提出了"上医治未病"的理念。因此，健康的身体要从好的生活方式和习惯开始，如合理饮食、均衡营养、远离烟酒等。

2. 平衡心态

平稳情绪适应社会环境的新变化，保持乐观向上的良好心态，正确对待工作与生活中的各种压力与困难。培养和强化个人竞争意识，不断学习充实自己，增强斗志；正确处理各种社会矛盾和突发事件。维持良好和谐的家庭社会关系。

3. 缓解过度紧张和压力

正确面对竞争与各种生活、工作压力。适时调整自己的工作节奏，学会自我放松、调整情绪。适时让自己从疲劳紧张的工作中解脱出来。

4. 调整好休息和睡眠

良好的睡眠可以消除疲劳、恢复体力、增加机体免疫力、保持心理健康、延缓衰老，要有好的睡眠习惯，春夏要晚睡早起、秋冬要早睡晚起。午休 1h，成人保证每天睡眠时间 8h 左右，睡前放松心情，温水泡脚有助于睡眠。

5. 坚持运动

运动不仅是身体的锻炼也是意志和毅力的锻炼,对于亚健康的人群来说,适当、积极、坚持运动是战胜亚健康的最佳途径。

(二) 社区中年人的保健指导

1. 健康教育

社区护士对中年人应加强健康相关知识的宣教,让专业的医学知识科普化,使人们能具备基本的家庭保健常识,从而增强自我保健意识。能做到即使身体没有不适症状也要有意识地去预防保健,做到有病早发现、早治疗、早康复。

(1) 预防慢性病健康教育 近年来以心脑血管疾病、糖尿病和恶性肿瘤为代表的各种慢性病发病率持续上升,发病年龄呈提前趋势,中年人常见慢性病有高血压、冠心病、糖尿病、脑卒中、慢性萎缩性胃炎等。应普及各种慢性病的预防知识,帮助中年人了解常见慢性病及各类恶性肿瘤(如胃癌、食管癌、肠癌、肺癌、肝癌、乳腺癌等)的危险因素和早期症状,争取早发现、早诊断、早治疗。

(2) 更年期健康教育 认识更年期的症状,调整心态,学会心理调节,如音乐疗法、绘画疗法、心理暗示、转移注意力、运动疗法等,多参加社会公益活动及户外活动。

2. 合理膳食指导

根据《中国居民膳食指南(2016)》一般人群膳食指南,对中年人进行膳食指导。

(1) 控制总热量,保持健康体重 中年人的饮食应保持摄取量与消耗量大致相等,成年人(18~49岁)轻体力劳动者,能量需要量男子为9.41MJ(2250kcal),女子7.53MJ(1800kcal)。限制高脂肪食物的摄入,应采用低脂肪、低胆固醇饮食,每天摄取的脂肪量以限制在50g左右为宜,每天胆固醇的摄入量要控制在300mg以内,每天摄入食用油25~30g,以防热量摄入过多引起身体肥胖,维持健康体重(BMI为18.5~23.9)。

(2) 食物多样,合理搭配 平均每天摄入12种以上食物,每周25种以上食物,满足人体需要。每天的膳食应做到荤素搭配,并能经常调换品种,达到合理膳食。谷类作为碳水化合物的主要能量来源,每天摄入250~400g。多吃蔬菜、水果、奶类、大豆,每天摄入蔬菜300~500g,水果类200~350g,奶类300g,大豆及坚果类25~35g,肉类40~75g。

(3) 少吃盐 低盐饮食可预防心脑血管疾病,每天进盐量不宜超过6g,高血压者不宜超过5g。减盐的要点是食用醋或香料等调料,有盐菜和无盐菜配合吃,吃减盐酱油,少吃咸菜,不要喝炒菜的汤,注意含盐量高的咸菜、熟食品等的摄入量。

(4) 注意各种微量元素的补充 微量元素与健康有密切联系,往往易被中年人忽视,而导致微量元素缺乏,从而影响健康。医学研究证实,锌是"夫妻和谐素",是因为男子性功能不良与体内锌的缺乏有关,多吃含锌丰富的食物,如小麦、牡蛎、瘦肉、鱼类、蛋黄、豆类、花生、核桃等。女性进入围绝经期就要注意钙的补充,防止出现骨质疏松。

(5) 合理安排时间,定时定量用餐 中年人因工作繁忙,节奏快,三餐没有做到定时定量,并不是营养不足,而是营养失调,饱一餐,饥一餐,大多数情况下早餐不足,而晚餐过量。我国民间流传着"早吃好,午吃饱,晚吃少"的谚语,经医学证明,这些饮食经验是合乎人体生理要求的。

3. 工作与休息指导

中年人要注意劳逸结合,保证充分的睡眠与休息,保持情绪稳定,心情舒畅,减轻精神上的疲劳。

评估其工作状况,有针对性地进行指导。具体包括:职业、工作姿势、每天的劳动时间、劳动强度、加班、夜班和休息情况、工作责任、人际关系、工作态度及其心理状况等。指导内容主要如下。

① 建立工作、休息、运动的平衡。
② 减少机械单一的重复性工作和长时间维持同一姿势的工作。
③ 保持足够的睡眠时间,每天7~8h,预防中年期睡眠呼吸暂停综合征。

> **知识拓展**
>
> 睡眠呼吸暂停综合征(sleep apnea syndrome),指睡眠中每小时有5次以上的呼吸暂停,持续10s以上。表现为睡眠时有严重的鼾声,睡醒后仍觉疲倦,日间有头痛,常打瞌睡,反应缓慢,记忆力减退,脾气暴躁,难以集中注意力等。

4. 运动指导

运动能增加机体代谢导致心脏负荷增加,因此运动前要做全面体检,证明没有影响运动因素后才可以开始运动。中年人的运动应在社区护士的正确指导下进行,指导内容包括运动的项目、强度、持续时间、间隔时间等。

(1) 每天的主动运动量　为当天平均摄取能量减去当天基础代谢能量和维持日常生活所需能量。主动运动量一般为300kJ/d,大约相当于每天走一万步;接投球50min;自行车运动60min;打乒乓球45min;跳绳20min。

(2) 减轻体重的运动　减少体内脂肪1kg需9000kJ的运动,减轻体重只靠运动是不够的,还需要控制饮食。

(3) 增强机体持久力的运动　增强机体持久耐力可以预防中年人常见疾病的发生。有氧运动能增强机体持久力,常见的运动有快速步行、长跑、游泳、跳舞、打球、自行车越野等。有氧运动一般每次需要60min左右,其中包括运动前的准备,每周2次以上,要逐渐增加运动强度,运动强度要依据年龄和身体状况而定。有调查报告显示,一般健康人运动时,心率范围应该控制在最大心率的60%~85%,即心率范围在(220-年龄)×(60%~85%)。对于中老年人或慢性病人群,心率范围大致控制在(170-年龄)~(180-年龄)。对于刚刚开始采用运动干预的患者,则增加0.9的安全系数更保险,如50岁患者的心率范围,开始宜先控制在(170-50)×0.9~(180-50)×0.9=108~117次/分。

5. 纠正不良行为习惯

中年人常见的不良习惯有吸烟、大量饮酒等。

(1) 吸烟　据统计,吸烟者中约有1/4是中年人,吸烟危害健康已是众所周知的事实。指导戒烟和减少吸烟的方法:①提高戒烟动机,结合案例教育烟草中有害物质对人体的危害,提高吸烟者的戒烟动机;②了解吸烟的规律,在吸烟时间做深呼吸或运动,转移注意力;③社区可以利用世界无烟日(每年的5月31日)开展形式多样的戒烟宣传活动。

(2) 大量饮酒　适量饮酒可以使人心情舒畅,并能促进血液循环。长期大量饮酒可以导致脂肪肝、酒精性肝硬化、胃溃疡、心脑血管疾病等。适度饮酒的指导方法:男性每天酒精量不超过25g,女性不超过15g;以案例进行健康教育,让中年人理解并做到不空腹饮酒,不强劝饮酒，不养成每天饮酒的习惯。

6. 学会应对压力

中年人家庭、事业的压力大，如果不能正确的应对，可能会产生各种生理、心理问题。应对压力的方法有：

（1）保持良好的心态，积极面对压力　适当的压力能促使人们更加努力地学习、工作，有利于人体健康。而过度的压力容易让人消沉、失落。研究表明，持续高强度的压力使人血压升高、免疫力下降，容易引发疾病。所以要帮助中年人正确认识压力，保持适度而不是过度的压力。

（2）加强自身修养，学会自我调节　当压力过大时，选择适当的方式宣泄内心的不快和抑郁，如找人倾诉、旅游、听音乐等来释放压力。必要时寻求外界的帮助，使用可以利用的资源，保持理智、控制情绪。

（3）正确认识自己　对自己身体素质、知识才能、社会适应力等要有自知之明，避免做一些力所不及的事情，或从事不适应自己体力和精力的活动。

7. 定期健康体检

健康体检是以健康为中心的身体检查。我国卫生部2009年颁布《健康体检管理暂行规定》提出"健康体检是指通过医学手段和方法对受检者进行身体检查，了解受检者健康状况、早期发现疾病线索和健康隐患的诊疗行为。"中年人，由于工作、生活上的各种压力，导致身体出现一系列潜在的健康问题。因此要定期（一般为1年，也可根据个人情况具体确定）体检，以便更好地了解自身的健康情况。

（1）中年人健康体检项目

① 血压：中年人每年至少测量1次血压，高血压就容易被发现，有利于早期治疗，防患于未然。

② 血生化检查：了解血脂、血糖、肝肾功能及营养情况。

③ 血常规：了解有无贫血、感染及血液系统疾病。

④ 尿常规：尿液检查可以早期发现肾病、糖尿病及尿路感染等。

⑤ 粪便检查：可以早期发现胃癌、结肠癌等消化系统疾病。

⑥ 心电图检查：有利于早期发现冠心病。有胸痛、胸闷、心悸者，更应该做检查。

⑦ 眼底检查：一些疾病可通过眼底检查而得以及时发现，如观察视网膜动脉是否硬化，可知晓全身动脉硬化及脑动脉硬化的程度，中年人应每年检查眼底1次。对近期发生视物模糊并伴有头痛者，更需检查眼底。

⑧ 防癌检查：随着的年龄增长，发生癌症的可能性也就越大。中年人每年进行肿瘤标记物检查，如CEA、CA-199等。中年人每年进行X线检查或者胸部CT检查可以早期发现肺癌。原发性肝癌多见于中年人，故40岁以后，应每年检测甲胎蛋白1次。患乙型肝炎者，则应半年检测1次。中年男性前列腺开始衰退，结缔组织增生，会出现不同程度的退化，甚至产生恶性病变，尤其要注意。中年女性乳腺癌、宫颈癌发病率较高，应定期做妇科肿瘤筛查。

（2）中年人须警惕的疾病信号　中年人免疫力下降，难免出现一些健康问题，应注意以下几方面的危险信号。

① 头晕、耳鸣、视物模糊，可能是高血压所致。

② 上楼或爬坡时胸闷、气喘，经常心慌、胸痛，考虑冠心病、心功能不全。

③ 胃部不适，常有反酸、隐痛、嗳气等症状，可能与慢性胃炎、胃溃疡或胃癌有关。

④ 体重明显下降也是疾病的危险信号，可能与糖尿病、癌症等有关。
⑤ 咳嗽增多，时而痰中带血，考虑与支气管扩张症、肺结核、肺癌等有关。
⑥ 颜面部水肿，血压高，伴有腰酸背痛，则可能患有肾疾病。

第二节　社区老年人的保健与护理

老年人随着年龄的增长，健康状况逐渐衰退，做好社区老年人保健工作，为老年人提供满意的医疗保健服务和养老照顾，有利于老年人健康长寿，对提高老年人生活质量、促进健康具有重要的意义。

一、人口老龄化现状

(一) 人口老龄化

1. 人口老龄化

人口年龄结构的老龄化，指 65 岁及以上老年人口占总人口的比例超过 7%（发达国家）或 60 岁及以上老年人口占总人口的比例超过 10%（发展中国家），称为人口老龄化。老年人口占总人口的百分比，称作老年人口系数，是评价人口老龄化程度的重要指标。医学的进步和社会经济的不断发展，人类平均预期寿命延长及出生率和死亡率下降，这些都是世界人口老龄化的直接原因。

★ **考点提示**：人口老龄化的概念

2. 老龄化社会

人口老龄化是世界人口发展的普遍趋势，是所有国家共有的现象，随着老年人口的增加，在社会中老年人比例不断上升，社会中人口达到老龄化的标准，这个社会称为老龄化社会。

根据老年人口系数的大小，将社会人口发展分为几个阶段（表 9-1）。

表 9-1　老龄化社会的划分标准

社会发展阶段	发达国家	发展中国家
老年人年龄界限	65 岁	60 岁
青年型(老年人口系数)	<4%	<8%
成年型(老年人口系数)	4%~7%	8%~10%
老年型(老年人口系数)	>7%	>10%

(二) 中国人口老龄化趋势与特点

2006 年全国老龄工作委员会发布的《中国人口老龄化发展趋势预测研究报告》指出：中国的人口老龄化分为三个阶段：从 2001 年到 2020 年是快速老龄化阶段，此期老年人口将达到 2.48 亿；从 2021 年到 2050 年是加速老龄化阶段，此期老年人口将超过 4 亿；从 2051 年到 2100 年是稳定的重度老龄化阶段，老年人口将稳定在 3 亿~4 亿。中国从 2000 年开始进入老龄化社会，与其他国家相比，我国人口老龄化具有以下特点。

1. 老年人口规模大、老龄化发展速度快

2014年末我国65周岁及以上人口13755万人，占总人口的10.1%，其中高龄老人口超过2300万，并以每年100万的数量增加。目前是全球老年人口最多的国家。中国进入老龄化的时间迟，但老龄化发展速度却大大快于世界平均水平。

2. 高龄化趋势明显

目前我国80岁以上的老年人有2400万，占65岁以上老年人口的17.4%，预计到2050年平均每5个老年人中就有1个高龄老年人。

3. 人口老龄化先于现代化

我国目前仍处于城镇化、工业化的进程中，2000年进入老龄社会时人均GDP不足1000美元，到2015年人均GDP约8016美元，与发达国家水平仍有很大的差距，呈现出"未富先老"的状态。

4. 中国人口老龄化空间分布不平衡

内蒙古、甘肃、黑龙江等人口正处于老龄化初始阶段；上海已属于高度老龄化地区。从城乡分布来分析，农村青壮年劳动力大量转移到城镇，农村面临着更为严峻的人口老龄化问题。

5. 老龄化与家庭结构小型化、空巢化相伴

第六次全国人口普查数据显示：我国目前平均每个家庭3.1人，据统计2010年城乡空巢家庭接近50%。

★ 考点提示：我国人口老龄化的特点

二、老年人的生理及心理变化

（一）生理变化特点

"老年"从生理意义上讲，是生命过程中组织器官走向老化和生理功能走向衰退的阶段。老化和衰老是生命过程的自然规律。衰老是随着年龄的增长，人体对内外环境适应能力、代偿能力逐渐减退的过程。老年人衰老主要有以下生理改变。

1. 形体的变化

老年人身高下降，须发变白、脱落，皮肤变薄、松弛，色素沉着，失去光泽，皱纹加深，眼睑下垂，眼球凹陷。

2. 各系统功能减退

老年人视力、听力下降，嗅觉减退，唾液分泌减少，口腔黏膜干燥；味蕾的退化使味觉减低；牙龈萎缩，牙齿松动脱落，咀嚼、吞咽功能减弱，消化、吸收能力下降；皮肤感觉迟钝；肌肉减少，骨质疏松，关节蜕变，运动功能明显降低；心排血量减少，血管弹性调节作用减弱，呼吸功能减低；脑组织萎缩，神经系统功能降低；肝肾分解代谢作用减弱，药物排泄缓慢；免疫功能下降，对环境适应能力差，容易出现各种慢性疾病。

（二）心理变化特点

随着年龄的增长，老年人的心理会发生很大的变化。老年期人的心理伴随各种生理功能的衰退而出现老化；此外，老年人还面临着社会角色及地位的转变、疾病、丧偶、亲朋好友离世等生活事件，如果适应不良，会导致各种心理问题，甚至出现严重的精神障碍，损害老年人健康。老年人心理变化特点主要表现在以下几个方面。

1. 记忆的变化

老年人机械记忆、回忆能力减退，近事容易忘记，远事记忆尚好，理解性记忆、逻辑性记忆下降不明显。老年人由于记忆衰退，其思维的敏捷程度、流畅性、创造性明显下降，出现思维迟钝、逻辑混乱等表现。

2. 感知觉的变化

老年人感觉器官功能逐渐衰退，出现视力和听力下降，容易误解他人的意思，变得敏感、猜疑、偏执。老年人容易发生定向力障碍，影响其对时间、地点、人物的辨别。

3. 人格的变化

人格即人的个性及特性，包括性格、兴趣、爱好、才能、特长、倾向性、价值观等，老年人的人格比较稳定，老年人的人格变化主要表现为唠叨，行为保守，刻板，性格固执，爱怀旧和发牢骚等。

4. 情感与意志的变化

老年人的情感和意志过程因社会地位、生活环境、个性特点、文化素质的不同而有较大差异。老化过程中情感和意志过程相对是稳定的，其变化往往是生活条件、社会地位、生活事件所造成的。

三、老年人的健康需求

老年人有较多元的健康需求，不但关注自己所患的疾病，同时也更关注自己的健康程度，对医疗保健、疾病的预防、治疗、康复、心理健康、饮食营养等都较为重视，希望能获得预防保健知识，能早期发现、早期治疗疾病，获得家庭护理照顾。社区老年人的健康需求主要集中在以下几方面。

1. 健康基础需求

（1）健康老年人的需求　建设社区老年人健身娱乐活动设施和场所，满足老年人文化娱乐的需求；定期组织体检，开展社区健康咨询，满足老年人医疗保健的需求等。

（2）患病老年人的需求　包括日间护理中心、家庭病床、定期上门入户服务、康复理疗、临终关怀等。

2. 健康教育需求

健康教育需求包括慢性病保健知识、康复训练及康复理疗仪器使用的宣教、常见传染疾病预防、饮食营养、用药、安全知识宣教；如防跌倒、防坠床、防呛噎、防压疮、防烫伤、防交叉感染、防走失、注意用电、用气安全等。

3. 急救需求

急救需求包括建立社区家庭急救呼叫系统、突发疾病急救护理。

4. 精神需求

老年人精神文化生活单调，缺乏心理慰藉，因心理状态的变化和人际交往的障碍会带来一系列心理问题，社会、单位、组织、家庭、晚辈应尊重和关爱老人，家庭应关注亲情交流，社会应重视老人合适的活动与娱乐场所的设立，使老人老有所学、老有所用、老有所乐。

★ 考点提示：老年人的健康需求

四、老年人的保健指导

我国养老特点以家庭为主，社区是老年人生活的基本环境，是老年人保健的最主要场所，家庭养护是老年人保健的主要方式，社区护士要指导老年人进行自我保健，减少意外伤害的发生，减缓老年人运动功能的衰退，保持身体健康，使其能适应生活，延长健康预期寿命，提高生活质量。

（一）饮食与营养

老年营养和合理膳食是老年保健中极为重要的部分。老年人营养对防止衰老、老年多发病和延长寿命起到一定的作用，健康合理的饮食可以帮助改善营养状况，提高生活质量。

1. 平衡饮食，维持健康体重

有许多研究表明，老年人体重过低，增加营养不良和死亡风险，原则上建议老年人BMI在20～26.9。如果没有主动采取减重措施，与自身一段时间内的正常体重相比，体重在30天内降低5%以上，或6个月内降低10%以上，应引起高度重视并到医院进行必要的检查。

2. 膳食多样化，保证摄入充足的食物

老年人每天应至少摄入12种及以上的食物。早餐宜有1～2种以上主食、1个鸡蛋，1杯牛奶，另有蔬菜和水果。中餐和晚餐宜有2种以上主食、1～2个荤菜、1～2个蔬菜、1个豆制品。饭菜应色香味美，温度适宜。

3. 补充矿物质、蛋白质和维生素，预防骨质疏松和贫血

老年人常见的营养缺乏有钙、维生素A、维生素D的缺乏及贫血、体重过低等。钙摄入不足与骨质疏松的发生和发展有密切关系，我国老年人膳食钙的摄入量不到推荐量的一半，因此更应注意摄入含钙高的食物，如奶类，保证老年人每天要摄入300g鲜牛奶或相当量的奶制品。老年人贫血比较常见，应该积极采取措施预防老年人贫血，要帮助老年人积极进食，增加主食和副食品的摄入，保证蛋白质、铁、叶酸、维生素B_{12}、维生素C的摄入，提供造血必要的原料。另外，合理利用营养强化食品或营养补充剂来弥补膳食摄入的不足也是营养改善的重要措施。

4. 少量多餐，食物要细软

对于高龄老年人和身体虚弱以及体重明显下降的老年人，正餐摄入量可能有限，要特别注意增加餐次，常换花样，保证充足的食物摄入，进餐次数可采用三餐两点制或三餐三点制，每次正餐占全天总能量的20%～25%，每次加餐的能量占5%～10%。用餐时间相对固定，睡前1h内不用餐和饮水，以免影响睡眠。不少老年人牙齿缺损，消化液分泌减少和胃肠蠕动减弱，因此老年人膳食更应注意合理设计，食物制作要细软，尽量将食物切小切碎，或延长烹调时间，多采用炖、煮、蒸、烩、焖、烧等烹调方法，少煎炸和熏烤等。

5. 主动足量饮水

老年人身体对缺水耐受性下降，饮水不足可对老年人的健康造成明显影响，因此要足量饮水。每天的饮水量达到1500～1700ml。老年人应少量多次，主动饮水，首选温热的白开水。

6. 老年人进餐的护理

进餐前老年人居室先通风换气，保证空气新鲜，无异味。进食前排便，餐前洗手，取合适的体位。能自理的老年人，应鼓励其自己进餐；对进食有困难的老年人，协助进食；自己不能进餐的老年人，应喂食，速度不可过快，注意与老年人的配合；有特殊疾病者，选择合适的营养供给途径，如鼻饲、肠内营养等。进食后保持坐位30min以上，协助漱口，保持口腔清洁；卧床老年人进食后不要马上翻身、叩背和吸痰，以防止食物反流。

7. 注意事项

注意饮食和餐具卫生，防止病从口入。不吃腌制、烧焦、烟熏、发霉和过期的食品。不偏食，不挑食，不吃过冷过热、辛辣刺激、黏性较大食物；不饮浓茶、咖啡。细嚼慢咽，以利于食物消化及营养物质的吸收。

（二）娱乐与活动

娱乐和活动可以使机体在生理、心理和社会各方面获得益处，坚持活动，科学地进行体育锻炼，促进血液循环，促进新陈代谢，保持充沛精力，增强防病抗病能力。因此，要鼓励老年人进行适宜的娱乐和健康活动。

1. 活动原则

（1）正确选择活动项目　根据年龄、性别、身体状况、锻炼基础、兴趣爱好等综合考虑选择适宜的活动项目。适合老年人的娱乐运动项目较多，如唱歌、跳舞、慢跑、散步、游泳、打太极、练气功等。患病老年人特别是卧床老年人，如果长期不活动很容易导致关节僵硬、肌肉萎缩，因此必须帮助患病老年人，尤其是卧床老年人活动，可在床上做翻身、肢体屈伸、洗脸、梳头等活动，争取坐起、下床、辅助行走。

（2）重视重量训练　适量的重量训练对减缓骨质丧失、防止肌肉萎缩、维持各器官的功能均有重要作用。

（3）循序渐进　机体对活动有一个逐步适应的过程，因此应先选择容易开展的活动项目，再逐渐增加活动的量、时间和频率，不能操之过急。

（4）持之以恒　通过锻炼增强体质是一个逐步积累的过程。需要长期坚持，才能保持和增强效果。

2. 活动时注意事项

（1）活动时间　老年人活动时间以每天1~2次，每次30min，一天总运动时间不超过2h，饭前锻炼至少要休息30min，才能用餐；饭后要休息1.5h以上才能锻炼。空腹或饱餐后不宜立即活动。

（2）注意病情、气候变化　患有多种慢性病、年老体弱的人，根据医嘱活动。急性疾病、心绞痛或呼吸困难、天气恶劣情况下，老年人要暂停锻炼。

（3）选择合适的活动场地　可以选择公园、广场、树林等，环境优美，空气清新，提高活动效果的同时也要保证老年人的安全。

（4）活动强度的自我监护　活动量最简便的监测方法以活动后心率作为衡量标准，即活动后最适宜心率（次/分）=170－年龄，监测时应结合自我感觉判断，如出现严重的胸闷、呼吸困难、心绞痛，甚至心律失常，应立即停止活动，及时治疗。活动量适宜的判断：以活动后达到的适宜心率在活动结束后3~5min内恢复到运动前的心率，运动时全身有热感或微微出汗，活动后自觉精力充沛，睡眠好，食欲佳，表明活动量适宜；10min以上才恢复者，表明活动量过大。

★ 考点提示：老年人活动注意事项

（三）休息与睡眠

1. 休息

老年人相对需要较多的休息，并应注意休息的质量。有效的休息应满足 3 个基本要求：充足的睡眠、心理的放松、生理的舒适。老年人避免长时间站立、静坐、弯腰或卧床，要经常变换体位。改变体位时动作应缓慢，一起二坐三站立，防止体位性低血压、跌倒等意外情况发生。如做家务时间久了，可坐下来休息几分钟；看书时间、看电视时间要控制，应适时举目远眺或闭目养神，以免引起眼睛疲劳。

2. 睡眠

老年人的睡眠模式随年龄的增长而发生改变，睡眠质量也随之下降，出现入睡难、浅睡眠、易惊醒、早睡及睡眠倒错等现象；老年人的睡眠质量还受许多因素的影响，如躯体疾病、心理问题、社会家庭因素、不良睡眠卫生习惯、环境因素等。

（1）指导老年人养成良好的睡眠习惯　合理安排日常生活，符合人体生物节律，白天限制睡眠时间，保证夜间睡眠。应指导其养成早睡早起和午睡的习惯，对于已经养成的特殊睡眠习惯，不能强迫其立即改正，需要多解释并给予诱导，使其睡眠符合人体生物钟的节律。

（2）老年人本身的性格和情绪对睡眠也有较大影响　有些性格比较内向、固执的老年人，遇到问题愿意反复考虑，不愿向别人倾诉，也不愿向别人求助，这将直接影响睡眠质量。所以老年人睡前应调整情绪，保持平静的心境。

（3）入睡困难指导　入睡困难是老年人最大的睡眠问题，应分析其原因，采取相应的措施。如晚餐进清淡且易消化的食物，减轻胃肠道负担；睡前避免饮用咖啡、浓茶、可乐以及含酒精的刺激性饮料；看书和看报时间不要过长；睡前用温水泡脚或热水洗浴，保持肌肉松弛，促进睡眠。

（四）安全与防护

由于老年人各系统组织器官功能减退、平衡失调、步态不稳、感知觉功能衰退或者其他方面的问题，如疾病、体质虚弱等，因此，老年人的意外事故较多，如跌倒、坠床、压疮、烫伤、呛噎、服错药、交叉感染、走失等。意外事故对老年人生命安全及身心健康造成很大的威胁，是老年人第五大死因，同时给家人带来沉重的经济和照顾负担。因此，社区护士有必要采取有效措施防范和减少老年人意外伤害，保证老年人安全。

1. 防跌倒、坠床

跌倒、坠床是老年人最常见也是较严重的安全问题之一。老年人的房子尽量选择一楼，或者配有电梯；居室因宽敞，东西摆放整齐，地面平整干燥，走廊、楼梯及拐角处要保持一定亮度；厕所浴室铺防滑垫，采用坐便器，两边装扶手，夜间有适当的照明；床要宽而矮，床旁配备床头柜、床头灯、呼叫器。行走有困难者要使用拐杖、助行器等辅助设备；体质虚弱的老年人行走时要有人陪伴，不要独自上卫生间和浴室。老年人在条件允许的情况下尽量选用宽大舒适的卧具，必要时睡前在床旁用椅子加以挡护，防止坠床。老年人衣裤不宜过长，鞋袜不宜过大，尽量不穿拖鞋。老年人外出应避开上下班高峰，并穿戴色彩鲜艳的衣帽，以引起路人和驾驶员的注意，减少意外伤害的发生。

2. 防烫伤

老年人由于皮肤感觉功能减退，皮肤神经末梢的敏感性下降，对疼痛刺激的回避减弱，感觉相对迟钝。冬季经常由于取暖设备的持续低热接触造成局部皮肤的深度烫伤，严重的需要植皮才能修复。为避免烫伤，老年人不要长时间接触超过体温的物品，患有糖尿病、脉管炎、瘫痪的老年人更需要特别注意，避免用脚试水温，其照顾者要多加防范。

3. 防呛噎

老年人神经反射活动衰退，吞咽肌群互不协调，引起吞咽障碍。消化功能降低，咀嚼困难，唾液分泌减少，使老年人在进食过程中发生呛咳或发噎，严重者还会出现误吸或窒息。老年人进食宜取坐位或半卧位，进食时间充足，速度宜慢，细嚼慢咽。对吞咽困难的老年人，可把食物加工成糊状，不易引起呛噎；无法吞咽的老年人可以选择鼻饲流质饮食，量每次不超过200ml，两餐之间至少间隔4h。

4. 防服错药

老年人常多病共存，家中自用药情况非常普遍，而很多老年人存在视物模糊、记忆力减退甚至认知障碍、文化程度低、用药知识缺乏等现象，老年人服错药的事情很常见。社区护士应加强老年人及其家属安全用药知识与用药行为的教育与指导。老年人的药品应进行有效的标注，如用量、用法等；药品应放置在比较醒目的地方；遵医嘱用药，不可擅自加减药量或者停药；避免卧位用药，以免呛咳、误吸；在温开水吞服药片后应多饮几口水，避免药片粘在食管壁造成黏膜刺激并影响药物吸收；对于视力差、不识字、易拿错药的老年人，社区护士应告知家属用药前要认真核查，以保障老年人用药安全。

5. 预防交叉感染

老年人免疫力低下，对疾病抵抗能力弱，应注意预防交叉感染。避免在呼吸道感染疾病高发时期到人口密集的场所，必须外出时戴口罩，避免与患者接触；养成良好的卫生习惯；室内每天通风换气2次，保持空气清新。

6. 防走失

老年人随着年龄增大，定向功能下降，意外走失事件常有发生。如何避免老年人意外走失已经是亟须解决的一个社会问题。可以在老人身上放一个定位器，监护人通过安装在手机或是电脑上的监控软件就能实时看到老人的位置，若老人走失，能知道老人的去向及方位，这是最有效的方法。除上述方法外，还可以给老人戴防走失手环或卡片，在上面留有监护人的联系方式、家庭住址、老年人身体状况等信息，当老人走失后就可以通过手环或卡片上的信息获救。最主要的还是要经常多陪伴老人逛街、散步，让他们熟悉附近的环境。

★ **考点提示：老年人的安全防护**

（五）日常生活护理

社区护士在家庭护理中可指导或亲自为家庭成员有健康需求者提供身心全方位的护理。同时，与他们建立良好的关系，以便于护理措施的实施。对日常活动能力确实和减弱的老年人，社区护士提供专业的基础护理技术来帮助和指导家属满足患者的需求。家庭基础护理要做到：①六洁，即口腔、脸及头发、手足、皮肤、会阴、床单清洁；②五防，即防压疮、防体位性低血压、防泌尿系统感染、防呼吸系统感染、防交叉感染；③三无，即无粪便、无坠床、无烫伤。

（六）心理保健指导

① 应树立积极的生活目标，热心参与社区公益活动，保持良好精神状态。

② 应避免情绪强烈波动，避免各种心理刺激因素，保持轻松、稳定的情绪。当不良情绪产生时，要学会转移和化解。

③ 应利用各种机会学习自己感兴趣的知识，培养兴趣、坚持脑力活动。

④ 保持一定范围友好的人际交往，通过聊天和倾听缓解或消除不良情绪。

⑤ 合理安排每天的时间，有张有弛，劳逸结合，使生活充实而不紧张，丰富而不忙乱。

⑥ 定期接受心理健康教育和心理咨询，学会控制情绪，调节心理。

第三节 社区老年人健康管理

老年人健康管理的目标是实现健康老龄化，提高老年人生存质量。通过做好老年人健康管理工作，延长老年人健康生活的年限，缩短老年人伤残期与需要他人护理的时间，延长社会参与年限，从而达到健康老龄化的目标。老年人健康管理工作，已成为基层医疗卫生工作者面临的挑战和义不容辞的责任。《国家基本公共卫生服务规范（第三版）》明确规定老年人的社区管理要求，《中医药健康管理服务规范》也明确了老年人中医药健康管理服务内容。

一、服务对象

辖区内 65 岁及以上常住居民。

二、服务内容

（一）《国家基本公共卫生服务规范（第三版）》服务的内容

每年为老年人提供 1 次健康管理服务，包括生活方式和健康状况评估、体格检查、辅助检查和健康指导。

1. 生活方式和健康状况评估

通过问诊及老年人健康状态自评了解其基本健康状况、体育锻炼、饮食、吸烟、饮酒、慢性病常见症状、既往所患疾病、治疗及目前用药和生活自理能力等情况。

2. 体格检查

体格检查包括体温、脉搏、呼吸、血压、身高、体重、腰围、皮肤、浅表淋巴结、肺部、心脏、腹部等常规体格检查，并对口腔、视力、听力和运动功能等进行粗测判断。

3. 辅助检查

辅助检查包括血常规、尿常规、肝功能（血清谷草转氨酶、血清谷丙转氨酶和总胆红素）、肾功能（血清肌酐和血尿素）、空腹血糖、血脂（总胆固醇、甘油三酯、低密度脂蛋白胆固醇、高密度脂蛋白胆固醇）、心电图和腹部 B 超（肝、胆、胰、脾）检查。

4. 健康指导

告知评价结果并进行相应健康指导。

① 对发现已确诊的原发性高血压、糖尿病、冠心病等患者同时开展相应的慢性病患者健康管理。

② 对患有其他疾病的（非高血压或糖尿病），应及时治疗或转诊。

③ 对发现有异常的老年人建议定期复查或向上级医疗机构转诊。

④ 进行健康生活方式以及疫苗接种、骨质疏松预防、防跌倒措施、意外伤害预防和自救、认知和情感等健康指导。

⑤ 告知或预约下一次健康管理服务的时间。

(二)《中医药健康管理服务规范》服务的内容

每年为老年人提供 1 次中医药健康管理服务，内容包括中医体质辨识和中医药保健指导。

1. 中医体质辨识

按照老年人中医药健康管理服务记录表前 33 项问题采集信息，根据体质判定标准进行体质辨识，并将辨识结果告知服务对象。

2. 中医药保健指导

根据不同体质从情志调适、饮食调养、起居调适、运动保健、穴位保健等方面进行相应的中医药保健指导。

三、服务流程

社区老年人健康管理服务流程见图 9-1。

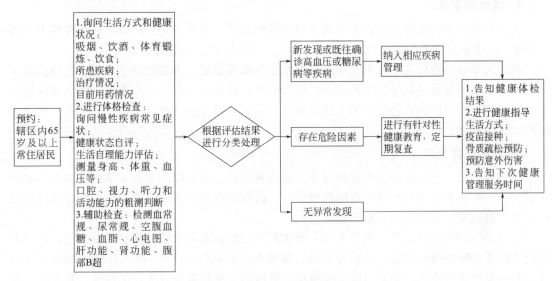

图 9-1 老年人健康管理服务流程

四、服务要求

① 开展老年人健康管理服务的乡镇卫生院和社区卫生服务中心应当具备服务内容所需的基本设备和条件。

② 加强与村（居）委会、派出所等相关部门的联系，掌握辖区内老年人口信息变化。加强宣传，告知服务内容，使更多的老年人愿意接受服务。

③ 每次健康检查后及时将相关信息记入健康档案。具体内容详见《居民健康档案管理服务规范》健康体检表。对于已纳入相应慢性病健康管理的老年人，本次健康管理服务可作为一次随访服务。

④ 积极应用中医药方法为老年人提供体质辨识，并将辨识结果告知服务对象，根据不同体质从情志调适、饮食调养、起居调适、运动保健、穴位保健等方面进行相应的中医药保健指导。

第四节　社区临终关怀

人的一生有生必有死，有死必有临终阶段，完整的生命终结过程包括临终和死亡。临终患者在生理和心理上可能都承受着比其他患者更多的痛苦，同时家属也面临着很大的压力。临终关怀的发展是现代疾病和治疗模式转变的必然结果，它强调以人为本的理念，解决的是针对实践中不告诉患者不可治愈的疾病以及忽视临终患者生活质量的现状，而是把重点放在为临终患者及其家属提供优质的护理和关怀，包括对患者生理、心理、社会和精神方面的护理。

一、临终关怀概述

（一）定义

1. 临终的定义

关于临终的时间范围界定，各个国家有不同的标准，国外多将临终界定在预存期不超过6个月。我国多数学者界定临终预存期在3～6个月的患者视为临终患者。

我国大部分学者认为：凡由于疾病末期或意外事故造成生理功能趋于衰竭、生命活动走向终结，死亡不可避免地要发生的过程，称为临终；或是由于现代医学手段不能彻底医治的疾病，经过一段时间的维持治疗仍不能好转，自医生宣布无效治疗时至患者临床死亡的这段时间，称为临终。

2. 临终关怀的定义

临终关怀是一种特殊的卫生保健服务，指由多学科、多方面的专业人员组成的临终关怀团队，为临终患者及家属提供全面的舒缓疗护，以使临终患者缓解病痛，维护临终患者的尊严，得以舒适安宁地度过人生最后旅程。

在20世纪60年代，英国的西塞丽·桑德斯博士创办圣克里斯托弗临终关怀院，标志着现代临终关怀运动开始兴起，之后在美国、加拿大、日本等60多个国家和地区相继开展起来。目前我国大约有100多家临终关怀机构，开展临终关怀服务较为突出的地区有天津、北京、上海、广州等。

★ 考点提示：临终关怀的定义

（二）目标与原则

1. 目标

临终关怀护理的目标是缓解疼痛和其他痛苦症状；肯定生命并把死亡视为生命的一部

分；既不加速也不延缓死亡；提供生理、心理、社会的全面照顾，支持患者积极、安详地度过生命的最后一刻；帮助家属度过悲伤期。

2. 原则

（1）以照料为中心，有效地控制症状是临终关怀的首要工作　对临终患者来讲，治愈希望已变得十分渺茫，而最需要的是身体舒适、控制疼痛、生活护理和心理支持。因此，目标已由治疗为主转为对症处理和护理照顾为主。

（2）尊重生命，维护人的尊严　患者尽管处于临终阶段，但个人尊严不应该因生命活力降低而递减，个人权利也不可因身体衰竭而被剥夺，医护人员应维护和支持其个人权利；如保留个人隐私和自己的生活方式，参与医疗和护理方案的制订，选择死亡方式等。

（3）提高临终生活质量　在护理过程中以患者和家属为单位，并强调患者和家属的参与，正确认识和尊重患者最后生活的价值，提高其生活质量是对临终患者最有效的服务。

（4）在治疗护理中强调多学科协作　临终关怀强调对患者的全方位的整体照顾，终末期患者经常存在身体、心理、精神等多方面的问题，因此多学科协作共同解决问题是临终关怀工作中特别强调的，而多学科协助正是社区护理的优势和特点。因此，社区临终关怀护理是更符合我国国情的临终关怀服务方式。

（5）共同面对死亡，注重心理护理　护理工作人员首先建立正确的生死观，才能坦然地指导患者面对死亡、接受死亡，珍惜即将结束的生命的价值；同时应和临终患者一起共同面对死亡，将他们的经历视为自己的体验，要有恰当的移情，站在他们的角度去思考和处理事情。

（三）意义

临终关怀事业在我国的兴起与发展为临终患者和家属提供了全方位的社会卫生服务，对于为现代医学治愈无望的临终患者解除痛苦、提高生活质量、维护人的尊严、使其平静安宁地走完生命的最后历程起到了积极重要的作用。

1. 满足老龄化社会的迫切需求

我国每年大约有700万人走向生命的终点，多数为需要临终关怀服务的高龄老衰和晚期癌症患者。随着我国人口老龄化的日益增长，癌症及各种慢性病末期无法根治患者的不断增加，社会对于临终关怀服务的需求迫在眉睫。

2. 提高临终患者生存质量

随着社会进步和医疗水平的提高，较多的临终患者在生命的最后时间身上插着各种管子，在现代医疗技术、麻醉以及药物的控制下痛苦地维持着生命，在接受各种侵入性治疗的同时，内心充满了恐惧、痛苦和无奈。临终关怀则为临终患者和家属提供了心理上的关怀与安慰，缓解心理上的恐惧，维护尊严，尽量满足临终者的合理要求，使其感到生命的温暖，使逝者平静、安宁、舒适地抵达人生的终点。

3. 有效利用医疗卫生资源

WHO发布的一项全球性调查报告指出，人在一生中消耗的卫生资源，80%是花在临终前的一个月时间内，恶性肿瘤患者更不例外，是卫生总费用上涨的重要因素。对于那些身患不治之症且救治无效的患者来说，接受临终关怀服务可以减少大量甚至是巨额的医药费用。

4. 真正体现医学的人道主义精神

现代医学模式重视人是生理、心理、社会的整体，临终关怀已成为国际性老年护理学中的新兴学科，推广临终关怀是一场观念上的革命。一方面，教育人们要转变传统的死亡观念,坚持唯物主义,面对现实,承认死亡。另一方面,承认医治对某些濒死患者来说是无效的客观现实,通过临终关怀来替代卫生资源的无谓消耗,合理分配。

(四) 常见模式

1. 住院机构模式

我国住院机构模式有独立的临终关怀机构,如北京松堂关怀院、香港白普里宁养中心等。大多数是在许多综合性医院开设了临终关怀病房或在肿瘤专科医院里设临终关怀区。如中国医学科学院肿瘤医院的"温馨病房"、北京市朝阳门医院的老年临终关怀病区等。住院临终关怀机构由医院的专科医师、护士、心理师、志愿者等多学科工作人员从各个方面为临终患者及家属提供全面照顾和支持。临终患者住在临终关怀病房由专科医师和护士提供适当的治疗和护理,提高临终患者的生存质量。

2. 居家照护模式

有研究显示:40%～80%的患者愿意选择在家中度过临终阶段,因为家庭比医院更熟悉、更温馨,能使患者更安详地离开人世。终末期患者住在家里,由家属提供基本的生活照顾,由社区医疗机构定期访视,提供帮助和指导,主要的服务内容有基础护理、心理护理、濒死期护理、死亡教育等。居家临终关怀可使临终患者在生命的最后阶段舒适、平静、安详地面对死亡,减轻其身体和精神心理方面的痛苦,同时也使其亲属的身心得到保护。

> **知识拓展**
>
> 2015年,国务院办公厅转发《关于推进医疗卫生与养老服务相结合的指导意见》,明确要建立健全医疗卫生机构与养老机构合作机制,整合医疗、康复、养老和护理资源,为老年人提供治疗期住院、康复期护理、稳定期生活照料以及临终关怀一体化的健康和养老服务。2017年2月9日国家卫生和计划生育委员会发布《安宁疗护中心基本标准及管理规范(试行)》《安宁疗护实践指南》(试行),明确安宁疗护实践是以临终患者和家属为中心,以多学科协作模式进行,主要内容包括疼痛及其他症状控制、舒适照护,心理、精神及社会支持等。规定了疼痛等症状控制的诊疗护理要点,舒适照护要点,以及对患者及家属的心理支持和人文关怀等服务要求。

二、临终患者的健康需求

临终患者生理功能逐渐衰退,呼吸及循环衰竭,感知觉出现障碍或丧失,失去生活自理能力;晚期癌症患者多数伴有疼痛,直接影响患者的睡眠、饮食和情绪,患者在仅剩的短暂岁月中受尽病情的折磨。作为医护人员要充分评估患者,采取多种措施减轻疼痛、不适、焦虑等,使他们在充满人间温暖的氛围中安详、平和、有尊严地走完人生的最后旅程。

1. 保持安静舒适

患者安全是临终关怀的基础,让患者安心、家属放心,医护人员要有良好的职业道德、高度责任感及良好的医疗护理操作技能。为临终患者营造一个舒适、安静、人性化的环境,如摆放患者喜爱的花草、素雅的装饰画、适宜的温湿度、柔和的光线、允许患者亲友陪伴等,以便缓解患者焦虑、绝望情绪。按照患者的习惯提供高蛋白、高能量、高维生素、清淡易消化的食物,不能进食者给予肠外营养。加强基础护理,保持口腔清洁,取舒适卧位,定时协助翻身,预防压疮和坠床。

2. 有效控制疼痛

疼痛是临终患者最普遍、最主要的症状，严重影响患者的生活质量。医护人员应将缓解疼痛作为临终关怀的护理目标，注意收集资料，加强心理护理，鼓励患者放松心情，主动采取各种方法缓解疼痛。

3. 尊重临终患者的权利

临终患者仍享有正常人的待遇和权利，患者有权利知道诊断结果和预后并参与治疗计划的制订，医护人员要尊重患者的宗教信仰、种族、文化、家庭背景，对能承受者可以选择在恰当的时候告知病情，但要注意谈话技巧，用语委婉；对于无法承受者，协同患者家属做好保护性措施。

4. 强化心理疏导

临终患者当感知或已知自己的生命临近终点时，由于受到长期疾病的折磨，对死亡往往会产生孤独、恐惧、不安，同时承担着即将与亲人永别的极大精神痛苦，从而产生自卑、自弃、轻生等念头，表现为放弃、对抗治疗。护理人员与患者坦诚沟通，耐心倾听患者的诉说，鼓励临终患者表达悲哀，帮助其接受事实。

5. 强化优死教育

优死是指提升死亡品质，是让人安宁、无痛苦、无遗憾地走向生命终点。通过沟通教育逐渐消除对死亡的恐惧，正确对待自我和他人之死，理解生与死是自然生命历程的必然组成部分，使临终患者接受科学、合理、健康的死亡观，使临终患者庄严、安详、舒适地度过人生最后时刻。

★ 考点提示：临终患者的健康需求

三、临终患者的常见症状及护理

社区护士是患者的直接照顾者，掌握临终患者常见的症状及护理对策，对保持临终患者的尊严和舒适至关重要。临终患者最常见的症状有疼痛、呼吸困难、躁动、便秘、尿失禁、尿潴留、厌食、疲乏、大出血、压疮、恶心、呕吐、发热等。

（一）控制疼痛

疼痛是临终患者，尤其是晚期癌症患者最严重的症状。疼痛多伴有焦躁不安、异常姿势、痛苦面容，持续且难以缓解的癌性疼痛使患者产生担忧、焦虑、恐惧甚至绝望而自杀。同时疼痛也会使家属感到极度恐惧和失望。因此，缓解疼痛对临终患者的生活质量，消除情绪压力有很大影响。护理人员应给予充分的关怀，主动采取各种方法控制疼痛，提高临终患者的生活质量。

1. 疼痛评估

疼痛是一种主观感觉。疼痛产生的原因是多种多样的。可能由癌症本身引起，也可能由治疗引起，或者与治疗无关的其他原因引起。不同人的痛阈不同，对疼痛的反应也不同。因此，医护人员应准确评估疼痛的原因、性质、程度、时间及患者对疼痛的认识及镇痛药应用效果等，给予相应的处理，从而有效解除患者疼痛。世界卫生组织（WHO）将癌症疼痛等级分为：0度：不痛；Ⅰ：轻度痛，为间歇痛，可不用药；Ⅱ度：中度痛，为持续痛，影响休息，需用镇痛药；Ⅲ：重度痛，为持续痛，Ⅳ：严重痛，为持续剧痛伴血压、脉搏等变化。

2. 镇痛药治疗原则及方法

目前临床用药普遍采用WHO建议的"三阶梯镇痛治疗方案"。第一阶梯是以阿司匹林、布洛芬、双氯芬酸钠等为代表的非阿片类药物，适用于虽有疼痛，但可以忍受，能进行正常生活，睡眠不受干扰的患者；第二阶梯是以可待因、曲马多等为代表的弱阿片类药物，适用于疼痛明显，不能忍受，要求服用镇痛药，睡眠受到严重干扰的患者；第三阶梯是以吗啡、哌替啶为代表的强阿片类药物，适用于疼痛剧烈，不能忍受，要求服用镇痛药，睡眠受到严重干扰，伴有自主神经功能紊乱表现或被动体位的患者。非阿片类药物可以增强阿片类药物的镇痛效果，针对疼痛不同性质均可以加辅助用药。

控制疼痛应及时、有效。WHO推荐镇痛药应用的5个要点：口服、按时、按阶梯、个体化、注意细节。口服给药方便、经济；按时给药即按照规定的间隔时间给药，这样可以使镇痛药在体内保持稳定的血药浓度，保证疼痛得到持续缓解；按阶梯给药，即遵循三阶梯镇痛原则，根据疼痛强度选择不同阶梯的镇痛药；个体化给药指个体对麻醉性镇痛药的敏感度差异较大，所以阿片类药物没有标准用量，凡是能够使疼痛得到有效缓解的剂量就是正确剂量，可根据患者的具体情况进行调整；注意细节指对用镇痛药的患者要密切观察药物不良反应和程度，如便秘、恶心、镇静等。

3. 非药物治疗

非药物治疗常用的有创伤性非药物疗法、物理疗法和社会心理干预。创伤性非药物疗法常用姑息手术治疗法、麻醉方法、外科方法等。物理疗法包括皮肤刺激、锻炼、经皮电神经刺激（TENS）及针灸疗法等。皮肤刺激包括冷、热、湿敷、按摩等。改变体位是预防和缓解疼痛的常用方法，合适的体位因人而异，因病而异。社会心理干预采用认知和行为技术帮助患者得到疼痛被控制的感觉，如转移或分散注意力、放松和臆想；其他还可采用音乐疗法、松弛术等。

★ 考点提示：镇痛药治疗的原则

（二）呼吸困难

1. 原因

临终患者有92%不能自主清除呼吸道分泌物，导致呼吸困难，表现为气促和焦虑。当患者进入终末期，也不可能明确所有的原因，治疗的目标在于减慢呼吸频率和焦虑程度，常用方法有改变体位和药物治疗，必要时吸痰，吸痰会给患者带来不适，操作前可以使用镇静药。当患者意识丧失时可考虑停止用药。

2. 护理

社区护士通过评估患者状况，指导患者及其家属正确处理咳痰、吸痰及药物治疗的方法。

① 评估患者的意识和自主清除呼吸道分泌物的能力，教会意识清楚的患者正确咳痰、自主清理呼吸道的方法，可协助其采取舒适的体位，给予翻身拍背。

② 选择正确给药途径，尽量减少口服给药，可皮下注射或直肠给药，及时评价给药效果。

③ 必要时给予吸痰，吸痰操作要轻柔，吸痰前后给氧，监测血氧饱和度。

④ 评估患者的焦虑程度，必要时使用吗啡降低呼吸频率。

⑤ 患者出现痰鸣音，即所谓的"濒死喉声"，可使用湿冷的气雾进行雾化，促使分泌物

变稀，易于咳出。

⑥张口呼吸者用棉签湿润口腔，用护唇膏湿润嘴唇，并且用湿纱布遮盖口部保持口腔黏膜湿润。

（三）躁动

1. 原因

终末期患者的躁动有很多原因，包括疼痛、尿潴留、便秘、恶心、代谢紊乱以及药物不良反应等，这些都是可逆转的问题。因此，明确引起躁动的原因，针对病因治疗可以迅速减轻症状。

2. 护理

社区护士对患者进行评估，指导家属处理躁动。

① 护士全面评估相关症状和体征，评估有无疼痛、尿潴留、便秘、缺氧等，了解引起躁动的原因，协助医生明确病因，及时处理。

② 专人陪护，拉起床栏，提供安静安全的治疗环境，尽量减少有创操作，保护患者防止发生意外事件。

③ 护理人员相对固定，保证护理行为的连续性，给患者以安全感。

④ 评估患者的意识状况、焦虑或情绪障碍的程度，允许亲属陪伴，及时给予心理咨询和干预，必要时请多学科专家会诊。

（四）排尿异常

1. 原因

超过50%的患者在生命最后48h出现排尿型态紊乱的问题，主要表现为尿潴留和尿失禁。引起尿失禁常见的原因有神经调节紊乱、肿瘤压迫膀胱、泌尿系感染或肿瘤使膀胱处于易激惹状态。当终末期患者表现为躁动时，应考虑到有无尿潴留、是否因下腹部肿瘤侵犯膀胱引起排尿困难。便秘亦是引起尿潴留的原因之一，这种情况下，解除便秘就可以解除尿潴留。导尿是最佳的对症治疗方法。

2. 护理

通过护理评估，对排尿异常患者进行护理。

① 评估患者的症状和体征，观察排尿情况，及时发现尿潴留。

② 了解引起尿潴留的相关因素，协助医生明确原因，及时处理。

③ 留置导尿的护理：导尿操作严格执行无菌原则；尿管和引流袋妥善固定，避免打折或脱出；常规每天更换引流袋（抗反流尿袋可每周更换一次）；引流袋放置低于耻骨联合，防止尿液反流；做好会阴部清洁；观察尿液的颜色、性状，记录每天尿量。

④ 尿失禁患者的护理：可给患者使用舒适的纸尿裤，一次性尿垫，并及时更换，保持床单清洁干燥。

（五）便秘

1. 原因

便秘是排便次数减少，每2～3天或更长时间一次，粪质干硬，无规律性，常伴有排便困难。晚期癌症患者便秘的主要因素有肿瘤压迫及镇痛药的不良反应，其他因素包括活动减少、液体摄入减少、食物纤维摄入减少或器官衰竭等。焦虑和抑郁状态也可能引起或加重便秘。

2. 护理

通过评估患者排便情况，给予患者及其家属正确指导。

① 注意连续评估患者排便情况，包括患者以往正常的排便习惯，有无排气、饮食变化、是否使用缓泻剂、液体摄入量、服用哪些药物等。

② 给予饮食指导，指导患者做合理的饮食调整，保证每天饮水至少1200ml，指导家属沿脐周轻柔按摩，每天2次，以促排便。

③ 服用阿片类药物的患者指导其按时服用缓泻剂预防便秘。

④ 在患者排便前1.5h提供温热水，轻轻按摩腹部，在排便时间提供安静和隐秘的环境，为卧床患者提供床旁便盆。

⑤ 直肠灌肠和结肠灌洗应正确操作。

（六）压疮

1. 原因

大部分患者在终末期会出现恶病质、极度消瘦、长期卧床、被动体位均增加了皮肤压疮的风险。特别是大小便失禁、腹泻、肠瘘、阴道膀胱瘘等患者更容易出现皮肤压疮。终末期一旦发生压疮会迅速发展，难以治愈，做好预防尤为重要。

2. 护理

指导长期卧床患者家属预防压疮的发生及处理措施。

① 保持床单清洁、干燥，及时更换污染的衣物及床单。

② 定时翻身是预防压疮的关键，建立翻身卡，协助患者变换合适的体位。

③ 长期卧床无多发骨破坏的患者可使用气垫床，以减轻身体受压程度，改善局部血液循环。

④ 目前临床应用的各种敷料（如泡沫敷料、水胶体敷料等）对于早期预防压疮和促进压疮愈合非常有效。

⑤ 如发生压疮，加强换药，防止感染。

四、临终患者的心理护理与死亡教育

（一）临终患者的心理评估与护理

美国精神医学专家库伯勒·罗斯指出，临终患者的心理变化通常要经过否认期、愤怒期、协议期、抑郁期及接受期五个阶段。

1. 否认期

患者获知自己的诊断和病情，最初的反应是否认和不相信。表示怀疑，认为可能是医生的误诊，到处询问，要求复查，企图逃避。这是人的一种心理防御机制，医护人员应给予充分的理解，坦诚温和地回答患者对病情的询问，在沟通中因势利导，实施正确人生观、死亡观的教育，让患者逐步面对现实，以缓冲他们突然遭受的心理创伤。

2. 愤怒期

当患者的诊断已经明确，必须面对时，他们会感到痛恨、怨恨、嫉妒、无助和绝望，经常发脾气、烦躁、拒绝治疗，甚至敌视身边的人。患者常以谩骂或破坏性行为对家人或医护人员发泄内心不满。患者这时正处于一种高度应激状态。医护人员及家属要给予理解和关怀，耐心地倾听他们的心声，允许患者以发怒、抱怨、不合作行为来宣泄其内心的不满、恐惧，同时应注意预防意外事件的发生。鼓励家属和朋友多与患者沟通，给予患者关爱、理解、同情和宽容。

3. 协议期

患者意识到并且承认已存在的事实，心理状态显得平静、安详、友善，开始接受事实，愿意配合医护人员，希望得到最佳的治疗和护理，希望目前的状况可能改变。会向医生提出要求并期待有好的治疗效果，希望能延长生命，时而安静，时而烦恼。护理人员应积极主动地关心和指导患者，尽可能地满足患者的心理需求，尊重患者的信仰，积极教育和引导患者，减轻患者的压力。

4. 抑郁期

患者身体每况愈下，全身衰竭，表现为情绪低落，悲观绝望，极度伤感，认识自己所患的病治疗无望，感到焦虑、悲哀和绝望。医护人员应给患者表达自己情感和顾虑的机会，鼓励和支持患者，尽量取得社会方面的支持，帮助他们实现自己的愿望。

5. 接受期

此期患者能够平静地对待自己的疾病或临近的死亡，不再恐惧和悲伤。表现为平静安宁、嗜睡、不愿与人交谈。医护人员应为患者提供安静舒适的环境，减少外界干扰，允许家人、亲友的陪伴，尽量满足他们的要求。

大多数临终患者除了要经历否认、愤怒、协议、抑郁、接受等复杂的心理变化过程外，还具有个性的心理特征，如心理障碍加重，思虑后事，留恋亲友，考虑家庭安排，财产分配；担心子女及配偶的生活等。心理护理是临终关怀的重要内容，它贯穿于临终护理的全过程。护理人员应与患者沟通交流，耐心听其倾诉，用温暖的语言安慰、关怀患者，密切观察患者的情绪变化，允许家属陪在患者身边，同时在精神上给予鼓励和安慰。

★ 考点提示：临终患者的心理变化

（二）死亡教育

死亡教育是引导人们科学、人道地认识死亡，对待死亡，以及利用医学死亡知识服务于医疗实践和社会的教育。死亡教育不仅让人们懂得如何活得健康、活得有价值、活得无痛苦，而且还要死得有尊严。死亡教育是实施临终关怀的先决条件，对象包括临终患者及其家属，目的在于使人们改变对待死亡的态度，建立起对待死亡和生命的正确认识，帮助濒死患者克服对死亡的恐惧，减轻患者及其家属的精神痛苦。

1. 宣传普及死亡教育，树立正确的生命观

死亡是构成完整生命历程中不可回避的重要组成部分，是人类不可抗拒的自然规律。在中国，由于传统文化的影响，大多数人对死亡都是避而不谈的，人们对待死亡始终采取否定、蒙蔽的负面态度，甚至在言语中对死亡也要避讳。生老病死，人之常情，加强全社会死亡教育和临终关怀教育。通过对医护人员进行死亡教育，使护理人员掌握有关死亡知识，更有意义地看待人的生命与死亡。也要对临终患者进行死亡教育，告诉他们如何获得对自我人生的积极评价，如何正确认知死亡，以充实的生命、正确的人生观和安详的心态来消除对死亡的焦虑和恐惧。

2. 针对患者不同心理阶段实施死亡教育

临终患者心理变化的五个阶段不一定按照顺序发展，有时交错，有时重叠。护理人员应准确评估患者心理反应，针对不同的心理阶段进行死亡教育，适时给予辅导和支持。正确评估患者及家属的心理状态，在患者情绪稳定时与患者讨论有关死亡的话题，如谈论对他人死亡的看法，对自己患病及死亡的看法，宗教在死亡中的地位等，能在一定程度上缓解患者焦虑、悲观、恐惧等情绪，使患者认识到死亡并不可怕，而是生命的一部分，使患者坦然接受死亡。

3. 尊重患者的权利

患者有知情权、参与权和选择权。医护人员应在全面评估患者的前提下，根据患者的情况告知病情信息，尊重患者对临终濒死阶段的治疗和抢救措施的意见，引导患者安然地接受死亡现实，如临终不插管俱乐部。

4. 根据患者情况告知患者信息

告诉患者的信息内容取决于患者希望知道的信息、患者的实际想法和愿望以及应对危机的能力，对于在心理上准备好接受"死亡临近"这一消息的患者，医护人员应运用恰当的沟通技巧，鼓励患者说出对死亡的顾虑和担忧，结合患者的具体情况给予充分的解释。

★ 考点提示：死亡教育的定义

五、居丧期家属的护理

患者的死亡对家属来说是悲哀的高峰，面对亲人即将离去，家属承受着巨大的心理压力。作为临终患者的家属，他们在亲人患病期间，消耗了大量的体力和精力，精神上遭受着种种不良因素的刺激，表现出悲伤、恐惧、忧虑、愤怒等各种不同的心理反应。护理人员对患者家属应给予同情、理解和帮助，使他们能以平静的心态面对亲人的死亡，努力克服各种心理障碍，回到正常的生活轨道。

1. 对急性悲伤期家属的护理

丧亲之后，家属会出现一系列急性悲伤反应。有的家属因极度悲伤会突然发生晕厥、心脑血管意外等急症。护理人员应将处于急性悲伤期的家属安排到安静的房间，鼓励患者家属以哭诉的方式宣泄负性情绪，陪伴和抚慰是对他最好的支持。在尸体料理过程中，允许逝者的亲属或朋友参与，尽量遵照他们的习俗、遗愿、宗教信仰和家属的意愿进行尸体料理，如为患者擦净全身，进行认真整容；用止血钳将棉花填塞口、鼻、耳、肛门、阴道等孔道，防止体液外渗，但棉花勿外露；拔出各种导管；穿衣服等。

2. 帮助家属顺利度过正常悲伤期

失去亲人后的几天，家属经历着悲伤的痛苦，痛苦的程度和表达方式各不相同。如反复讲述逝者生前的事情，通过这种方式来表达他们的悲伤、怀念之情。护士应耐心倾听，与他们一同回忆逝者生前共同经历的事情，并表示同情和理解。鼓励家属表达其内心感受，家属对死者说的话可以以书信或者对着死者的照片表达出来，以减轻痛苦。帮助家属学会一些简单的自我放松技术和促进睡眠的方法。鼓励家属积极参加社会活动，建立新的人际关系，使之能够独立生活，逐渐从悲伤中走出来。国外由临床护理专家、社会工作者、护理服务指导者为成员的居丧服务小组，在患者死亡后较长一段时间内，经常给家属寄同情卡、随访信或电话随访、访视等形式与家属保持联系，利用各种支持系统，如社工、心理咨询服务组织、悲伤互助小组这些社会服务网络帮助家属提高应对能力，帮助他们顺利度过正常的悲伤期。

（徐妹娟）

思考题

一、简答题

1. 亚健康的临床表现有哪些？
2. 老年人常见的安全问题有哪些？
3. 社区护士如何指导老年人的饮食与营养？
4. 简述临终关怀的意义。

二、案例分析

陈某，男性，72岁，食管癌术后1年，因化疗后全血细胞减少入院，白细胞 0.1×10^9/L，血小板 8×10^9/L，入院时患者神志清楚，精神萎靡，沉默寡言，四肢肿胀，无法正常行走，生活不能自理，近2周来未进任何食物，家属反映患者唯一愿望是想见在国外读书的孙子。

思考：

（1）临终关怀的定义是什么？
（2）如何对该患者做好心理护理？
（3）护士应如何帮助患者提高其临终生存质量？

第十章 社区慢性非传染性疾病的预防与护理

【学习目标】
- ◆ 掌握：慢性病的定义、特点和危险因素；高血压、糖尿病、冠心病的危险因素、社区预防与护理。
- ◆ 熟悉：慢性病社区管理的工作原则与策略；社区卫生服务机构开展慢性病管理的意义；高血压、糖尿病的诊断标准。
- ◆ 了解：慢性病的分类；高血压、糖尿病、冠心病的流行病学特征。
- ◆ 应用：制订慢性非传染性疾病患者的健康教育计划。

案例导入

案例回放：

于先生，62岁，退休。身高170cm，体重85kg，患有高血压、心脏病、糖尿病，社区卫生服务中心为他建立健康档案，对其健康进行管理。因头晕，行走时明显，头胀痛，且活动时心悸，来社区卫生服务中心就诊。社区医生测量血压170/105mmHg。询问其服药情况，自诉因害怕长期服用降压药对身体有害，加之前段时间血压控制平稳，因此停药。

思考问题：

1. 于先生为什么会有此想法？
2. 社区中类似于先生想法的人很多，怎样帮助他们正确对待药物治疗？
3. 如何对社区高血压患者进行管理？

随着我国工业化、城镇化、人口老龄化进程不断加快，居民生活方式、生态环境、食品安全状况等对健康的影响逐步显现，慢性病发病、患病和死亡人数不断增多，群众慢性病疾病负担日益沉重。因此，加强社区慢性病预防与护理管理，对改善和提高患者的生活质量、降低死亡率具有积极的作用。

第一节 慢性非传染性疾病概述

慢性非传染性疾病简称慢性病，我国比较常见的有高血压、糖尿病、冠心病、脑血管疾病等，是社区的常见病和多发病，与生活方式有着密切关系，加重人们医疗负担，是我国乃至全世界致死、致残的首位原因，成为全球主要的公共卫生问题。

一、概述

1. 定义

慢性非传染性疾病（non-communicable chronic disease，NCD）简称慢性病，是一类起病隐匿，病因复杂、病程长、病情迁延不愈的疾病的总称。Lawrence（1979 年）等认为慢性病是一种长期性的状况，表现为正常生理功能逐渐地、进行性地减退，需要持续性的治疗和护理。

2. 分类

（1）按国际疾病系统分类法（ICD-10）标准分类

① 精神和行为障碍：老年痴呆、精神分裂症、神经衰弱、神经症等。

② 呼吸系统疾病：慢性支气管炎、肺气肿、慢性阻塞性肺疾病（COPD）等。

③ 循环系统疾病：高血压、动脉粥样硬化、冠心病、心肌梗死等。

④ 消化系统疾病：慢性胃炎、消化性胃溃疡、胰腺炎、胆石症等。

⑤ 内分泌、营养代谢疾病：血脂紊乱、痛风、糖尿病、肥胖、营养缺乏等。

⑥ 肌肉骨骼系统和结缔组织疾病：骨关节病、骨质疏松症等。

⑦ 恶性肿瘤：肺癌、肝癌、胃癌、食管癌、结肠癌等。

（2）根据慢性病对患者产生影响的程度不同分类

① 致命性慢性病：a. 急发性致命性慢性病，如急性血癌、胰腺癌、肺癌、肝癌等；b. 渐发性致命性慢性病，如肺癌脑转移、骨髓衰竭、肌萎缩侧索硬化症等。

② 可能威胁生命的慢性病：a. 急发性可能威胁生命的慢性病，如血友病、脑卒中、心肌梗死等；b. 渐发性可能威胁生命的慢性病，如肺气肿、老年痴呆、胰岛素依赖型成人糖尿病、慢性乙醇中毒、硬皮病等。

③ 非致命性慢性病：a. 急性非致命性慢性病，如痛风、支气管哮喘、偏头痛、胆结石、季节性过敏等；b. 渐发性非致命性慢性病，如帕金森病、风湿性关节炎、胃溃疡、高血压、青光眼等。

3. 特点

（1）发病隐匿，潜伏期长　慢性病早期多无症状或症状不明显，过程发展缓慢，常不易被发现。

（2）多病因或病因不明　慢性病与多种因素有关，如年龄、遗传因素、饮食、吸烟、酗酒、情绪、环境等。存在一因多果，一个病因可导致多种疾病，如吸烟与心血管疾病、小细胞肺癌发病有关；同时，也存在一果多因，也就是一种慢性病可以由多种因素共同作用所导致。

（3）病程长　患病时间长，甚至终身患病，需要长期用药。

（4）并发症和后遗症多 慢性病症状复杂，变化多端，容易产生多种并发症和后遗症。

（5）可预防 通过对环境、生活方式等可以改变因素的干预能够预防或减缓其发病。

（6）不可治愈 大多数慢性病病因复杂或不明，无法针对病因治疗，主要是对症治疗或减轻症状，预防伤残和并发症。

（7）对生活质量影响较大 慢性病不能根治，会造成残疾或功能障碍，需要特殊康复、训练及长期的治疗、护理与自我管理。

★ 考点提示：慢性病的定义和特点

二、流行现状

《中国居民营养与慢性病状况报告（2015）》指出我国目前慢性病的流行现状。

1. 重点慢性病患病情况

2012年全国18岁及以上成人高血压患病率为25.2%，糖尿病患病率为9.7%，与2002年相比，患病率呈上升趋势。40岁及以上人群慢性阻塞性肺疾病患病率为9.9%。根据2013年全国肿瘤登记结果分析，我国癌症发病率为235/10万，肺癌和乳腺癌分别位居男性、女性发病首位，十年来我国癌症发病率呈上升趋势。

2. 重点慢性病死亡情况

2012年全国居民慢性病死亡率为533/10万，占总死亡人数的86.6%。心脑血管病、癌症和慢性呼吸系统疾病为主要死因，占总死亡的79.4%，其中心脑血管病死亡率为271.8/10万，癌症死亡率为144.3/10万（前五位分别是肺癌、肝癌、胃癌、食管癌、结直肠癌），慢性呼吸系统疾病死亡率为68/10万。经过标准化处理后，除冠心病、肺癌等少数疾病死亡率有所上升外，多数慢性病死亡率呈下降趋势。

三、危险因素

慢性病的患病、死亡与经济、社会、人口、行为、环境等因素密切相关。常见慢性病危险因素有以下几方面。

1. 不良行为生活方式

（1）不合理膳食 均衡饮食是机体健康的基石，而膳食不合理是慢性病的主要原因之一。膳食不合理因素包括饮食习惯和膳食结构的不合理、烹饪方式不当等。饮食习惯不合理体现为每天进食时间无规律、暴饮暴食、喜食辛辣、刺激性食物等；膳食结构不合理包括高胆固醇、高脂肪、高盐、低纤维素饮食等；不当烹饪方式，如烟熏和腌制。

（2）缺乏体力活动 运动量不足，容易导致超重和肥胖，并促进体内的胆固醇和中性脂肪增加，易发生高血脂、高血压、冠心病、糖尿病等。另外缺乏体力活动还会导致骨质疏松、情绪低落、关节炎等。据统计，我国成人经常锻炼率仅为18.7%。

（3）吸烟 烟草中含有苯和焦油，还有多种致癌的放射性物质。吸烟会引起肺部、心血管、胃肠道等疾病和各种肿瘤，吸烟可导致不孕症/不育症，孕妇吸烟会影响胎儿的正常发育，吸烟会加重糖尿病。2012年统计结果表明，我国现有吸烟人数超过3亿，15岁以上人群吸烟率为28.1%，其中男性吸烟率高达52.9%，非吸烟者中暴露于二手烟的比例为72.4%。

（4）过量饮酒 过量饮酒与冠心病、肝硬化、原发性高血压、糖尿病、精神错乱密切相关。大量饮酒即可增加脑卒中发病率增加。饮酒可增加某些癌症的发病率，资料表明，饮酒与咽喉癌、口腔癌和食管癌相关。饮酒和吸烟协同作用可使很多癌症的发病率明显增加。2012年全国18岁及以上成人的人均年酒精摄入量为3L，饮酒者中有害饮酒率为9.3%，其中男性为11.1%。

2. 环境危险因素

自然环境中的空气、水、噪声、土壤的污染等，都会对人类健康构成威胁。社会环境中的社会制度、经济状况、文化教育、人口状况等，都会对人体健康产生影响。

3. 遗传和家庭因素

家庭对个体健康行为和生活方式的影响较大，许多慢性病（如高血压、糖尿病、乳腺癌、消化性溃疡、精神分裂症、冠状动脉粥样硬化性心脏病等）都有家族倾向，可能与遗传因素或家庭共同的生活习惯有关。

4. 精神心理因素

生活及工作压力会引起紧张、恐惧、失眠甚至精神失常。长期处于精神压力下，可使血压升高、心率加快、血中胆固醇增加，还会降低机体的免疫功能，增加慢性病发病的可能性。

上述危险因素中，不良的行为生活方式是慢性病高发的主要原因。目前膳食结构不合理、缺乏体力活动和吸烟被认为是造成慢性病的三大危险因素，而这些危险因素是可以采取措施干预的。

★ 考点提示：慢性病的危险因素

第二节　慢性非传染性疾病的社区管理

面对慢性病的严峻挑战，社区慢性病的防治十分重要，对常见慢性病的防治、规范化管理已成为社区卫生服务的核心内容。

一、社区卫生服务机构开展慢性病管理的意义

1. 有利于卫生资源的充分利用

社区卫生服务机构占诸多优势，有利于卫生资源的充分利用。社区卫生服务机构面对的是相对稳定的社区居民，居民离社区服务机构比较近。社区卫生服务机构价格相对较低廉。有相对完备的卫生人才资源。这些优势有利于对慢性病的持续、稳定的治疗，便于与居民之间的相互沟通，促进防治效果的提高。同时也有利于分流患者，达到合理利用卫生资源的目的。

2. 慢性病自身特点适于在社区治疗

慢性病多由不健康的生活方式造成的，治疗方法以非药物治疗为主，药物治疗为辅。社区卫生服务机构对慢性病患者进行健康管理，可以有目的地改善患者的生活方式，改变导致慢性病的可干预的危险因素，可以从根本上提高慢性病的治疗效果。

3. 有利于降低医疗费用

社区健康管理投资少，效益高。在社区卫生服务机构开展慢性病健康管理，除了缓解国

家不断增长的医疗费用外，还可以减轻慢性病患者家庭经济负担。

4. 有利于降低成本，促进社区居民的健康

社区卫生服务机构在社区开展健康管理时，可以利用慢性病的一些相同危险因素，对社区居民进行群体健康管理，针对全体人群和不同疾病的高危人群，预防和控制一组慢性病的共同危险因素，这是一种低投入、高效益的慢性病防治措施。

二、慢性病社区管理的工作原则与策略

（一）原则

世界卫生组织防治慢性病的行动框架中，强调个人在慢性病防治中的责任。任何国家和地区在制订慢性病防治的策略和选择防治措施时，都至少要考虑以下原则。

① 强调在社区及家庭水平上降低最常见慢性病的危险因素，进行生命全程预防。
② 全人群策略和高危人群策略并重。
③ 三级预防并重，采取以健康教育、健康促进为主要手段的综合措施，把慢性病作为一类疾病共同防治。
④ 加强社区慢性病防治的行动。
⑤ 传统的卫生服务模式向新型慢性病保健模式发展。包括服务的内容、方式，鼓励患者共同参与、促进，支持患者自我管理，加强患者定期随访，加强与社区和家庭合作等内容。
⑥ 改变行为危险因素和预防慢性病时，要以生态健康促进模式及科学的行为改变理论为指导，建立以政策及环境改变为主要策略的综合性社区行为危险因素干预项目。

（二）世界卫生组织策略

世界卫生组织提出的慢性病防治行动计划中主要含有三个层面的策略。
① 环境层次，通过政策和监管干预措施。
② 共同和中间危险因素的层次，通过人群生活方式干预。
③ 疾病早期和已明确阶段层次，通过对全人群（筛选）、高危个体（改变危险因素）和患者（临床管理）进行临床干预。

促使在上述三个层次的实现，需要宣传、研究、监测和评价，领导、多部门合作和社区动员；加强卫生系统等。

（三）我国防治策略

1. 基本策略

我国根据慢性病的特点，采取以社区为基础，健康促进为主要手段，一级预防、二级预防和三级预防相结合，针对不同人群（一般人群、高危人群、患病人群）采取不同的干预手段（健康促进、健康管理、疾病管理）。

（1）一般人群策略　采取健康促进手段，控制危险因素，养成健康行为，从而有效预防和控制慢性病。属于一级预防的范畴，是慢性病预防的根本措施。

（2）高危人群策略　采取健康管理手段，调整生活方式，开展预防筛查、早诊断、早治疗。属于二级预防的范畴。

（3）患病人群策略　患病人群采取疾病管理手段，规范化治疗，预防伤残。属于第三级

预防范畴。

2. 具体策略与措施

2017年国务院印发《中国防治慢性病中长期规划（2017—2025年）》提出了策略与措施。

（1）加强健康教育，提升全民健康素质　①开展慢性病防治全民教育：建立健全健康教育体系，普及健康科学知识，教育引导群众树立正确健康观；②倡导健康文明的生活方式：推进全民健康生活方式行动，开展"三减三健"（减盐、减油、减糖、健康口腔、健康体重、健康骨骼）等专项行动。

（2）实施早诊断、早治疗，降低高危人群发病风险　①促进慢性病早期发现；②开展个性化健康干预。

（3）强化规范诊疗，提高治疗效果　①落实分级诊疗制度；②提高诊疗服务质量。

（4）促进医防协同，实现全流程健康管理　①加强慢性病防治机构和队伍能力建设；②构建慢性病防治结合工作机制；③建立健康管理长效工作机制。

（5）完善保障政策，切实减轻群众就医负担　①完善医保和救助政策；②保障药品生产供应。

（6）控制危险因素，营造健康支持性环境　①建设健康的生产生活环境；②完善政策环境；③推动慢性病综合防控示范区创新发展。

（7）统筹社会资源，创新驱动健康服务业发展　①动员社会力量，开展防治服务；②促进医养融合发展；③推动互联网创新成果应用。

（8）增强科技支撑，促进监测评价和研发创新　①完善监测评估体系；②推动科技成果转化和适宜技术应用。

★ 考点提示：慢性病社区管理的工作原则与策略

三、慢性病社区管理的工作任务与模式

（一）工作任务

慢性病社区管理的工作任务主要有三部分组成，即健康调查、健康评价及健康干预。①健康调查：即收集社区居民的健康资料；②健康评价：即根据所收集的健康资料信息对居民的健康状况及危险因素进行评估、分析；③健康干预：针对居民的健康状况和危险因素，制订实施合理的健康改善计划，以达到控制危险因素、促进健康的目的。

（二）管理模式

社区卫生服务机构进行慢性病患者社区管理多采用全科团队的模式，有全科医师、社区护士、公共卫生医师等组成专业团队，为一定数量的社区居民提供服务。该类管理模式的优点：能充分发挥团队成员的优势和特长，相互协作，取长补短，共同为社区居民提供服务。

（三）社区护士发挥的作用

1. 起到桥梁和纽带的作用

社区护士在社区卫生服务中心、社区居委会与社区居民中起到桥梁和纽带的作用，与社区居委会建立良好的合作关系，定期深入每一个家庭，与他们进行沟通，建立相互信任的人际关系，及时将各种信息进行传递和反馈，为深入开展社区卫生服务工作做好准备。

2. 协同开展工作

社区护士在全科团队工作中，要发挥自己的专业特长，与其他团队成员一起完成社区慢性病管理工作任务，收集分析社区居民的健康状况，解决社区居民的主要健康问题。

3. 提供一专多能的综合服务

社区护士一专多能的综合性服务能力能满足社区居民多方面健康需求。既要指导患者进行康复训练，又能开展健康教育；既能对重点患者进行整体护理，又能针对重点人群进行公共卫生指导；既能开展社区卫生防疫，又能协助管理社区慢性病患者。

4. 延伸护理服务范围

社区护士是面向社区居民的复合型护理专业技术人员，是在一个相对开放的、宽松的工作环境中为社区居民进行健康服务。由于影响人群健康因素是多样的，社区护士不仅要从事预防疾病、促进健康、维护健康等基本护理服务，还要从事卫生管理、社会支持、个人、家庭保护和咨询等方面的健康服务。

★ 考点提示：慢性病社区管理的工作任务

第三节　高血压的社区预防与护理

高血压是我国常见的慢性病之一，是多种心脑血管疾病的重要病因和危险因素。随着经济和生活水平的不断改善，发病率逐年增长，严重危害社区居民的健康。因此，高血压被认为是危害社区居民健康的严重疾病。在临床上，根据病因，高血压分为原发性高血压和继发性高血压两类，原发性高血压是发病原因不明的高血压，原发性高血压患者占所有患者的90%以上，是最常见的高血压类型。

一、分类与分层

（一）按血压水平分类

首次发现血压增高的患者，在不同时点多次测量血压，在未服用抗高血压药物的情况下，非同日 3 次测量，收缩压≥140mmHg（18.7kPa）和（或）舒张压≥90mmHg（12kPa），可诊断为高血压。患者既往有高血压史，目前正在用抗高血压药，血压虽然低于140/90mmHg，也应诊断为高血压。高血压的诊断及分类见表 10-1。

表 10-1　高血压的诊断及分类

类别	收缩压/mmHg	舒张压/mmHg
正常血压	<120	<80
正常高值	120～139	80～89
高血压	≥140	≥90
1级高血压(轻度)	140～159	90～99
2级高血压(中度)	160～179	100～109
3级高血压(重度)	≥180	≥110
单纯收缩期高血压	≥140	<90

若患者的收缩压与舒张压分属不同的级别,则以较高的级别为标准。单纯收缩期高血压也可以按照收缩压水平分为1级、2级、3级。

★ 考点提示:高血压的诊断标准

(二)按心血管风险分层

根据患者高血压水平、现存的危险因素、靶器官损害,进行危险分层,见表10-2。

表10-2　高血压患者的分级及心血管危险的分层

其他危险因素和病史	血压/mmHg		
	1级高血压 收缩压140~159或 舒张压90~99	2级高血压 收缩压160~179或 舒张压100~109	3级高血压 收缩压≥180或 舒张压≥110
Ⅰ:无其他危险因素	低危	中危	高危
Ⅱ:1~2个危险因素	中危	中危	极高危
Ⅲ:≥3个危险因素、靶器官损害或糖尿病	高危	高危	极高危
Ⅳ:并存的临床情况	极高危	极高危	极高危

心血管危险因素包括:男＞55岁,女＞65岁;吸烟;血脂异常,TC≥5.72mmol/L(220mg/dl)或LDL-C＞3.3mmol/L(130mg/dl)或HDL-C＜1.0mmol/L(40mg/dl);早发心血管病家族史(一级亲属发病年龄＜50岁);腹型肥胖(腰围:男性≥85cm,女性≥80cm),或体重指数(BMI)≥28;高敏C反应蛋白(hCRP)≥1mg/L;缺乏体力活动。

二、流行病学特征

2012年全国18岁及以上成人高血压患病率为25.2%,高血压患病率在我国呈逐年上升趋势。

高血压患病率随年龄增长而升高;女性在更年期前患病率略低于男性,但在更年期后迅速升高,甚至高于男性;高纬度寒冷地区患病率高于低纬度温暖地区,高海拔地区高于低海拔地区;与饮食习惯有关,食盐和饱和脂肪摄入量越高,平均血压水平和患病率也越高。

我国人群高血压流行有两个比较显著的特点:从南方到北方,高血压患病率呈递增趋势,可能与北方平均气温较低及北方人群食盐摄入量较高有关;不同民族之间高血压患病率也有一些差异,生活在北方或高原地区的藏族、蒙古族和朝鲜族等患病率较高,而生活在南方或非高原地区的壮族、苗族和彝族等患病率则较低,这种差异可能与地理环境、生活方式等有关,尚未发现各民族之间明显的遗传背景差异。

在我国高血压患者存在"三低"和"三不"特点,三低:即知晓率低(低于50%)、治疗率低(低于40%)、控制率低(低于10%)。三不:不长期规律服药,不坚持测血压,不重视非药物治疗。

三、危险因素

原发性高血压病因尚未阐明,目前认为病因是多因素,主要涉及遗传和环境两大方面。国际公认的高血压危险因素有超重和肥胖,高盐、低钾膳食和过量饮酒。

1. 遗传因素

高血压具有明显的家族聚集性,家族中患高血压的人与自身的血缘关系越近、人数越多、发病越早,患高血压的风险就越大。父母均有高血压,子女的发病概率高达46%。

2. 高盐、低钾膳食

人群中，钠盐摄入量与血压水平和高血压患病率呈正相关，而钾盐摄入量与血压水平呈负相关。膳食钠/钾比值与血压的相关性甚至更强。我国人群研究表明，膳食钠盐摄入量平均每天增加 2g，收缩压和舒张压分别增加 2.0mmHg 和 1.2mmHg。

高钠、低钾膳食是我国大多数高血压患者发病最主要的危险因素。我国大部分地区，人均每天食盐摄入量 12g 以上。在食盐与血压的国际协作研究中，反映膳食钠钾量的 24h 尿钠钾比值，我国人群在 6 以上，而西方人群仅为 2～3。

3. 超重和肥胖

身体脂肪含量与血压水平呈正相关，人群中体重指数（BMI）与血压水平呈正相关，BMI 每增加 3，4 年内发生高血压的风险，男性增加 50%，女性增加 57%。我国调查显示，BMI≥24 者，发生高血压的风险是体重正常者的 3～4 倍。身体脂肪的分布与高血压发生有关，腹部脂肪聚集越多，血压水平就越高。男性腰围（WC）≥90cm，女性腰围（WC）≥85cm，发生高血压的风险是腰围正常者的 4 倍以上。

随着我国社会经济发展和生活水平提高，人群中超重和肥胖的比例与人数均明显增加。在城市中年人群中，超重者的比例已达到 25%～30%。超重和肥胖将成为我国高血压患病率增长的又一个危险因素。

4. 过量饮酒

过量饮酒是高血压发病的危险因素，人群高血压患病率随饮酒量增加而升高。虽然少量饮酒后短时间内血压会有所下降，但长期少量饮酒可使血压轻度升高；过量饮酒则使高血压明显升高。如果每天平均饮酒超过 3 个标准杯（一个标准杯相当于 12g 酒精，约合 360g 啤酒，或 100g 葡萄酒，或 30g 白酒），收缩压与舒张压分别平均升高 3.5mmHg 与 2.1mmHg，且血压上升幅度随饮酒量增加而加大。

在我国饮酒的人数众多，部分男性高血压患者有长期饮酒嗜好和饮烈度酒的习惯，应重视长期过量饮酒对血压和高血压发生的影响。饮酒还会降低降压治疗的疗效，而过量饮酒可诱发急性脑出血或心肌梗死发作。

5. 精神紧张

长期精神过度紧张也是高血压发病的危险因素，长期从事高度精神紧张工作的人群高血压患病率增加。

6. 其他危险因素

高血压发病的其他危险因素包括缺乏体力活动等。除了高血压外，心血管危险因素还包括吸烟、血脂异常、糖尿病、肥胖等。

★ 考点提示：高血压的危险因素

四、社区管理

我国十分重视高血压的预防工作，每年的 10 月 8 日是我国的"全国高血压日"。2016 年《国家基本公共卫生服务规范（第三版）》提出"高血压患者健康管理服务规范"，使高血压患者的社区管理更加规范。

（一）服务对象

辖区内 35 岁及以上常住居民中原发性高血压患者。

(二) 服务内容

1. 高血压筛查

对社区居民进行高血压筛查,及早发现高血压患者。

(1) 对辖区内 35 岁及以上常住居民,每年为其免费测量一次血压(非同日 3 次测量)。

(2) 对第一次发现收缩压≥140mmHg 和(或)舒张压≥90mmHg 的居民在去除可能引起血压升高的因素后预约其复查,非同日 3 次血压高于正常,可初步诊断为高血压。建议转诊到有条件的上级医院确诊并取得治疗方案,2 周内随访转诊结果,对已确诊的原发性高血压患者纳入高血压患者健康管理。对可疑继发性高血压患者,及时转诊。

(3) 如有以下六项指标中的任一高危因素,建议每半年至少测量 1 次血压,并接受医务人员的生活方式指导:①血压高值[收缩压 130~139mmHg 和(或)舒张压 85~89mmHg];②超重或肥胖和(或)腹型肥胖:超重,BMI 24~28;肥胖,BMI≥28kg/m²;腰围,男性≥90cm,女性≥85cm 为腹型肥胖;③高血压家族史(一级、二级亲属);④长期膳食高盐;⑤长期过量饮酒(每天饮白酒≥100ml);⑥年龄≥55 岁。

2. 随访评估

对原发性高血压患者,每年要提供至少 4 次面对面的随访。

(1) 测量血压并评估是否存在危急情况,如出现收缩压≥180mmHg 和(或)舒张压≥110mmHg;意识改变、剧烈头痛或头晕、恶心呕吐、视物模糊、眼痛、心悸、胸闷、喘憋不能平卧,以及处于妊娠期或哺乳期同时血压高于正常等危急情况之一,或存在不能处理的其他疾病时,须在处理后紧急转诊。对于紧急转诊者,乡镇卫生院、村卫生室、社区卫生服务中心(站)应在 2 周内主动随访转诊情况。

(2) 若不需紧急转诊,询问上次随访到此次随访期间的症状。

(3) 测量体重、心率,计算体重指数(BMI)。

(4) 询问患者疾病情况和生活方式,包括心脑血管疾病、糖尿病、吸烟、饮酒、运动、摄盐情况等。

(5) 了解患者服药情况。

3. 分类干预

对于血压控制程度不同的患者,采用不同的干预措施。

(1) 对血压控制满意(一般高血压患者血压降至 140/90mmHg 以下;≥65 岁老年高血压患者的血压降至 150/90mmHg 以下,如果能耐受,可进一步降至 140/90mmHg 以下;一般糖尿病或慢性肾病患者的血压目标可以在 140/90mmHg 基础上再适当降低)、无药物不良反应、无新发并发症或原有并发症无加重的患者,预约下一次随访时间。

(2) 对第一次出现血压控制不满意,或出现药物不良反应的患者,结合其服药依从性,必要时增加现用药物剂量、更换或增加不同类的降压药物,2 周内随访。

(3) 对连续两次出现血压控制不满意或药物不良反应难以控制,以及出现新的并发症或原有并发症加重的患者,建议其转诊到上级医院,2 周内主动随访转诊情况。

(4) 对所有患者进行有针对性的健康教育,与患者一起制订生活方式改进目标并在下一次随访时评估进展。告诉患者出现哪些异常时应立即就诊。

4. 健康体检

对原发性高血压患者,每年进行一次较全面的健康检查,可与随访相结合。内容包括体温、脉搏、呼吸、血压、身高、体重、腰围、皮肤、浅表淋巴结、心脏、肺部、腹部等常规体格检查，并对口腔、视力、听力和运动功能等进行判断。具体内容参照《居民健康档案管理服务规范》健康体检表。

(三) 服务流程

1. 高血压筛查流程图

《国家基本公共卫生服务规范（第三版）》规定高血压筛查流程，见图 10-1。

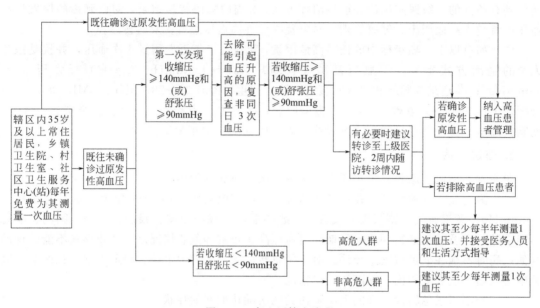

图 10-1　高血压筛查流程

2. 高血压患者随访流程图

高血压患者随访流程图见图 10-2。

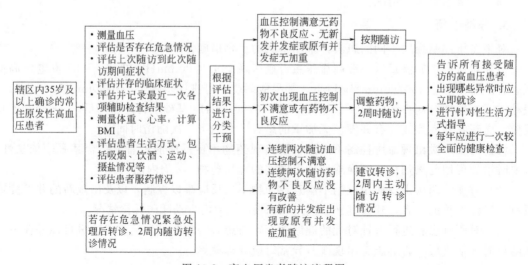

图 10-2　高血压患者随访流程图

(四) 服务要求

① 高血压患者的健康管理由医生负责，应与门诊服务相结合，对未能按照管理要求接受随访的患者，乡镇卫生院、村卫生室、社区卫生服务中心（站）医务人员应主动与患者联系，保证管理的连续性。

② 随访包括预约患者到门诊就诊、电话追踪和家庭访视等方式。

③ 乡镇卫生院、村卫生室、社区卫生服务中心（站）可通过本地区社区卫生诊断和门诊服务等途径筛查和发现高血压患者。有条件的地区，对人员进行规范培训后，可参考《中国高血压防治指南》对高血压患者进行健康管理。

④ 发挥中医药在改善临床症状、提高生活质量、防治并发症中的特色和作用，积极应用中医药方法开展高血压患者健康管理服务。

⑤ 加强宣传，告知服务内容，使更多的患者和居民愿意接受服务。

⑥ 每次提供服务后及时将相关信息记入患者的健康档案。

五、健康指导

《中国高血压防治指南》指出，除了药物治疗外，加强高血压的社区防治、健康生活方式、定期监测血压、规范管理、合理用药，是改善我国人群高血压知晓率、治疗率和控制率的根本。

(一) 健康的生活方式指导

1. 减少钠盐摄入、控制体重

卫生部于 2010 年发布《高血压膳食指导》，明确膳食指导的原则，具体的指导内容详见本书第三章第四节。

膳食指导原则：①高血压患者每天的进食要适当，以保持适宜的体重（BMI＝18.5～23.9）；②每天食盐摄入量不超过 5g，推荐低盐膳食和高钾膳食，适当增加钙和镁的摄入量，戒酒，每天摄入充足的膳食纤维和维生素；③在食物的选择上，遵循食物多样化及平衡膳食的原则，尽量减少摄入富含油脂和精制糖的食物，限量食用烹调油；④在饮食习惯上，进食应有规律，不宜进食过饱，也不宜漏餐。

2. 适量运动

体育运动、体力活动及保持标准体重是独立的降压因素，具有巩固药物降压效果的作用。适当的体育锻炼和体力劳动不但能增强体质，还能达到减肥和维持正常体重的目的。建议每天 1 次或一周至少 3～5 次，每次 30min 左右的体育活动；每周应有 1 次以上的有氧体育锻炼，如散步、打太极拳、跑步、登山等，要遵循循序渐进的原则。

3. 不吸烟、限制饮酒

高血压患者还应戒烟限酒，因烟中尼古丁可以刺激肾分泌儿茶酚胺，引起全身小动脉痉挛、血管内皮功能紊乱、血压升高等，并引起其他心血管疾病；大量饮酒不仅可引起血压升高，也是脑出血的诱发因素之一。男性每天饮酒不超过 30ml（酒精），女性和低体重者不超过 15ml。

4. 减轻精神压力，保持心理平衡

高血压是一种身心疾病，心理精神紧张、自主神经功能紊乱均可引起血压升高，因此高血压患者应保持平静的心境，避免情绪激动及过度紧张、焦虑，当有较大的精神压力时应向他人倾吐，将压力宣泄；适当加强自身修养，保持乐观情绪，多听音乐，经常学习对自己健康有益的保健方法，消除社会心理紧张刺激，保持机体内环境的稳定，以利于维护血压的稳定。

（二）血压监测指导

家庭血压监测是长期观察血压变异情况的可行方法。指导患者或其家属在家庭能够掌握血压测量方法，自我监测血压的变化情况，及时了解病情，了解药物治疗的效果。

1. 监测频率

①一般情况建议每天早晨和晚上测量血压，每次2～3遍，取平均值；②血压控制平稳者，可每周测量1～2天的血压；③对初诊高血压或血压不稳的高血压者，建议连续家庭测量血压7天（至少3天），每天早晚各一次，每次测量2～3遍，取后6天血压平均值作为参考值；④药物治疗方案调整时，一般要连续监测2～4周，掌握自身血压规律，以了解新方案的疗效。

2. 测量时间

①测量高峰期血压：每日上午6:00～10:00和下午16:00～20:00这两个时间段为全天血压最高的，指导患者测量这两个时间段血压，以便了解血压的高峰，特别是每天清晨睡醒时，此时的血压水平可以反映服用降压药物的降压作用能否持续到次日凌晨；②服药后监测药物治疗效果：短效制剂一般在服药后2h测量，中效药物一般在服药后2～4h测量，长效药物一般在服药后3～6h测量。

3. 血压控制的目标值

①普通患者，目前主张血压控制目标值＜140/90mmHg；②年轻人、糖尿病或慢性肾病合并高血压患者，血压控制目标值为＜130/80mmHg；③老年人，血压控制的目标是收缩压＜150mmHg，舒张压＜90mmHg但不能低于65～70mmHg。

4. 测量血压注意事项

①选择定期校准的水银柱血压计或经过验证的电子血压计；②环境要安静，受试者要安静休息5min后开始测量，饮咖啡和吸烟者必须休息至少30min；③测量坐位时的上臂血压，上臂应置于心脏水平；④首次测量时要测量两侧上臂的血压，以后通常测量较高读数一侧的上臂血压；⑤家庭血压值一般低于诊室血压值，高血压的诊断标准为≥135/85mmHg，与诊室血压的140/90mmHg相对应；⑥最好详细记录每次测量血压的日期、时间以及所有血压读数，而不是只记录平均值。

★ 考点提示：高血压患者的血压监测

（三）药物治疗指导

药物治疗的主要目的是使血压降至正常范围，最大限度地降低心血管病的死亡和致残的总危险。目前常用抗高血压的药物可分为5大类：利尿药、β受体阻滞药、钙通道阻滞药、血管紧张素转换酶抑制药、血管紧张素Ⅱ受体拮抗药。在使用降压药物时要注意以下情况。

① 用药期间定时监测血压，鼓励患者家中自测血压，观察用药与血压的关系。

② 遵医嘱按时按量服药。根据自身感觉擅自停药、减少药物剂量或更换药物等，都可能导致血压波动，对心、脑、肾等重要器官产生影响。

③ 告诫患者高血压病是一个长期治疗的过程，可以预防、控制，但很难治愈。达到血压控制目标值，患者要坚持服药，以保持血压平稳，对无症状者更应强调。

④ 让患者和家属共同参与制订治疗计划，可以提高患者治疗的依从性。

⑤ 让患者知道降压药物的选择和治疗方案的确定应坚持个体化的原则，不同病情的患者用药是不一样的，告诉患者不要盲目听其他人的建议更换药物。

⑥ 服药后如有不良反应出现，应通知医师处理。

(四) 体位性低血压的预防和处理指导

许多治疗高血压的药物都有体位性低血压的不良反应，其症状有晕倒、眩晕、头昏眼花、恶心等，护士应指导患者预防和处理的方法。

① 避免洗热水澡、大量饮酒、剧烈运动后立即停止引起的血管扩张所致的血压下降。

② 变换姿势，特别是从卧位、坐位起立时动作要缓慢。

③ 避免过久站立，特别是服药后的最初几小时，因为站立时会使腿部血管扩张，血液淤积在下肢，脑部或其他重要器官的供血不足，导致昏倒。

④ 服药时间可选在平静休息时，服药后继续休息一段时间再下床活动，如在睡前服药，夜间起床排尿时应注意。

⑤ 预防便秘，因便秘会使降压药的吸收增加或变得不规则，导致血压下降。

⑥ 发生体位性低血压时处理方法：立即采取头低足高位平卧，可抬高下肢超过头部，屈曲股部肌肉和摇动脚趾，以促进下肢血液回流。

⑦ 对经常发生体位性低血压者，早晨起床应缓慢地改变体位，应先穿上弹力袜，坐在床边停顿一会儿，然后缓慢站立，最后离床活动。

★ 考点提示：高血压患者的药物治疗指导

第四节　糖尿病的社区预防与护理

糖尿病（diabetes mellitus，DM）是一组慢性血葡萄糖水平增高为特征的代谢性疾病，是由于血中的胰岛素分泌绝对或相对不足，引起的糖、脂肪和蛋白质代谢紊乱，可导致眼、肾、神经、血管和心脏等组织、器官的慢性并发症，以致最终发生失明、下肢坏疽、尿毒症、脑卒中或心肌梗死，甚至危及生命。糖尿病是社区常见病、多发病，糖尿病的防治及其管理，是社区卫生服务的重要任务。2004年中华医学会糖尿病分会出版了《中国糖尿病防治指南》，2006年中国疾病预防控制中心编写出版了《社区高血压、糖尿病综合防治管理手册》（试行本），2009年卫生部颁发了《国家基本公共卫生服务规范》，2016年修订，是社区糖尿病护理与管理的重要指导。

一、诊断标准及分型

目前国际上通用WHO糖尿病专家委员会提出的诊断标准。

(一) 糖尿病诊断标准

1. 糖尿病诊断

血糖升高是诊断糖尿病的主要根据，口服葡萄糖耐量试验（OGTT）的葡萄糖负荷量成人为75g，儿童1.75g/kg，总量不超过75g。服糖前及服糖后30min、60min、120min、180min测定血糖。

（1）空腹血浆葡萄糖（FPG）　FPG＜6.0mmol/L（110mg/dl）为正常，FPG 6.0～7.0mmol/L（110～126mg/dl）为空腹血糖受损（IFG），FPG≥7.0mmol/L（126mg/dl）为糖尿病，需另一天再次证实。

（2）OGTT中2h血浆葡萄糖（2hPG）　2hPG＜7.8mmol/L（140mg/dl）为正常，2hPG 7.8～11.1mmol/L（140～200mg/dl）为IGT，2hPG≥11.1mmol/L（200mg/dl）为糖尿病。

（3）糖化血红蛋白　糖化血红蛋白能反映抽血前2～3个月或更长时间的血糖状况。

2. 糖尿病的诊断标准

糖尿病症状加任意时间血浆葡萄糖≥11.1mmol/L（200mg/dl），或FPG≥7.0mmol/L（126mg/dl），或OGTT中2hPG≥11.1mmol/L（200mg/dl）。需重复一次确认，诊断才能成立。

（二）糖尿病分型

目前国际上通用WHO糖尿病专家委员会提出的病因学分型标准。将糖尿病分为1型糖尿病、2型糖尿病、其他特殊类型糖尿病及妊娠期糖尿病四大类型。在我国糖尿病患者中，90%以上的患者为2型糖尿病患者。

★ 考点提示：糖尿病的诊断标准

> **知识拓展**
>
> 糖尿病慢性并发症控制率低，很大程度上与血糖控制不稳定有关。而糖化血红蛋白有a、b、c三种，其中c（HbA_1c）最为主要，测试通常可以反映患者近8～12周的血糖控制情况，其检测不受临时血糖浓度的干扰，且在血中稳定，是国外用于指导糖尿病诊断的金标准。正常人HbA_1c占血红蛋白总量的3%～6%。

二、流行病学特征

糖尿病患病率逐年增高，已成为发达国家第三大慢性病。2016年4月世界卫生组织发布的《全球糖尿病报告》指出，全世界各地区糖尿病患者人数都在不断增加，流行程度也不断加剧。2014年全球共有患者4.22亿人，约占全球人口8.5%，而1980年这一数字仅为1.08亿，约占全球人口4.7%。

我国糖尿病发病率也正在以惊人的速度上升，《中国居民营养与慢性病状况报告（2015年）》中指出：2012年中国18岁及以上居民糖尿病患病率为9.7%，其中城市为12.3%，农村为8.4%，患者人数约1亿。我国糖尿病患者数是仅次于印度的第二大国。

我国糖尿病的发病特点是：城市高于农村；患病率随年龄增长而升高，女性糖尿病发病高峰在60岁组，男性糖尿病发病高峰则在70岁组，但近些年发病年龄年轻化趋势，中年人糖尿病的发病率增长最为迅速。

三、危险因素及代谢综合征

在我国糖尿病患者中，绝大多数是2型糖尿病，病因和发病机制复杂，目前尚未完全明确，传统学说认为与下列因素有关。

（一）危险因素

1. 遗传因素

糖尿病是遗传性疾病，遗传学研究表明，糖尿病发病率在血统亲属中与非血统亲属中有明显差异，前者是后者的5倍。2型糖尿病有很强的家族聚集性。

2. 精神因素

近10年来，中外学者确认精神因素在糖尿病发生、发展中的作用，认为伴随着精神的紧张、情绪的激动及各种应激状态，会引起各种升血糖激素的大量分泌，致使血糖升高。

3. 不良的生活方式

不良的生活方式包括膳食不合理、体力活动不足等。摄取高脂肪、高蛋白质、高碳水化合物和缺乏膳食纤维的膳食可能与2型糖尿病有关，饮食过多、营养过剩，使原已有潜在功能低下的胰岛素B细胞负担过重，而诱发糖尿病。体力活动不足增加糖尿病发病的危险。

4. 肥胖和超重

目前已被公认肥胖是糖尿病的一个重要诱发因素，大约90%糖尿病患者都伴有肥胖，2型糖尿病是肥胖在先，尤其是腹型肥胖，即用腰围来衡量，男性≥90cm，女性≥85cm，就属于中心性肥胖。

5. 其他

病毒感染、多次妊娠、基因受损等均为糖尿病的诱发致病因素。先天的子宫内营养环境不良可导致胎儿体重不足，而低体重儿在成年后肥胖，则发生糖尿病和胰岛素抵抗的机会增加。病毒感染，如柯萨奇病毒、腮腺炎病毒、风疹病毒、EB病毒与1型糖尿病有关。化学毒物和某些药物可影响糖代谢并引起葡萄糖不耐受，对这类药物敏感者可导致糖尿病。妊娠糖尿病随分娩可转化为正常，但5～10年后糖尿病的发生率为33.3%。

（二）代谢综合征与糖尿病关系

国际糖尿病联盟2005年对代谢综合征提出了一个新的定义，把中心性肥胖作为一个必备条件；甘油三酯（TG）水平升高、高密度脂蛋白胆固醇（HDL-C）降低、血压升高、空腹血糖升高，四条必备两条，加上中心性肥胖即可诊断为代谢综合征。代谢综合征与2型糖尿病关系非常密切，大多发生在糖尿病之前，约有70%的2型糖尿病患者都有代谢综合征。所以预防代谢综合征对社区预防糖尿病十分重要。

★ 考点提示：糖尿病的危险因素，代谢综合征的诊断

四、社区管理

联合国将每年的11月14日定为"世界糖尿病日"，我国十分重视糖尿病的管理工作。根据2017年《国家基本公共卫生服务规范（第三版）》的要求，糖尿病患者的社区管理应该包括以下内容。

（一）服务对象

辖区内35岁以上常住居民中2型糖尿病患者。

(二) 服务内容

1. 筛查

对工作中发现的 2 型糖尿病高危人群进行有针对性的健康教育,建议其每年至少测量 1 次空腹血糖,并接受医务人员的健康指导。

2. 随访评估

对确诊的 2 型糖尿病患者,每年提供 4 次免费空腹血糖检测,至少进行 4 次面对面随访。

(1) 测量空腹血糖和血压,并评估是否存在危急情况,如出现血糖≥16.7mmol/L 或血糖≤3.9mmol/L;收缩压≥180mmHg 和(或)舒张压≥110mmHg;有意识或行为改变、呼气有烂苹果样丙酮味、心悸、出汗、食欲减退、恶心、呕吐、多饮、多尿、腹痛、有深大呼吸、皮肤潮红;持续性心动过速(心率超过 100 次/分);体温超过 39℃或有其他的突发异常情况,如视力突然骤降、妊娠期及哺乳期血糖高于正常等危险情况之一,或存在不能处理的其他疾病时,须在处理后紧急转诊。对于紧急转诊者,乡镇卫生院、村卫生室、社区卫生服务中心(站)应在 2 周内主动随访转诊情况。

(2) 若不需紧急转诊,询问上次随访到此次随访期间的症状。

(3) 测量体重,计算体重指数(BMI),检查足背动脉搏动。

(4) 询问患者疾病情况和生活方式,包括心脑血管疾病、吸烟、饮酒、运动、主食摄入情况等。

(5) 了解患者服药情况。

3. 分类干预

(1) 对血糖控制满意(空腹血糖值<7.0mmol/L),无药物不良反应、无新发并发症或原有并发症无加重的患者,预约进行下一次随访。

(2) 对第一次出现空腹血糖控制不满意(空腹血糖值≥7.0mmol/L)或有药物不良反应的患者,结合其服药依从情况进行指导,必要时增加现有药物剂量、更换或增加不同类的降糖药物,2 周时随访。

(3) 对连续两次出现空腹血糖控制不满意或药物不良反应难以控制,以及出现新的并发症或原有并发症加重的患者,建议其转诊到上级医院,2 周内主动随访转诊情况。

(4) 对所有的患者进行针对性的健康教育,与患者一起制订生活方式改进目标并在下一次随访时评估进展。告诉患者出现哪些异常时应立即就诊。

4. 健康体检

对确诊的 2 型糖尿病患者,每年进行一次较全面的健康体检,体检可与随访相结合。内容包括体温、脉搏、呼吸、血压、空腹血糖、身高、体重、腰围、皮肤、浅表淋巴结、心脏、肺部、腹部等常规体格检查,并对口腔、视力、听力和运动功能等进行判断。具体内容参照《居民健康档案管理服务规范》健康体检表。

(三) 社区管理流程

糖尿病患者的社区管理流程见图 10-3。

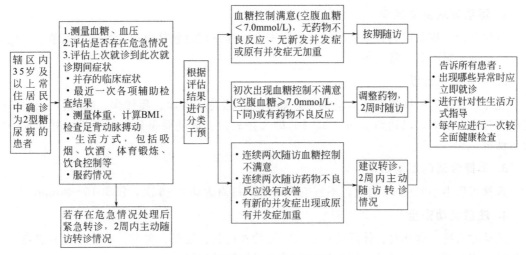

图 10-3　糖尿病患者的社区管理流程

(四) 服务要求

① 2 型糖尿病患者的健康管理由医生负责，应与门诊服务相结合，对未能按照健康管理要求接受随访的患者，乡镇卫生院、村卫生室、社区卫生服务中心（站）应主动与患者联系，保证管理的连续性。

② 随访包括预约患者到门诊就诊、电话追踪和家庭访视等方式。

③ 乡镇卫生院、村卫生室、社区卫生服务中心（站）要通过本地区社区卫生诊断和门诊服务等途径筛查和发现 2 型糖尿病患者，掌握辖区内居民 2 型糖尿病的患病情况。

④ 发挥中医药在改善临床症状、提高生活质量、防治并发症中的特色和作用，积极应用中医药方法开展 2 型糖尿病患者健康管理服务。

⑤ 加强宣传，告知服务内容，使更多的患者愿意接受服务。

⑥ 每次提供服务后及时将相关信息记入患者的健康档案。

五、健康指导

国际糖尿病联盟（IDF）提出了糖尿病治疗的 5 个要点：医学营养治疗、运动疗法、血糖监测、药物治疗和糖尿病健康教育。社区医务人员围绕这 5 个要点，给予糖尿病患者正确的健康指导。

(一) 饮食指导

合理饮食是糖尿病治疗的一项基础措施，糖尿病患者必须持之以恒地严格执行饮食控制。

合理饮食的目的是纠正代谢紊乱，减轻胰岛素负荷，改善整体的健康水平，有利于减肥，降低餐后血糖，最大限度地减少或延迟各种并发症的发生。

饮食治疗的原则是①合理控制总能量，保证营养供给；②定时定量，少食多餐；③饮食清淡，避免高糖、高脂肪、高盐饮食；④适当增加膳食纤维摄入；⑤多饮水，限制饮酒，坚决戒烟。具体的饮食指导见第三章第四节。

(二) 运动指导

运动能促进糖代谢及提高胰岛素在周围组织中的敏感性，运动可增加肌肉细胞对能量的利用。

1. 运动前后身体检查

目的是为了排除疾病和危险因素，确保安全。检查项目包括血糖、足部、关节、心电图或运动试验、眼底和尿常规等。

2. 规律有氧运动

规律、有序、有度的有氧运动形式，如步行、慢跑、游泳、爬楼梯、骑自行车、打球、跳舞和打太极拳等，以达到40%~85%的最大耗氧量。运动要做到循序渐进，并保证一定的运动量。

3. 选择合适的运动时间

选择饭后半小时或1h为宜，不宜空腹运动。每周运动3~5次，每次15~30min。

4. 注意运动安全

运动时衣裤、鞋袜要合体舒适；运动后要检查皮肤、足部、关节；有合并症者避免高强度运动，应与医师商定运动计划，运动前后测量脉搏并记录。

★ 考点提示：糖尿病患者的运动指导

（三）血糖自测指导

糖尿病患者应进行病情的自我监测与定期复查，有助于及时了解血糖控制情况，为非药物治疗和药物治疗方案调整提供依据，也有助于早期发现糖尿病急慢性并发症，早期治疗，减少不良后果发生。指导患者血糖仪的使用方法、血糖控制目标、注意事项、监测频率和时间。

1. 血糖监测频率

定期检查，病情不稳定时每天检查血糖，病情稳定后，1个月至少检查2次空腹血糖和餐后血糖。如果不舒服或出现其他疾病时，应随时检查血糖。

2. 监测时间

每天测定血糖时间定在早、中、晚三餐前和晚上睡觉前。有时为能更准确地了解血糖波动情况，在三餐后2h和凌晨2：00~4：00应各测血糖1次。当出现血糖过高或低血糖症状者，要随时测定。如果血糖较为稳定，不用胰岛素即可控制血糖者，不必每天测定血糖，可按上述方法每月抽查2~3天即可。

3. 血糖控制目标

血糖控制目标见表10-3。

表10-3 糖尿病控制目标和开始干预的起点（亚洲-太平洋地区2型糖尿病政策组，2005年第4版）

指标	目标值	指标	目标值
1. HbA_1c	6.5%	5. 甘油三酯	1.5mmol/L(133mg/dl)
2. 血压	130/80mmHg	6. 尿白蛋白/肌酐	男性 2.5mg/mmol(22mg/g)
3. LDL-C	2.5mmol/L(97mg/dl)		女性 3.5mg/mmol(31mg/g)
4. HDL-C	1.0mmol/L(39mg/dl)	7. 运动	150min/周

注：1. 若表中第1项指标＞目标值，第2、3、5、6项指标≥目标值，第4项指标≤目标值，则需要对各个指标开始进行干预，以保证第1项指标≤目标值，第2、3、5、6项指标＜目标值，第4项指标＞目标值。

2. 本表中未提及血糖控制目标。2002年第3版中要求空腹血浆葡萄糖4.4~6.1mmol/L，非空腹血浆葡萄糖4.4~8.0mmol/L。

(四)药物治疗指导

糖尿病药物治疗包括口服降糖药物治疗和胰岛素治疗。

1. 口服降糖药的服药指导

口服降糖药的服药指导包括促胰岛素分泌剂、双胍类、噻唑烷二酮类、α-葡萄糖苷酶抑制剂。磺脲类药物一定要从小剂量开始服用,宜在进餐前半小时口服。双胍类药物主要不良反应有食欲缺乏、恶心、呕吐及腹痛、腹泻等胃肠道反应,应与饭同服或饭后服用,以减少对胃肠道的刺激。

2. 胰岛素注射治疗指导

胰岛素治疗是糖尿病治疗中的一种十分有效的方法。1型糖尿病患者必须采用胰岛素治疗,2型糖尿病患者在严重高血糖、酮症酸中毒、妊娠合并感染、创伤和大手术等情况下,应采用胰岛素注射,同时也可适当口服降糖药,以减少胰岛素用量。各种胰岛素制剂的特点见表10-4。

表10-4 各种胰岛素制剂的特点

作用种类	制剂	皮下注射作用时间/h		
		起效	高峰	持续
短效	普通胰岛素(RI)	0.5	2~4	6~8
中效	低精蛋白锌胰岛素混悬液(NPH)	1~3	6~12	18~26
长效	精蛋白锌胰岛素混悬液(PZI)	3~8	14~24	28~36

(1)胰岛素药物管理 ①未开封胰岛素须保存在10℃以下的冷藏器内,在2~8℃温度的冰箱中,只要不超过药品规定的有效期,胰岛素可以一直保持应有的药效。不能冰冻保存(<2℃),也不能温度过高(>30℃);②每次使用前,最好先将胰岛素提前2h取出,同室温后再进行注射,这样能避免过冷刺激局部产生疼痛,或者在注射过程中有气泡产生;③已开封的胰岛素注射液可以室温保存,在温度不超过30℃的情况下,可保存28天左右;④检查质量和有效期,注射前应检查胰岛素液的外观,正常情况下,速效胰岛素和短效胰岛素为无色、澄清溶液,中、长效胰岛素或预混胰岛素呈均匀的雾状,若胰岛素出现浑浊或液体变黄,出现不能摇匀的团块状沉淀物或超过保质期的胰岛素,均禁忌使用。

(2)胰岛素注射 胰岛素一般于餐前20~30min皮下注射。注射部位包括上臂三角肌、臀大肌、大腿内侧、腹部,注射时注意其部位交替使用,每个注射点相隔2cm。保持注射部位的清洁,注射前常规消毒皮肤。

(五)并发症护理指导

1. 预防感染

糖尿病患者因体内糖、蛋白质、脂肪代谢紊乱,抵抗力低,容易合并各种感染,一旦发生感染难以控制,使糖尿病病情加剧,甚至诱发酮症酸中毒。因此糖尿病患者要特别注意个人卫生,预防感染。要做到勤洗澡、勤换衣服,保持皮肤清洁,如发生疖、痈等要去医院正确处理;男性刮脸时要避免弄破皮肤造成感染;糖尿病患者易并发牙周病、口腔真菌感染,因此要保持口腔卫生,做到晨起、睡前刷牙,餐后漱口;女性患者要保持外阴清洁,便后及性生活后要做局部清洗,以防尿路感染;患者还要注意预防上呼吸道感染,观察有无发热和其他症状出现，一旦出现，及早就医。

2. 足部护理

糖尿病患者已发生动脉硬化，其足溃疡、坏疽的发生率是非糖尿病患者的17倍。因此要注意保护足部皮肤。其方法是：①每天仔细检查足部，有无外伤、鸡眼、水疱、趾（指）甲异常等，如发现及时就医；②穿舒适的鞋袜，如宽头软底鞋，吸汗透气棉线袜，不穿高跟鞋、露脚尖鞋或拖鞋等；③每天用水温不超过40℃的温水泡脚，保持趾间清洁干燥；④防止冻伤、烫伤、外伤。冬季要注意足部保暖，不主张使用热水袋直贴足部加热取暖，以防烫伤；⑤修剪指甲要注意剪平，切忌过度修剪致甲床受伤；⑥坚持足部和小腿运动，以促进下肢血液循环。

★ **考点提示：糖尿病患者的足部护理**

3. 低血糖的预防指导

低血糖是糖尿病患者常可能出现的不良反应，而且无法预知在何时何地会发生低血糖，因此糖尿病患者及其家属和同事都要知晓低血糖反应的表现，以便及时处理。

(1) 低血糖判断　当糖尿病患者出现以下异常表现时，应怀疑低血糖反应。①心慌、手抖、冷战；②头晕或头痛；③出汗过多，脸色苍白；④饥饿，全身软弱无力；⑤反应迟钝、发呆，昏昏欲睡；⑥步态不稳，视物模糊，个别患者会发生全身抽搐。

(2) 低血糖应急处理　一旦低血糖反应发作时，应立即进食糖类食品或饮料。治疗一般低血糖反应的应急措施是食用含有15～20g葡萄糖的食物或饮料。含有15～20g葡萄糖的食物饮料有：250～340ml橙汁，210～280ml橙汁汽水，30g面包。进食后宜休息10～15min，如15min后仍感身体不适，可再给予水果、饼干、面包等含糖食物。若低血糖反应持续发作，应立即将患者送医院进行救治。

(3) 低血糖预防　让患者了解有关低血糖的症状；指导患者严格按医嘱用药，及时按血糖情况调整剂量；用药后按计划进食，适当控制活动量；运动或外出时要自备糖块，以备急用。

★ **考点提示：低血糖的预防指导**

（六）健康教育

社区健康教育目标是使血糖达到或接近正常水平，消除症状或延缓并发症的发生，通过开展健康教育，满足患者对疾病相关知识的需求。内容包括指导患者学会血糖、尿糖监测方法；胰岛素注射方法、技巧；自我管理、自我保健等护理指导。

具体做法有：①发放糖尿病健康教育小手册；②举办糖尿病知识专题讲座，每月1次，以幻灯、投影、播放糖尿病专题录像等形式系统讲解，鼓励患者及家属互相交流经验，认真解答患者及家属提出的问题并给予科学指导；③电话热线咨询解答；④同伴教育，具有相同性别、年龄接近等共同特征的患者中选择一个或数个患者讲述自己的经历或体会，唤起共鸣，从而影响其态度、观念和行为；⑤家庭随访，2型糖尿病患者每年至少4次面对面随访，了解饮食、运动以及血糖控制情况，针对患者的具体情况，再给予正确的指导和帮助。

（七）心理指导

心理指导是提高糖尿病患者生活质量的重要因素，大多数糖尿病患者存在着不同程度的心理障碍或患有不同程度的抑郁症，有些患者虽然无并发症，但生活质量水平下降明显，社区护士应针对每个患者的不同年龄、病情情况有的放矢,耐心细致地开展精神心理教育,帮助患者和家属正确对待疾病,建立适合患者康复的社会和家庭环境,加强与家庭和他人的沟通,鼓励患者参加适度的家务劳动和社会活动。正确的心理疏导可使患者对于治疗疾病和重返社会的决心得到普遍提高。

第五节 冠心病的社区预防与护理

冠心病又称缺血性心脏病,是指由各种原因引起的冠状动脉狭窄、阻塞,和(或)因冠状动脉功能性改变(痉挛)导致心肌缺血、缺氧或坏死而引起的心脏病。95%～99%的冠状动脉狭窄、阻塞是冠状动脉粥样硬化所致,为动脉粥样硬化导致器官病变的最常见类型。

一、分型

近年来临床医学趋于将冠心病分为两型,急性冠脉综合征(ACS)和慢性冠脉病(CAD)。

1. 急性冠脉综合征(ACS)

急性冠脉综合征(ACS)包括不稳定型心绞痛、非ST段抬高性心肌梗死、ST段抬高性心肌梗死,也有将冠心病猝死包括在内。

2. 慢性冠脉病(CAD)

慢性冠脉病(CAD)包括稳定型心绞痛、冠脉正常心绞痛、无症状性心肌缺血和缺血性心力衰竭。

二、流行病学特征

我国冠心病死亡率呈上升态势,2014年中国冠心病死亡率城市为107.5/10万,农村为105.37/10万。冠心病的发病特点是:城市略高于农村;北方高于南方;患病率随年龄增长而增高,多发于中老年人;男性高于女性,60岁以下男性冠心病发病率较女性高2倍,但更年期后,女性发病率增加,两性之间的差别随年龄升高而减少;存在民族差异,如汉族为2%～10%,内蒙古蒙古族为15.6%,新疆维吾尔族为11.7%～14.8%,贵州苗族为1.7%;一般脑力劳动比体力劳动者冠心病患病率高,有报道长期坐办公室的人患冠心病的危险性是一般人群的1.4～4.4倍。

三、危险因素

1. 高血压

高血压对男女性冠心病发病的危险相同,对老年人更危险,是冠心病重要的独立危险因素。高血压患者患本病较血压正常者高3～4倍。收缩压和舒张压增高都与本病有关。

2. 血脂异常

血脂异常是冠心病最重要的危险因素。血脂异常是指总胆固醇(TC)、甘油三酯(TG)、低密度脂蛋白胆固醇(LDC-C)过高和(或)高密度脂蛋白(HDL-C)水平过低。血清TC或LDL-C水平与冠心病发病率和死亡率呈显著正相关。血浆HDL-C水平与冠状动脉粥样硬化发生的危险呈负相关。

3. 糖尿病和糖耐量异常

糖尿病是冠心病的危险因素，心血管疾病是糖尿病致残、致死，并造成经济损失的主要原因。糖耐量异常时，冠心病发病的危险显著增加。

4. 吸烟

吸烟是冠心病的主要危险因素，我国调查结果发现，大量吸烟比不吸烟者冠心病发病率高 2.6 倍以上，心绞痛发生率高 3.6 倍以上。

5. 肥胖和超重

肥胖和超重与高血压、糖尿病、血脂异常呈强相关，使冠心病的多种危险因素呈现聚集现象，冠心病发病危险增加。

6. 遗传因素

冠心病有明显家族聚集现象，亲缘关系越近，患冠心病亲属越多，个体发生冠心病的危险越高。

7. 年龄、性别

冠心病多发于 40 岁以上中老年人，49 岁后进展较快，目前有年轻化的趋势。男性较女性发病率高，但更年期后女性发病率增加。年龄和性别属于不可改变的危险因素。

8. 体力活动不足

体力活动量与体重指数、腰围和体脂含量呈显著的负关联。体力活动不足者缺血性心脏病、缺血性卒中和糖尿病的死亡风险均增加。

9. 不合理膳食

如碳水化合物供能比减少，脂肪供能比过高，膳食胆固醇的摄入量明显增加，水果、蔬菜的摄入量较低。

10. 大气污染

近年来研究显示大气颗粒物（PM）污染是心血管病的一种危险因素，尤其是 PM2.5（细颗粒物）被认为是 PM 中最主要的致病成分，与心血管病的关联更为密切。

★ 考点提示：冠心病的危险因素

四、社区管理

目前冠心病的社区管理，还没有列入《国家基本公共卫生服务规范（第三版）》项目里，但许多大城市已经制订出冠心病的社区管理规范，下面内容是参考北京市冠心病的社区管理。

（一）服务对象

辖区内所有慢性稳定型心绞痛、经皮冠状动脉介入治疗（PCI）术后和冠状动脉旁路移植（CABG）术后的患者。

（二）服务内容

1. 筛查

对辖区内下列人员进行重点筛查：①居民健康档案中登记患有冠心病的患者；②门诊就

诊的患者；③从三级医院转诊的患者；④社区卫生人员定期到居委会收集、核实的患者。

2. 随访与分类管理

根据病情和治疗方式不同，对患者进行随访和分类管理。慢性稳定型心绞痛患者的随访与管理，见表 10-5；经皮冠状动脉介入治疗（PCI）术后患者的随访与管理，见表 10-6；冠状动脉旁路移植（CABG）术后患者的随访与管理，见表 10-7。

表 10-5　慢性稳定型心绞痛患者的随访与管理

随访内容	随访间隔	
	治疗的第一年	一年后
建立电子档案输入临床信息系统		
门诊随访了解患者日常状况,包括: 1. 体力活动水平下降与否 2. 治疗耐受程度 3. 是否有新的伴随疾病;已有的伴随疾病的严重程度;对其治疗是否加重了心绞痛 4. 心绞痛发作的频率和严重程度加重与否 5. 是否成功地消除了危险因素并增加对危险因素的认识	每 4~12 月一次	每 4~12 月一次
门诊随访评估患者当前使用的各种药物及抗血小板治疗情况	每 4~12 月一次	每 4~12 月一次
门诊随访评估患者的生活方式、血糖、血脂、血压的控制情况以及心功能情况	每 4~12 月一次	每 4~12 月一次
体检(体重、血压、脉搏、颈静脉、颈动脉、心脏、肺、肝、有无水肿等)	每 4~12 月一次	每年一次
健康教育与行为干预	每 4~12 月一次	每年一次
心电图	每 3~6 个月一次或需要时	每年一次或需要时
检测血脂(总胆固醇、甘油三酯、高密度脂蛋白胆固醇、低密度脂蛋白胆固醇)	降脂治疗后 6~8 周一次,以后 4~6 个月一次	每 4~6 个月一次
检测血糖(无糖尿病患者)	每年一次	每年一次
检测糖化血红蛋白(有糖尿病的患者)	每年一次	每年一次
检测肾功能、肝功能	需要时	需要时
检测肝功能、肌酐(服降脂药者)	降脂治疗前基线,6~8 周后各查一次,以后需要时	需要时
平板运动试验(临床状态没变化)		每 3 年一次或酌情

表 10-6　经皮冠状动脉介入治疗（PCI）术后患者的随访与管理

内容	裸支架	药物洗脱支架
抗血小板制剂	1. 阿司匹林 100mg/d,长期服用 2. 氯吡格雷 75mg/d,至少服用 1 个月,最好 12 个月 3. 阿司匹林过敏或不能耐受者,可用氯吡格雷替代	1. 阿司匹林 100mg/d,长期服用 2. 氯吡格雷 75mg/d,至少服用 1 个月,至少 12 个月 3. 阿司匹林过敏或不能耐受者,可用氯吡格雷替代
观察内容	1. 心绞痛发作情况 2. 活动能力 3. 有无劳力性呼吸困难	1. 心绞痛发作情况 2. 活动能力 3. 有无劳力性呼吸困难
复查心电图	术后 6 个月内,每月一次或胸痛发作时	术后 9 个月内,每月一次或胸痛发作时
其他随访与管理项目参照"慢性稳定型心绞痛患者的随访与管理"		

表 10-7 冠状动脉旁路移植（CABG）术后患者的随访与管理

抗血小板或抗凝血药治疗	1. 阿司匹林 100mg/d，长期服用；或者术后第 1 年服氯吡格雷 75mg/d，以后改服阿司匹林 100mg/d，长期服用 2. 阿司匹林过敏或不能耐受者，可用氯吡格雷替代
硝酸酯类药物	术后 3 个月内继续服用，但剂量不宜过大，3 个月后根据病情和活动量决定是否继续服用
β受体阻滞药	术后可逐渐减少剂量、心肌梗死患者仍需继续服用，避免突然停药，但严重心动过缓需及时处理
观察内容	1. 心绞痛发作情况 2. 活动能力 3. 有无劳力性呼吸困难
辅助检查	每次复诊做心电图检查和超声心动图检查，必要时行血管造影复查
其他随访与管理项目参照"慢性稳定型心绞痛患者的随访与管理"	

3. 转诊

对符合下列指征的患者，向综合医院转诊。
① 首次发生心绞痛。
② 无典型胸痛发作，但心电图 ST-T 有动态异常改变。
③ 首次发现的陈旧性心肌梗死。
④ 可疑心肌梗死。
⑤ 不稳定型心绞痛。
⑥ 有新近发生的心力衰竭。
⑦ 正在恶化的慢性心力衰竭。
⑧ 需要调整治疗方案者。
⑨ 需要进一步检查者。
⑩ 病情稳定的患者，定期到专科的常规随访。

五、健康指导

冠心病的一级预防、二级预防、三级预防并重，一级预防的基本措施贯穿冠心病预防与护理的全过程。

（一）饮食指导

平衡膳食，控制总能量，以维持正常体重为度。对于超过正常标准体重者，应减少每日进食的总能量，食用低脂、低胆固醇膳食，减少动物性脂肪和含胆固醇较高的食物，限制酒和蔗糖及含糖食物的摄入，提倡饮食清淡，多食富含维生素和植物蛋白。尽量以植物油为食用油。已确诊有冠心病者，严禁暴饮暴食，以免诱发心绞痛或心肌梗死；合并高血压或心力衰竭者，应同时限制食盐。

（二）健康生活方式指导

1. 适当体力活动和体育运动

参加一定的体力活动和体力运动，对预防肥胖、锻炼循环系统的功能和调整血脂代谢均有裨益，是预防本病的一项积极措施。体力活动量应根据原来身体状况、体力活动习惯和心脏功能状态而定，以不过多增加心脏负担和不引起不适感觉为原则。

2. 合理安排工作和生活

生活要有规律、保持乐观愉快的情绪，避免过多劳累和情绪激动，注意劳逸结合，保证充足睡眠。

3. 戒烟、限制饮酒

戒烟能明显降低冠心病的发病率和死亡率，预防急性心肌梗死和心源性猝死的发生。尽管有研究表明，天然红葡萄酒可能会减少冠心病发病的危险，但饮酒与血压水平及高血压患病率之间呈正相关，因此不提倡用少量饮酒预防冠心病，合并高血压者应戒酒。

（三）预防指导

1. 控制血压

将血压控制在正常值范围内，降低冠心病发病率。

2. 降糖

糖尿病的治疗目的就是尽可能预防和延缓冠心病的发生，降低冠心病的发病率和死亡率。

3. 降脂

降低低密度脂蛋白胆固醇（LDC-C）是调脂的主要目标。通过药物和饮食调节，降低LDC-C，能够显著降低冠心病和心肌梗死的发生率和死亡率。

（四）心理指导

冠心病患者要学会心理的自我调整。冠心病患者大多与人的性格心理活动有很大关系，所以在日常生活当中，要注意心理的调整。遇事心平气和，要宽以待人，遇事要想得开，放得下。学会自我放松训练方法，增强自身康复能力。

（张建欣）

思考题

一、简答题

1. 简述慢性病的定义、特征和危险因素。
2. 简述高血压患者血压监测的正确方法。
3. 简述糖尿病患者足部护理措施。
4. 简述冠心病的预防。

二、案例分析

1. 社区某干部，69岁老年人，甘油三酯水平高，用药后因肝功能异常，只能停药，但停药后，甘油三酯水平又升高，肝功能仍异常。

请问：社区医师、护士应采取何种方式解决？

2. 一位再就业的下岗工人，男，54岁，工作很辛苦，因头痛就诊，检查发现血压170/110mmHg，心率96次/分，律齐，主动脉第二音亢进，心界向左扩大，询问中得知其父亲、兄弟都是高血压患者。他饮食偏盐，工作任务重，没时间运动。

请分析：

（1）该患者头痛的原因是什么？

（2）根据高血压分级与分层，该患属于哪个级别与层次？
（3）处理要点有哪些？

3. 某小区男性，50岁，企业老板，身高170cm，体重85kg，近日体检各指标如下：空腹血糖6.1mmol/L，血压140/90mmHg，空腹TG≥1.7mmol/L，HDL-C 0.9mmol/L。

请问：
（1）此男子目前的身体属于何种状况？
（2）如继续发展下去可能会引发何种疾病？
（3）请为他制订健康管理方案。

第十一章 社区康复护理

【学习目标】
- ◆ **掌握**：社区康复护理的基本概念、目标、对象、特点；社区常见病与伤残病患者的具体康复护理。
- ◆ **熟悉**：社区康复护理工作内容；社区残疾人的康复护理技术。
- ◆ **了解**：社区康复护理的工作程序。
- ◆ **应用**：制订残疾人康复护理技术训练计划。

案例导入

案例回放：

患者，女，54岁，因突发右侧肢体乏力伴意识不清4h而入院，体检：T 36.5℃，P 65次/分，R 17次/分，BP 195/79mmHg，神志昏迷，GCS评分5分，双侧瞳孔等大正圆，直径约1.5mm，对光反射消失，右侧肢体肌肉松弛，尿失禁。头颅CT示：左侧基底节区脑出血破入脑室。经过40余天的抢救治疗和护理，病情趋于稳定，神志清楚，表达性失语，右下肢肌力约1级，右上肢肌力0级，吞咽功能正常，大小便正常，拟转入社区进一步康复治疗。

思考问题：
1. 社区护士如何给患者指导功能康复？
2. 社区中与该患者有相同问题的居民很多，如何帮助他们？
3. 社区护士如何促进残疾人功能康复？

社区康复是1976年世界卫生组织提出的一种新的、有效的、经济的康复服务模式，也是康复的重要实施途径之一。随着人口的老龄化加速，慢性退行性疾病以及生活方式和行为性疾病的增多，疾病谱发生改变，国家卫生和计划生育委员会将社区康复服务列入今后社区卫生服务的工作重点。

第一节 社区康复护理概述

社区康复以其方便、可行、灵活多样、社区及家庭主动参与、满足残疾人各种需要、费用低廉等优点成为大多数残疾人参与康复的最有效形式。帮助病、伤、残者最大限度地恢复功能，提高生活质量，回归家庭和社会。

一、相关概念

（一）康复

20世纪90年代WHO对康复的定义是：康复是综合协调地应用各种措施，最大限度地恢复和发展与病、伤、残者的身体、心理、社会、职业、娱乐、教育和周围环境相适应的潜能，使其重返社会，提高生活质量。

WHO提出的康复服务形式主要有以下三种。

1. 机构康复（institution-based rehabilitation，IBR）

机构康复主要是指综合医院的康复科、康复门诊或独立的康复机构。特点是有完善的康复设备、经过正规训练的专业人员，有较高的专业技术水平，能解决各种康复问题。但患者必须来医院才能接受康复服务。

2. 上门康复服务（out-reaching rehabilitation service，ORS）

上门康复服务是指具有一定水平的康复人员，离开康复机构到患者家庭或社区进行康复服务。服务内容受一定限制。

3. 社区康复（community-based rehabilitation，CBR）

社区康复是指依靠社区资源为本社区病、伤、残者进行康复服务。它强调社区、家庭和患者的参与，以全面康复为目标，并建有固定的转诊系统，解决当地无法解决的各种康复问题。

三种服务是相辅相成的关系。WHO十分重视康复的推行，认为这是解决广大残疾者功能障碍的根本途径。

（二）康复医学

康复医学是具有独立的理论基础、功能评定的方法、治疗技能和规范的医学应用学科，是促进病、伤、残者康复的医学。在现代医学体系中，保健、预防、治疗和康复相互联系组成一个统一体，在实践中与临床医疗相互渗透，在临床早期就引入康复治疗。

（三）康复护理

康复护理是在总体康复医疗计划下，为达到全面康复的目标，护士与其他康复专业人员共同协作，对残疾者、慢性病而伴有功能障碍者进行适合康复医学要求的专门的护理和各种专门的功能训练，以预防残疾的发生、发展及继发性残疾，减轻残疾的影响，最终使患者达到最大限度的康复并重返社会。康复护理是康复医学和护理学的重要分支。

（四）社区康复

1981年WHO专家委员会对社区康复的定义是："社区康复（CBR）是指在社区层次上采取的康复措施，这些措施是利用和依靠社区的人力资源进行的，包括依靠有残损、残疾和残障的人员本身，以及他们的家属和社区工作者的参与。"

（五）社区康复护理

社区康复护理是将现代整体护理融入社区康复，在康复医师的指导下，在社区层次上，以家庭为单位，以健康为中心，贯穿于整个生命周期，社区护士依靠社区内各种力量，即残疾者家属、义务工作者和所在社区的卫生、教育、劳动就业及社会服务等部门的合作，对社区残疾者进行的护理。

★ 考点提示：社区康复、社区康复护理的定义

二、社区康复护理的特点、目标和原则

（一）特点

社区康复护理与专业康复机构相比较具有其独特性。专业机构康复是指在综合性医院的康复科、独立的康复专业机构内为病、伤、残者提供康复服务。其优点是康复设备比较齐全，专业康复人员技术水平较高，解决较为复杂、难度高的康复问题能力强。但因其费用高、服务面窄，需要患者及家属往返家庭与医院，耗时耗力。社区康复护理具有以下特点。

① 从服务层面看，社区康复护理的工作层面在社区，依靠社区的人力、财力开展工作，体现了"社区所有，由社区的力量进行，为了社区"的原则。

② 从服务对象看，残疾人是社区康复服务的主要对象。儿童、妇女、老年人也是社区康复的对象。

③ 从服务对象的参与程度看，社区康复护理强调残疾人作为主动参与的一方。残疾人及其家庭应积极参与计划的制订、实施康复训练等护理的过程。树立残疾人自我康复的意识并转变成自我康复的行为，由"替代护理"转变为"自我护理"。

④ 从康复护理的技术内容方面来看，重在简单易行和具体，使残疾人易懂、易学、易会；注重能力训练及日常生活活动训练。

⑤ 从康复的目的来看，社区康复护理包括患者躯体、精神、教育、职业、社会生活等方面的康复训练，且在各部门的支持配合下，最易体现全面康复的目的。康复对象积极参与家庭、社会生活。

⑥ 从康复的效益来看，社区康复护理具有良好的社会效益和经济效益。特别是通过对残疾的有效预防，大大减少和控制残疾的发生，降低了因伤残可能导致的医疗费用。

⑦ 从康复训练器材来看，除少量必要的训练器材需要外购，大部分可因地制宜，就地取材，自行制造。

（二）目标

康复护理的最终目标是使病、伤、残者的残存功能和能力得到恢复，最大限度地恢复其生活活动能力，以社会平等一员的资格重返社会，其目标如下。

1. 维持残疾人健侧肢体功能

在日常生活活动中鼓励患者充分发挥健侧肢体功能作用，防止健侧肢体肌肉萎缩、关节活动范围受限或继发性残障的发生。

2. 协助伤侧康复训练

配合康复治疗的实施，帮助患者残疾肢体的康复训练，如注意患者肢体良肢位、功能位、身体各关节活动范围、肌力练习、日常生活活动能力训练、语言训练等。

3. 指导家属满足患者需要

患者从医院回到家庭，社区护士应指导家属对患者的生活护理、饮食护理以及正确地使

用辅助器械和设施等，尤其要注意皮肤护理和营养。指导家属根据患者功能状态决定照顾程度，并重视患者心理上的支持，特别是康复的早期，要尽量给予正面鼓励，避免负性情绪。

4. 协助患者完成自我照顾

社区护士鼓励患者主动参与各种康复训练，如进食、穿衣、洗漱、如厕等，协助患者完成独立的自我照顾，充分发挥他们的潜能，增强自信心，提高自理能力，重返家庭生活，回归社会。

（三）原则

1. 功能训练应贯穿全程

早期康复功能训练能有效预防残疾的发生、发展及继发性残疾，后期功能训练能最大限度地保存并恢复机体的功能。社区康复护士应在总体的康复治疗计划下，对患者进行个性化的、全程的康复功能训练，促进其功能恢复。

2. 注重与实际生活相结合

康复护理训练应将训练内容与日常生活活动训练相结合，社区护士应引导、鼓励、帮助患者将身体的残余功能和潜在功能替代丧失部分的能力，帮助患者最大限度地恢复自理。

3. 重视心理康复

患者由于躯体的缺陷，常出现悲观、失望、自卑、失落、抑郁等消极情绪，常常自责自己成为家庭的负担。因此，在实施康复护理过程中要运用整体护理的理论和康复护理学的知识技能，在为患者恢复躯体功能的同时，重视解决患者因伤病导致的心理问题和心理障碍，帮助患者通过积极的康复训练发挥残存功能，最大限度地适应现在的生活，更好地融入社会。

4. 因陋就简，因地制宜

社区和家庭康复训练方法简单易行，训练技术要易学易会，要充分利用家庭和社区的资源，因地制宜、因物制宜、就地取材。

5. 提倡协作精神

康复护理人员需要与康复小组的其他人员保持良好的人际关系，进行良好的沟通交流，及时解决康复过程中遇到的问题，帮助患者取得最大康复疗效。

★ 考点提示：社区康复护理的特点、目标、原则

三、社区康复护理的对象、内容和方法

（一）服务对象

凡是需要接受康复的对象就是康复护理的对象。随着康复知识向临床专科的普及和推广，以及老年病和慢性病患者的增多，康复护理已经从医院拓展延伸到社区和家庭，并强调康复护理的早期介入和全程介入。社区康复护理的对象主要有：

1. 残疾人

残疾人是指在心理、生理、人体结构上，某种组织、功能丧失或者不正常，全部或者部分丧失了以正常方式从事某种活动能力的人。残疾人包括视力残疾、听力残疾、言语残疾、肢体残疾、智力残疾、精神残疾、多重残疾和其他残疾的人。

2001年第五十四届世界卫生大会《国际功能、残疾和健康分类》（简称 ICF），将残疾分为以下三类。

(1) 损伤　身体功能或结构问题，有显著差异或丧失。

(2) 活动受限　个体在进行活动时可能遇到的困难，活动指个体执行一项任务或行动。

(3) 参与限制　个体投入到生活情景中可能经历到的问题。

ICF 以活动和参与为主线来进行功能、残疾和健康分类的，强调环境与个人因素以及各部分之间的双向作用。

2. 老年人

人经历一个自然衰老的过程，进入老年期后，一方面表现为机体脏器和器官功能逐渐减退而出现相应器官功能障碍，影响老年人健康，降低生活质量，需要进行康复护理。另一方面，老年人慢性病多，从医院回归到社区和家庭需要接受长期的康复和护理。随着我国老龄化进程的加速，老年人的社区康复护理服务需求越来越多。

3. 慢性病患者

慢性病患者在其病程缓慢进展过程中出现的各种功能障碍加重了原发病的病情，并形成恶性循环。需要社区护士通过康复护理指导其进行功能恢复、防止原发病的恶化和并发症的发生。

(二) 服务内容

社区康复护理的主要任务是预防慢性病致残，促进伤残者康复，最大限度地纠正病残者的不良行为，预防更为严重的并发症和伤残的发生，最大限度地发挥伤、病、残者的自理、自立能力以及生活应对能力。

1. 参与残疾普查，建立社区残疾管理档案

社区护士应在社区范围进行社区人群康复需求调查和社区康复资源的调查，了解社区残疾人、老年人、慢性病患者的总数和分类分布情况，做好统计分析工作，为制订残疾康复预防和康复计划提供依据。

2. 残损评价

社区护士评价残疾人的功能障碍、残存功能的程度、康复训练过程中残疾程度的变化和功能恢复的情况，及时调整康复计划。同时与其他康复工作者合作开展三级预防服务，普及残疾预防知识，落实各项残疾预防措施，防止和减少残疾的发生。

3. 提供舒适安全的环境

社区护士应重视为患者提供良好的生活环境和活动场所，尤其是老年人、视力残疾、肢体残疾者，需要使用各种助行工具，这就要求他们的居住环境无障碍。如出入的房门足够宽，便于轮椅进出；厕所等房门为无坎轨道推拉门；门把手、电灯开关、水龙头等设施的高度要符合使用者；在厕所、楼道走廊应设有扶手，便于康复对象起立和行走等。

4. 康复训练

在家庭或社区康复卫生服务中心训练室对残疾者进行必要的、可行的功能训练。如日常生活活动的训练、认知训练、言语训练、心理疏导等，通过训练提高自我照料、沟通交流、社会认知等能力，重新建立生活信心。这是社区康复护理最基本的内容。

5. 预防继发性残疾和并发症

偏瘫患者由于长期制动容易发生压疮、关节挛缩、肌力下降或者萎缩、呼吸功能减退、泌尿系统感染。为预防继发残疾和并发症，社区护士应该为患者进行良肢位摆放、翻身、转移、呼吸功能、大小便控制、关节活动、肌力等训练。同时要指导患者进行辅助器具的使用，充分发挥其代偿功能。

6. 心理支持

残疾人和慢性病患者都有特殊的、复杂的心理活动，甚至出现精神、心理障碍和行为异常。社区护士应同情、理解患者，掌握患者的心理变化动态，及时予以疏导，帮助他们树立信心，以积极的心态参与康复训练。

7. 转介服务

转介服务是社区康复服务的重要内容之一。社区护士在评估患者康复需求的同时，还要掌握当地及就近地区康复护理资源，为患者提供针对性的转介服务，并且做好登记及随访工作。

8. 其他

参与教育康复、职业康复、社会康复工作、健康教育、康复咨询等。

（三）常用的方法

1. 物理疗法

物理疗法是指用物理方法进行的康复治疗，它可预防和减少手术后并发症、后遗症、功能障碍、残疾的发生；预防老年慢性心肺疾病的发生、发展；预防和治疗压疮；解除或减轻病变所产生的疼痛；改善关节功能等。常用的有光疗法、电疗法、超声波疗法、磁疗法、水疗法。

2. 运动疗法

运动疗法是指运用现代科学知识、方法和技术，以现代医学和体育学理论为基础，结合使用训练器械和设备进行运动。常用的运动疗法有关节松动术、牵引、肌力及耐力训练、医疗体操、平衡训练、拳术与气功等。

3. 作业疗法

作业疗法为恢复患者功能的一种治疗方法，是有目的、有针对性地从日常活动、职业劳动、认知活动中选择一些作业活动，对患者进行训练，以缓解症状和改善功能。常用的有家务活动训练、日常生活行动训练、职业性劳动训练、工艺作业、文娱疗法、假肢穿戴后的活动训练等。

4. 针灸疗法

利用针刺或艾灸刺激人体的穴位，发经络之气，调节脏腑气血功能，从而达到防治疾病、使机体康复的一种方法。

5. 按摩疗法

按摩疗法是康复治疗者用手、肘、膝、足或器械等在人体体表施行各种手法来防治疾病的一种方法。

6. 心理疗法

心理疗法又称精神疗法，是一种心理调整和干预，以求达到改变人们行为、思想和情感的方法。常用的有支持性心理疗法、暗示和催眠疗法、行为治疗（条件反射疗法）和认知疗法。

7. 语言疗法

语言疗法是对有语言障碍者进行矫治，以恢复或改善其言语能力的治疗方法。采用的方法有发音器官的训练，如伸舌、卷舌、鼓腮、吹口哨等；另外还有构音练习、模仿练习、朗读、会话练习等。

8. 日常生活活动能力训练

日常生活活动能力训练是为了维持生存及适应生存环境，提高生活自理能力而进行的一系列的训练活动。如运动方面的床上运动、轮椅上运动和转移、借助设备行走、上下楼梯、交通工具的使用等；自理方面的进食、更衣、如厕、洗、漱、修饰等；交流方面的打电话、使用电器、书写、阅读、交谈、外出活动等；家务劳动方面的室内清洁、家用电器使用、厨房活动、照料他人等方面的训练。

9. 呼吸功能训练

有效的呼吸功能训练能增大换气量；增强耐久力，促进肺内分泌物的排出；改善脊柱和胸廓的活动状态，维持正确姿势。通常是利用吹气囊、吹蜡烛的方法和胸廓向上抬举、上肢外展扩大胸廓的辅助性呼吸运动，以增加肺活量、防止肺功能下降。

★ 考点提示：社区康复护理的对象、内容

第二节 社区康复护理程序

康复最终的目的是提高残疾者的生活质量。社区康复护理是采取护理程序的方法对康复对象进行护理的过程，包括评估、护理诊断、确立康复目标、制订和实施康复护理计划及评价等。在此过程中，社区护士需要参与患者功能障碍的康复评定，并根据总的康复计划，采取各种康复护理措施，帮助病、伤、残者最大限度地恢复功能。

一、社区康复护理评估

社区康复护理评估是社区康复护理程序的第一步，是收集社区康复护理对象（个体、家庭、社区）的相关资料，对资料进行分析整理，找出护理问题，为制订康复护理计划提供参考依据的过程。评估不是寻找疾病的原因和诊断，而是客观地评估功能障碍的性质、部位、范围、严重程度、发展趋势、预后和转归，为制订护理计划打下牢固的科学基础。

（一）社区康复评估

1. 社区的环境评估

（1）社区地理环境 包括动植物分布，动物的饲养管理；气候、温度、湿度、风沙对社区的影响；有无水源、噪声等污染；交通状况是否方便、安全等。

（2）社会环境 包括：①社区盲道设置是否合理规范；②公共场所是否有残疾人道；③服务窗口是否有符合残疾人的合适高度；④电梯是否有楼层语音提示；⑤是否有适合残疾人的活动中心或就业中心等。

2. 社区残疾人口学特征

通过调研，确定社区有持证残疾人数，各类残疾比例，如视力障碍、听力障碍、言语障碍、肢体障碍、智力障碍等所占比例。人口增长及流动趋势,残疾人的家庭形态、职业状况和婚姻状况等。

3. 社区健康及康复状况

如社区医院、保健诊所、社区康复服务站在社区的数量,以及能开展的服务项目、方便性及居民的满意度。社区主要疾病类型、卫生服务状况、康复设施状况及社会支持系统等。

(二) 家庭康复评估

主要收集残疾人家庭功能、家庭环境、家庭资源等方面的资料。定期评定康复对象心身的状况,以及采取措施后的反应与变化,为进一步采取干预措施提供依据。

(三) 个体康复评估

1. 个人病史

重点是功能障碍发生的时间、原因、发展,对日常生活、工作、学习、社会活动的影响以及治疗和适应情况。还包括现病史、既往史、发育史和心理行为史等。

2. 体格检查

重点检查与残疾有关的肢体与器官。主要进行肌力及运动感觉的检查。

3. 康复功能评估

常用的评估内容有徒手肌力评定、关节活动度、日常生活活动能力(activities of daily living,ADL)等,应用相关的功能评定量表来评定总体功能、肢体及器官残疾程度。

肌力测定是在特定的体位下,让患者做标准动作,通过触摸肌腹、观察肌肉克服自身重力或对抗阻力完成动作的能力,从而对患者肌肉主动收缩的能力进行评定。常用的 Lovett 分级法评定标准见表 11-1。

表 11-1 Lovett 分级法评定标准

分级	测定标准	名称
0 级	未触及或未观察到肌肉的收缩	零
1 级	可触及或观察到肌肉的收缩,但不能引起关节活动	微
2 级	解除重力的影响,能完成全关节活动范围的活动	差
3 级	能抗重力完成全关节活动范围的运动,但不能抗阻力	好
4 级	能抗重力及中等阻力,完成全关节活动范围的运动	良
5 级	能抗重力及最大阻力,完成全关节活动范围的运动	正常

日常生活活动能力(ADL)是人们在日常生活中完成衣、食、住、行等所需的基本动作以及将这些活动连续起来的转移活动,是人在独立生活中反复进行的最必要的基本活动。ADL 评定是从实用的角度出发对患者独立生活能力及残损状况进行测定,评定患者日常生活基本功能的定量及定性指标。常用日常生活能力量表见表 11-2。

4. 书写康复评定报告

根据资料及评定结果写出评定报告。包括:①有无残疾;②残疾的原因;③残疾的部位及数目;④残疾的分类;⑤残疾的程度;⑥残疾对劳动能力、生活和学习的影响;⑦康复潜力及处理意见等。

表 11-2　日常生活能力量表

项目	分类以及评分
大便	0＝失禁 5＝偶尔失禁 10＝能控制
小便	0＝失禁 5＝偶尔失禁 10＝能控制
修饰	0＝需要帮助 5＝独立洗脸、刷牙、剃须
用厕	0＝依赖别人 10＝自理
吃饭	0＝依赖 10＝完全自理
转移	0＝完全依赖别人、不能坐 5＝需要大量帮助，不能坐 10＝需要少量帮助或者指导 15＝自理
活动(步行)	0＝不能动 5＝在轮椅上独立行动 10＝需要一人帮助步行(体力或者语言指导) 15＝独自步行
穿衣	0＝依赖 5＝需要一半帮助 10＝自理
上楼梯	0＝不能 5＝需要帮助 10＝自理
洗澡	0＝依赖 5＝自理

注：1. ADL 能力缺陷程度：0～20 分为极严重功能缺陷；25～45 分为严重功能缺陷；50～70 分为中度功能缺陷；75～90 分为轻度功能缺陷；100 分为自理。

2. ADL 自理程度：0～35 分为基本完全辅助；35～80 分为轮椅生活部分辅助；80 分为轮椅自理水平；80～100 分为 ADL 大部分自理；100 分为 ADL 完全自理。

二、社区康复护理诊断

社区康复的护理诊断是对个人、家庭或社区现在的或潜在的康复问题的护理诊断，是制订康复护理计划的基础。其步骤同社区护理诊断。

(一) 确定康复护理诊断

通过分析资料，确定残疾人护理问题，判断优先解决的护理问题，从而确立护理诊断。

1. 康复护理诊断形成

康复护理是以残疾人为中心，关注疾病所致的功能丧失，评估功能障碍的水平、性质、程度和范围；了解残疾者心理状态、生活方式、职业和社会环境等因素，综合分析做出诊断。

2. 常见康复护理诊断

自理能力缺乏、思维改变、活动能力障碍、吞咽困难、沟通障碍、社交隔离、保护能力改变、适应能力降低、能量供应失调、有孤独的危险、照顾者角色困难、迁居应激综合征等。

(二) 康复护理诊断陈述

一般采用 PES 的形式表达。

案例： 患者李某，女，74岁，因脑出血致右上肢偏瘫，神志清楚，表达性失语，右下肢肌力约1级，右上肢肌力0级，吞咽功能正常，大小便正常，经医院治疗后在家休养。有一儿子和一位女儿，二人均为单位正式员工，无暇照顾老人，在家有老伴照顾。老伴年纪大，照顾老人能力有限，李某在吃饭、如厕以及功能锻炼方面均存在问题。

本案例中首先解决的护理问题（P）是自理能力缺陷，患者无法应对日常生活中的各种问题。其原因（E）脑出血后肢体偏瘫，表达失语，并且儿女工作忙、老伴年纪大无法获得功能锻炼和良好照顾。主观资料（S）患者脑出血导致右侧肢体偏瘫。

三、社区康复护理计划

根据残疾者的轻、重、缓、急，功能特征及康复护理诊断为依据，而提出相应的长期或短期的康复护理目标，制订相应的护理措施。一般遵循可行性、合作性、差异性、意愿性等原则。

(一) 确定护理目标

护理目标有长期目标和短期目标。长期目标是社区护士及患者希望达到的最终目标，短期目标指在相对较短的时间（一般指一周）内可达到的目标。上述案例中长期目标为"患者得到很好照顾，自理能力恢复"。短期目标为"患者能够得到很好的生活照顾及康复指导"。明确的护理目标是实施计划的指南，制订护理目标时要考虑到问题解决的可能性。

(二) 制订护理计划

计划内容应包括任务、时间、资源的利用，以及实施时间、方法、评价等。应根据不同的残疾人群，不同残疾阶段，制订有针对性的康复护理计划。

四、社区康复护理实施和评价

(一) 实施

康复护理实施是将护理计划付诸行动的过程。实施过程可能遇到障碍，如执行无效、应对冷淡、怀疑和犹豫等。社区护士应全面分析产生障碍的原因，解决遇到的困难，使护理措施得以顺利、有效进行。残疾人康复护理实施主要包括：①康复护理评估；②康复健康教育；③康复护理措施。

(二) 评价

康复护理评价是对护理活动全面的控制与检查，是保证护理计划实施成功的关键，贯穿于整个康复护理活动过程。康复护理评价包括结构评价、过程评价和结果评价。通过评价，找出不足，作为下一阶段制订康复护理目标的依据。常见的评价方法有问卷法、体格检查、观察、访谈等。

第三节 社区康复护理技术

社区康复专业护理技术包括康复环境的改造、日常生活活动能力训练、体位变换训练、维持关节活动度训练、轮椅转移训练等有利于患者康复的技术。社区护士教会患者自我护理的方法，以提高患者康复依从性及康复效果。

一、康复环境改造

残疾人由于行动不便，需借助于各种助行工具，因此理想的康复环境有利于实现康复目标。无障碍设施是良好康复环境的最基本要求。家庭环境中如各种开关、桌面、房间窗户和窗台的高度均应略低于一般房间的高度；房门应以推拉式为宜，门把手采用横执把手；在走廊、楼梯、卫生间、浴室和房间的墙壁上应安装扶手；地面要平坦、防滑且没有高低差；门厅要有足够的照明且夜间光照要足。社区环境中非机动车车行道的路宽一般不小于2.5m，人行道应设置缘石坡道，宽度不小于1.2m，公共卫生间应设有残疾人厕位，安装坐便器及扶手等。

二、床上体位及体位变换训练

基本体位有仰卧位、侧卧位、坐位和立位。体位变换主要包括翻身、移动、体位转换、手支撑位等。其目的是防止压疮和肢体挛缩，保持关节良好功能位置。

（一）体位

以偏瘫患者为例。

1. 仰卧位

双足紧蹬足底板，踝关节中立位，足趾向上，防足下垂；足跟悬空，预防压疮。为防止患侧下肢伸肌痉挛，髋膝为屈曲位；臀外侧置小枕，防髋外旋畸形。肩关节外展，肘关节伸展，腕伸直，掌心向上，手指及指关节完全打开（图11-1）。

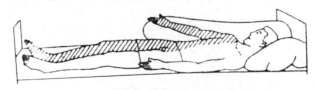

图11-1 仰卧位

2. 侧卧位

偏瘫患者不宜长期仰卧位，以向健侧卧位最适宜，截瘫和四肢瘫患者宜两侧轮流侧卧。

（1）健侧卧位 健肢在下，患肢在上，头部垫枕。患侧上肢下垫枕，使患肩关节伸展，肘关节伸展，前臂旋前，腕、指伸展置于枕上。患侧髋、膝关节屈曲置于另一枕上。健侧上肢可放任何舒适位置，下肢平放在床上（图11-2）。

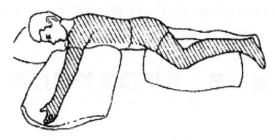

图 11-2　健侧卧位

（2）患侧卧位　患肢在下，健肢在上，头部垫枕，后背用枕头支撑。患侧上肢前伸，前臂旋后，肘关节自然呈伸展位，手指张开，掌心向上。患髋屈曲，膝轻度屈曲。健侧上肢置于身上，健腿屈曲置于枕上，见图 11-3。

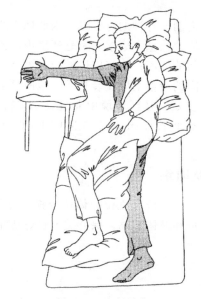

图 11-3　患侧卧位

3. 坐位

早期可利用靠背支架、借上肢拉力坐起，并训练坐位平衡。床上长坐位：躯干直立、背部伸展、髋关节屈曲 90°，双下肢伸展，双上肢对称置于其身前的小桌子上。见图 11-4。

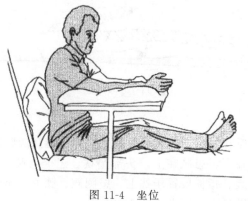

图 11-4　坐位

4. 立位

当下肢肌力允许时,可行站立训练,站立时注意保护患者,防止意外。偏瘫患者站立时可先将重心放在健侧,两脚分开3cm,站稳后重心移向患肢,再做负重、转向训练,早期可用一些辅助器械协助。

(二) 体位转换训练

1. 床上翻身

床上翻身主要包括主动翻身训练及被动翻身训练两种方式。主动翻身训练是最基本的翻身训练之一,主要有伸肘摆动翻身和向健侧翻身两种。

(1) 伸肘摆动翻身 ①双手十指交叉,患手拇指压在健手拇指上方;②在健侧上肢的帮助下,双上肢伸肘,肩关节前屈、上举;③足踩在床面上,屈膝;④健侧上肢带动偏瘫侧上肢摆向健侧,再反向摆向患侧,利用摆动惯性向患者翻身。向健侧翻身则摆动方向相反。

(2) 向健侧翻身 ①屈肘,健手前臂托住病肘;②健腿插入患腿下方;③旋转身体,同时以健腿搬动患腿、健肘搬动患肘翻向健侧。

2. 床上横向移动

①健足伸到患足下方,勾住患足向右(左)动;②健足和肩支起臀部,将下半身移向右(左)侧;③臀部向右(左)移动;④头向右(左)移动。患者完成困难时,护理人员也可以一手放于患者膝关节上方,一手抬起患者臀部,帮助其向一侧移动。

3. 坐位及坐位平衡训练

宜先从半坐位开始,可先抬高床头30°,耐受后,逐步过渡到坐位。为保持躯体平衡,可先用靠背支架或端坐在靠背椅上。坐稳后,可左右、前后轻推,训练其平衡力。

4. 立位及立位平衡训练

患者能够自行坐稳且下肢肌力允许时,可行起立动作及立位平衡训练。

(1) 坐到站起平衡训练 开始时以健足进行,双脚开立,使腰向前倾,用健手在身体侧方抓住平衡杠或扶手,使上半身前倾,使重心移至双脚(主要在健足上),同时站起。挺胸站立而见不到脚部。

(2) 立体平衡训练 双足分开一足宽,双腿垂直站立;双肩垂直于双髋上,双髋在双踝之前;髋、膝伸展,躯干直立;双肩水平位,头中立位。站立时,不仅应练习静态平衡,还应早期练习动态平衡。可依次协助患者进行扶站、独立站行以及单足交替站立。对于高龄或体弱者要进行辅助,防止摔倒、骨折等意外事件发生。

三、常用日常生活活动能力训练技术

日常生活活动能力的训练是为了使残疾者在家庭和社会中尽量不依赖或部分依赖他人而完成各项功能活动。从部分自理到全部自理,重新适应环境和社会生活。日常生活活动能力训练的具体方法如下。

(一) 饮食训练

根据患者的功能状态选择适当的餐具,进行体位改变、餐具使用等进餐姿势的训练。如在病情允许的情况下,应尽量鼓励患者采取坐位进食。

1. 进餐体位训练

进餐时宜选择半坐位或半卧位,根据患者残疾程度不同,选择不同方法,如指导患者用健侧手和肘部力量坐起,或由他人帮助使用辅助设备等坐起。维持坐位平衡,做到坐好、坐稳。患者无法坐起,应指导患者采取健侧在下的侧卧位。

2. 抓握餐具训练

开始抓握木条或橡皮,继之用匙。无抓握能力,协调性差的患者应将餐具加以改良。如特制碗碟并予以固定,使用横把或长把刀、叉等。

3. 进食动作训练

先训练手部动作再到进食动作。进食时指导患者用健手把食物放在患手中,再由患手放入口中,训练两只手功能的转换。

4. 咀嚼和吞咽训练

吞咽困难者应先进行吞咽动作训练,确认无误咽危险时,方可试行自己进食。先浓汤、糊状食物等,从流质逐步过渡到半流质再到普食,由少量饮食过渡到正常饮食。

(二) 更衣训练

应在患者具有坐位和控制平衡的能力及健肢的基本活动能力基础上进行穿脱衣、鞋、袜等训练。如截瘫患者若可坐稳可自行穿脱衣裤,穿裤子时先取坐位,下肢穿好后再取卧位,抬高臀部将裤子穿好。对于穿脱普通衣服困难者,可设计特制衣服,如宽大的前开襟衣服。手指协调性差的患者可使用摁扣、拉链、搭扣等,以方便其使用。双上肢功能障碍者,需要他人给予一定的协助;对穿戴假肢的患者注意配合假肢穿戴。

1. 穿脱上衣

穿脱衣服时遵循患侧先穿后脱的原则。穿衣时先用健侧手找到衣领,将衣领朝前平铺在双膝上,将患侧袖子垂直于双腿之间,患手伸入袖内,将衣领拉到肩上。健侧手转到身后将另一侧衣袖拉到健侧斜上方,穿入健侧上肢。脱衣时先脱健侧手,再脱患侧手。见图11-5。

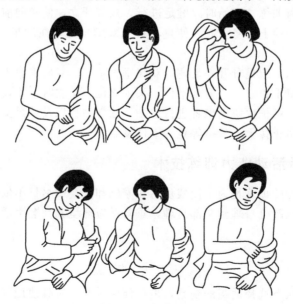

图11-5 穿脱上衣

2. 穿脱裤子

穿裤子时应将患腿屈膝、屈髋放于健腿上，套上裤腿，拉至膝以上，放下患腿，健腿穿裤腿，拉至膝以上，然后从坐位变为仰卧位做搭桥动作，健腿用力蹬床，用手将裤子向上拉，再行整理。脱裤子的动作与之相反，先脱健侧，再脱患侧。

3. 穿、脱袜子和鞋

穿袜子和鞋时患者双手交叉先将患侧腿抬放到健侧腿上，用健手为患足穿袜子或鞋，再将患侧腿放回原地，全脚掌着地，重心转移至患侧，再将健侧下肢放在患侧下肢上方，穿好健侧的袜子或鞋。脱袜子和鞋的顺序与之相反。

（三）个人卫生训练

个人卫生训练包括患者移到洗漱处、开关水龙头、洗脸、洗手、刷牙等。洗漱用品应放在患者易取处；患者拧毛巾可指导其将毛巾绕在水龙头上或患肢前臂后再用健手拧干；可根据患者实际情况设计辅助器具，如加粗牙杯的手柄直径，方便抓握。

（四）排泄功能训练

1. 排尿功能训练

应早期进行训练，循序渐进，每2～5h训练1次，每次10～15min。常用训练方法如下。

（1）盆底肌肉训练 指导患者在不收缩下肢肌、腹肌、臀肌的基础上主动收缩会阴及肛门括约肌。每次吸气时持续10s，呼气时放松，重复10次，每天5～10次。适用于压力性尿失禁患者，减少漏尿的发生。

（2）排尿习惯训练 训练患者在特定时间排尿，如晨起或睡前。适用于急迫性尿失禁患者。

（3）诱发排尿反射 如持续有节律轻叩耻骨上区、牵拉阴毛、温水冲洗会阴等，适用于反射性尿失禁及尿潴留患者。

（4）屏气法 患者取坐位，身体前倾，腹部放松，做一次深呼吸，然后屏住呼吸，用力向膀胱及骨盆底部做排尿动作，促进尿液排出，适用于充盈性尿失禁患者。

（5）手压法 用双手或单手握拳由脐部向耻骨方向滚动推压，动作需轻柔缓慢。适用于尿潴留患者。

（6）间歇性导尿 是指不将导尿管留置于膀胱内，仅在需要时插入膀胱，排空后即拔出。适用于神经源性膀胱导致的尿潴留、非神经源性膀胱功能失调、膀胱内梗阻导致排尿不完全等。

2. 排便功能训练

便秘或大便失禁是排便功能障碍的常见表现。可以采取以下康复护理措施。

（1）训练定时排便 根据患者具体情况，选择排便的最适时间，养成按时排便的习惯，一般在早餐后为宜。

（2）按摩腹部 按摩腹部以促进肠蠕动，或屏气以增加腹压，利于大便排出。

（3）严重便秘 可采用直肠指检的方法直接刺激直肠，或给予缓泻剂、栓剂，顽固性便秘者可考虑灌肠。

（4）对于大便失禁患者 应评估失禁的原因，如果是功能性失禁，应指导患者进行肛提肌肉收缩，帮助其功能恢复。

（5）调整饮食结构　指导患者多摄入高纤维素的食物，多饮水，每天在2000ml左右。

（五）移动训练

移动训练是帮助患者学会移动时所需的各种动作，以独立完成日常生活活动。当患者能站稳时应开始练习行走，起立动作与行走动作几乎同时开始。

1. 扶持行走训练

扶持患者行走训练时，扶持者应在患侧，便于扶持的同时保护患者且避免限制患者双腿活动。

2. 独立行走训练

先让患者两脚保持立位平衡状态，行走时，先迈出一只脚，身体倾斜，重心转移至对侧下肢，两脚交替迈出，整个身体前进。行走训练通常利用平衡杠、拐杖、手杖在室内进行，顺序是平衡杠内步行、杠外持杖步行、弃杖步行，逐步达到独立行走的训练目的。训练时注意矫正步态，改善行走姿势。

3. 拐杖行走训练

拐杖行走训练是利用假肢或瘫痪患者恢复行走能力的重要锻炼方法。拐杖训练应在患者两上臂、腰背部及腹肌力量锻炼后并坐起与立位平衡时才可进行。拐杖长度应适合患者。

双拐行走训练步骤为：将两拐杖置于足趾前外侧15～20cm，屈肘20°～30°，双肩下沉，将上肢的肌力落在拐杖的横把上；背靠墙站立，将重心移至一侧拐杖或墙壁，提起另一侧拐杖，再提起双侧拐杖；两拐杖置于两腿前方，向前行走时，提起双拐置于正前方，将自体重心置于双拐上，用腰部力量摆动向前。

单拐行走训练步骤为：健侧臂持杖行走时，拐杖与患侧下肢同时向前迈出，然后以健侧腿承担体重，继之健侧下肢和另一臂摆动向前，由患侧腿和拐杖共同承担体；或将健侧臂前移，然后移病腿，再移健腿，反之亦可，可由患者自行选择。

4. 上下楼梯训练

上下楼梯训练应遵照健腿先上、患腿先下的原则。应在患者能够熟练地在平地上行走后，试着在坡道或楼梯上行走。

患者上楼梯时，健手扶栏，先将患肢伸向前，再健足踏上一级，带动患肢踏上与健肢并行；下楼时，健手扶栏，患足先下，健足再下与患足并行。借助手杖上楼梯时，先将手杖立在上一级台阶，再蹬上健足，然后跟上患足与健足并行；下楼梯时，先将手杖立在下一级台阶，然后健足下一级，患足再下与健足并行。上楼梯时护士站在患者后方，下楼梯时护士站在患侧，以保障患者安全。

（六）轮椅训练

轮椅为残疾者使用最广泛的辅助性支具，轮椅应具有坚固、轻便耐用、容易收纳、搬动，便于操纵和控制的特点。患者应按处方要求配置和使用轮椅。

1. 轮椅选择

①座位宽度：测量坐下时两侧臀部最宽处之间的距离再加上5cm；②座位高度：为足跟至腘窝的距离加上5cm，放置脚踏板时，板面距地面至少5cm；③座位深度：为后臀至小腿腓肠肌后缘之间的水平距离减去5～7cm。座位太深，会压迫腘窝部，影响血液循环；座位

太浅，重心靠前，难以掌握平衡，容易摔伤；④靠背高度：要求尽可能低，为座面至腋窝的距离减去10cm，但颈椎高位损伤者选用高靠背，距离为座面至肩部距离。

2. 训练方法

（1）从床移到轮椅　轮椅置于患者健侧，面向床尾，与床呈30°~45°角，关好轮椅闸。坐稳后，用健手抓住床档支撑身体，将身体重心放在健腿上，健手扶住轮椅远侧扶手，以健腿为轴心旋转身体，缓慢而平稳坐在轮椅上。调整位置，用健足抬起患足，用健手将患腿放在脚踏板上，松开轮椅闸，轮椅后退离床。

（2）从轮椅移到床上　移动轮椅到床边，轮椅朝向床头，健侧靠近床边，与床呈30°~45°角，关好轮椅闸。患者用健手提起患足，将脚踏板移向一边，身体向前倾斜并向下撑而移至轮椅前缘，双足下垂，使健足略后于患足。健手抓住床边，身体前移，用健侧上、下支撑身体站立，转向坐到床边，推开轮椅，将双足收回床上，见图11-6。

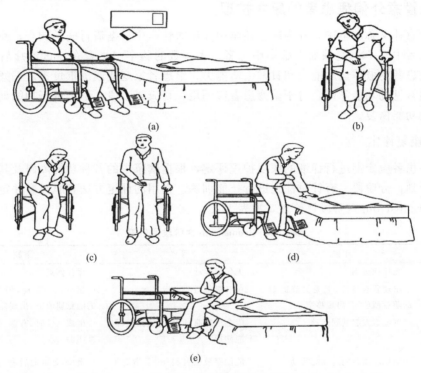

图11-6　从轮椅移到床上

（3）轮椅与便器间的转移　坐便器一般高于地面50cm。坐便器的两侧必须安装扶手。先将轮椅靠近坐便器，关好轮椅闸，脚离开脚踏板并将将脚踏板旋开，解开裤子，用健手扶轮椅扶手站起，然后握住墙上的扶手，转身坐到坐便器上。

3. 注意事项

使用方法应由患者自己选定，尽量发挥患者的功能；乘坐轮椅姿势正确，身体置于轮椅中部，背部尽量靠后；推乘坐轮椅的患者下坡时应倒行，做好约束；长期坐轮椅应加强臀部减压，防止压疮；反复练习，循序渐进，多练习肢体的柔韧性和力量；注意保护，以防意外。

★ 考点提示：轮椅选择及注意事项

第四节 社区常见病与伤残病患者的康复护理

2006年第二次残疾人抽样调查结果表明,肢体残疾者为2412万人,占残疾人总数的29.07%,是各类残疾人中比例最高者。肢体残疾或功能障碍给患者及家庭的生活带来了诸多的不便,对其心理造成了极大的压力,也是家庭和社会经济的沉重负担。以残疾人需求为导向,开展社区康复是国际上普遍的做法和原则。社区康复护理是社区康复的重要组成部分,可帮助肢体残疾或功能障碍者解决医疗护理的救助和服务,协助他们得到社会的帮助和支持,也是实践残疾人社会融合的有效途径。

一、脑血管意外偏瘫患者的康复护理

脑血管意外又称脑卒中,分为缺血性卒中和出血性卒中。据流行病学调查,我国现存脑血管疾病患者中有70%是缺血性脑卒中患者。大多数的脑卒中患者在经过治疗后会留下后遗症,影响患者的肢体运动能力和日常生活能力,给患者家庭造成沉重负担。偏瘫是脑血管意外患者最常见的功能障碍,对于偏瘫患者应利用一切康复手段,尽早进行功能训练,促进瘫痪肢体的功能恢复。

(一)康复评定

脑卒中患者应定期进行详细的康复护理评定,根据脑卒中的各种功能障碍及其程度制订康复护理计划,分阶段、有针对性地进行技能训练。常用的评定方法有肌痉挛评定、运动功能评定(Brunnstrom六阶段评价表,见表11-3)。

表11-3 Brunnstrom六阶段评价表

阶段	上肢	手	下肢
Ⅰ	无任何运动	无任何运动	无任何运动
Ⅱ	出现联合反应,但无关节运动的随意肌收缩,出现痉挛	仅有极细微的屈指	出现联合反应,但无关节运动的随意肌收缩,出现痉挛
Ⅲ	可随意发起共同运动	能全指屈曲,可有钩状抓握,但不能伸指	坐或立位时,有髋、膝踝的协同性屈曲
Ⅳ	出现脱离共同运动的活动: 1. 肩伸展0°、肘屈90°的情况下前臂可旋前、旋后 2. 在肘伸直的情况下,肩可前屈90° 3. 手背可触及腰骶部	能侧捏及松开拇指,手指有半随意的小范围伸展屈曲	坐位,足可向后滑到椅子下方;在足跟不离地情况下能背屈踝
Ⅴ	出现相对独立于共同运动的活动: 1. 肘伸直时肩可外展90° 2. 在肘伸直时肩前屈30°~90°的情况下,前臂可旋前和旋后 3. 肘伸直,前臂中立位臂可上举过头	可做球状和圆柱状抓握,指可作集团伸展,但不能单独伸展	健腿站立位,患腿在髋伸展位下能屈膝;立位,在伸膝的情况下,踝可背屈,足可向前迈步
Ⅵ	运动协调近于正常手指,指鼻无明显辨距不良,但速度比健侧慢(≤5s)	所有抓握均能完成,但速度和准确性比健侧差	立位伸膝位可使髋外展,坐位下伸直膝的情况下髋可内外旋,并伴有足的内外翻

(二) 康复护理措施

1. 急性期（软瘫期）

急性期指发病且病情稳定后1~2周内，患者一般表现为迟缓性麻痹，没有随意的肌肉收缩，也不出现联合反应，机体基本处于全面松弛状态，相当于恢复早期（痉挛期Ⅰ~Ⅱ期）。康复护理措施应早期介入，争取功能尽早得到改善，预防并发症。

（1）床上正确的体位摆放（良肢位） 又称为抗痉挛体位。早期注意保持床上的正确体位，有助于预防或减轻痉挛姿势的出现和加重。具体选用以下体位交替使用：仰卧位（见图11-1）、健侧卧位（图11-2）和患侧卧位（图11-3）。三种体位的具体摆放详见本章第三节相关内容。

（2）肢体被动运动 患者发病后3~4日病情稳定后，护士可对其患肢所有关节进行被动运动，活动顺序应从健侧肢体到患侧肢体，从近端关节到远端关节，从大关节到小关节循序渐进，动作应轻柔缓慢。重点进行肩关节内旋和外旋、外展和屈曲（图11-7），肘关节伸展，腕和手指伸展，髋关节外展和伸展，膝关节伸展，足背屈和外翻（图11-8）。每天做2~3次，直到主动运动恢复。主要目的是防止患侧肢体肌肉萎缩、关节挛缩、变形等，另外有促进肢体血液循环和增强感觉输入的作用。

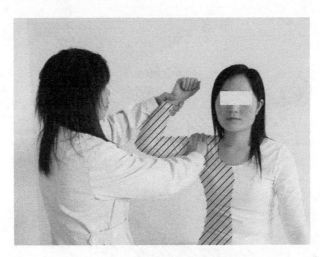

图11-7 肩关节内旋和外旋、外展和屈曲

在对脑血管意外患者进行肢体被动运动的同时，还可对患肢进行按摩。目的是促进患侧肢体血液、淋巴回流，防止和减轻水肿，同时也是一种运动-感觉刺激，有利于运动功能恢复。按摩需轻柔、缓慢、有节律地进行，不使用强刺激性手法。对肌张力高的肌群用安抚性质的按摩，对肌张力低的肌群则予以摩擦和揉捏。

（3）主动运动 能完成主动运动的患者，利用躯干肌的活动以及各种手段，促使肩胛骨和骨盆带的功能恢复。主动运动时幅度应从小到达，每次活动范围应在达到最大可能范围后再稍用力超出，以轻度疼痛为终止信号，循序渐进。

① 体位变化：其目的是为了预防压疮和肺部感染，尽早使患者学会向两侧翻身。一般2h变化体位一次。偏瘫患者变换体位或者做训练时，握手的方法应使用Bobath握手，如图11-9所示。常见的体位变换有被动向健侧翻身、被动向患侧翻身、主动向健侧翻身、主动向患侧翻身，详见本章第三节相关内容。

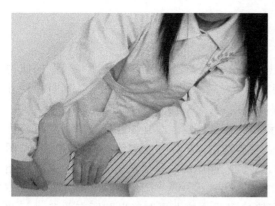

图 11-8 足背屈和外翻

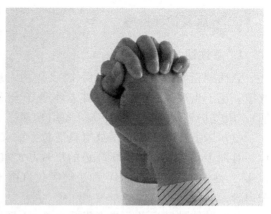

图 11-9 Bobath 握手

② 桥式运动：进行翻身训练的同时，必须加强患者伸髋屈膝肌的练习，可有效防止站位时因髋关节不能充分伸展而出现的臀部后突所形成的偏瘫步态。

常用的有双侧桥式运动（图 11-10）和单桥式运动（图 11-11）。

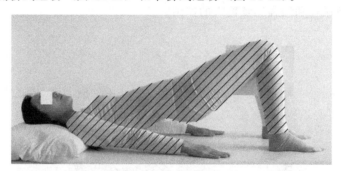

图 11-10 双侧桥式运动

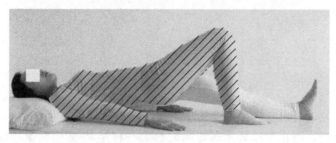

图 11-11 单桥式运动

2. 恢复早期（痉挛期）

一般为发病后 2 周至 2~3 个月，相当于 Brunnstrom Ⅲ~Ⅳ 期。此期患侧肌张力开始增高，患者的主动性运动开始恢复。康复的主要目的是降低肌张力、打破共同运动、进行分离运动训练，加强偏瘫侧肢体的主动活动并于日常生活活动相结合。患者应做主动训练，先在他人帮助下，然后循序渐进的自我进行，社区工作人员应根据患者情况及时评估训练效果并及时调整康复计划。

(1) 抗痉挛训练　大多数患者患侧上肢以屈肌痉挛占优势，下肢以伸肌痉挛占优势。抗痉挛训练具体包括以下方法。

① 卧位抗痉挛训练：采用 Bobath 式握手上举上肢，使患侧肩胛骨向前，患肘伸直。仰卧位时双腿屈曲，Bobath 式握手抱住双膝，将头抬起，前后摆动使下肢更加屈曲。还可以进行桥式运动，也有利于抑制下肢伸肌痉挛。

② 被动活动肩关节和肩胛带：这一活动可帮助上肢运动功能恢复和预防肩痛、肩关节挛缩。患者仰卧，以 Bobath 式握手，用健手带动患手上举，伸直和加压患臂（图 11-12）。

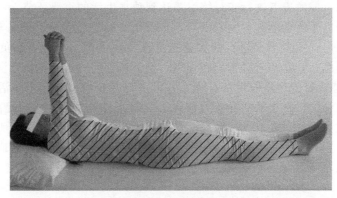

图 11-12　肩关节和肩胛带活动

③ 下肢控制能力训练：卧床期间进行下肢训练可改善下肢控制能力，为行走训练做准备。可通过髋、膝屈曲动作训练，踝背屈训练，下肢内收、外展控制训练进行。

（2）坐位训练　只要患者病情允许，应尽早采取床上坐位训练。长期在床上制动，尤其是老年人，可发生各种严重并发症，如深静脉血栓形成、坠积性肺炎、压疮等。

① 坐位耐力训练：长期卧床患者坐起时，可能发生体位性低血压，因此宜先从半坐位开始。可先抬高床头 30°，耐受后，逐步过渡到坐位。如已能坐位 30min，则可进行从床边坐起训练。

② 从卧位到床边坐起训练：a. 患者先移至床边；b. 用健腿将患腿移于床边外，患膝自然屈曲；c. 头向上抬，躯干向患侧旋转，健手横过身体；d. 在患侧用手推床，把自己推至坐位，同时摆动患腿下床。

③ 坐位平衡训练：患者取坐位后，可左右、前后轻推，训练其平衡力。左右平衡训练时，护士坐在患者患侧，一手置于腋下，一手置于健侧腰部，嘱患者身体重心先向患侧移，然后再移向健侧，反复进行；进行前后平衡训练时，协助患者身体重心前后倾斜，然后慢慢恢复中立位，反复进行。

（3）立位及立位平衡训练　患者能够自行坐稳且下肢肌力允许时，可行起立动作及立位平衡训练，为行走训练做准备，详见本章第三节相关内容。

3. 恢复中、后期

一般是指发病后 4~6 个月。在痉挛基本控制以后，Brunnstrom Ⅳ 期以后，患者的分离运动逐步形成，偏瘫肢体的部分功能已开始恢复，但仍不能完成比较精细、协调的随意运动。康复的目的是进一步产生精细、协调、快速的随意运动，进行耐力、肌力训练、步态姿势纠正、更高水平的平衡功能训练、实用行走和阶梯训练，掌握日常生活活动技能，提高生活质量。

（1）上肢和手的功能训练　此期训练要重视"由近到远，由粗到细"的恢复规律，近端关节的主动控制能力直接影响到该肢体远端关节的功能恢复，如手功能的改善与恢复。上肢控制能力训练包括前臂的旋前、旋后训练，肘的控制训练和腕指伸展训练。患者改善手功能训练可通过作业性手功能训练，如编织、绘画、陶瓷工艺等训练患者双手协同操作能力，亦可通过手的精细动作训练，如打字、搭积木、拧螺丝等动作以及进行与日常生活有关的训练，加强和提高患者手的综合能力。

(2) 下肢功能训练　主要通过练习不同屈膝位的主动伸膝、屈膝运动和踝背屈活动促进下肢运动的协调性，进一步增加下肢的负重能力，提高步行效率。

(3) 步行训练　偏瘫患者进行步行练习是达到独立生活的重要环节，一般患者下肢功能恢复较上肢早。站立平衡功能基本恢复以后，在继续进行患腿负重和重心转移练习的同时，应开始进行步行练习。主要需要进行踝关节选择性背屈训练、患侧下肢负重和平衡功能训练、向后方迈步训练、骨盆和肩胛带旋转训练、上下楼梯训练及减重步行训练等。

(4) ADL训练　目的是争取生活自理，并可进行必要的家务和户外活动等。早期即可开始，通过持之以恒的日常生活活动能力训练，争取能自理生活，从而提高患者生存质量。训练内容包括进食方法、个人卫生、穿脱衣裤鞋袜、床椅转移、洗澡等。为完成日常生活活动能力训练，可选用一些适用的装置，如便于进食的特殊器皿、改装的牙刷、各种形式的器皿及便于穿脱的衣服等。详见本章第三节相关内容。

4. 后遗症期

后遗症期一般是指发病后1~2年。此期康复的重点是坚持训练，防止功能退化，利用残余功能，争取最大限度地日常生活自理。同时避免失用综合征、骨质疏松和其他并发症的发生。可以使用必要的辅助用具，如矫形器、四足手杖、轮椅等，以补偿患肢功能。患肢功能不能恢复或恢复很差者，要充分发挥健侧的代偿功能。此期进行职业康复训练，可以帮助患者尽可能回归社会。包括以下几点：①继续进行维持性康复训练，以防功能退化；②适时使用必要的辅助器具，以补偿患肢的功能；③对患侧功能不可恢复或恢复很差者，应充分发挥健侧的代偿作用；④对家庭环境做必要和可能的改造；⑤应重视职业、社会、心理的康复。

二、骨折患者的康复护理

骨折是指骨或骨小梁的完整性或连续性中断，造成骨折的原因是多方面的，外伤是最常见的原因。复位、固定和功能锻炼是现代医学骨折治疗的三个主要环节，而康复护理主要在固定和康复锻炼环节中发挥着重要作用。骨折后尽早进行康复训练，预防并发症或继发性障碍。康复训练在骨折愈合的不同阶段有不同的重点。

1. 骨折愈合早期

骨折后1~2周，重点是消肿止痛，保护骨骼部位，预防肌肉萎缩。

(1) 疼痛处理　肢体的末端高于近端，且近端高于心脏水平，可促进血液回流，局部冰敷，给予受伤肢体足够的保护、适当的制动，减轻水肿。

(2) 肌力训练　固定部位的肌肉有节奏的等长收缩练习（即静力收缩和放松），不引起明显关节活动，适用于牵引或石膏固定关节的患者，可预防肌肉萎缩，对关节少有动态刺激。一般使用最大肌力，每次收缩3~10s，每天5~10次。例如，下肢被石膏固定于伸直位时，患侧股四头肌等长收缩，能有效预防股四头肌的萎缩，增强肌力。

(3) 关节活动度训练　早期以被动活动为主，健侧肢体和患肢非固定关节的被动及主动训练，上肢应注意肩关节外展、外旋及手掌指关节、指间关节的屈伸练习，下肢应注意踝关节的背屈运动，老年人更要防止关节粘连和僵硬。

(4) 正常活动和呼吸训练　鼓励患者尽早离床；对于必须卧床的患者，尤其是年老体弱者，应每日做床上呼吸训练、关节被动活动或保健操，防止关节挛缩。改善全身状况，预防压疮、呼吸系统疾患等并发症。

(5) 物理疗法 可改善肢体血液循环，消除炎症和肿胀，减轻疼痛，减少粘连，防止肌肉萎缩和促进骨折愈合。常用方法有光疗法、直流电离子导入法、透热疗法、超声波等。

2. 骨折愈合中期

骨折后3~8周，重点是消除残存肿胀、软化和牵伸挛缩的纤维组织，增加关节活动范围和肌力。

(1) 关节活动度的训练 基本原则是利用逐步牵伸挛缩和粘连的纤维组织，使胶原分子间横键裂解，互相滑移，不易回缩。患者进行受累关节各个运动轴方向的主动运动，轻揉牵伸挛缩、粘连的关节周围组织，训练时患者应处于舒适自然体位，肌肉充分放松，活动时，近端关节要固定，不可产生替代运动，以免影响效果，如前臂骨折时肘关节的伸屈活动；胫腓骨骨折做直腿抬高练习，屈膝位主动伸膝练习，以及踝屈伸和内、外翻抗阻练习。动作重复多遍，每天3~5次，以引起局部适应或轻度疼痛为度，过度疼痛可以引起放射性肌痉挛无效。

(2) 肌力练习 外固定解除后，可由等长收缩练习过渡到等张收缩练习及等张抗阻练习。如上肢骨折可进行手用力握拳、伸展练习，推墙抗阻练习。下肢可加强踝泵运动练习、股四头肌功能锻炼的等张收缩练习。

(3) 日常生活及工作能力练习 尽早进行职业练习，注重平衡性和协调性练习，以改善日常生活及工作能力。

3. 骨折愈合后期

骨折后8~12周，训练目的是增加关节活动范围和肌力，重新训练肌肉的协调性和灵活性，恢复肢体功能，恢复日常生活、工作能力。

(1) 肌力训练 根据肌力选择肌力训练方式，0级肌力一般选择电刺激疗法，1~2级肌力选择电刺激疗法，同时可配合助力运动训练。3级以上肌力可进行等张抗阻训练（如徒手抗阻训练或器械抗阻训练），如下肢骨折可进行负重状态下的股四头肌功能锻炼。

(2) 关节活动度训练 继续进行关节的主动及被动运动，对关节活动仍受限者可进行关节功能牵引，即将受累关节近端固定，远端沿正常关节活动方向用适当力量进行牵引，力量以患者感受到可耐受酸痛但不产生痉挛为主，每次10~15min，每天2~3次。对于僵硬的关节，可配合热敷进行手法松动。

(3) 负重练习及步态练习 上肢骨折在不影响骨折固定的情况下，鼓励患者尽早下床行走。下肢骨折根据骨折的类型及门诊复查情况决定何时负重练习，遵循不负重-半负重-全负重的原则进行负重练习。在全负重的基础上进行半蹲起立练习等增加负重肌肌力。步行练习的原则为不负重-半负重-充分负重，以此从持双拐步行逐步过渡到健侧单拐、单手杖、脱拐步行。

(4) 日常生活及工作能力训练 逐步增加日常生活及工作能力训练强度，可逐渐恢复体育运动。

4. 饮食指导

指导患者进食高蛋白、高维生素、富含膳食纤维以及含钙高的食物。如鼓励患者多进食蔬菜、水果、鱼虾、牛奶、鸡蛋等。动物肝脏、豆类、蘑菇、海产品等富含锌、铁等微量元素的食物也可鼓励患者适当补充。

5. 心理护理

骨折的治疗需要相当长的时间，护理人员应通过健康教育使患者认识到功能锻炼的重要性和必要性，在骨折早期鼓励患者克服疼痛进行功能锻炼。在骨折中后期，在康复医师指导下坚持功能锻炼，不急于求成以免引起新的损失。当出现新患肢功能减退和自理能力下降时，帮助患者建立战胜疾病的信心。

6. 自我观察

指导患者学会自我观察病情，如远端皮肤有无发绀发凉，有无感觉异常及疼痛等，及时发现就医。

三、腰椎间盘突出症患者的康复护理

腰椎间盘突出症（LDH）是常见的腰腿痛疾病，以 20~50 岁为多发年龄，男性多于女性，以 L4~5、L5~S1 间隙发病率最高，占 90%~96%。常见原因有腰部扭伤、过劳、脊柱骨关节炎、骨质疏松症等。

（一）主要功能障碍

1. 疼痛

反复发作的腰痛及坐骨神经痛，其中腰痛比较明显。弯腰、咳嗽、打喷嚏、排便用力时均可使疼痛加重。

2. 神经功能障碍

①感觉神经障碍：表现为麻木、疼痛敏感及感觉减退等；②运动神经障碍：肌力可减退，少数较严重的病例可完全丧失等；③反射功障碍：神经反射功能可出现亢进、减弱或消失。

3. 日常生活功能障碍

压迫马尾神经者可出现鞍区感觉减退，出现大小便障碍。

4. 腰部活动障碍

腰部活动在各方面均受影响，尤以后伸障碍明显。

5. 步态和姿势异常

较重患者常伴有间歇性跛行。

6. 心理障碍

长时间急慢性腰腿痛，下肢感觉异常，影响日常生活。部分患者产生焦虑、紧张等心理症状。

（二）康复护理措施

1. 体位的护理

急性发作时绝对卧硬板床休息 2 周以上时间，腰下垫一软枕，保持腰椎的生理曲度，减轻肌肉痉挛引起的疼痛，同时亦可促进血液循环，预防压疮的发生。

2. 康复训练

在患者无急性腰腿痛的情况下，积极配合运动方法进行康复训练，增强腰背肌的力量，

纠正异常力线，增强韧带弹性，活动椎间关节，维持脊柱正常形态。

（1）早期进行腰背肌锻炼　从飞燕式开始，然后到五点支撑法，1～2周后过渡为三点支撑法，再到四点支撑法（图11-13）。①飞燕式：俯卧与硬板床上，头，双上肢，双下肢后伸，腹部接触床的面积尽量小，呈飞燕状，以上动作每次保持10s，重复20次/组，2～3组/天；②五点支撑法：平卧于硬板床上，用头，双脚，双肘5点支撑，将臀部抬起，臀部尽量抬高；③三点支撑法：平卧于硬板床上，用头、双脚3点支撑，将臀部撑起，臀部尽量抬高；④四点支撑法：即拱桥支撑法、平卧于硬板床上，用双手、双脚将身体全部撑起，呈拱桥状。

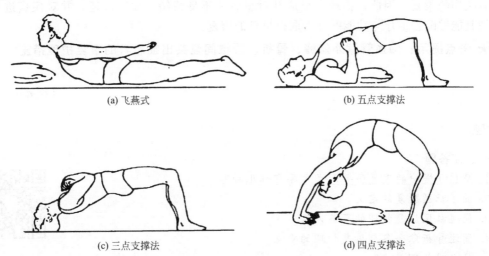

图11-13　腰背肌锻炼示意图

（2）恢复期训练　增加柔韧性和灵活性训练。①体前屈练习：身体直立，双脚分开与肩同宽，双手扶于腰两侧，以髋关节为轴心，使身体尽量前倾，做1～2min还原，重复3～5次；②体后伸练习：身体直立，双脚分开与肩同宽，双手扶于臀部或腰间，身体上部尽量伸展后倾，做1～2min后还原，重复3～5次；③体侧弯练习：体位同①、②，身体以腰为轴心，先向左侧弯曲，还原中立，再向右侧弯曲，可逐渐增加幅度，重复6～8次；④悬腰练习：双手扶于门框或横杠上，使身体呈半悬垂状，保持足尖刚触及地面，身体用力，使臀部左右环绕进行；⑤其他：伸腿坐床以手摸足、仰卧抱膝滚球、仰卧屈膝摆髋等。

3. 日常生活指导

指导患者用正确的姿势进行日常各种活动，不良的姿势会使脊柱保持全身平衡的背肌以及腹肌肌群产生疲劳，功能下降，局部代谢产物的堆积可产生腰背酸痛，在工作、学习和生活中应保持良好的卧、坐、站及行等姿势，并不断变换姿势。①起床正确姿势为先健侧卧于床边，利用双上臂支撑的力量，双足同时着地，起身时利用双上肢支撑的力量，避免腰部用力。必要时可佩戴腰围，一般不超过三个月，以免引起腰背部肌肉萎缩。②提重物时，先屈膝下蹲，利用臀大肌及股四头肌的力量提起，避免腰部用力。③在家进行扫地等家务劳动时，可以将打扫的工具把柄加长，避免弯腰。厨房劳动可适当地将操作台面高度根据患者的身高进行调整，从而避免弯腰。④腰椎间盘突出症患者应养成良好的生活习惯，在日常生活中尽量做到"两护"、"十不"。"两护"为护腰、护肩，"十不"为不久站、不久坐、不弯腰、不低头、不负重、不劳累、不着凉、不抱小孩、不坐矮板凳、不穿高跟鞋。

4. 饮食护理

急性期卧床患者，肠蠕动减慢，消化功能减退，易引起腹胀、便秘等。故应多进清淡、易消化、富含丰富维生素的食物（如蔬菜、水果等）。避免进食山芋等产气食物和辛辣刺激食物。

5. 心理护理

腰椎间盘突出症病程长，且易复发，患者需长期忍受反复发作的急、慢性腰腿痛及下肢感觉异常等，影响到日常生活和工作。患者常感觉精神紧张，易产生焦虑、烦躁等情绪，影响患者疾病的康复。因此，护理人员应针对患者的不良情绪，加以沟通，并对疾病进行解释，使其能够配合治疗与功能锻炼，取得早日的康复。

★ 考点提示：脑血管意外偏瘫、骨折、腰椎间盘突出症患者的康复护理措施

（徐姝娟）

思考题

一、简答题

1. WHO 提出的康复服务形式主要有哪几种？
2. 简述社区康复的定义。
3. 简述社区康复护理的服务内容。
4. 简述骨折愈合各期康复护理的重点。
5. 什么叫物理疗法？
6. 什么叫心理疗法？
7. 什么叫社区康复护理评估？
8. 简述呼吸功能训练的作用。

二、案例分析

某患者，男，59岁。高血压病史10年，20天前出现神志不清，伴有右侧上下肢体偏瘫，现神志转清，肌力和肌张力增高，右下肢伸展，足略内翻，大小便能控制，患者在家卧病在床，妻子已退休，身体健康，可以在家照顾他。

若作为社区康复护士，如何帮助和指导患者在家康复？应帮助患者完成哪些日常生活训练？

第十二章 社区精神障碍的预防与护理

【学习目标】
- **掌握**：精神健康的概念及标准；严重精神障碍患者管理服务规范。
- **熟悉**：社区人群常见心理障碍的应对措施；精神分裂症、抑郁症、老年痴呆患者的社区预防与护理。
- **了解**：社区精神卫生服务的特点及意义。
- **应用**：参观精神专科医院。

案例导入

案例回放：

李某，男，42岁。一年前因生意失败，回老家借居在父母家。半年前的一个深夜开始，李某发现对面楼里有灯光照到他的房间，此后渐渐发现街坊邻里常常"话里有话"，内容多涉及他的隐私，开始怀疑他的房间被人录音、摄像。三个月前，李某听到脑子里有一个自称"国家安全部少校"的人同他讲话，声称他已成为"全国一号嫌犯"，正在对他实施全面监控。后又出现一个自称是"老书记"的女声为他辩解，说他是个好同志。"少校"与"书记"就李某的许多方面都发表针锋相对的意见，令李某不胜其烦。

思考问题：
1. 患者诊断什么病？这种病有哪些典型症状？
2. 在社区护理过程中如何帮助家属发现病情复发的症状？
3. 如何处理患者出现冲动、伤人、自杀、外跑等意外？

我国的精神障碍患病情况，据第二次全国精神障碍流行病学调查显示，全国15岁以上成年人精神障碍总患病率达17.5%，其中严重精神障碍为1600万左右。目前精神障碍在我国疾病总负担中排名居首位，约占疾病总负担的20%。焦虑症、抑郁症等常见精神障碍与心理行为问题逐年增多，心理应激与严重精神障碍患者肇事、肇祸事件时有发生，老年痴呆等特定人群疾病干预亟须加强。这些问题，迫切需要社区精神卫生服务来解决。

第一节 精神卫生工作概述

精神卫生是影响社会经济发展的重大的公共卫生问题,现阶段还是严重的社会问题。精神是人脑的一种功能,是客观世界在人脑中主观反映。健康是一种在身体上、精神上的完满状态,以及良好的适应力,而不仅仅是没有疾病和衰弱的状态。精神健康是保障人顺利适应环境,健康生存发展,保障人正常的进行交往,保障人正常的认识客观世界及规律性。

一、精神卫生概述

(一)精神健康

精神健康又称心理健康,是指一种高效而满意、持续的心理状态。从狭义上讲,心理健康是指人的基本心理活动过程内容完整、协调一致,即认识、情感、意志、行为、人格完整和协调,能适应社会与社会保持同步。

精神(心理)健康的标准包括以下几点。

① 是有适度的安全感,有自尊心,对自我的成就有价值感。
② 是适度的自我批评,不过分夸耀自己也不过分苛责自己。
③ 是在日常生活中,具有适度的主动性,不为环境所左右。
④ 是理智、现实、客观、与社会有良好的接触,能容忍生活中挫折的打击,无过度的幻想。
⑤ 是适度地接受个人的需要,并具有满足此种需要的能力。
⑥ 是有自知之明,了解自己的动机和目的,对自己的能力有客观的认识。
⑦ 是能保持人格的完整与和谐,个人的价值观能适应社会的标准,对自己的工作能集中注意力。
⑧ 是有切合实际的生活目标。
⑨ 是具有从经验中学习的能力,能适应环境的需求改变自己。
⑩ 是有良好的人际关系,有爱人的能力和被爱的能力,在不违背社会标准的前提下,能保持自己的个性,既不过分阿谀,也不过分寻求社会赞许,有个人独立的意见,有判断是非的标准。

★ 考点提示:精神健康的概念与标准

(二)精神卫生问题及心理问题

1. 精神卫生问题

精神卫生问题又称心理卫生问题,既是重大公共卫生问题,也是公众关注的社会问题。涵盖面较广,需要根据所指对象不同进行具体分析,包括年龄、性别、民族、遗传性、家庭性、职业、受教育的程度、群体、地区等,不同的对象所面临精神卫生方面的问题不尽相同。

2. 一般心理问题

一般心理问题是由现实因素激发,持续时间较短,情绪反应能在理智控制之下,不严重破坏社会功能，情绪反应尚未泛化的心理不健康状态。如升学、择业、结婚、育儿、养老、健康状况等不如人意，又如工作压力、人际关系处理不当等引起的心理冲突等引起的不良情绪，但在短时间内即可得到缓解。

3. 严重心理问题

严重心理问题是由相对强烈的现实因素激发，初始情绪反应强烈，持续时间较强，内容完全充分泛化的心理不健康状态，有时伴有某一方面人格缺陷。如儿童青少年早期由于家庭环境的影响和不当的教养方式，他们在心理发展和心理逐渐成熟的过程中，受到长期压抑而造成的人格改变。

（三）精神障碍

精神障碍又称精神疾病，《中华人民共和国精神卫生法》的定义为，"各种原因引起的感知、情感和思维等精神活动的紊乱或者异常，导致患者明显的心理痛苦或者社会适应等功能损害"。许多精神障碍患者有妄想、幻觉、错觉、情感障碍、哭笑无常、自言自语，行为怪异的表现，绝大多数患者缺乏自知力，不承认自己有病，不主动寻求医生的帮助。如阿尔茨海默病、抑郁症、儿童注意缺陷障碍等。根据病情的严重程度又分为严重精神障碍和一般精神障碍。

《中华人民共和国精神卫生法》对严重精神障碍的定义为，"是指疾病症状严重，导致患者社会适应等功能严重损害，对自身健康状况或者客观现实不能完整认识，或者不能处理自身事务的精神障碍"。患者发病时丧失对疾病的自知力或行为的控制力，并可能导致危害公共安全、自身或他人人身安全的行为。严重精神障碍主要包括精神分裂症、偏执性精神病、分裂情感性障碍、双相（情感）障碍、癫痫所致精神障碍、精神发育迟滞六种。

★ 考点提示：精神障碍和严重精神障碍的定义

二、精神卫生工作体系

2008年卫生部等多部委下发《全国精神卫生工作体系发展指导纲要（2008—2015年）》，明确精神卫生工作体系建设。

1. 健全完善精神卫生防治服务网络

建立以精神卫生专业机构为主体，综合医院为辅助，基层医疗卫生机构和精神障碍社区康复机构为依托的精神卫生防治服务网络。增强精神卫生专业机构的预防和社区康复功能，承担精神障碍和心理行为问题的预防、医疗、康复、健康教育、信息收集等培训与指导工作以及严重精神障碍管理治疗的管理工作。

2. 健全完善社区康复机构

在基层地方政府的统一领导下，充分利用社区内资源，做好精神障碍社区管理与服务工作；在精神卫生专业机构的指导下，由社区卫生服务机构、农村医疗卫生机构等基层医疗卫生机构为精神障碍患者提供医疗康复服务；各类精神障碍社区康复机构为精神障碍患者提供生活照料、功能训练、技能培训等康复服务。

3. 建立健全严重精神障碍管理治疗网络

以精神卫生专业机构、社区卫生服务机构和农村医疗卫生机构等基层医疗卫生机构为基础，建设严重精神障碍管理治疗网络，设立严重精神障碍登记和报告制度，建立精神卫生专业机构与其他医疗卫生机构之间的工作衔接机制，开展严重精神障碍随访、病情监测等社区管理工作。

三、社区精神卫生服务

(一) 社区精神卫生

社区精神卫生是指应用社会精神病学与其他行为科学的理论和技术，对一定地域人口中精神障碍进行以预防、治疗、康复和社会的统筹安排与管理，并开展有关科学研究工作，达到提高社区范围内全体居民的心理健康水平。

社区精神卫生在服务对象上有广义与狭义之分。广义上，它是以社区中的全体居民为对象，在政府机关及其各个部门与全社会的共同参与下，促进居民知晓精神卫生知识，不断提高社区居民的健康水平，从而在遇到问题时，能够及时调整，使之更好的生活和适应社会，更有效的服务社会；狭义上，社区精神卫生服务习惯称之为"社区精神障碍防治康复"，主要服务对象为社区中的精神障碍患者，根据当前我国精神卫生实际情况，应当在基层地方政府的统一领导下，在精神卫生专业机构的指导下，健全完善社区康复机构，加强对精神障碍的防治，采取积极对策改善精神障碍患者的处境和待遇，促进其康复，减少复发率。

(二) 社区精神卫生服务的意义

精神卫生工作关系到广大人民群众身心健康和社会稳定，对保障社会经济发展、构建社会主义和谐社会具有重要意义。当前我国精神卫生的实际情况是精神卫生资源短缺，社会对精神障碍认识不足，大部分患者仍是集中在精神专科医院康复。通过社区精神卫生服务，健全精神卫生服务网络，把防治的重点转移到社区，开展多种形式的社区精神卫生服务，精神障碍的社区医疗、康复工作、卫生宣教工作。综合社会各方面力量预防精神障碍的发生与复发，对于减轻家庭负担、维护社会安定团结、提高全民心理健康水平具有重要意义。

(三) 社区精神卫生服务的特点

社区精神卫生服务是在政府的统一领导下，充分利用社区资源，做好精神障碍管理与服务工作。在精神卫生专业机构的指导下，由社区卫生服务机构、农村医疗卫生机构等基层医疗卫生机构为精神障碍患者提供照料、功能训练、技能培训等康复服务。

1. 政府主导，广泛参与

各级政府制定精神障碍防治规划目标，建立并完善精神卫生服务体系，建立精神卫生工作协调机制，明确各级部门的工作职责，参与精神卫生工作目标的制定和精神卫生工作的督查。做好社区精神卫生服务要求各有关部门，如卫生、司法行政、民政、公安、残联、社会保障、人力资源、教育、计委等部门各司其职，同时又相互配合，履行法律规定的各项职责；动员街道及基层保健组织、福利机构、工会、共青团、妇联、老龄委、康复中心等社会各界的力量，以及精神障碍患者家属、邻居、单位的参与，形成一个致密的网络，能使有限的人力和资源发挥最大的效益。

2. 分片管理，服务持续

划区分片包干有利于精神障碍患者早发现、及时治疗、提高疗效。利用整个社区内可提供的设施、人力，形成一整套的工作体系。在居民的心理健康教育、咨询、辅导方面，在危机处理及精神障碍的研究、预防、治疗和康复方面，对每一个患者做到持续和全面的服务。

3. 防治结合，方便就诊

社区精神卫生服务是一个动态的过程，应坚持预防、治疗、康复相结合原则。社区精神卫生中心设在各城、乡社区之中，便于患者就近就医，尤其对于一些拒绝就医的患者，提供了方便条件。社区精神卫生服务不仅限于精神障碍患者，还面向全社区人群，实行全面精神卫生服务，对尚未形成精神障碍的心理、情绪障碍者，也能及时给予咨询指导。

4. 综合治疗，全面康复

社区精神的治疗包括药物治疗、心理治疗、工娱治疗和职业康复，尤其是工娱治疗和职业康复弥补了住院治疗条件的局限。通过综合性治疗促进患者达到医学、心理、社会以及职业全面康复。

★ 考点提示：社区精神卫生的定义，社区精神卫生服务的特点

第二节 社区常见心理障碍和精神障碍的预防与护理

社区中常见的心理障碍和精神障碍患者逐年增多，做好社区心理障碍和精神障碍的防治，有利于提高社区整体人群的精神健康，有利于社会的和谐稳定。

一、社区常见心理障碍的预防与护理

（一）心理障碍的定义

心理障碍是指人的心理活动不能适应社会环境发展，从而没有能力按照社会规范的方式去行动，产生的行为后果对本人或社会是不相适应的，或是让本人或他人痛苦的。

几乎人人都可能遇到心理障碍，如失恋、落榜、人际关系冲突造成的情绪波动、失调，一段时间内不良心境造成的兴趣减退、生活规律紊乱甚至行为异常、性格偏离等。

（二）常见心理障碍

1. 神经症

神经症是一组主要表现为焦虑、恐惧、强迫、疑病症状或神经衰弱症状的非精神病性、功能性障碍，主要包括焦虑症、恐惧症、强迫症、神经衰弱等。

2. 心理因素相关生理障碍

心理因素相关生理障碍是指一组与心理社会因素有关的，引起个体焦虑及一系列无意识的防御性和退行性的心理反应，导致自主神经活动变化，出现相应的进食、睡眠及性活动等生理功能发生紊乱，出现相应的障碍。常见的有进食障碍，包括神经性厌食和神经性贪食；睡眠障碍，包括失眠症、嗜睡症、睡行症（梦游）、夜惊、梦魇等；性功能障碍，如性欲减退、阳痿、早泄等。

（三）心理障碍的发生原因

心理障碍的发生原因是极其复杂的，往往是几种因素同时起作用。一般来说，主要有生物、心理、社会这三方面的因素。

1. 生物因素

生物因素包括遗传、躯体疾病等各种因素。一项精神障碍遗传研究中发现，孤独症、注意缺陷多动障碍、双相情感障碍、重性抑郁障碍、精神分裂症有遗传危险因素。

在躯体疾病时如感染、中毒、各种代谢障碍、脏器功能障碍等可导致脑部功能紊乱，产生心理障碍或精神异常。当躯体疾病好转时，心理障碍或精神异常也可相应好转。如儿童在链球菌性咽炎后突发的强迫症、神经梅毒后痴呆等。

2. 心理因素

心理因素包括急性心理创伤（如严重的意外事故，亲人的突然死亡、分离，严重的疾病如肿瘤）和持久的心理创伤（如亲人间的长期不和、人际关系紧张等）两大类。如反应性精神障碍、创伤后应激障碍、适应障碍等。心理障碍的发生既要看心理因素的性质、强度、持久性，也要看个人的心理个性及患者的应对方式，因此，在面对同样的应激事件，不同的个体引起的反应有相当的差异，从而可以解释为何不是所有人而只是一小部分人出现心理异常。

3. 社会因素

社会因素包括政治、宗教、文化教育、伦理道德、风俗习惯、家庭和人际关系等方面。不同的文化背景与生活方式，常可经形成特殊的心理问题。如恐缩症多见于东南亚国家，冰神附体见于日本冲绳岛、蒙古的比伦奇，同性恋在有些国家被列为性心理障碍，在有些国家则是合法的。

（四）社区预防与护理

心理障碍治疗以综合治疗为主，包括以药物治疗为主，同时进行心理治疗和康复治疗。

1. 心理治疗

根据不同心理障碍类型进行心理治疗。有以减轻患者负担、缓解痛苦为主的支持性心理治疗，长期引导，松弛疗法，如焦虑症；以改变行为为转变观念为主的行为治疗，练习性治疗，如进食障碍；以增强患者理智和判断力，促进心理成熟为目的的精神分析法、认知疗法、催眠疗法等。

2. 药物治疗

根据类型不同，按医嘱使用抗焦虑药物、镇静催眠药、改善情绪类药物。

3. 心理护理

（1）一般心理支持　是指对患者采取共情的态度，倾听患者的痛苦与不安，帮助患者认清疾病性质，鼓励培养兴趣与爱好，参与适量的体育锻炼，组织家庭参与社区集体活动。

（2）焦虑控制训练法　①患者学会自我监测，监测的内容包括每天发作次数、持续时间、症状、严重程度；②进行解释，让患者了解焦虑症的病因、临床表现以及影响因素；③自我放松训练，进行想象松弛的情景或是系统松弛的操作；④瑜伽、呼吸训练及肌肉放松技术；⑤如果是过度通气，可采用气囊呼吸法纠正，其方法是让患者用一个不通气的气囊呼吸，几分钟后血中二氧化碳浓度增高，症状即可缓解。

（3）重建正常进食模式的练习　为厌食症患者提供安静的进食环境，鼓励其自行选择食物，限制进食时间，一般不超过30min，陪伴在旁至餐后1h，确保其无催吐行为，对于餐后异常行为如长时间沐浴或过度活动，进行限制；当患者体重增加时，给予奖励，体重减少或拒绝进食，过度运动，取消奖励作为惩罚，利用正强化和负强化方式，帮助患者恢复正常的饮食模式。对于贪食症患者要制订限制饮食计划,在符合患者饮食习惯的前提下,逐步限制高脂、高糖食物和进食量,逐步建立规律的、适量的饮食习惯。

(4) 刺激控制训练法 主要是帮助失眠者减少睡眠无关的行为和建立规律性睡眠-觉醒模式的手段。要求患者做到以下几点:把床当作睡眠的专用场所;感到想睡觉才上床,而不是一累就上床;不在床上从事与睡眠无关的活动(如看书);睡不着或无法入睡时立刻起床去另一房间,直到睡意袭来再上床;无论夜间睡眠质量如何,都必须按时起床;避免白天睡觉。

4. 家庭指导

做好疾病的健康教育,让家庭了解疾病的起因,预后及相关的治疗方法,评估家庭压力,指导做好家庭减压,指导家属如何与患者进行沟通,理解患者的痛苦体验,指导家属掌握一些肌肉放松训练,提供家属一般性心理支持,定期进行一些集体活动,监督患者完成康复计划,在遇到危机时及时找专业人员寻求帮助。

二、社区常见精神障碍的预防与护理

精神分裂症、抑郁症、儿童孤独症、老年痴呆是《全国精神卫生工作规划(2015—2020年)》中提出的重点疾病,是社区精神卫生服务的重点。这些疾病呈慢性或慢性发作性病程,具有较高致残率,需要全病程防治。

(一) 精神分裂症

精神分裂症是一组常见的病因未明的精神障碍,多起病于青壮年,常有知觉、思维、情感和意志行为等方面的异常和精神活动的不协调,一般无意识障碍。病程多迁徙,呈反复加重或恶化的趋势。占我国精神科住院患者的一半以上。精神分裂症的表现如下。

(1) 前驱症 注意力减退,精力缺乏,生活懒散。

(2) 感知觉障碍 幻觉是精神分裂症最典型表现,其中以幻听最为常见。

(3) 思维障碍 是精神分裂症的特征性症状之一,主要表现为思维形式障碍与思维内容障碍。

(4) 情感障碍 情感迟钝、淡漠,情感反应与外界及思维内容不协调是精神分裂症的重要特征。

(5) 意志与行为障碍 在情感淡漠的同时,常伴有活动减少,行为被动,退缩。患者不主动与人来往,不遵守纪律,无故不上班、不上学。个人卫生疏于打理,经常蓬头垢面。有的患者出现与年龄环境不相符的幼稚愚蠢,装腔作势,患者对此毫无自知与察觉(作态),患者出现全身肌张力增高,包括紧张性兴奋与木僵状态,两者可交替出现。患者出现违拗、蜡样异曲等。

(6) 自知力障碍 自知力是患者对自身精神状态正确认识和判断的能力。精神分裂症患者一般均有不同程度的自知力丧失,不承认自己有病,不主动求医,甚至拒绝服药,住院。离开强制性治疗,很难继续服药,病情常有波动。

(二) 抑郁障碍

抑郁障碍是一组以显著而持久的情绪低落,精力减退,活动减少及兴趣减退等为主要表现的精神障碍,包括抑郁症、心境恶劣、心因性抑郁症、脑疾病或躯体疾病伴发抑郁等。其中抑郁症是社区中最多见的一种严重精神障碍,已成为人群中最为常见的精神障碍之一,据世界卫生组织(WHO)预测,到2020年抑郁障碍将成为发展中国家最严重的疾病负担。

1. 抑郁障碍的临床表现

（1）情绪低落　情绪低落、心境恶劣、兴趣缺乏、活力和精力减退，是抑郁症的典型表现和特征之一，患者自述"心情差，高兴不起来"，愁眉苦脸，唉声叹气，自我评价过低，重症患者认为自己一无是处，对周围一切事物不感兴趣。

（2）思维迟缓　思维联想缓慢，反应迟钝，患者认为自己的脑子生锈，转动困难。声音低沉，回答问题反应迟钝，每个词句之间有很长的停顿，很少超过一句话。严重者"呆若木鸡"。

（3）意志活动降低　表现缺乏积极性和主动性，活动减少，行动缓慢，生活被动，不愿与人接触，严重者不语不动不食，达木僵状态。有些患者产生消极观念或行为，是抑郁症最危险的时候，应提高警惕。

（4）躯体化症状　顽固性睡眠障碍是本病的重要特征，在早期具有提示价值。表现为入睡困难最多，而在后半夜醒来无法再入睡（早醒）最具有特征性，还表现有食欲障碍及体重降低，不典型者可有暴食和体重增加。性欲下降，性功能障碍。非特异性躯体症状，如头痛、背痛、胸闷、胃肠道功能紊乱、尿频、尿急等。昼重夜轻是抑郁症的典型表现之一。

2. 老年性抑郁的表现特点

（1）以疑病为首发症状的老年抑郁症　这是一种常见的老年性抑郁表现，特点是疑病内容涉及全身，如失眠、胸闷、心悸、浑身乏力、全身痛，患者反复到医院检查，未有明显的器质性病变，要考虑老年抑郁症。

（2）迟滞性老年抑郁症　这类患者主要表现为一段时间内不爱动，并且动作缓慢僵硬，很少的家务要很长时间才能完成。不主动讲话，回答也简短低弱，面部表情变化少，对外界动向不关注，易被误诊为帕金森病。

（3）假痴真呆型老年抑郁症　这类患者早期不易识别，当病情发展到严重阶段时，出现记忆减退、智能障碍，思维抑制类似老年痴呆的表现，对这类患者要特别注意鉴别，以免耽误治疗。

（4）激越性老年抑郁症　常见于老年人，并随年龄增长而增加。患者常产生无缘由的不安、茫然、焦虑恐惧，终日担心自己和家庭发生不幸，严重者搓手顿足，坐卧不安，企图自杀。

（三）老年痴呆

老年痴呆大多缓慢起病，逐步进展而加重，多数不可逆，是一种后天获得性智能障碍，主要表现为记忆力和智能减退，人格改变，精神行为为症状、社会功能减退等。老年痴呆的临床表现如下。

（1）认知功能障碍　①记忆障碍，近事记忆力下降是老年痴呆最常见和最重要的早期症状，难以记住新知识，难以回忆近期发生的事件，表现为健忘；②人格改变，为早期表现之一，逐渐进展，患者比以往急躁、易激动，多疑，情绪不稳，与人很难相处；③定向力障碍，失去了对时间、地点、人物的正确判断能力；④言语障碍，开始以语量减少，讲话不得要领，继而出现阅读困难，命名不能，最后发展缄默不语；⑤抽象思维障碍，患者理解、推理、判断、概括、计算能力通常受到损害；⑥失认症，不能根据面容辨别人物，不认识亲朋好友，不能认识镜中的自己。

(2) 行为和精神障碍　患者出现被窃妄想、嫉妒妄想、钟情妄想、贫穷妄想、幻听、幻视，睡眠节律紊乱，夜间不睡，白天昏昏欲睡，出现纠缠他人，破坏行为等。

(3) 生活自理能力下降　开始是社会性退缩，生活懒散，继而出现不能独立理财、购物，不能完成日常生活，严重者出现失用症，不会穿衣刷牙，不会用筷、勺，大小便失禁，出现强握、摸索等反射，需他人照顾，最后死于感染等并发症。

(四) 社区预防与护理

精神障碍患者的社区康复护理涉及多方面的内容，除了药物治疗外，社会和家庭的关怀也至关重要。包括对患者注意用药指导、保证安全、提高睡眠质量、实施心理干预、及时发现复发先兆，指导能力训练和促进回归社会等措施。

1. 注意服药指导

精神障碍患者服药指导是社区康复治疗中一个关键问题，也是预防疾病复发的重要措施。不同时期、不同症状的精神障碍患者，其护理方法各不相同。

(1) 急性发作期患者的服药指导　强调早期、足量、足疗程、单一用药、个体化用药的原则。治疗从小剂量开始逐渐加到有效推荐剂量，不建议突然停药。急性发作期患者一般无自知力，不承认自己有病，大多数患者不愿意服药。一般采取耐心地劝说，或带他到平常诊治的医院看病开药后，悄悄将药调换再给其服用；或将药片研碎，拌入饭菜，引导患者服下。

(2) 恢复期患者的服药指导　恢复期维持服药时间，首次发作至少 1 年以上，第二次发作至少 5 年以上，多次发作建议终生维持治疗。恢复期患者服药的护理重点在于教会患者进行药物自我处置。通过多种形式的健康教育，如理论讲授结合录像演示，在患者中进行集中交流、角色扮演、正性评价等方式，让患者知道药物的作用的有关知识，为什么需要维持治疗，服药的好处；学会正确服药与评价药物疗效的方法，及时与医生沟通，获得最佳的服用剂量；掌握药物的不良反应，学会如何处理不良反应，对于不太严重的不良反应如服药后出现嗜睡、动作呆板、便秘、流涎、肥胖等，学会在家中自我处理的技术，严重的不良反应如出现头颈歪斜、坐立不安、四肢颤抖症状，立即向医生汇报，在医生的指导下调整服药剂量；在服药过程中出现问题时知道如何寻求帮助的方法（如何给医生打电话，如何汇报病情和症状，如何有效交谈）。

2. 保证安全管理

精神分裂症患者在幻觉妄想的支配下，可能出现攻击他人、毁物、自杀等行为；有些患者因幻听、被害妄想而不愿住院或留在家里，常伺机外走，抑郁症患者深感疾病的痛苦可能出现自杀行为；应指导家属注意以下事项。

(1) 患者管理　当患者病情处于不稳定阶段时，应尽快送入专科医院住院，接受系统治疗。没有条件要有专人看护，要密切观察病情变化。尤其是有严重自杀企图的患者，做好自杀风险的评估，识别自杀先兆及时进行自杀危机干预。

(2) 危险物品管理　一切对患者生命有威胁的物品不能带入患者的房间或活动场所，如金属类的小刀、剪刀、铁丝、各种玻璃制品、绳带、药物等；定期进行安全检查，及时发现危险品；患者不要蒙头睡觉；上厕所超过 5min 要注意查看。

(3) 周围环境管理　门窗保持完好，宜将患者安置在安静、宽敞、温度适宜、色彩淡雅以及陈设简单、安全的环境中。若患者表现异常困扰，不能自控，对自己或他人构成威胁时，要进行控制和约束。

3. 做好睡眠护理

精神障碍患者的睡眠状况往往直接影响病情的变化，所以社区护理中应该做好精神障碍患者的睡眠护理。

（1）要做好患者的睡眠宣教　生活规律，睡前 2h 内不进行易兴奋的活动，睡前忌服兴奋性饮料，如酒、浓茶、咖啡；营造良好的睡眠环境，为患者创造舒适、安静的睡眠环境，房间光线柔和、温度适宜、睡床舒适。

（2）及时发现有失眠现象并与解决　注意观察失眠现象，应了解患者是否身体不适或饥饿，及时给予安慰及协助解决。引导患者以正确的态度对待失眠，给予支持性心理护理。若睡眠情况仍无好转，家属应及时送患者到门诊随访治疗，防止复发。必要时正确应用镇静催眠药。

（3）协助患者制订适宜的作息时间，帮助做好生活自理能力差者就寝时安排。

（4）逐渐停用安眠药　精神障碍患者常在精神症状控制后睡眠好转，应逐渐试停安眠药，以防药物成瘾。

4. 实施心理干预

精神障碍是在易感素质与环境中的不良影响及生活中的应激因素相互作用下发生的。因此，在精神障碍的社区康复中要了解患者与发病有关的生活事件，了解患者的病情好转与对疾病的态度、顾虑，帮助患者解除生活中的急慢性应激，给予心理干预十分重要。

（1）精神分裂症患者的心理干预　精神分裂症是一种慢性迁延性疾病，恢复期患者伴随着疾病的好转，自知力的恢复，会产生（如自卑、抑郁、悲观、回避社交消极心理），同时家庭与社会的接纳度也影响患者的自尊心与自信心。因此，给予他们支持与理解，鼓励安慰、帮助指导、安排力所能及的社会活动、提供处理问题的方法与要求非常重要。鼓励患者积极参加活动，促进患者回归社会。对于精神障碍患者的照护者我们也要给予相应的心理支持与援助，对他们进行集体心理治疗与健康教育，增加他们对精神障碍的了解，学会与精神障碍患者相处，教会家庭成员如何提供家庭的情感支持，共同提高生活质量。

（2）抑郁症患者的心理干预　抑郁症较为多见，并有较高的自杀率，给社会家庭带来严重的影响。要求护理人员与患者建立良好的护患关系，鼓励患者诉说自己的痛苦，给予心理支持，重视患者感受，学习自我表达，纠正负性认知，采取认知疗法与合理情绪疗法等相关心理治疗技术与护理方法，帮助患者认清不合理信念，消除痛苦情绪障碍。

5. 早期识别疾病复发先兆

社区护理人员应做好患者与家属的疾病相关知识讲解，及时发现疾病复发的早期征象和治疗变化，及早到医院复诊，减少复发，提高生活质量。病情复发可以表现如下。

（1）睡眠紊乱　睡得不好或睡得过多。

（2）胃口变化　总感到饿，或者不想吃东西。

（3）躯体不适　如头痛、头昏、无力、心慌、食欲不佳等，但这些主诉常变幻不定、模糊不清。

（4）行为变化　变得懒散，被动，生活无规律；工作不负责任，效率下降，不遵守纪律。

（5）敏感多疑　对原来不在意的事过于敏感或过于认真。

（6）出现片段精神症状　如幻觉、妄想、言谈举止异常、情绪低落或情绪高涨。

6. 能力训练，促进回归社会

精神障碍患者的能力训练包括生活技能训练、社会技能训练和职业技能训练。

（1）生活技能训练　协同患者制订自我照顾计划和活动内容，包括个人卫生、进食、衣着、排便、基本对话、空闲时间的安排和钱物的管理等。着重训练患者日常生活规律性及主动性，消除患者始动性缺乏行为。

（2）社会技能训练　社会技能一般指社交能力，具体是指情感、认知、运动等领域的功能，包括处理人际事务，以达到一个人有明确的社会目的和满足其相应的情绪反应的需要。分为以下几种技能：症状自我处置、休闲娱乐活动、人际会话交流、自我生活料理等。目前运用最多的社会技能训练模式是美国加州大学编制的《社会独立技能训练》法，效果好，训练时间短。

（3）职业技能训练　通过职业技能训练，帮助患者尽可能地恢复病前的职业能力，发展兴趣，培养有专长的新技能以适应职业需要。训练要根据患者的能力、技巧和兴趣，针对其个别需要给予训练和有效的指导。所有技能训练必须循序渐进和量力而行，由易到难，反复强化，积极鼓励，以强化训练效果。职业技能训练主要包括：守时与遵守纪律，接受帮助与帮助他人，与他人进行协作；根据背景不同从事难易程度不同的职业技术训练，如保洁、简单的机械装配、封装成品、缝纫、组装电器、种植作物、饲养家禽等。另外，影响患者职业能力保持的主要原因是患者的阴性症状及较差的社会技能。因此，加强对阴性症状的治疗及社会技能的训练有助于患者的职业保持。

★ 考点提示：精神障碍患者社区预防与护理的内容

第三节　精神障碍患者的社区护理管理

社区是精神障碍患者康复的主要场所，精神障碍社区康复主要是以药物为主体，多种康复措施综合运用，最终使精神障碍患者及残疾者达到全面康复。包括社区和家庭管理两个方面。《国家基本公共卫生服务规范（第三版）》对严重精神障碍患者管理服务规范做明确要求。

一、社区管理

精神障碍患者和精神残疾者的康复主要在社区进行，这种以社区为基础的康复，主要让精神障碍患者在社区中得到服务与各种康复形式的训练，克服因精神障碍产生的功能缺陷，人际关系困扰，达到躯体功能、心理功能、社会功能、职业能力的恢复，从而能重返社会，获得参与各种社会活动机会，提高其生活质量。

（一）管理内容

① 对辖区内精神障碍患者及时建档，及时访视，动态掌握辖区内患者情况。按时完成信息的上报工作。

② 做好社区精神康复的评估。首先，了解患者既往精神障碍和躯体疾病状况，发病前家庭和社会背景资料。如是否有家族遗传史，家庭关系如何，受教育程度和工作情况；人际交往能力和社会角色胜任程度；既往住院次数和具体治疗方案。其次，重视影响患者社会角

色功能的社会和环境因素，尤其是患病后患者的工作职能及人际关系的稳定性和持久性。然后，还要清楚患者的精神科诊断和目前主要症状，以及其对患者行为的影响。最后，了解患者的自知力、对自身残疾的反应及自信程度如何。通过评估判定患者的功能残疾状况，确定康复计划。

③ 通过评估，识别患者的存在的问题。对语言交流、人际交往、生活自理、职业技能、自身安全与利益所存在的问题进行进一步护理干预。

④ 制定康复目标，指导患者合理规范用药，做好患者社会心理治疗与护理。完成免费服药工作。

⑤ 指导和实施各种康复训练。

⑥ 做好家属、监护人或其他密切接触人的健康教育，提高他们心理健康知识及有关精神障碍的知识，学会常见问题的应对策略。

⑦ 开展社区个案管理。

⑧ 提供遗传咨询。

(二) 管理形式

精神障碍患者的社区护理管理形式要以三级防治网为主体，开展各种精神障碍的健康教育与心理咨询等康复工作，具体形式如下。

1. 一级防治机构

以各地市的精神卫生指导中心为依托，残联认可，承担区域内精神康复工作规划、技术指导、督查、业务培训与疾病复核。

2. 二级防治机构

区县精神卫生保健所，设有专科门诊，并有部分病床，负责本区县精神障碍的防治、随访、心理咨询、培训精神病防治人员。

3. 三级防治机构

社区精神康复站，根据精神障碍管理治疗规范负责患者的随访工作，做好患者的分级管理、应急处理、开展康复活动、按时上报信息。

4. 家庭病床

家庭病床适合于就诊有一定困难的、小城镇或农村的精神障碍患者。

5. 自助团体

自助团体是由患者、家属、邻居及居委会组成的志愿团体和自助组织，主要工作是观察与监护患者、发现情况及时与医务人员取得联系、监督患者按时服药与就诊、防止患者在社区肇事、协助解决患者或家属的实际困难等。

二、家庭管理

精神障碍患者的家庭管理是社区护理的重要组成部分，在推动和促进精神障碍患者康复过程中，家庭对于精神障碍患者康复是至关重要的。为了使患者能在社区中正常生活，需要护理人员与患者、家属共同努力去安排在患者日常生活所面临的问题，达到患者社会功能的最佳恢复。

1. 意义

家庭治疗与护理是在社区护士的指导下，借助家庭内的沟通与互动方式改变，协助患者更好地调适。通过家庭管理，改善患者的精神状态，使患者早日回归社会，从而提高整个家庭的生活质量。

2. 方法

精神障碍患者的家庭管理方法就是随访，对于纳入健康管理的患者，社区护士每年至少随访4次。通过随访，可以了解服务对象家庭成员的精神健康状况，能详实地收集其家庭生活环境中的资料，早期发现家庭成员精神健康问题；了解服务对象的家庭支持情况，有针对性地制订家庭援助计划，为服务对象提供合适、有效的照顾；调动家庭成员参与服务对象治疗和康复的积极性，从而提高家庭成员的精神健康管理能力，促进家庭成员正常成长和发展，发挥家庭功能；通过家访为社区精神健康问题提供重要的线索，达到对服务对象早发现、早援助的目的。

三、严重精神障碍患者管理服务规范

《国家基本公共卫生服务规范（第三版）》对严重精神障碍患者管理服务规范，做出明确规定。

（一）服务对象

社区内常住居民中诊断明确、在家居住的严重精神障碍患者。主要包括精神分裂症、分裂情感性障碍、偏执性精神病、双相情感障碍、癫痫所致精神障碍、精神发育迟滞伴发精神障碍。

（二）服务内容

1. 患者信息管理

在将严重精神障碍患者纳入管理时，需由家属提供或直接转自原承担治疗任务的专业医疗卫生机构的疾病诊疗相关信息，同时为患者进行一次全面评估，为其建立居民健康档案，并按照要求填写严重精神障碍患者个人信息补充表。

2. 随访评估

对应管理的严重精神障碍患者每年至少随访4次，每次随访应对患者进行危险性评估；检查患者的精神状况，包括感觉、知觉、思维、情感和意志行为、自知力等；询问和评估患者的躯体疾病、社会功能情况、用药情况及各项实验室检查结果等。其中，危险性评估分为6级。

0级：无符合以下1～5级中的任何行为。

1级：口头威胁，喊叫，但没有打砸行为。

2级：打砸行为，局限在家里，针对财物，能被劝说制止。

3级：明显打砸行为，不分场合，针对财物，不能接受劝说而停止。

4级：持续的打砸行为，不分场合，针对财物或人，不能接受劝说而停止（包括自伤、自杀）。

5级：持械针对人的任何暴力行为，或者纵火、爆炸等行为，无论在家里还是公共场合。

3. 分类干预

根据患者的危险性评估分级、社会功能状况、精神症状评估、自知力判断，以及患者是否存在药物不良反应或躯体疾病情况对患者进行分类干预。

(1) 病情不稳定患者　若危险性为3~5级或精神症状明显、自知力缺乏、有严重药物不良反应或严重躯体疾病，对症处理后立即转诊到上级医院。必要时报告当地公安部门，2周内了解其治疗情况。对于未能住院或转诊的患者，联系精神专科医师进行相应处理，并在居委会人员、民警的共同协助下，2周内随访。

(2) 病情基本稳定患者　若危险性为1~2级，或精神症状、自知力、社会功能状况至少有一方面较差，首先应判断是病情波动或药物疗效不佳，还是伴有药物不良反应或躯体症状恶化，分别采取在规定剂量范围内调整现用药物剂量和查找原因对症治疗的措施；2周时随访，若处理后病情趋于稳定者，可维持目前治疗方案，3个月时随访；未达到稳定者，应请精神专科医师进行技术指导，1个月时随访。

(3) 病情稳定患者　若危险性为0级，且精神症状基本消失，自知力基本恢复，社会功能处于一般或良好，无严重药物不良反应，躯体疾病稳定，无其他异常，继续执行上级医院制定的治疗方案，3个月时随访。

(4) 每次随访根据患者病情的控制情况，对患者及其家属进行有针对性的健康教育和生活技能训练等方面的康复指导，对家属提供心理支持和帮助。

4. 健康体检

在患者病情许可的情况下，征得监护人和（或）患者本人同意后，每年进行1次健康检查，可与随访相结合。内容包括一般体格检查、血压、体重、血常规（含白细胞分类）、转氨酶、血糖、心电图。

(三) 服务流程

严重精神障碍社区服务流程见图12-1。

(四) 服务要求

① 配备接受过严重精神障碍管理培训的专（兼）职人员，开展本规范规定的健康管理工作。

② 与相关部门加强联系，及时为辖区内新发现的严重精神障碍患者建立健康档案并根据情况及时更新。

③ 随访包括预约患者到门诊就诊、电话追踪和家庭访视等方式。

④ 加强宣传，鼓励和帮助患者进行社会功能康复训练，指导患者参与社会活动，接受职业训练。

★ **考点提示**：严重精神障碍患者的社区服务规范

> **知识拓展**
>
> 去机构化（deinstitutionalization）管理是西方发达国家数十年来大力提倡和推广的精神障碍治疗和管理体系。所谓"去机构化"管理是指逐步关闭大规模封闭管理式的精神病医院，将患者接回家中，在正常环境中疗养，帮助他们早日回归社会。

（吴秀梅）

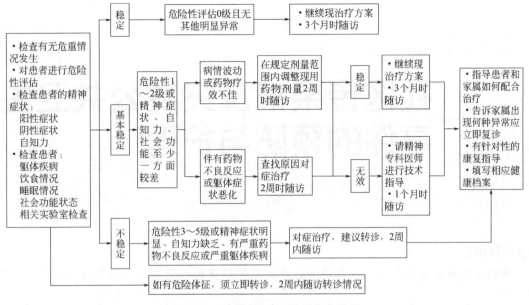

图 12-1 严重精神障碍社区服务流程

思考题

一、简答题

1. 何为精神健康?
2. 何为精神障碍和严重精神障碍?
3. 做好社区精神卫生服务有何意义?
4. 如何帮助家属与精神障碍患者早期识别疾病的复发先兆?
5. 试述社区严重精神障碍患者的规范服务内容。

二、案例分析

患者,女性,44岁,已婚,教授,耳闻人语,猜疑被害加重一个月入院。半年前患者在工作中与人发生过学术争论,以后出现失眠、少食,怀疑单位领导存心与她作对,每次在单位进餐后均有头昏、手胀、喉塞,怀疑领导在食物中放毒加害于她。近一个月来,回家的路上觉得单位派人跟踪,有人要害她,在饭菜中下毒。去医院看病怀疑领导串通医生开毒药害她,听到公安局的人让她吃指定的药。在家提及单位表现激动,指责家人"你们都不知道,当心上他们的当!"到处求医,查肝功能、心电图、X线胸片,认为自己被搞垮。近日来连续写控告信,并去公安局要求保护。

(1) 请判断该患者的临床诊断。
(2) 请简述如何对该患者进行相应的护理措施。

第十二章 社区精神障碍的预防与护理

第十三章 社区传染病及突发公共卫生事件的预防与护理

【学习目标】
- ◆ 掌握：传染病流行特点、基本环节、预防及控制措施；突发公共卫生事件的概念、特征。
- ◆ 熟悉：社区常见传染病的护理与管理；社区突发公共卫生事件应急管理。
- ◆ 了解：社区常见突发公共卫生事件应急处理。
- ◆ 应用：传染病患者的家庭消毒隔离技术。

新中国成立以来，我国在传染病的预防和控制方面取得很大的成就。传染病发病率和死亡率有明显下降，特别是1989年出台的《中华人民共和国传染病防治法》和2003年的《突发公共卫生事件应急条例》，使传染病得到良好的预防和控制。但从目前来看，一些原有的传染病病种发病率有逐渐上升的趋势，如肺结核、肝炎、性传播疾病等。还有一些新的传染病出现，如传染性非典型肺炎（SARS）和禽流感等，在疾病谱与死因谱以慢性病为主的今天，传染病仍严重威胁着人们的健康。因此，传染病防治工作仍是我国重要的公共卫生问题之一，传染病患者的社区管理和护理是社区卫生服务的重要工作之一。

第一节 社区传染病的预防与护理

一、传染病概述

传染病是指由病原微生物（细菌、病毒、衣原体、立克次体、支原体、真菌、螺旋体、朊毒体）和寄生虫（原虫、蠕虫、医学昆虫）感染人体后产生的有传染性、在一定条件下可造成流行的疾病。

（一）传染病流行过程的三个基本环节

传染病的流行过程是指传染病在人群中发生、发展和转归的过程，表现为群体现象。任何传染病在人群中传播，必须具备三个条件，即传染源、传播途径、易感人群，三者缺一不可。

1. 传染源

传染源是指体内带有病原体，并不断向体外排出病原体的人和动物。包括患者、病原携带者和受感染的动物。

（1）患者　患者体内存在大量的病原体，又有利于病原体排出的临床症状，是重要的传染源。患者的病程发展通常分为潜伏期、临床症状期和恢复期，各时期排出病原体的数量和频率是不同的，疾病各期作为传染源意义也有所不同。

（2）病原携带者　是指没有任何临床症状而能排出病原体的人，可分为潜伏期病原携带者、恢复期病原携带者和健康病原携带者三种。由于病原携带者不表现任何临床症状，难以发现，有时可以成为重要的传染源。病原携带者作为传染源的意义大小，不仅取决于携带者的类型，排出病原体的数量，持续的时间，更重要的取决于携带者的职业、生活行为、活动范围，环境卫生状况以及生活条件和卫生防疫措施等。在饮食服务行业、供水企业、托幼机构等单位工作的病原携带者对人群的威胁非常严重。

（3）受感染的动物　许多动物性传染病可以传染给人。在自然状态下，可以由脊椎动物传染给人类的传染病称人畜共患病。受感染的动物作为传染源的意义主要取决于受感染动物的种类和数量、与人接触的机会和程度、是否有适宜的传播条件，还与人们的生活习惯和卫生知识水平等有关。

> **知识拓展**
>
> 人畜共患病即人类和脊椎动物之间自然感染与传播的疾病。人畜共患病包括：①牛、绵羊：炭疽、布鲁菌病、钩端螺旋体病等；②山羊：血吸虫病、布鲁菌病；③马、驴、骡：炭疽、狂犬病、放线菌病、马鼻疽；④骆驼：炭疽、狂犬病、鼠疫、流行性乙型脑炎等；⑤猪：钩端螺旋体病、流行性乙型脑炎、布鲁菌病、旋毛虫病等。

2. 传播途径

传播途径是指病原体从传染源排出后，再次侵入下一个易感机体前，在外环境中所经历的全过程。病原体从一个传染源到达另一个易感个体，都是借助于外环境中一定的物质（如水、空气等）实现的，这些物质统称传播因素。传播途径就是传播因素的组合。常见的传播途径有：

（1）水平传播　是指病原体在外环境中借助传播因素实现人与人的传播。

① 经空气（飞沫）传播：为呼吸道传染病，如麻疹、百日咳、禽流感和SARS等。

② 经水传播：分为两种，一是经饮用水传播的为肠道传染病，如霍乱、痢疾、伤寒等；二是疫水接触传播，如血吸虫病。

③ 经食物传播：如肠道传染病（伤寒、副伤寒、细菌性痢疾），一些呼吸道传染病（结核、猩红热）及人畜共患病（炭疽、布鲁菌病）。

④ 经接触传播：直接接触传播如狂犬病、性病等，间接接触传播如肠道传染病、某些呼吸道传染病、人畜共患病和皮肤传染病等均可经此途径传播。

⑤ 虫媒传播：如苍蝇传播细菌性痢疾，蚊虫传播疟疾，蜱虫传播斑疹伤寒。

⑥ 经土壤传播：如蛔虫、钩虫等肠道寄生虫病，炭疽和破伤风等。

⑦ 血液、体液传播：经医源性途径如输血、采血造成的乙型肝炎、艾滋病等的传播。

（2）垂直传播　又称母婴传播，是指病原体通过母体直接传给子代，如乙型肝炎、艾滋病、梅毒等性病。

（3）"Z型"传播　即水平传播和垂直传播两者互相交叉或交替出现的传播，如乙型肝炎。

3. 易感人群

易感人群是对某种传染病缺乏特异性免疫力而易被感染的人群。易被感染的个人称为易感者。人群作为一个整体对传染病的感受程度称为人群易感性。人群易感性的高低可以直接影响流行过程的性质和强度。但本身不能引起流行，须有传染源与易感者接触的条件，才能形成暴发或流行。人群易感性的高低取决于该人群中易感者所占的比例。

（1）影响人群易感性升高的因素　新生儿增加、易感人口迁入、免疫人口死亡或免疫力自然消退等。

（2）影响人群易感性降低的因素　计划免疫、传染病流行或隐性感染后免疫人口增加等。

★ 考点提示：传染病流行必须具备的条件

（二）传染病基本特征

1. 有病原体

每种传染病都有其特异的病原体，包括病毒、立克次体、细菌、真菌、螺旋体、原虫等。

2. 有传染性

病原体从宿主排出体外，通过一定方式，到达新的易感染者体内，呈现出一定传染性，其传染强度与病原体的种类、数量、毒力及易感者的免疫状态等有关。

3. 流行病学特征

（1）流行性　按传染病流行过程的强度和广度分为散发、流行、大流行和暴发。

（2）地方性　是指某些传染病或寄生虫病，其中间宿主受地理条件、气温条件变化的影响，常局限于一定的地理范围内发生。如虫媒传染病，自然疫源性疾病。

（3）季节性　指传染病的发病率，在年度内有季节性升高。此与温度、湿度的改变有关。如流行性乙型脑炎。

4. 有免疫性

传染病痊愈后或感染病原体后，机体对同一种传染病病原体产生不感受性，称为免疫性。不同的传染病、病后免疫状态有所不同，有的传染病患病一次后可终身免疫。

★ 考点提示：传染病的基本特征

（三）影响流行过程的因素

传染病的流行必须同时具备传染源、传播途径和易感人群三个基本环节。而三个环节又受自然因素和社会因素的影响，其中社会因素作用更为重要。

1. 自然因素的影响

影响传染病流行的自然因素很多，包括气候、地理、土壤、动物及植物等。最突出的是气候与地理因素，它使得虫媒传染病的发生和流行表现出明显的地区性和季节性，如疟疾发生在南方夏季。

2. 社会因素的影响

社会因素包括生产生活条件、社会制度、经济、文化、风俗习惯、宗教信仰等。社会因素通过作用于传染源、传播途径和易感人群而影响流行过程。如广东居民有吃生鱼的习惯，导致华支睾吸虫病在此地区流行；社会因素中的健康促进可防止传染病的发生，计划免疫能控制传染病的流行等。由此可以看出社会因素有扩大传染病的流行和制止传染病发生、蔓延、消灭的双重性。

二、传染病的社区护理与管理

（一）经常性预防措施

1. 健康教育

利用各种健康教育方法向社区人群进行卫生知识的宣传教育，使社区人群改变不良的生活方式，养成良好卫生习惯，以预防、控制传染病的发生。

2. 改善环境卫生条件

传染病的发生发展与环境卫生、食品卫生等密切相关，必须改善公共卫生状况。消除环境中存在的病原体，切断传播途径，这是预防传染病的最根本措施。例如，实行饮水消毒；搞好粪便、污物的管理和无害化处理；在社区经常开展消毒、杀虫、灭鼠工作；医疗机构建立健全规章制度，防止医源性传播；贯彻《中华人民共和国食品卫生法》。

3. 预防接种

预防接种是将生物制品（抗原或抗体）接种到人体内，使机体获得特异性免疫，降低人群易感性，预防传染病的发生和流行的措施。包括人工自动免疫、人工被动免疫、被动自动免疫三种。各社区应建立预防接种门诊，按期完成社区内儿童基础免疫和相关人群的计划免疫接种，还要进行强化免疫和应急接种。

★ 考点提示：传染病的预防措施

（二）疫情出现后的控制措施

1. 控制传染源

（1）患者　对患者采取"五早"的措施，即早发现、早诊断、早报告、早隔离、早治疗。早发现是控制传染病的重要步骤。社区卫生服务机构要加强传染病的防治知识普及，提高群众识别传染病的能力。根据流行病学资料、临床表现和实验室检查综合分析，做出早诊断、早隔离。隔离方法有家庭隔离、医院隔离和临时集中隔离。同时对患者及时、正确的治疗，使其早日康复。

（2）对病原携带者的管理　对病原携带者应进行登记管理，定期随访，加强教育，做好随时消毒，防止传播，必要时也要隔离治疗。2~3次病原学检查阴性时可解除管理。

（3）对接触者的管理　接触者是指曾经接触传染源或可能受到传染的人。接触者应接受检疫。检疫期限是从最后接触之日起至该病的最长潜伏期。可采取以下措施，防止其发病或成为传染源。

① 应急预防接种：对潜伏期较长的传染病接触者进行自动免疫预防或被动免疫预防，如在麻疹流行时对接触者可注射麻疹疫苗。

② 药物预防：对某些有特效药物防治的传染病，必要时可用药物预防，但药物预防只用于密切接触者。如疟疾流行时，密切接触者可用乙胺嘧啶预防。

③ 医学观察：对某些比较严重传染病（乙类和丙类）的接触者，不限制其活动，每天

进行观察。

④ 留验：又称隔离观察，是对甲类传染病和传染性非典型肺炎的接触者，限制其活动范围，严格隔离观察。

（4）对动物传染源的管理　有经济价值、对人类的危害又不是很大的动物可由兽医部门进行隔离治疗；无经济价值、对人类的危害又很大，则应予以杀灭，尸体要彻底焚化或深埋，严禁剥皮食肉。如引起禽流感的家禽、患狂犬病的狗等。

2. 切断传播途径

根据各类传染病传播途径的不同，采取不同的措施切断传播途径，是传染病防控的重要手段。

（1）改善卫生条件　社区应采取有效的经常性措施，如消毒、杀虫和灭鼠等。不断改善社区居民的居住环境卫生、食品卫生、饮水卫生和公共场所卫生等。消除外界环境中可能存在的疾病传播因素，这是预防传染病的根本措施。

（2）消毒　消毒是用物理、化学的方法消除或杀灭外界环境中存活的病原体，是切断传播途径、预防和中断传染病发生和流行的重要措施。分为两种：随时消毒和终末消毒。

（3）杀虫　杀虫是使用杀虫剂杀灭有害昆虫的方法，可分为预防性杀虫、随时杀虫和终末杀虫。常用的杀虫法有物理杀虫法、化学杀虫法和生物杀虫法，其中以化学杀虫法为主。

（4）灭鼠　是指消灭啮齿目中的家栖和野栖鼠类。常用方法有生态学、物理学、化学和生物学四大类方法。

3. 保护易感人群

（1）开展健康教育　主要是让社区居民了解传染病的传染过程和防止传播的知识，如消毒、杀虫及预防接种等知识。培养良好的卫生习惯，提高自我保健意识和能力，讲究社会公德。

（2）预防接种　根据传染病的疫情监测和人群免疫水平，进行科学的预防接种，达到控制和消灭传染病的目的。传染病发生时，对社区居民进行被动免疫是一项有效措施。

（3）药物预防　传染病流行时给易感者某些有防治特效的药物，可作为一种应急措施，但有一定的局限性。

（4）个人防护　传染病流行或进入疫区时，易感者可采取一定防护措施，如戴口罩、手套、穿隔离衣等可起到一定的防护作用。

4. 暴发或流行时采取的紧急措施

根据《中华人民共和国传染病防治法》规定，在传染病暴发、流行时当地政府立即组织力量防治，报经上级政府批准后采取下列紧急措施。

① 限制或者停止集市、影剧院演出或者其他人群聚集的活动。

② 停工、停业、停课。

③ 封闭或者封存被传染病病原体污染的公共饮用水源、食品以及相关物品。

④ 控制或者扑杀染疫野生动物、家畜家禽。

⑤ 封闭可能造成传染病扩散的场所。

★ **考点提示：传染病的控制措施**

（三）疫情报告

疫情报告是传染病管理的重要信息，是实施传染病防治措施的依据。社区发生的每一例传染病患者及疑似患者，都应该按规定进行登记和报告，定期进行统计分析、预测和交换疫情，才能作出正确判断，制定相应的防治策略和措施，有效控制和消除传染病的发生和流行。

(1) 责任报告人　《中华人民共和国传染病防治法》规定："任何人发现传染病患者或疑似传染病患者时，都应当及时向附近医疗保健机构或卫生防疫机构报告"。卫生部制定的《突发公共卫生事件与传染病疫情监测信息报告管理办法》对"责任疫情报告人"做出明确规定即：执行职务的医务人员和检疫人员、疾病预防控制人员、乡村医生和个体开业医生。责任报告人在执行职务的过程中发现法定传染病患者、疑似患者或病原携带者，必须按传染病防治法的规定进行疫情报告。

(2) 报告病种　根据《中华人民共和国传染病防治法》规定，我国法定传染病共分甲、乙、丙三类39种。①甲类传染病：包括鼠疫、霍乱；②乙类传染病：包括传染性非典型肺炎、艾滋病、病毒性肝炎、脊髓灰质炎、人感染高致病性禽流感、麻疹、流行性出血热、狂犬病、流行性乙型脑炎、登革热、炭疽、细菌性和阿米巴性痢疾、肺结核、伤寒和副伤寒、流行性脑脊髓膜炎、百日咳、白喉、新生儿破伤风、猩红热、布鲁菌病、淋病、梅毒、钩端螺旋体病、血吸虫病、疟疾、人感染H7N9禽流感；③丙类传染病：包括流行性感冒（包括甲型H1N1流感）、流行性腮腺炎、风疹、急性出血性结膜炎、麻风病、流行性和地方性斑疹伤寒、黑热病、包虫病、丝虫病，除霍乱、细菌性和阿米巴性痢疾、伤寒和副伤寒以外的感染性腹泻、手足口病。

(3) 报告时限与方式　责任报告单位和责任疫情报告人发现甲类传染病和乙类传染病中的肺炭疽、传染性非典型肺炎、埃博拉出血热、人感染禽流感、寨卡病毒病、黄热病、拉沙热、裂谷热、西尼罗病毒等新发输入传染患者和疑似患者，或发现其他传染病、不明原因疾病暴发时，应于2h内将传染病报告卡通过网络报告；未实行网络直报的责任报告单位应于2h内以最快的通信方式（电话、传真）向当地县级疾病预防控制机构报告，并于2h内寄送出传染病报告卡。对其他乙、丙类传染病患者，疑似患者和规定报告的传染病病原携带者在诊断后，实行网络直报的责任报告单位应于24h内进行网络报告；未实行网络直报的责任报告单位应于24h内寄送出传染病报告卡。

★ 考点提示：法定传染病分类；按甲类管理的传染病的报告时限

三、社区常见传染病的管理与护理

(一) 肺结核的社区管理与护理

肺结核是由结核分枝杆菌引起的慢性呼吸道传染病。肺结核传染途径有呼吸道、消化道、皮肤和子宫，但主要经呼吸道传播。肺结核排菌患者是主要的传染源，人群普遍易感。肺结核的发生与其生活贫困、营养不良、居住拥挤、免疫功能低下、不良生活方式等有关。主要病理变化为结核结节、干酪样坏死和空洞。近年来，肺结核发病有回升趋势，是我国重点防控传染性疾病之一。

1. 社区管理

(1) 开展健康教育　在社区内广泛宣传肺结核的防治知识。

(2) 控制传染源　发现肺结核患者需严格消毒隔离，积极化疗。

(3) 切断传播途径　养成良好的卫生习惯，不随地吐痰，咳嗽和打喷嚏时用手绢挡住口鼻。遵守公共卫生，进行空气消毒或通风换气。

(4) 保护易感人群 加强营养和体育锻炼，提高抵抗力。养成良好生活习惯，尽量少去公共场所。进行预防接种。

2. 社区护理

(1) 筛查及推介转诊 对辖区内前来就诊的居民或患者，如发现有慢性咳嗽、咳痰≥2周，咯血、血痰，或发热、盗汗、胸痛或不明原因消瘦等肺结核可疑症状者，在鉴别诊断的基础上，填写"双向转诊单"。推荐其到结核病定点医疗机构进行结核病检查。1周内进行电话随访，看是否前去就诊，督促其及时就医。

(2) 第一次入户随访 乡镇卫生院、村卫生室、社区卫生服务中心（站）接到上级专业机构管理肺结核患者的通知单后，要在72h内访视患者，具体内容如下：

① 确定督导人员，督导人员优先为医务人员，也可为患者家属。若选择家属，则必须对家属进行培训。同时与患者确定服药地点和服药时间。按照化疗方案，告知督导人员患者的"肺结核患者治疗记录卡"或"耐多药肺结核患者服药卡"的填写方法、取药的时间和地点，提醒患者按时取药和复诊。

② 对患者的居住环境进行评估，告诉患者及家属做好防护工作，防止传染。

③ 对患者及家属进行结核病防治知识宣传教育。

④ 告诉患者出现病情加重、严重不良反应、并发症等异常情况时，要及时就诊。

⑤ 若72h内2次访视均未见到患者，则将访视结果向上级专业机构报告。

(3) 督导服药和随访管理

① 督导服药：a. 医务人员督导。患者服药日，医务人员对患者进行直接面视下督导服药；b. 家庭成员督导。患者每次服药要在家属的面视下进行。

② 随访评估：对于由医务人员督导的患者，医务人员至少每月记录1次对患者的随访评估结果；对于由家庭成员督导的患者，基层医疗卫生机构要在患者的强化期或注射期内每10天随访1次，继续期或非注射期内每1个月随访1次。a. 评估是否存在危急情况，如有则紧急转诊，2周内主动随访转诊情况；b. 对无须紧急转诊的，了解患者服药情况（包括服药是否规律，是否有不良反应），询问上次随访至此次随访期间的症状；询问其他疾病状况、用药史和生活方式。

③ 分类干预：a. 对于能够按时服药，无不良反应的患者，则继续督导服药，并预约下一次随访时间；b. 患者未按定点医疗机构的医嘱服药，要查明原因；若是不良反应引起的，则转诊；若其他原因；则要对患者强化健康教育；若患者漏服药次数超过1周及以上，要及时向上级专业机构进行报告；c. 对出现药物不良反应、并发症或合并症的患者，要立即转诊，2周内随访；d. 提醒并督促患者按时到定点医疗机构进行复诊。

(4) 结案评估 当患者停止抗结核治疗后，要对其进行结案评估，包括：记录患者停止治疗的时间及原因；对其全程服药管理情况进行评估；收集和上报患者的"肺结核患者治疗记录卡"或"耐多药肺结核患者服药卡"。同时将患者转诊至结核病定点医疗机构进行治疗转归评估，2周内进行电话随访，看是否前去就诊及确诊结果。

（二）病毒性肝炎的社区管理与护理

病毒性肝炎是由肝炎病毒引起的以肝功能损害为主的一组全身性疾病。分为甲、乙、丙、丁、戊五型。社区内以甲、乙两型常见。各型病毒性肝炎表现相似，以食欲缺乏、厌油、乏力、肝功能异常等为主。少数人可发展为肝硬化和肝癌。其发病广、传染性强。主要社区管理和护理措施如下：

1. 社区管理

（1）加强卫生宣教　了解相关知识，减少各型病毒性肝炎的发生。

（2）预防接种　接种甲型肝炎和乙型肝炎疫苗。

（3）管理传染源　甲型肝炎患者隔离至发病后 3 周，乙型肝炎患者隔离至 HBsAg 转阴。HBV 携带者，传染性指标为阳性的不能献血，不能从事饮食、托幼工作。注意个人卫生。

（4）切断传播途径　甲型肝炎应注意饮食卫生，粪便管理，饮水消毒等；乙型、丙型和丁型肝炎重点防止血液和体液的传染。

（5）保护易感人群　对接触者及高危人群可进行相应免疫制剂的使用。如乙型肝炎的接触者可在接触后的 8 天内进行高效价乙肝免疫球蛋白的注射。

2. 社区护理

（1）核实诊断　通过临床表现和实验室检查结果核实诊断结果，了解患者的病情。

（2）调查传染源

① 甲型肝炎、戊型肝炎：了解患者在发病前 1~2 个月的情况，是否接触过同类患者，是否外出旅游、就餐等。个人卫生习惯如何。

② 乙型肝炎、丙型肝炎、丁型肝炎：患者是否接触过同类的患者和病原携带者，半年内是否输过血，接受过手术、注射、针灸等损伤皮肤的治疗等。

（3）患者的护理　患者在急性期应卧床休息，肝功能正常后可逐渐增加活动，以不感到疲劳为宜；饮食要以新鲜、清淡、富于营养、患者能耐受而不致影响食欲及消化为原则，热量适当，禁忌饮酒；使患者正确对待疾病，对该病治疗有信心；在医生指导下合理使用药物。

（4）隔离消毒

① 甲型肝炎、戊型肝炎：该型患者应隔离 3 周。隔离消毒要求：实行分餐制；患者使用的物品需单独用氯化消毒剂消毒后清洗；患者的吐、泻物要及时消毒处理；患者饭前、便后要用流水洗手，避免用手直接接触公用设施（如水龙头、手柄等）。

② 乙型肝炎、丙型肝炎、丁型肝炎：隔离期限根据病情而定，一般要抗原消失后才能解除。因其是经血液传播，所以患者的剃须刀、指甲刀、牙刷等物品要专用。

（5）接触者防护

① 甲型肝炎：接触者使用甲型肝炎疫苗预防。

② 乙型肝炎：密切接触者进行筛查，HBsAg、抗-HBs、抗-HBc 阴性者接种乙肝疫苗；有明显感染者及时接种 HBIG。

（6）做好访视记录。

（7）初访 1 周后进行第一次复访，患者病后 42 天作第二次复访，了解患者的病情，做好复访记录。慢性肝炎患者应每年访视 1~2 次。

（三）艾滋病的社区管理与护理

艾滋病又称获得性免疫缺陷综合征（AIDS），是由人免疫缺陷病毒（HIV）引起的一种慢性传染病。其传播速度快，发展缓慢，潜伏期一般在 2~10 年。临床表现有明显的后天获得性免疫缺陷、各种机会性感染和恶性肿瘤、极高死亡率等特征。共分为急性感染期、无症状感染期、持续性全身淋巴结肿大期和艾滋病期四期。传染源为患者和无症状病毒携带者，传播途径有性接触传播、血液及母婴传播。人群普遍易感，同性恋者、性乱者、吸毒者、卖淫嫖娼者等人更易感。主要社区管理护理措施如下。

1. 社区管理

（1）加强卫生宣教　做好预防艾滋病相关知识的宣传普及，使人们知道什么是艾滋病，应如何预防。患有艾滋病的患者应注意避免传染给其他人，加强高危人群的监测。

（2）控制传染源　对艾滋病患者和无症状携带者进行隔离。

（3）切断传播途径　严格执行献血规定，禁止抗HIV阳性者献血。接触患者的血液和体液时，应戴手套、穿隔离衣，防止感染。不共用针头、注射器，不共用剃须刀、牙具餐具等。严禁乱性，防止与HIV感染者发生性接触。女性HIV感染者应避免妊娠和哺乳，防止母婴传播。

（4）保护易感人群　对社区人群进行艾滋病防治知识的宣传教育，指导其学会自我防护。建立艾滋病监测组织。

2. 社区护理

（1）核实诊断　患者有机会感染和卡波西肉瘤，长期发热，血清抗-HIV阳性等。

（2）调查传染源　了解其有无与患者接触过，有无输血、吸毒、性乱等行为。

（3）患者的护理

① 积极治疗患者，早期抗病毒治疗是关键。

② 加强营养，补充维生素特别是维生素B_{12}和叶酸。

③ 艾滋病感染者每半年到指定医院检查健康状况，HIV抗体阳性者不能提供血液及制品。

④ 加强心理护理，关心、鼓励患者，不孤立、不歧视，为患者营造一个友善、理解的生活环境。

⑤ 外籍患者和感染者报请公安部，使其尽快出境。

（4）消毒隔离　患者使用的牙刷、剃须刀等用具应专用并防止污染其他物品，医疗用具要一人一用一消毒。对患者的血液、排泄物和分泌物进行消毒。被患者血液和体液污染的物品用1∶10～1∶100浓度的次氯酸钠溶液消毒。

（5）接触者护理　密切接触者应做好防护，做病毒感染检查，定期进行血液检查。

（6）做好访视记录。

★ 考点提示：社区常见传染病的管理与护理

第二节　社区突发公共卫生事件的预防与护理

近年来由于环境污染、气候变化，我国不断发生突发公共卫生事件，威胁公众健康。社区是突发公共卫生事件应急管理的基层组织，社区卫生服务中心在突发公共卫生事件处理中起到重要作用。社区卫生服务中心应当注重应急队伍建设，人员培训，完善应急预案，不断提高应对突发公共卫生事件的能力。

一、突发公共卫生事件概述

（一）定义

突发公共卫生事件是指突然发生，造成或者可能造成社会公众健康严重损害的重大传染病疫情、群体性不明原因疾病、重大食物和职业中毒以及其他严重影响公众健康的事件。

(二) 分类

根据定义可将突发公共卫生事件分为四大类。

1. 重大传染病疫情

重大传染病疫情是指短时间内出现大量相同性质的传染病病例，波及范围广，远远超过常年发病率水平的情况。主要由病毒、细菌、寄生虫等病原体引起。多见于呼吸道传染病、肠道传染病、虫媒传染病等。

2. 群体性不明原因疾病

群体性不明原因疾病是指不能诊断或解释病因，临床表现相似性、发病聚集性、流行病学关联性、健康损害严重性的特点。这类疾病可能是新发传染病、中毒或其他未知因素引起的疾病。

3. 重大食物和职业中毒

重大食物和职业中毒是由食品污染和职业有害因素造成的重大中毒事件。

4. 其他严重影响公众健康的事件

其他严重影响公众健康的事件包括自然灾害，生物、化学、核辐射等恐怖袭击事件，事故灾害等。

★ **考点提示**：突发公共卫生事件的定义和分类

(三) 分级

根据突发公共卫生事件性质、危害程度、涉及范围，《国家突发公共卫生事件应急预案》将突发公共卫生事件划分为特别重大（Ⅰ级）、重大（Ⅱ级）、较大（Ⅲ级）和一般（Ⅳ级）四个等级。

1. 特别重大突发公共卫生事件（Ⅰ级）

突发公共卫生事件涉及范围广、人数多，出现大量患者或多例死亡，影响大，危害严重，有下列情形之一的即可列入。

① 肺鼠疫、肺炭疽在大、中城市发生并有扩散趋势，或肺鼠疫、肺炭疽疫情波及2个以上省份，并有进一步扩散趋势。

② 发生传染性非典型肺炎、人感染高致病性禽流感病例，并有扩散趋势。

③ 涉及多个省份的群体性不明原因疾病，并有扩散趋势。

④ 发生新传染病或我国尚未发现的传染病发生或传入，并有扩散趋势，或发现我国已消灭的传染病重新流行。

⑤ 发生烈性病菌株、毒株、致病因子等丢失事件。

⑥ 周边以及与我国通航的国家和地区发生特大传染病疫情，并出现输入性病例，严重危及我国公共卫生安全的事件。

⑦ 国务院卫生行政部门认定的其他特别重大突发公共卫生事件。

2. 重大突发公共卫生事件（Ⅱ级）

在较大范围发生，出现疫情扩散，尚未达到Ⅰ级突发公共卫生事件标准的，有下列情形之一的即可列入。

① 在一个县（市）行政区域内，一个平均潜伏期内（6天）发生5例以上肺鼠疫、肺炭疽病例，或者相关联的疫情波及2个以上的县（市）。
② 发生传染性非典型肺炎、人感染高致病性禽流感疑似病例。
③ 腺鼠疫发生流行，在一个市（地）行政区域内，一个平均潜伏期内多点连续发病20例以上，或流行范围波及2个以上市（地）。
④ 霍乱在一个市（地）行政区域内流行，1周内发病30例以上，或波及2个以上市（地），有扩散趋势。
⑤ 乙类、丙类传染病波及2个以上县（市），1周内发病水平超过前5年同期平均发病水平2倍以上。
⑥ 我国尚未发现的传染病发生或传入，尚未造成扩散。
⑦ 发生群体性不明原因疾病，扩散到县（市）以外的地区。
⑧ 发生重大医源性感染事件。
⑨ 预防接种或群体性预防性服药出现人员死亡。
⑩ 一次食物中毒人数超过100人并出现死亡病例，或出现10例以上死亡病例。
⑪ 一次发生急性职业中毒50人以上，或死亡5人以上。
⑫ 境内外隐匿运输、邮寄烈性生物病原体、生物毒素造成我境内人员感染或死亡的。
⑬ 省级以上人民政府卫生行政部门认定的其他重大突发公共卫生事件。

3. 较大突发公共卫生事件（Ⅲ级）

在局部地区发生，尚未引起大范围扩散或传播的，有下列情形之一即可列入。

① 发生肺鼠疫、肺炭疽病例，一个平均潜伏期内病例数未超过5例，流行范围在一个县（市）行政区域以内。
② 腺鼠疫发生流行，在一个县（市）行政区域内，一个平均潜伏期内连续发病10例以上，或波及2个以上县（市）。
③ 霍乱在一个县（市）行政区域内发生，1周内发病10～29例或波及2个以上县（市），或市（地）级以上城市的市区首次发生。
④ 一周内在一个县（市）行政区域内，乙、丙类传染病发病水平超过前5年同期平均发病水平1倍以上。
⑤ 在一个县（市）行政区域内发现群体性不明原因疾病。
⑥ 一次食物中毒人数超过100人，或出现死亡病例。
⑦ 预防接种或群体性预防性服药出现群体心因性反应或不良反应。
⑧ 一次发生急性职业中毒10～49人，或死亡4人以下。
⑨ 市（地）级以上人民政府卫生行政部门认定的其他较大突发公共卫生事件。

4. 一般突发公共卫生事件（Ⅳ级）

尚未达到Ⅲ级标准的，有下列情形之一的即可列入。

① 腺鼠疫在一个县（市）行政区域内发生，一个平均潜伏期内病例数未超过10例。
② 霍乱在一个县（市）行政区域内发生，1周内发病9例以下。
③ 一次食物中毒人数30～99人，未出现死亡病例。
④ 一次发生急性职业中毒9人以下，未出现死亡病例。
⑤ 县级以上人民政府卫生行政部门认定的其他一般突发公共卫生事件。

(四) 主要特征

1. 突发性

事件发生的比较突然，很难预测事件发生的时间、地点、危害程度、波及范围、发展速度、结局等。有的甚至不可预测。

2. 危害性

突发公共卫生事件一旦发生就会直接危害群众的健康和生命安全，也会造成社会危害，如经济危机、社会危机等。

3. 群体性

突发公共卫生事件涉及的范围广泛，危及的对象不是特定的人，而是不特定的社会群体，在事件影响范围内的人都有可能受到伤害。

4. 复杂性

事件的成因复杂，自然灾害、环境污染、食品污染、致病微生物等都可以是事件的成因；事件的种类复杂；影响复杂。短时间内可从地方性演变为区域性事件甚至国际性事件。

5. 综合性

突发公共卫生事件不仅仅是一个公共卫生问题，它还是一个社会问题，需要有关部门的共同努力，甚至是全社会的共同参与。

★ 考点提示：突发公共卫生事件的特征

二、社区突发公共卫生事件应急管理

(一) 社区突发公共卫生事件的预防

突发事件虽然具有突发性，但不是完全不可预测，应当遵循预防为主、常备不懈的原则，减少各类突发事件的发生。在预防突发公共卫生事件的工作中，社区护士应当认真做好以下工作。

① 建立突发公共卫生事件应急预案和工作常规，包括个部门和个人职责、监测、预警、报告、应急处理等。

② 社区护士应熟悉社区环境以及居民的基本情况。帮助居民排除可能发生公共卫生事件的各种隐患。

③ 掌握突发公共卫生事件应急处理相关知识、技能。

④ 做好突发公共卫生事件应急药品和物品的准备，并进行动态管理。

⑤ 开展突发公共卫生事件相关信息的日常监测，建立、运行、维护好突发公共卫生事件相关信息监测报告网络，保证监测质量。

⑥ 严格传染病就诊、隔离程序，防止医源性感染暴发。做好个人防护，防治交叉感染。

⑦ 对社区群众进行宣传教育，提高居民预防和应对突发公共卫生事件的能力。

⑧ 积极开展爱国卫生运动，促进各项卫生措施的落实，减少突发公共卫生事件发生。

(二) 社区突发公共卫生事件的应急处理

① 开展患者初诊、救治和转诊工作。

② 指定专人负责突发公共卫生事件相关信息的报告与管理工作，按照相关法律规定的报告程序，对各类突发公共卫生事件及时报告。

③ 配合专业防治机构开展现场流行病学调查；设立传染病隔离留观室，对传染病患者、疑似患者采取隔离、医学观察等措施，对密切接触者根据情况采取集中或居家医学观察，对隔离者进行定期随访；协助相关部门做好辖区内疫点、疫区的封锁管理；指导患者家庭消毒。

④ 按专业机构要求，对本社区患者、疑似患者、密切接触者及其家庭成员进行造册登记，为专业防控机构提供基本信息。

⑤ 做好医疗现场控制、消毒隔离、个人防护、医疗垃圾和污水的处理工作。

⑥ 开设咨询热线，解答相关问题。为集中避难的群众提供基本医疗服务。

⑦ 在专业防治机构的指导下，具体实施应急接种、预防性服药、现场消毒、杀虫、灭鼠等项工作；分配发放应急药品和防护用品，并指导社区居民正确使用。

⑧ 做好出院患者的随访与医院服务工作，落实康复期患者的各项防控措施。

⑨ 根据本社区突发公共卫生事件的性质和特点，对居民进行《突发公共卫生事件应急条例》等相关法律法规知识的宣传；开展针对性的健康教育和自救、互救、避险、逃生等个人防护技能的培训。

⑩ 指导社区各单位突发公共卫生事件防控措施的制定与落实，协助做好对社区各单位突发公共卫生事件防控工作的监督、检查。

★ **考点提示**：社区突发公共卫生事件的预防和应急处理

（三）突发公共卫生事件的报告

1. 责任报告单位

① 县以上各级人民政府卫生行政部门指定的突发公共卫生事件监测机构。

② 各级、各类医疗卫生机构。

③ 卫生行政部门。

④ 县级以上地方人民政府。

⑤ 其他有关单位，主要包括发生突发公共卫生事件的单位、与群众健康和卫生保健工作密切相关的机构，如检验、检疫机构，食品、药品监督管理机构，环境保护、监测机构，教育机构等。

2. 责任报告人

执行职务的各级、各类医疗卫生机构的工作人员、个体开业医生。

3. 报告程序和时限

获得突发公共卫生事件相关信息的责任报告单位和责任报告人，应当在2h内以电话或传真等方式向属地卫生行政部门指定的专业机构报告，具备网络直报条件的同时进行网络直报，直报的信息由指定的专业机构审核后进入国家数据库。不具备网络直报条件的责任报告单位和责任报告人，应采用最快的通信方式将《突发公共卫生事件相关信息报告卡》报送属地卫生行政部门指定的专业机构，接到《突发公共卫生事件相关信息报告卡》的专业机构，应对信息进行审核，确定真实性，2h内进行网络直报，同时以电话或传真等方式报告同级卫生行政部门。

接到突发公共卫生事件相关信息报告的卫生行政部门应当尽快组织有关专家进行现场调查，如确认为实际发生突发公共卫生事件，应根据不同的级别，及时组织采取相应的措施，并在2h内向本级人民政府报告，同时向上一级人民政府卫生行政部门报告。如尚未达到突发公共卫生事件标准的，由专业防治机构密切跟踪事态发展，随时报告事态变化情况。

各级人民政府应在接到事件报告后的 2h 内向上一级人民政府报告。对可能造成重大社会影响的突发公共卫生事件，省级以下地方人民政府卫生行政部门可直接上报国务院卫生行政部门。省级人民政府在接到报告的 1h 内，应向国务院卫生行政部门报告。国务院卫生行政部门接到报告后应当立即向国务院报告。

发生突发公共卫生事件的省、地、市、县级卫生行政部门，应视事件性质、波及范围等情况，及时与邻近省、地、市、县之间互通信息。

4. 报告内容

突发公共卫生事件报告分为首次报告、进程报告和结案报告。应根据事件的严重程度、事态发展、控制情况，及时报告事件的进程，内容包括事件基本信息和事件分类信息两部分。不同类别的突发公共卫生事件应分别填写基本信息报表和相应类别的事件分类信息报表。

首次报告尚未调查确认的突发公共卫生事件或可能存在隐患的事件相关信息，应说明信息来源、波及范围、事件性质的初步判定及拟采取的措施。

经调查确认的突发公共卫生事件报告应包括事件性质、波及范围、危害程度、势态评估、控制措施等内容。

突发公共卫生事件相关信息报告卡

□初步报告　　□进程报告（　　次）　　□结案报告

填报单位(盖章)：＿＿＿＿＿＿　　填报日期：＿＿＿年＿＿＿月＿＿＿日
报告人：＿＿＿＿＿＿　　联系电话：＿＿＿＿＿＿
事件名称：＿＿＿＿＿＿
信息类别：1. 传染病；2. 食物中毒；3. 职业中毒；4. 其他中毒事件；5. 环境卫生；6. 免疫接种；7. 群体性不明原因疾病；
　　　　　8. 医疗机构内感染；9. 放射性卫生；10. 其他公共卫生
突发事件等级：1. 特别重大；2. 重大；3. 较大；4. 一般；5. 未分级；6. 非突发事件
初步诊断：＿＿＿＿＿＿　　　　　　　初步诊断时间：＿＿＿年＿＿＿月＿＿＿日
订正诊断：＿＿＿＿＿＿　　　　　　　订正诊断时间：＿＿＿年＿＿＿月＿＿＿日
确认分级时间：＿＿＿年＿＿＿月＿＿＿日　　订正分级时间：＿＿＿年＿＿＿月＿＿＿日
报告地区：＿＿＿＿省＿＿＿＿市＿＿＿＿县(区)
发生地区：＿＿＿＿省＿＿＿＿市＿＿＿＿县(区)＿＿＿＿乡(镇)
详细地点：＿＿＿＿＿＿
事件发生场所：1. 学校；2. 医疗卫生机构；3. 家庭；4. 宾馆饭店写字楼；5. 餐饮服务单位；6. 交通运输工具；7. 菜场、商场或超市；8. 车站、码头或机场；9. 党政机关办公场所；10. 企事业单位办公场所；11. 大型厂矿企业生产场所；12. 中小型厂矿企业生产场所；13. 城市住宅小区；14. 城市其他公共场所；15. 农村村庄；16. 农村农田野外；17. 其他重要公共场所；18. 如是医疗卫生机构，则：(1)类别：①公办医疗机构；②疾病预防控制机构；③采供血机构；④检验检疫机构；⑤其他及私立机构；(2)感染部门：①病房；②手术室；③门诊；④化验室；⑤药房；⑥办公室；⑦治疗室；⑧特殊检查室；⑨其他场所；19. 如是学校，则类别：(1)托幼机构；(2)小学；(3)中学；(4)大、中专院校；(5)综合类学校；(6)其他
事件信息来源：1. 属地医疗机构；2. 外地医疗机构；3. 报纸；4. 电视；5. 特服号电话 95120；6. 互联网；7. 市民电话报告；8. 上门直接报告；9. 本系统自动预警产生；10. 广播；11. 填报单位人员目睹；12. 其他
事件信息来源详细：＿＿＿＿＿＿
事件波及的地域范围：＿＿＿＿＿＿
新报告病例数：＿＿＿＿　　新报告死亡数：＿＿＿＿　　排除病例数：＿＿＿＿
累计报告病例数：＿＿＿＿　　累计报告死亡数：＿＿＿＿
事件发生时间：＿＿＿年＿＿＿月＿＿＿日＿＿＿时＿＿＿分
接到报告时间：＿＿＿年＿＿＿月＿＿＿日＿＿＿时＿＿＿分
首例患者发病时间：＿＿＿年＿＿＿月＿＿＿日＿＿＿时＿＿＿分
末例患者发病时间：＿＿＿年＿＿＿月＿＿＿日＿＿＿时＿＿＿分
主要症状：1. 呼吸道症状；2. 胃肠道症状；3. 神经系统症状；4. 皮肤黏膜症状；5. 精神症状；6. 其他
主要体征：
主要措施与效果：

三、社区常见突发公共卫生事件应急处理

(一) 群体性不明原因疾病应急处理

1. 定义

群体性不明原因疾病是指一定时间内（通常是指 2 周内），在某个相对集中的区域（如同一个医疗机构、自然村、社区、建筑工地、学校等集体单位）内同时或者相继出现 3 例及以上相同临床表现，经县级及以上医院组织专家会诊，不能诊断或解释病因，有重症病例或死亡病例发生的疾病。

群体性不明原因疾病具有临床表现相似性、发病人群聚集性、流行病学关联性、健康损害严重性的特点。这类疾病可能是传染病（包括新发传染病）、中毒或其他未知因素引起的疾病。

2. 医疗机构应急处理措施

（1）监测 社区卫生服务中心是群体性不明原因疾病监测的重要机构，应及时收集群体性不明原因疾病的有关信息，进行汇总，科学分析，综合评估，早期发现不明原因疾病。

（2）报告 医务人员接诊到不明原因疾病患者，临床症状相似并有关联性的要及时报告。

（3）预防控制 社区卫生服务中心应积极配合疾病预防控制机构进行流行病学调查和样品采集，落实各项预防控制措施。

（4）临床救治 按照最可能的病因假设采取有针对性的治疗措施，抢救患者。一旦查明病因应及时调整治疗方案。

3. 现场调查与病因分析

群体性不明原因疾病发生后，首先应根据已经掌握的情况，尽快组织力量开展调查、分析，查找病因；若流行病学病因（主要是传染源、传播途径或暴露方式、易感人群）不明，应以现场流行病学调查为重点，尽快查清事件的原因。在流行病学病因查清后，应立即实行有针对性的有效控制措施；若怀疑为中毒事件时，在采取适当救治措施的同时，要尽快查明中毒原因。查清中毒原因后，给予特异、针对性的治疗，并注意保护高危人群；若病因在短时间内难以查清，或即使初步查明了病原，但无法于短期内找到有效控制措施的，应以查明的传播途径及主要危险因素（流行性病因）制订有针对性的预防控制措施。

（1）群体性不明原因疾病的核实与判断

① 核实：卫生行政部门接到报告后应立即派出专业人员（包括流行病学或卫生学、临床、检验等专业人员）对不明原因疾病进行初步核实，核实内容主要包括：a. 病例的临床特征、诊断、治疗方法和效果；b. 发病经过和特点，发病数、死亡数及三间分布等；c. 样本采集种类、方式、时间及保存、运输方法等；d. 实验室检测方法、仪器、试剂、质控和结果；e. 危及人群的范围和大小；f. 不明原因疾病性质的初步判断及其依据；g. 目前采取的措施和效果；h. 目前的防治需求。

② 判断：根据核实结果进行综合分析，初步判断群体性不明原因疾病是否存在，若确认疫情存在，应对群体性不明原因疾病的性质、规模、种类、严重程度、高危人群、发展阶段和趋势进行初步判断，并制订初步的调查方案和控制措施。

（2）病例调查及分析

① 病例调查：根据病例定义的内容，在一定的时间、范围内搜索类似病例并开展个案

调查、入户调查和社区调查。设计调查表，培训调查人员，统一调查内容和方法。

② 初步分析：统计病例的发病数、死亡数、病死率、病程等指标，描述病例的三间分布及特征，进行关联性分析。

(3) 提出病因假设

① 从临床、流行病学基本资料入手，寻找病因线索：根据病例的临床表现、病情进展情况、严重程度、病程变化，先按感染性与非感染性两类查找病因线索，然后逐步细化。根据患者的临床症状、体征、常规实验室检查结果、临床治疗及转归和初步的流行病学资料进行分析，判定疾病主要影响的器官、病原种类、影响流行的环节等，作出初步诊断。

分析思路：首先考虑常见病、多发病，再考虑少见病、罕见病，最后考虑新出现的疾病。如果初步判定是化学中毒，首先考虑常见的毒物，再考虑少见毒物。

② 从流行病学特征入手，建立病因假设

a. 掌握背景资料：现场环境、当地生活习惯、方式、嗜好、当地动物发病情况以及其他可能影响疾病发生、发展、变化的因素。

b. 归纳疾病分布特征，形成病因假设：通过三间分布，提出病因假设，包括致病因子、危险因素及其来源、传播方式（或载体）、高危人群等。

c. 提出可能的病因假设：可以不止 1 个假设，适宜的病因假设包括导致暴发、流行的疾病、传染源及传播途径、传播方式、高危人群，提出病因假设后，在验证假设的同时，应尽快实施有针对性的预防和控制措施。

(4) 验证病因

① 流行病学病因验证：根据病因假设，通过病例-对照研究、队列研究等分析性流行病学方法进行假设验证。

② 实验室证据：收集样本（血、咽拭子、痰、大便、尿、脑脊液、尸解组织等），通过实验室检测验证假设。

③ 干预（控制）措施效果评价：针对病原学病因假设进行临床试验性治疗；根据流行病学病因假设，提出初步的控制措施，包括消除传染源或污染源、减少暴露或防止进一步暴露、保护易感人群或高危人群。通过对所采取的初步干预（控制）措施的效果评价也可验证病因假设，并为进一步改进和完善控制措施提供依据。

④ 如果通过验证假设无法成立，则必须重新考虑或修订假设，根据新的线索制定新的方案，有的群体性不明原因疾病可能需要反复多次的验证，方能找到明确原因。

(5) 判断和预测　综合分析调查结果，对群体性不明原因疾病的病因、目前所处阶段、影响范围、患者救治和干预（控制）措施的效果等方面进行描述和分析，得出初步结论，同时对患者的预后、群体性不明原因疾病发展趋势及其影响进行分析和预测，并对下一步工作提出建议。

4. 群体性不明原因疾病现场控制措施

应急处置中的预防控制措施需要根据疾病的传染源或危害源、传播或危害途径以及疾病的特征来确定。不明原因疾病的诊断需要在调查过程中逐渐明确疾病发生的原因。因此，在采取控制措施上，需要根据疾病的性质，决定应该采取的控制策略和措施，并随着调查的深入，不断修正、补充和完善控制策略与措施，遵循边控制、边调查、边完善的原则，力求最大限度地降低不明原因疾病的危害。

(1) 无传染性的不明原因疾病

① 积极救治患者，减少死亡。

② 对共同暴露者进行医学观察，一旦发现符合本次事件病例定义的患者，立即开展临

床救治。

③ 移除可疑致病原。如怀疑为食物中毒，应立即封存可疑食物和制作原料；职业中毒应立即关闭作业场所等。

④ 尽快疏散可能继续受致病原威胁的群众。

⑤ 在对易感者采取有针对性保护措施时，应优先考虑高危人群。

⑥ 开展健康教育，提高居民自我保护意识，群策群力、群防群控。

（2）有传染性的不明原因疾病

① 现场处置人员进入疫区时，应采取保护性预防措施。

② 隔离治疗患者。根据疾病的分类，按照呼吸道传染病、肠道传染病、虫媒传染病隔离病房要求，对患者进行隔离治疗。重症患者立即就地治疗，症状好转后转送隔离医院。患者在转运中要注意采取有效的防护措施。治疗前注意采集有关标本。出院标准由卫生行政部门组织流行病学、临床医学、实验室技术等多方面的专家共同制定，患者达到出院标准方可出院。

③ 如果有暴发或者扩散的可能，符合封锁标准的，要向当地政府提出封锁建议，封锁的范围根据流行病学调查结果来确定。发生在学校、工厂等人群密集区域的，如有必要应建议停课、停工、停业。

④ 对患者家属和密切接触者进行医学观察，观察期限根据流行病学调查的最长潜伏期和最后接触日期决定。

⑤ 严格实施消毒，按照《中华人民共和国传染病防治法》要求处理人、畜尸体，并按照《传染病病人或疑似传染病病人尸体解剖查验规定》开展尸检并采集相关样本。

⑥ 对可能被污染的物品、场所、环境、动植物等进行消毒、杀虫、灭鼠等卫生学处理。疫区内重点部位要开展经常性消毒。

⑦ 疫区内家禽、家畜应实行圈养。如有必要，报经当地政府同意后，对可能传染疫情的野生动物、家禽家畜进行控制或捕杀。

⑧ 开展健康教育，提高居民自我保护意识，做到群防群治。

⑨ 现场处理结束时要对疫源地进行终末消毒，妥善处理医疗废物和临时隔离点的物品。根据对控制措施效果评价，以及疾病原因的进一步调查结果，及时改进、补充和完善各项控制措施。一旦明确病因，即按照相关疾病的处置规范开展工作，暂时无规范的，应尽快组织人员制订。

（二）人感染高致病性禽流感应急处理

1. 定义

人感染高致病性禽流感是由禽甲型流感病毒某些亚型中的一些毒株（H5N1、H7N7等）引起的人类急性呼吸道传染病。

2. 病例诊断和疫情发布

（1）病例诊断　各省（区、市）年度首例人禽流感病例由国家卫生和计划生育委员会组织人禽流感专家组诊断，此后发生的病例由省（区、市）卫生行政部门组织专家组诊断，同时报国家卫生和计划生育委员会备案。

省级卫生行政部门在接到辖区内人禽流感预警病例报告后，应在12h内派出专家组进行调查和会诊，并向国家卫生和计划生育委员会报告。

省级专家组根据病例的流行病学史、临床表现、实验室检查结果，按照《人禽流感诊疗方案（2005版修订版）》进行诊断或排除。

有条件的省级疾病预防控制机构负责实施人禽流感病例实验室检测工作；不能开展检测的要及时送中国疾病预防控制中心检测。

各省（区、市）、计划单列市检测出的所有阳性标本全部送中国疾病预防控制中心复核检测；检测阴性的标本，国家卫生和计划生育委员会和中国疾病预防控制中心认为需要的，也要送中国疾病预防控制中心复核。

（2）疫情公布与通报　国家卫生和计划生育委员会负责向有关部门、国际组织、有关国家、港澳台地区通报并向社会发布人禽流感疫情信息。省级卫生行政部门经国家卫生和计划生育委员会授权后，负责向社会发布本行政区域内人禽流感疫情信息。

3. 应急处置　各地应根据以下不同情况采取相应的应对措施

（1）本地尚未发现动物和人禽流感疫情，但其毗邻国家或相邻地区发生动物或人禽流感疫情，应该采取以下措施。

① 密切关注国内外动物禽流感及人禽流感疫情动态，做好疫情预测预警，开展疫情风险评估。

② 做好各项技术及物资准备。

③ 开展常规疫情、流感/人禽流感、不明原因肺炎病例、不明原因死亡病例的监测。

④ 医疗机构开展不明原因肺炎的筛查工作。

⑤ 开展人禽流感知识的健康教育，提高公众防控人禽流感知识水平。

⑥ 配合有关部门开展动物禽流感疫情监测工作，防止疫区受染动物以及产品的输入。

（2）本地有动物禽流感疫情，但尚未发现人禽流感疫情，应该采取以下措施。

① 与农业部门紧密协作，立即开展现场流行病学调查、密切接触者追踪和样品采集工作。

② 启动人禽流感应急监测方案，疫区实行人禽流感疫情零报告制度。

③ 做好密切接触者的医学观察。

④ 按照职责分工，做好疫点内人居住和聚集场所的消毒处理工作。

⑤ 医疗机构要做好患者接诊、救治、医院内感染控制等准备工作。

⑥ 做好疫情调查处理等人员的个人防护。

（3）本地出现散发或聚集性人禽流感病例，属重大突发公共卫生事件（Ⅱ级）但局限在一定的范围，没有出现扩散现象的，应采取以下措施。

① 启动人禽流感应急监测，实行人禽流感病例零报告制度。

② 按照人禽流感病例流行病学调查方案迅速开展流行病学调查工作，查明病例之间的相互关联，判定是否发生人传人现象。

③ 按照密切接触者判定标准和处理原则，确定密切接触者，并做好医学观察。

④ 按照职责分工，做好疫点内人居住和聚集场所的消毒处理工作。

⑤ 医疗机构要做好人禽流感病例隔离、救治和医院内感染控制工作，并协助疾病预防控制机构开展流行病学调查和病例的主动搜索、标本采集等工作。

⑥ 做好疫情调查处理、医疗救治、实验室检测等医务人员的个人防护。

⑦ 及时向本地区有关部门和邻近省（区、市）人民政府卫生行政部门通报有关情况。

⑧ 进一步加强健康教育，提高公众卫生意识和个人防护意识，减少发生人禽流感的危险性，做好公众心理疏导工作，避免出现社会恐慌。

⑨ 如经调查证实发现人传人病例，要根据疫情控制的需要，划定疫点和疫区范围，报请当地人民政府批准，采取学校停课、部分行业停业等防控措施。

（4）证实人间传播病例并出现疫情扩散状态，属特别重大突发公共卫生事件（Ⅰ级）。证实人禽流感疫情出现人间传播病例并有扩散趋势，按照《卫生部应对流感大流行准备计划与应急预案（试行）》采取相应的措施。

（王　俊）

思考题

1. 传染病流行的基本环节有哪几个？
2. 传染病预防、控制措施有哪些？
3. 简述突发公共卫生事件的定义和特征。
4. 社区突发公共卫生事件如何预防和应急处理？

第十四章 课堂情境教学

实习一 模拟家庭访视

【实习目的】

学生通过课堂情景模拟，体验家庭访视的过程，掌握家庭访视的程序。熟悉家庭访视的注意事项，学会如何与访视对象建立良好的信任关系和访视中的沟通技巧。

【实习内容】

1. 由教师给出若干个家庭访视案例，如新生儿家庭访视及慢性病患者家庭访视，根据案例进行家庭健康评估，确定家庭健康问题。
2. 明确本次家庭访视的目的和制订访视的具体方法以及评价标准。
3. 学生进行角色扮演，对案例进行场景设计，分别扮演社区护士、访视对象及家属等，进行模拟家庭访视。
4. 应用交流技巧与被访视者和家属进行交流。

【实习方法】

1. 学生分组，每组4~5人。
2. 学生根据老师给出的案例分组制订访视计划。
3. 分组进行模拟访视情景并进行排练。
4. 教师从中随机抽取3~4组进行情景模拟汇报表演。
5. 小组自评和学生评价。
6. 教师总结评价。

（张　萌）

实习二 制订社区健康教育计划方案

【实习目的】

通过制定社区健康教育计划方案，熟悉社区健康教育程序，掌握社区健康教育评估、诊断、制定计划的方法。

【实习内容】
1. 社区健康教育评估，收集社区居民健康教育需求的主观和客观资料。
2. 进行社区健康教育诊断。
3. 制订相应的社区健康教育计划。

【实习方法】
1. 收集资料

教师将自己选择的社区案例和准备的相关资料提供给学生分析或学生进入社区收集资料，进行社区健康教育评估。分析有关教育对象一般情况、健康状况、生活方式、学习能力、健康知识掌握情况、社区环境、医疗卫生服务资源等方面的资料，从而确定教育对象对健康教育的需求。

2. 健康教育诊断

根据所收集的资料，确定优先解决的健康教育问题，进行选题。

3. 制订一项社区健康教育计划方案，并制成PPT。
（1）确定健康教育的长期、短期目标。
（2）实施健康教育的时间、地点。
（3）实施健康教育的内容。
（4）选择社区健康教育的方法。根据社区居民的学习能力来确定方法。

4. 汇报

以小组为单位汇报制订的健康教育方案，同学和教师对方案提出问题，小组成员予以解答。

5. 评价

教师进行总结评价。

（张志霞）

实习三　儿童预防免疫接种

【实习目的】
1. 熟悉儿童计划免疫程序。
2. 掌握社区儿童预防接种的程序。
3. 熟练宣传预防接种的相关知识。

【实习内容】
1. 接种前准备

①确定接种对象；②发送接种通知；③领取疫苗；④准备器材、器具。

2. 接种实施

①现场准备；②实施流程；③接种后整理。

3. 接种工作结束

①清理核对接种通知单，对未接种的儿童再补发通知；②处理好剩余疫苗；③清理冷藏背包和清洗接种器材、做好清洁卫生；④统计、填写规定的接种报表。

4. 预防接种知识宣传教育。

【实习方法】
1. 学生分组

学生分组，进行小组配对。4人为一组，成员分别扮演儿童、家属及社区护士。

2. 确定预防接种的计划和准备

教师发给学生事先准备好的案例，全体学生以小组为单位讨论和分析案例，确定预防接种的计划和本次接种的准备。

3. 模拟接种

模拟进行预防接种角色扮演，并能将预防接种的程序、接种时的注意事项及预防接种反应的处理等知识贯穿其中。

4. 以小组为单位进行自评和他评。

5. 教师总结评价。

（杨　明）

实习四　慢性病危险因素及其干预措施的知识讲座

【实习目的】

通过对社区慢性病患者或有潜在问题的人群进行慢性病危险因素及其干预措施的知识讲座，使学生学会讲座的方法，学会用不同的方式对社区群体进行健康教育。

【实习内容】

1. 知识讲座的方法和步骤。
2. 应用与讲座主题有关的知识进行健康教育和保健指导。

【实习方法】

1. 学生分组，每组5~7人。
2. 学生根据老师确定的主题（如高血脂、高血压、糖尿病等健康教育）内容，分组制订讲座计划。

（1）每组选出一名组长，作为本次讲座的组织者。

（2）学生以小组为单位通过各种渠道查阅资料，制订讲座计划、准备讲座内容（如教案、教学内容、教学方法、教具、制作PPT课件等）。

（3）安排讲座时间、地点，具体活动日程和相关的注意事项。

（4）通知参加讲座的人员（教育者和受教育者）。

（5）准备讲座时需要的物质，如投影仪、电脑、扩音器等。

3. 进行模拟讲座。

从每组中随机抽取1人作为教育者，其他同学作为教育对象，模拟讲座。讲座后要有互动环节，如咨询、保健指导等。

4. 学生自评、小组自评及听众评价。

5. 教师总结评价。

（张建欣）

实习五　社区家庭康复护理技术训练指导

【实习目的】

通过社区家庭康复护理技术训练指导实习，帮助学生掌握常用的家庭康复护理技术，了解康复护理技术的实施与实施过程中患者的反应及出现问题的应对。

【实习内容】

1. 体位及变换指导

（1）卧位　患侧卧位、健侧卧位、仰卧位。

（2）床上体位移动。

2. 立位转移训练

（1）扶持行走训练。

（2）独立行走训练。

（3）扶杖架拐行走训练　背靠墙站立训练、双拐行走训练、单拐行走训练。

（4）上下楼梯训练。

3. 轮椅训练。

【实习方法】

1. 学生分组，每组2~3人。

2. 学生根据老师确定的康复期患者种类，指导患者及家属采取正确体位和床上、立位移动、轮椅移动训练等，分组进行。

（1）每组选出一个组长，作为本组练习的主导者，进行角色分配。

（2）学生自己做实验教案。从各种渠道查阅资料，做出教案，做好训练前准备。

（3）物质准备　准备训练时需要的用物器材，如拐杖、枕头、轮椅等。

（4）患者准备　解释长期卧床及不活动的不良后果，取得患者及家属的配合。解释各项技术的应用目的及注意事项。

3. 进行模拟训练

从每组中随机抽取1人作为训练者，1人作为患者，1人作为患者家属，模拟训练。3人车轮式训练。

4. 学生自评

小组成员互评，评价训练效果。

5. 教师评价

评价训练实施情况。

（徐姝娟）

实习六　传染病的家庭消毒隔离技术

【实习目的】

掌握传染病患者家庭消毒隔离的方法和技术，能独立完成对各种传染病患者家庭的消毒隔离。

【实习内容】
　　1. 传染病患者家庭消毒隔离的方法和技术。
　　2. 根据案例制订家庭消毒隔离措施。
　　3. 模拟家庭消毒隔离。
【实习方法】
　　1. 学生分组
　　5～6人一组，组员分别扮演患者、家属及社区护士等。
　　2. 讨论方案
　　每组学生抽取教师准备好的案例，根据案例集体讨论家庭消毒隔离措施。
　　3. 模拟实习
　　每组的成员进行家庭消毒隔离的模拟。
　　4. 小组总结
　　学生模拟实习后做出实习总结。
　　5. 教师点评
　　教师针对学生实习过程中存在地不足，给予指导。

（王　俊）

第十五章 社区社会实践

实习一 社区卫生服务中心（站）见习

【实习目的】

通过社区卫生服务中心（站）见习，了解社区卫生服务和社区护理的工作内容与方法，形成对社区护理的整体认识。

【实习内容】

1. 了解社区卫生服务中心（站）的机构设置、人员组成、工作内容、医疗模式。
2. 了解社区护士在社区护理中的工作内容和常用的护理技术。
3. 熟悉健康档案的内容、建立方法、管理流程及健康档案管理系统。

【实习方法】

1. 学生分组，每组6~8人。安排学生到社区卫生服务中心（站）见习。
2. 学生事先做好见习提纲、到社区卫生服务机构要见习的内容。
3. 听取社区卫生服务中心（站）工作人员介绍机构情况，参观机构，了解社区护士工作内容。
4. 由工作人员带领观摩或查阅社区纸质、电子健康档案，详细了解健康档案内容，熟悉居民健康档案管理系统。
5. 学生写见习报告。
6. 教师作归纳总结和成绩评定。

（田云霞）

实习二 居家护理实践

【实习目的】

通过对不同类型患者进行居家护理，掌握居家护理的程序和工作方法，熟悉不同类型患者居家护理重点内容及具体措施。

【实习内容】
    1. 居家患者护理程序
    通过对居家患者进行评估，确定居家患者的健康问题，制订护理计划，有针对性地选择护理措施，根据患者实际情况，实施具体的居家护理计划。
    2. 社区中不同类型疾病患者居家护理重点及具体护理措施。

【实习方法】
    1. 知识复习
    实习指导老师简单讲解居家护理程序和方法，组织同学分析、总结居家护理的主要对象及护理重点内容。
    2. 确定居家护理对象
    老师分别给出不同疾病类型患者的案例，包括高血压病、糖尿病、临终患者等。
    3. 学生分组
    每4～5人一组，分别选择1名患者进行护理。
    4. 制订居家护理计划
    以小组为单位分析所护理患者的资料，提出患者存在的健康问题，制订居家护理计划。
    5. 计划实施
    以小组为单位对患者进行具体的护理措施，可在模拟患者身上进行或者由小组同学扮演。
    6. 教师总结评价。

（张　萌）

实习三　产后家庭访视

【实习目的】
    通过实习，学会将社区护理程序应用于社区护理服务中。熟悉社区护理程序的步骤，能够对产妇和新生儿进行评估，提出护理诊断，制订、实施产后家庭访视计划。培养学生初步运用妇女和儿童保健知识对社区群体进行整体护理的能力。

【实习内容】
    1. 根据产妇的家庭情况，确定访视的目的和目标。
    2. 列出需要准备的访视物品。
    3. 针对产妇和新生儿可能存在的健康问题，提出访视计划，制订、实施相应的护理措施并进行评价。
    4. 指导产妇通过视诊、触诊进行乳房自检，通过检查，如果发现肿块或其他异常要及时到医院做进一步的检查。
    5. 进行新生儿体重的测量及相关健康检查，观察和发现生长发育过程中的异常和疾病，并指导家庭护理和诊治。
    6. 根据产妇的具体情况给予母乳喂养咨询及指导，向其宣传母乳喂养的优点以及促进乳汁分泌的方法，并使产妇能按照正确的方法和姿势进行母乳喂养。指导产妇学会婴儿沐浴、抚触的方法。
    7. 进行综合评价。

【实习方法】
1. 确定访视对象
向社区卫生服务中心（站）了解产妇的分娩情况，组织学生确定访视对象。
2. 物品准备
根据访视目的，列出需要准备的物品。
3. 学生分组
每组5～7人，每组选出一个组长。组织学生进入社区产妇的家庭。
4. 学生实习
组织学生对产妇进行评估，确定需解决的问题并对产妇进行指导。
5. 实习记录
实施产妇家庭访视计划并填写产后访视记录单。
6. 实习报告
对社区家庭访视效果进行评价，写出实习报告。
7. 教师总结评价。

（杨　明　孙晓宁）

附录

附录 1 居民健康档案部分常用表格

附图 1-1 居民健康档案封面

编号 □□□□□□-□□□-□□□-□□□□□

居民健康档案

姓　　名：

现 住 址：

户籍地址：

联系电话：

乡镇（街道）名称：

村（居）委会名称：

建档单位：

建 档 人：

责任医师：

建档日期：_____年___月___日

附表1-1 个人基本信息表

姓名：_____   编号□□□-□□□□□

性别	1男 2女 9未说明的性别 0未知的性别 □	出生日期	□□□□ □□ □□
身份证号		工作单位	
本人电话		联系人姓名		联系人电话	

常住类型	1户籍 2非户籍 □	民 族	01汉族 99少数民族_____ □

血 型	1 A型 2 B型 3 O型 4 AB型 5不详 / RH:1阴性 2阳性 3不详	□/□
文化程度	1研究生 2大学本科 3大学专科和专科学校 4中等专业学校 5技工学校 6高中 7初中 8小学 9文盲或半文盲 10不详	□
职 业	0国家机关、党群组织、企业、事业单位负责人　1专业技术人员　2办事人员和有关人员 3商业、服务业人员　4农、林、牧、渔、水利业生产人员　5生产、运输设备操作人员及有关人员 6军人　7不便分类的其他从业人员　8无职业	□
婚姻状况	1未婚 2已婚 3丧偶 4离婚 5未说明的婚姻状况	□
医疗费用 支付方式	1城镇职工基本医疗保险 2城镇居民基本医疗保险 3新型农村合作医疗 4贫困救助 5商业医疗保险 6全公费 7全自费 8其他	□/□/□
药物过敏史	1无 2青霉素 3磺胺 4链霉素 5其他	□/□/□
暴露史	1无 2化学品 3毒物 4射线	□/□

既往史	疾病	1无 2高血压 3糖尿病 4冠心病 5慢性阻塞性肺疾病 6恶性肿瘤_____ 7脑卒中 8严重精神障碍 9结核病 10肝炎 11其他法定传染病 12职业病_____ 13其他 □确诊时间　　年　月/□确诊时间　　年　月/□确诊时间　　年　月 □确诊时间　　年　月/□确诊时间　　年　月/□确诊时间　　年　月	
	手术	1无 2有:名称①_____　时间_____ /名称②_____　时间_____	□
	外伤	1无 2有:名称①_____　时间_____ /名称②_____　时间_____	□
	输血	1无 2有:原因①_____　时间_____ /原因②_____　时间_____	□

家族史	父　亲	□/□/□/□/□	母　亲	□/□/□/□/□
	兄弟姐妹	□/□/□/□/□	子　女	□/□/□/□/□
	1无 2高血压 3糖尿病 4冠心病 5慢性阻塞性肺疾病 6恶性肿瘤 7脑卒中 8严重精神障碍 9结核病 10肝炎 11先天畸形 12其他			

遗传病史	1无 2有:疾病名称_____	□
残疾情况	1无残疾 2视力残疾 3听力残疾 4言语残疾 5肢体残疾 6智力残疾 7精神残疾 8其他残疾	□/□/□/□/□

生活环境①	厨房排风设施	1无 2油烟机 3换气扇 4烟囱	□
	燃料类型	1液化气 2煤 3天然气 4沼气 5柴火 6其他	□
	饮水	1自来水 2经净化过滤的水 3井水 4河湖水 5塘水 6其他	□
	厕所	1卫生厕所 2一格或二格粪池式 3马桶 4露天粪坑 5简易棚厕	□
	禽畜栏	1无 2单设 3室内 4室外	□

① 生活环境：农村地区在建立居民健康档案时要根据实际情况选择写此项。

附表 1-2 健康体检表

姓名：　　　　　　　　　　　　　　　　　　　　　　　　　　　　编号□□□-□□□□□

体检日期	年　月　日	责任医生	
内容	检查项目		
症状	1无症状 2头痛 3头晕 4心悸 5胸闷 6胸痛 7慢性咳嗽 8咳痰 9呼吸困难 10多饮 11多尿 12体重下降 13乏力 14关节肿痛 15视物模糊 16手脚麻木 17尿急 18尿痛 19便秘 20腹泻 21恶心呕吐 22眼花 23耳鸣 24乳房胀痛 25其他		□/□/□/□/□/□/□/□
一般状况	体温	℃	脉率　　　　次/分
	呼吸频率	次/分	血压　左侧　/　mmHg　右侧　/　mmHg
	身高	cm	体重　　　　kg
	腰围	cm	体重指数(BMI)　　　kg/m²
	老年人健康状态自我评估*	1满意 2基本满意 3说不清楚 4不太满意 5不满意	□
	老年人生活自理能力自我评估*	1可自理(0~3分) 2轻度依赖(4~8分) 3中度依赖(9~18分) 4不能自理(≥19分)	□
	老年人认知功能*	1粗筛阴性 2粗筛阳性,简易智力状态检查,总分	□
	老年人情感状态*	1粗筛阴性 2.粗筛阳性,老年人抑郁评分检查,总分	□
生活方式	体育锻炼	锻炼频率	1每天 2每周一次以上 3偶尔 4不锻炼　□
		每次锻炼时间　　　min	坚持锻炼时间　　　年
		锻炼方式	
	饮食习惯	1荤素均衡 2荤食为主 3素食为主 4嗜盐 5嗜油 6嗜糖	□/□/□
	吸烟情况	吸烟状况	1从不吸烟 2已戒烟 3吸烟　□
		日吸烟量	平均　　　　支
		开始吸烟年龄　　　岁	戒烟年龄　　　岁
	饮酒情况	饮酒频率	1从不 2偶尔 3经常 4每天　□
		日饮酒量	平均　　　两
		是否戒酒	1未戒酒 2已戒酒,戒酒年龄：　　岁　□
		开始饮酒年龄　　　岁	近一年内是否曾醉酒 1是 2否　□
		饮酒种类	1白酒 2啤酒 3红酒 4黄酒 5其他　□/□/□
	职业病危害因素接触史	1无 2有(工种　　　从业时间　　　年)	□
		毒物种类　粉尘	防护措施1无 2有　□
		放射物质	防护措施1无 2有　□
		物理因素	防护措施1无 2有　□
		化学物质	防护措施1无 2有　□
		其他	防护措施1无 2有　□

脏器功能	口腔	口唇 1红润 2苍白 3发绀 4皲裂 5疱疹	□
		齿列 1正常 2缺齿─┼─ 3龋齿─┼─ 4义齿(假牙)─┼─	□/□/□
		咽部 1无充血 2充血 3淋巴滤泡增生	□
	视力	左眼_____ 右眼_____ (矫正视力:左眼_____ 右眼_____)	
	听力	1听见 2听不清或无法听见	□
	运动功能	1可顺利完成 2无法独立完成任何一个动作	□
查体	眼底*	1正常 2异常	□
	皮肤	1正常 2潮红 3苍白 4发绀 5黄染 6色素沉着 7其他	□
	巩膜	1正常 2黄染 3充血 4其他	□
	淋巴结	1未触及 2锁骨上 3腋窝 4其他	□
	肺	桶状胸:1.否 2.是	□
		呼吸音:1正常 2异常	□
		啰音:1无 2干啰音 3湿啰音 4其他	□
	心脏	心率_____次/分 心律:1齐 2不齐 3绝对不齐	□
		杂音:1无 2有	□
	腹部	压痛:1无 2有	□
		包块:1无 2有	□
		肝大:1无 2有	□
		脾大:1无 2有	□
		移动性浊音:1无 2有	□
	下肢水肿	1无 2单侧 3双侧不对称 4双侧对称	□
	足背动脉搏动*	1未触及 2触及双侧对称 3触及左侧弱或消失 4触及右侧弱或消失	□
	肛门指诊*	1未及异常 2触痛 3包块 4前列腺异常 5其他	□
	乳腺*	1未见异常 2乳房切除 3异常泌乳 4乳腺包块 5其他	□/□/□/□
	妇科*	外阴 1未见异常 2异常	□
		阴道 1未见异常 2异常	□
		宫颈 1未见异常 2异常	□
		宫体 1未见异常 2异常	□
		附件 1未见异常 2异常	□
	其他*		
辅助检查	血常规*	血红蛋白_____g/L 白细胞_____×10^9/L 血小板_____×10^9/L 其他_____	
	尿常规*	尿蛋白_____ 尿糖_____ 尿酮体_____ 尿隐血_____ 其他_____	
	空腹血糖*	_____mmol/L 或 _____mg/dl	
	心电图*	1正常 2异常	□
	尿微量白蛋白*	_____mg/dl	
	大便潜血*	1阴性 2阳性	□
	糖化血红蛋白*	_____%	
	乙型肝炎表面抗原*	1阴性 2阳性	□

续表

辅助检查	肝功能*	血清谷丙转氨酶_____U/L　　血清谷草转氨酶_____U/L 白蛋白_____g/L　　总胆红素_____μmol/L 结合胆红素_____μmol/L
	肾功能*	血清肌酐_____μmol/L　　血尿素氮_____mmol/L 血钾浓度_____mmol/L　　血钠浓度_____mmol/L
	血脂*	总胆固醇_____mmol/L　　甘油三酯_____mmol/L 血清低密度脂蛋白胆固醇_____mmol/L 血清高密度脂蛋白胆固醇_____mmol/L
	胸部X线片*	1 正常　2 异常　□
	B超*	腹部B超　　1 正常　2 异常　□ 其他　　　　1 正常　2 异常　□
	宫颈涂片*	1 正常　2 异常　□
	其他*	
现存主要健康问题	脑血管疾病	1 未发现　2 缺血性卒中　3 脑出血　4 蛛网膜下腔出血 5 短暂性脑缺血发作　6 其他　　□/□/□/□/□
	肾脏疾病	1 未发现　2 糖尿病肾病　3 肾衰竭　4 急性肾炎 5 慢性肾炎　6 其他　　□/□/□/□/□
	心脏疾病	1 未发现　2 心肌梗死　3 心绞痛　4 冠状动脉血运重建 5 充血性心力衰竭　6 心前区疼痛　7 其他　　□/□/□/□/□
	血管疾病	1 未发现　2 夹层动脉瘤　3 动脉闭塞性疾病　4 其他　　□/□/□/□
	眼部疾病	1 未发现　2 视网膜出血或渗出　3 视盘水肿　4 白内障　5 其他　　□/□/□/□/□
	神经系统疾病	1 未发现　2 有　□
	其他系统疾病	1 未发现　2 有　□

住院治疗情况	住院史	入/出院日期	原因	医疗机构名称	病案号
		—			
		—			
	家庭病床史	建/撤床日期	原因	医疗机构名称	病案号
		—			
		—			

主要用药情况	药物名称	用法	用量	用药时间	服药依从性 1 规律　2 间断　3 不服药
	1				
	2				
	3				
	4				
	5				
	6				

非免疫规划预防接种史	名称	接种日期	接种机构
	1		
	2		
	3		

续表

健康评价	1 体检无异常 2 有异常 异常 1 异常 2 异常 3 异常 4	□
健康指导	1 纳入慢性病患者健康管理 2 建议复查 3 建议转诊　　　　　　　　□/□/□	危险因素控制：　　　□/□/□/□/□/□/□ 1 戒烟　2 健康饮酒　3 饮食　4 锻炼 5 减体重(目标_____kg) 6 建议接种疫苗 7 其他

表中带有*号的项目，在为一般居民建立健康档案时不作为免费检查项目，不同重点人群的免费检查项目按照各专项服务规范的具体说明和要求执行。

附录 2　健康教育活动记录表

附表 2-1　健康教育活动记录表

活动时间：	活动地点：
活动形式：	
活动主题：	
组织者：	
主讲人：	
接受健康教育人员类别：	接受健康教育人数：
健康教育资料发放种类及数量：	
活动内容：	
活动总结评价：	
存档材料请附后 □书面材料　□图片材料　□印刷材料　□影音材料　□签到表 □其他材料	

填表人（签字）：　　　　　　　　　　负责人（签字）：
填表时间：　　年　　月　　日

附录3 Friedman的家庭评估模式

一、一般资料

1. 家庭姓名;   2. 地址、电话;   3. 家庭组成（见附表2-1）;
4. 家庭类型;   5. 文化背景（种族）;   6. 宗教信仰;
7. 社会地位;   8. 家庭娱乐和业余活动;

二、家庭的发展阶段和家庭历史

9. 家庭目前的发展阶段;   10. 家庭发展的任务;
11. 家庭历史;   12. 父母家的历史;

三、家庭环境

13. 家的特征;   14. 邻居和社区特征;
15. 家庭的迁移;   16. 家庭与社区的联系和作用;
17. 家庭的社会支持系统;

四、家庭结构

18. 交流沟通方式
    - 成功的交流或失败的交流;
    - 感情信息的传递和表达方式;
    - 家庭亚系统的交流特点;
    - 家中交流障碍的类型;
    - 影响家庭交流的内、外部因素;

19. 家庭权力结构
    - 权力结果;   决策过程;
    - 整个家庭的权力;   权力来源;
    - 影响权力的因素;

20. 角色结构
    - 正式角色;   非正式角色;
    - 影响角色的因素;

21. 家庭价值

确定重要的家庭价值，并按重要性的大小顺序排序。
- 家庭价值、家庭亚系统的价值、社会价值三者之间的一致性;
- 影响家庭价值的因素;
- 家庭是否有意识地拥有这价值;
- 家庭价值冲突的表现;
- 家庭价值和价值冲突对健康的影响;

五、家庭功能

22. 感情功能
    - 家庭的需要-反应功能;
    - 分离和结合;
    - 相互供养、亲近;

23. 社会化功能
    - 培养孩子;
    - 对抚养孩子的家庭环境的适应;

- 谁是孩子社会化的代理人；
- 家中孩子的价值观；
- 社会阶层对抚养孩子方式的影响；
- 家庭抚养孩子是否存在危机，指出高危因素；
- 家庭是否有足够的孩子玩耍的场地；
- 影响养育孩子方式的文化信仰；

24. 卫生保健功能
- 家庭的健康信仰、价值观、行为；
- 家庭对健康疾病的定义和他们的知识水平；
- 家庭对自己的健康状态和疾病易感性的感受；
- 家庭的饮食习惯；
- 家庭足够的食物（记录 24h 家庭食谱）；
    * 对食物和进餐时间的态度；
    * 购物和计划购物的习惯；
    * 睡眠和休息习惯；
    * 锻炼和娱乐；
    * 家庭用药习惯；
    * 家庭在自我照顾、保健中的作用；
    * 家庭环境；
    * 医学预防措施（体检，视力、听力检查，免疫接种）；
    * 牙和口腔卫生；
    * 家庭健康史；
    * 所接受的卫生保健服务；
    * 对卫生服务的感情和感受；
    * 急诊卫生服务；
    * 牙科卫生服务；
    * 医疗费用的来源；
    * 接受医疗卫生服务的后勤保障（交通、距离、救护车等）；

六、家庭对环境压力的应对

25. 常见的短期和长期刺激源；
26. 家庭对刺激源发生反应的能力；
27. 应对压力的策略（过去的/现在的）
    - 家庭成员不同的应对方法；
    - 家庭内部的应对策略；
    - 家庭外部的应对策略；
28. 家庭在哪些方面应对自如？
29. 家庭的无效应对策略（过去的/现在的）。

能力测试题

第一章 社区卫生服务与社区护理

一、单选题

1. 社区护理是一门综合学科，是将护理学基本理论与（　　）相结合
 A. 社会医学　　　B. 基础医学　　　C. 公共卫生学
 D. 预防医学　　　E. 临床医学

2. 社区最基本的构成要素是（　　）
 A. 地域空间　　　B. 组织规范　　　C. 沟通方式
 D. 生活服务设施　E. 管理机构

3. 社区卫生服务的特点不包括（　　）
 A. 阶段性　　　　B. 综合性　　　　C. 广泛性
 D. 连续性　　　　E. 可及性

4. 下列哪项是不符合社区护理的特点（　　）
 A. 以健康为中心　B. 强调群体健康　C. 服务的广泛性
 D. 独立完成服务　E. 服务的长期性

5. 社区护理的服务对象是（　　）
 A. 社区全体居民
 B. 妇女、儿童、老年人
 C. 慢性病患者
 D. 残疾人
 E. 贫困居民

6. 最先引用社区护理一词的人是（　　）
 A. 威廉·勒斯朋　B. 丽莲·伍德　　C. 玛丽·布鲁斯特
 D. 南丁格尔　　　E. 露丝·依瑞曼

7. 社区护士教授年轻母亲关于孩子的饮食营养问题，此时社区护士的角色是（　　）
 A. 咨询者　　　　B. 协调者　　　　C. 管理者
 D. 指导者　　　　E. 照顾者

8. WHO根据各国的情况提出社区的人口数是（　　）
 A. 3万～5万　　　B. 3万～10万　　 C. 10万～20万
 D. 10万～30万　　E. 3万～20万

9. 我国城市按街道办事处管辖范围设置社区人口数是（　　）
 A. 3万～5万　　　B. 3万～10万　　 C. 10万～20万

D. 10万～30万　　E. 3万～20万

10. 社区卫生服务的目标是（　　）
 A. 个体健康　　B. 家庭健康　　C. 人群健康
 D. 社区　　　　E. 预防

11. 社区卫生服务的地点是（　　）
 A. 预防保健机构　B. 家庭　　　C. 公共场所
 D. 社区　　　　E. 医院

12. 下列哪项不属于社区卫生服务中心的六位一体的服务（　　）
 A. 康复　　　　B. 健康教育　　C. 预防
 D. 临终关怀　　E. 计划生育技术服务

13. 社区卫生服务的核心力量是（　　）
 A. 护士　　　　B. 中医医生　　C. 全科医生
 D. 管理人员　　E. 营养师

14. 下列属于二级预防的是（　　）
 A. 疾病筛查　　B. 婚前检查　　C. 健康教育
 D. 合理营养　　E. 卫生立法

15. 社区护理的工作重点是（　　）
 A. 医疗服务　　B. 预防保健　　C. 康复治疗
 D. 计划生育服务　E. 基础护理

二、多选题

1. 社区的构成要素是（　　）
 A. 人口　　　　B. 地域　　　　C. 设施
 D. 制度　　　　E. 机构

2. 社区护士的角色是（　　）
 A. 咨询者　　　B. 协调者　　　C. 管理者
 D. 指导者　　　E. 照顾者

3. 社区卫生服务的特点是（　　）
 A. 有效　　　　B. 经济　　　　C. 方便
 D. 综合　　　　E. 连续

4. 社区护理常用的工作方法是（　　）
 A. 社区护理程序　B. 社区健康教育　C. 家庭访视
 D. 居家护理　　E. 流行病学调查

5. 社区的功能有（　　）
 A. 经济　　　　B. 社会化　　　C. 社会参与
 D. 社会控制　　E. 社区互助与福利

6. 社区卫生服务的重点人群有（　　）
 A. 妇女　　　　B. 儿童　　　　C. 老年人
 D. 慢性病患者　E. 残疾人

7. 社区卫生服务的工作范围有（　　）
 A. 预防　　　　B. 基本医疗　　C. 急救
 D. 保健　　　　E. 健康教育

8. 全科医生的服务场所是（　　）

A. 社区卫生服务中心　B. 社区卫生服务站　C. 护理院
D. 托老所　　　　　　E. 患者家庭

9. 下列属于第一级预防的是（　　）
A. 计划免疫　　　B. 婚前检查　　　C. 健康教育
D. 合理营养　　　E. 卫生立法

10. 下列属于第二级预防的是（　　）
A. 良好的生活方式　　B. 心理辅导　　　C. 定期健康检查
D. 传染病疑似病例隔离观察　　　　　　E. 高危人群重点项目检查

11. 下列属于第三级预防的是（　　）
A. 传染病专科门诊　　B. 儿童保健　　　C. 健康咨询
D. 临终患者的临终关怀　　　　　　　　E. 脑血管意外偏瘫的康复

12. 社区护理与医院护理不同的是（　　）
A. 护理对象是患者和健康人
B. 护理对象是患者
C. 工作时间比较固定
D. 工作时间有时不固定
E. 工作目标是帮助患者恢复健康、减少残障

13. 社区护理的工作内容有（　　）
A. 社区保健服务
B. 社区慢性病的护理与管理
C. 社区急重症患者的急救及转诊服务
D. 社区临终服务
E. 社区健康教育

14. 社区护士的基本条件是（　　）
A. 具有国家执业护士资格
B. 执业护士注册
C. 通过地市级以上卫生行政部门规定的社区护士岗位培训
D. 独立从事家庭访视护理工作
E. 具有在医疗机构从事临床护理工作5年以上的工作经验

（闫冬菊）

第二章　社区健康护理

一、单选题

1. 制定社区健康护理目标的原则是（　　）
A. PES　　　　　　B. SMART　　　　C. 4W1H
D. RUMBA　　　　　E. PDC

2. 对社区社会系统的评估内容不包括（　　）
A. 社区人口的性别构成
B. 宗教组织类型
C. 经济系统

D. 宗教领导人

E. 宗教活动场地

3. 以下关于 Omaha 护理诊断系统的说法不正确的是（   ）

A. 以 Martin 为首的美国访视护士协会的研究团队于 1970 年开始发展该系统

B. Omaha 系统是根据社区护士的护理实践而形成的社区分类系统

C. 是标准化的护理语言之一

D. 对社区护理问题作了系统的陈述和分类

E. 不能用于护理干预

4. Omaha 护理诊断（问题）分类系统将社区健康问题分为 4 个领域，以下不属于这 4 个领域的是（   ）

A. 环境　　　　　B. 知识　　　　　C. 心理社会

D. 健康相关行为　　E. 生理

5. 下列关于社区健康档案，说法不正确的是（   ）

A. 可了解社区居民卫生服务需求

B. 目的是为提高社区卫生服务质量和效率

C. 为解决社区居民健康问题提供依据

D. 建档对象不包括精神疾病患者

E. 可为医学教学、科研、司法工作提供信息与依据

二、多选题

1. 确定社区护理干预措施应遵循的原则包括（   ）

A. 严重性　　　　B. 预防性　　　　C. 有效性

D. 真实性　　　　E. 可行性

2. 社区健康护理程序的特征包括（   ）

A. 决策性

B. 灵活性与适应性

C. 循环性

D. 互动性

E. 导向性

3. 下列关于社区护理诊断说法正确的是（   ）

A. 一般分为现存的、潜在的和健康的护理诊断三种类型

B. 一般包含三个要素

C. 常用的陈述方式有二段式陈述法（PE）与三段式陈述法（PES）

D. 对个人、家庭或社区健康进行护理诊断的方式相同，但各有其不同特点

E. 当社区有多个健康问题时，社区护士需判断哪个问题最重要、最需要优先予以处理

4. 社区人群的评估内容包括（   ）

A. 人口基本情况

B. 人口流动情况

C. 人群健康状况

D. 居民居住条件

E. 居民健康行为

5. 社区健康护理评价的方法有（   ）

A. 医疗文书评价法

B. 统计指标评价法

C. 护理服务项目评价法

D. 满意度评价法

E. 社区卫生服务需求评价法

(田云霞)

第三章　社区环境与健康

一、单选题

1. 下列属于环境污染对健康的急性危害的是（　　）

A. "反应停"事件

B. 环境污染导致基因突变

C. 伦敦烟雾事件

D. 氟斑牙

E. 水俣病

2. 下列哪项不属于大气层的分层（　　）

A. 对流层　　　B. 恒温层　　　C. 平流层

D. 中间层　　　E. 热层

3. 下列哪项不属于大气污染对人体的间接危害（　　）

A. 温室效应

B. 臭氧层破坏

C. 酸雨

D. 影响小气候和太阳辐射

E. 机体免疫功能下降

4. 居室中甲醛含量不应超过（　　）

A. $0.12mg/m^3$　　　B. $0.15mg/m^3$　　　C. $0.17mg/m^3$

D. $0.20mg/m^3$　　　E. $0.25mg/m^3$

5. 下列哪项不是钙缺乏会出现的症状（　　）

A. 手足抽搐

B. 佝偻病

C. 骨质疏松

D. 增加肾结石发生率

E. 儿童牙齿发育障碍

二、多选题

1. 环境污染物的来源包括（　　）

A. 生产性污染

B. 生活性污染

C. 交通运输污染

D. 火山爆发、森林大火、地震等自然灾害以及意外事故所释放的大量烟尘、废气等

E. 医用和军用原子能及放射性核素机构所排放的各类放射性废弃物和可吸入颗粒物

2. 环境污染对人体引起的远期危害包括（　　）

A. 致畸作用　　　B. 致突变作用　　　C. 致癌作用

D. 急性中毒　　　　E. 慢性非特异性损害

3. 室内空气污染评价指标中常用的指标包括（　　）

A. CO_2　　　　B. SO_2　　　　C. 甲醛

D. 可吸入颗粒物　　E. 细菌总数

4. 生活饮用水水质基本卫生要求（　　）

A. 饮用水中不得含有病原微生物

B. 饮用水中化学物质、放射性物质不得危害人体健康

C. 饮用水的感官性状良好

D. 饮用水应经消毒处理，水质符合国家卫生标准

E. 水量充足、取用方便

5. 中国居民膳食指南的主要内容包括（　　）

A. 食物多样，谷类为主

B. 吃动平衡，健康体重

C. 多吃蔬菜、奶类、大豆

D. 适量吃鱼、禽、蛋、瘦肉

E. 少盐少油，控糖限酒

6. 社区高血压人群的营养指导包括（　　）

A. 控制总能量和体重

B. 控制适量蛋白质的摄入量

C. 控制脂肪和胆固醇的摄入

D. 选用多糖碳水化合物

E. 适量矿物质与维生素摄入

7. 社区糖尿病患者的营养指导包括（　　）

A. 合理控制能量的摄入，调节营养素的供能比例

B. 多选用复合碳水化合物，并增加可溶性膳食纤维的摄入

C. 控制脂肪和胆固醇的摄入

D. 选用优质蛋白，多选用大豆、兔、鱼、禽、瘦肉等优质蛋白

E. 保持食物多样化、执行合理的进餐制度，防止低血糖的发生

8. 社区痛风人群的营养指导是（　　）

A. 限制嘌呤摄入

B. 限制能量摄入，多饮水

C. 摄入足量的碳水化合物

D. 摄入适量蛋白质和脂肪

E. 摄入足量维生素和矿物质

9. 常见的食物中毒的分类包括（　　）

A. 细菌性食物中毒

B. 真菌及其毒素食物中毒

C. 有毒动植物中毒

D. 化学性食物中毒

E. 过敏性食物中毒

（刘　鹏）

第四章 社区护理的流行病学与统计学方法基础

一、单选题

1. 流行病学的研究对象是（ ）
   A. 疾病　　　　　B. 患者　　　　　C. 人群
   D. 健康人　　　　E. 亚临床型患者

2. 某街道社区为了了解辖区内育龄妇女的健康情况，定于6月中旬在当地社区卫生服务中心开展育龄期妇女体检，实施时间为1个月。该活动是（ ）
   A. 健康体检　　　B. 健康普查　　　C. 常见病检查
   D. 慢性病筛查　　E. 慢性病普查

3. 与普查相比，抽样调查的优点是（ ）
   A. 节省时间、人力、物力
   B. 资料分析简单
   C. 能计算发病率
   D. 资料的代表性更好
   E. 统计分析指标更少

4. 某病在某地区发病率显著超过该病散发发病率水平称为（ ）
   A. 静息　　　　　B. 散发　　　　　C. 流行
   D. 大流行　　　　E. 暴发

5. 疾病分布是指（ ）
   A. 民族分布，性别分布，职业分布
   B. 时间分布，地区分布，人群分布
   C. 城乡分布，年龄分布，民族分布
   D. 民族分布，年龄分布，职业分布
   E. 年龄分布，城乡分布，季节分布

6. 描述疾病的时间分布特征不包括（ ）
   A. 短期波动　　　B. 周期性　　　　C. 季节性
   D. 间断性　　　　E. 长期变异

7. 某地区去年平均人口数为9万，截止到去年12月底高血压的患病人数为7200人，去年一年新增病例为540人，请问该地区去年高血压发病率为（ ）
   A. 8.0/10万　　　B. 60.0/10万　　　C. 60.0/万
   D. 75.0/千　　　　E. 80.0/千

8. $\overline{X}$ 是表示变量值（ ）的指标
   A. 平均水平
   B. 变化范围
   C. 频数分布
   D. 相互间差别的大小
   E. 离散程度

9. 利用频数分布表及公式 $M = L + \dfrac{i}{f}\left(\dfrac{n}{2} - \sum fL\right)$ 计算中位数时（ ）
   A. 要求组距一定相等
   B. 不要求组距一定相等

C. 要求数据分布对称
D. 要求数据呈对数正态分布
E. 要求数据呈正态分布

10. 变异系数的数值（   ）
A. 一定大于1　　　B. 一定小于1　　　C. 可大于1，也可小于1
D. 一定比 s 小　　　E. 一定比 s 小

11. 若一组数据呈正态分布，其中小于 $\bar{X}+1.96s$ 的变量值有（   ）
A. 5%　　　B. 95%　　　C. 97.5%
D. 92.5%　　　E. 99%

12. 原始数据分布不明时，表示集中趋势的指标用（   ）
A. 均数　　　B. 中位数　　　C. 几何均数
D. 中位数　　　E. 平均数

13. 随机事件是指（   ）
A. 发生概率为0的事件
B. 发生概率为1的事件
C. 发生的概率很小（如 $P<0.05$）
D. 发生概率未知的事件
E. 在一次实验中可能发生也可能不发生的事件，其发生概率 $0<P<1$

14. 为了比较同一组儿童身高和体重两项指标的变异程度的大小，可选用的变异指标为（   ）
A. 全距　　　B. 标准差　　　C. 方差
D. 变异系数　　　E. 四分位间距

15. 适用于算数均数反映其平均水平的资料应服从（   ）
A. 正态分布　　　B. 偏态分布　　　C. 对数正态分布
D. t 分布　　　E. u 分布

16. 某医院的资料，计算了各种疾病所占的比例，该指标为（   ）
A. 发病率　　　B. 构成比　　　C. 相对比
D. 标化发病率　　　E. 标化发病比

17. 男性吸烟率是女性的10倍，该指标为（   ）
A. 相对比　　　B. 流行率　　　C. 构成比
D. 罹患率　　　E. 标准化流行率

18. 观察意外死亡随时间而变化的趋势，宜选择的图形为（   ）
A. 直条图　　　B. 直方图　　　C. 圆图
D. 普通线图　　　E. 半对数线图

19. 同年死亡人数与平均人口数之比是（   ）
A. 发病率　　　B. 罹病率　　　C. 死亡率
D. 病死率　　　E. 生存率

20. 反映社会经济、人民生活水平、医疗卫生特别是妇幼保健水平最敏感的指标是（   ）
A. 发病率　　　B. 慢性病患病率　　　C. 死亡率
D. 婴儿死亡率　　　E. 病死率

21. 某地一段时间内，某暴露人群发生某病新病例的频率称为（   ）

A. 发病率   B. 患病率   C. 死亡率
D. 生存率   E. 罹患率

22. 某地区去年平均人口数为9万，截止到去年12月底高血压的患病人数为7200人，去年一年新增病例为540人，请问该地区去年年底的高血压患病率为（　　）

A. 8.0/10万   B. 6.0/10万   C. 60.0/万
D. 75.0/千   E. 80.0/千

23. 测得某地110名20岁健康男大学生的身高，经检验资料服从正态分布，其均值为172cm，标准差为4cm，求得区间（172－1.96×4，172＋1.96×4）是该地20岁健康男大学生的身高的（　　）

A. 99%医学参考值范围
B. 95%医学参考值范围
C. 99%总体均数置信区间
D. 95%总体均数置信区间
E. 90%正常值范围

24. 反映计数资料的指标是（　　）

A. 中位数   B. 相对数   C. 均数
D. 标准差   E. 变异系数

25. 统计表中不应当出现的项目是（　　）

A. 备注   B. 横标目   C. 纵标目
D. 线条   E. 数字

26. 老年人口系数≥10%这个人口学指标是（　　）

A. 构成比   B. 计量资料   C. 发生率
D. 相对比   E. 发生比

27. 某种新疗法治疗某病患者41人，治疗结果如下：

治疗结果： 治愈   显效   好转   恶化   死亡
治疗人数： 8   23   6   3   1

该资料的类型是（　　）

A. 计数资料   B. 计量资料   C. 无序分类资料
D. 等级资料   E. 数值变量资料

二、多选题

1. 关于概率，下列描述正确的是（　　）

A. 概率是反映随机事件发生可能性大小的量
B. 随机事件的概率介于（0，1）之间
C. 统计学上通常把$P \leqslant 0.1$称为小概率事件
D. 小概率事件是指统计学认为不太可能发生的事件
E. 统计学把上$P=1$称为必然事件

2. 下列资料属于计数资料的是（　　）

A. 构成比   B. 平均身高值   C. 发病率
D. 相对比   E. A型血人数

3. 关于应用计数资料相对数的注意事项，下列说法正确的是（　　）

A. 比和率是同一个指标
B. 应用率的时候观察单位数要足够大

C. 应用比的时候观察单位数要足够大

D. 平均率就是率的平均

E. 构成比是反映实物内部构成的指标

4. 下列属于计量资料的特点是（　　）

A. 定量测量

B. 一般都有度量衡单位

C. 可以计算平均数

D. 定性测量

E. 是各组的观察单位数

5. 疾病发生的基本条件包括（　　）

A. 致病因子　　B. 人群　　C. 宿主

D. 环境　　E. 传播途径

6. 疾病的三间分布指的是（　　）

A. 地域分布　　B. 时间分布　　C. 人群分布

D. 年龄间分布　　E. 性别间分布

7. 在社区卫生服务中经常进行疾病的筛检工作，关于筛检，下列说法正确的是（　　）

A. 筛检是运用快速、简便的试验、检查或其他方法为诊断方法

B. 筛检是将健康人群中那些可能有病或缺陷、但表面健康的个体，同那些可能无病者鉴别开来

C. 筛检的目的包括早期发现病例

D. 筛检的目的包括筛检高危人群

E. 筛检阳性需要作进一步诊断

8. 将原始的计量资料整理为频数表，其用途包括（　　）

A. 描述频数分布的特征

B. 看出频数分布是否为对称分布

C. 便于发现一些特大或特小的可疑值

D. 应用加权法计算平均数

E. 看出频数分布的集中趋势和离散趋势

（马连娣）

第五章　社区健康教育

一、单选题

1. 健康教育活动的核心是（　　）

A. 进行卫生宣传

B. 提高卫生保健知识

C. 建立正确的健康观念

D. 行为改变

E. 进行知识的宣传

2. 不合理饮食、缺乏锻炼对人们的健康会有一定的影响，这里强调的是健康影响因素中的（　　）

A. 生物学因素　　B. 自然环境因素　　C. 卫生服务因素

D. 行为和生活方式因素　　　　　　E. 社会环境因素

3. "我已经开始戒烟,并谢绝敬烟",这属于行为转变阶段模式中哪一个阶段（　　）
   A. 无转变打算阶段　B. 犹豫不决阶段　C. 准备阶段
   D. 行动阶段　　　　E. 维持阶段

4. 运用健康教育手册、宣传资料、社区宣传栏完成的教育方法属于（　　）
   A. 语言教育　　　　B. 文字教育　　　C. 形象化教育
   D. 案例教育　　　　E. 同伴教育

5. 卫生知识合格率、卫生知识知晓（正确回答）率的评价属于（　　）
   A. 形成评价　　　　B. 过程评价　　　C. 结局评价
   D. 近期效果评价　　E. 远期效果评价

6. 社区健康教育是以（　　）为教育对象
   A. 社区患者　　　　B. 社区群体　　　C. 社区个体
   D. 社区家庭　　　　E. 社区健康人

7. 以测量血压为最主要健康教育内容的最佳方法是（　　）
   A. 专题讲座　　　　B. 印刷手册　　　C. 交谈
   D. 演示　　　　　　E. 板报

二、多选题

1. "健康信念模式"内容的因素包括（　　）
   A. 内部、外部回报
   B. 对疾病易感性的认知
   C. 社会人口学因素
   D. 提示因素
   E. 对疾病严重性的认知

2. 健康教育的目的是（　　）
   A. 增进教育对象的健康知识
   B. 使教育对象自愿采取健康生活行为
   C. 消除或减轻影响健康的危险因素
   D. 使教育对象有效利用现有卫生资源
   E. 改善教育对象的健康状况,提高生活质量

3. 健康促进的主要活动领域有（　　）
   A. 制订促进健康的公共政策
   B. 创造支持性环境
   C. 加强社区行动
   D. 发展个人技能
   E. 调整卫生服务方向

4. 社区健康教育需求评估的基本内容包括健康教育对象的（　　）
   A. 生活方式　　　　B. 人口学资料　　C. 健康知识程度
   D. 经济收入　　　　E. 学习能力

5. 促进健康行为包括（　　）
   A. 合理营养、平衡膳食、积极锻炼
   B. 戒烟、戒毒、不酗酒
   C. 驾车使用安全带

D. 离开污染的环境
E. 定期体检、预防接种

(张志霞)

第六章　家庭健康护理

一、单选题

1. 小明，男，7岁，同他一起居住的家庭成员有爸爸、妈妈、奶奶和未婚的小姑。小明的家庭类型是（　　）
   A. 核心家庭　　　B. 主干家庭　　　C. 联合家庭
   D. 单亲家庭　　　E. 单身家庭

2. 现代家庭概念比较传统家庭概念的根本区别是（　　）
   A. 更强调成员的平等性
   B. 更强调家庭的功能
   C. 更强调情感的重要性
   D. 更强调家庭成员的角色
   E. 更强调同住一处

3. 不属于家庭健康功能的是（　　）
   A. 抚养和赡养的功能
   B. 经济的功能
   C. 寻求卫生服务
   D. 社会化功能
   E. 赋予成员地位的功能

4. 目前城乡居民中最主要的家庭类型是（　　）
   A. 核心家庭　　　B. 扩展家庭　　　C. 联合家庭
   D. 同居家庭　　　E. 单亲家庭

5. 某家庭，主要家庭成员有夫妇二人，一女，14岁。按照Duvall的家庭周期划分，该家庭所处的发展阶段为（　　）
   A. 有学龄前儿童家庭
   B. 有学龄期儿童家庭
   C. 有青少年家庭
   D. 有年轻人家庭
   E. 中年期家庭

6. 关于评估性家庭访视，下列叙述正确的是（　　）
   A. 目的是对照顾对象的家庭进行评估
   B. 目的是为患者提供连续性的照顾
   C. 目的是临时处理近期的紧急情况
   D. 主要用于患有慢性病或行动受限的患者
   E. 多为定期进行，有时也为随机性

7. 某夫妇，婚后无子女，一年前收养一男孩，10岁，现在他们组成的家庭类型属于（　　）
   A. 核心家庭　　　B. 主干家庭　　　C. 联合家庭
   D. 扩展家庭　　　E. 单亲家庭答案

8. 下面有关核心家庭的特点错误的是（　　）
A. 人口少
B. 关系单纯
C. 结构简单
D. 出现家庭危机易于解决处理
E. 家庭关系紧密

9. 某家庭，夫妇两人，有两个孩子，女儿12岁，儿子8岁，他们目前家庭的主要发展任务是（　　）
A. 建立夫妇双方满意的关系、性生活协调及计划生育
B. 调整进入父母角色，存在经济和照顾孩子的压力
C. 抚育孩子，注重儿童的心理发展
D. 教育孩子，使孩子社会化
E. 注意青少年的教养与沟通，青少年与异性交往

10. 下列关于联合家庭，叙述正确的是（　　）
A. 结构相对紧密，家庭难以作出一致决定
B. 家庭仅有一个权力和活动中心
C. 是由其父母及其未婚子女组成的家庭
D. 又称旁系家庭或扩展家庭
E. 可由一对已婚子女同其父母、未婚子女构成的家庭

11. 不受家庭影响的因素是（　　）
A. 个人的身心发展　　B. 个人的性格形成　　C. 个人的经济收入
D. 个人的疾病恢复　　E. 个人的生活方式

12. 关于家系图正确的陈述是（　　）
A. 包括整个家庭的构成及结构
B. 可以了解各个家庭间的相互关系
C. 可以了解家庭的功能和结构
D. 体现以护理对象为中心的家庭内、外的相互作用
E. 用于理解家庭成员之间的亲密关系及相互关系

13. 家庭访视的主要目的是（　　）
A. 收集家庭生活资料
B. 解决被访家庭存在的问题
C. 提高家庭成员的自我健康管理能力
D. 协助服务对象及其家庭提高生活质量
E. 充分利用家庭资源

14. 既是家庭访视中又是家庭访视后的内容的是（　　）
A. 健康评估　　　B. 健康教育　　　C. 访视记录
D. 护理操作实施　　E. 护理计划修改

15. 下列家庭访视对象应该放在首位的是（　　）
A. 老年糖尿病患者　　B. 新生儿　　　C. 传染病患者
D. 独居老人　　　　E. 老年高血压病患者

16. 家庭访视的优点有（　　）
A. 健康咨询干扰因素少

B. 方便利用其他健康工作人员的相关经验
C. 时间节约
D. 费用消耗少
E. 可提供综合性的家庭护理

17. 家庭访视中社区护理人员的安全管理错误的是（   ）
A. 家访前与被访家庭取得联系并预约
B. 访视家庭是单独的异性时，要有陪同人员同行
C. 遇到吸毒情况，可立即离开
D. 护理箱应放置在护士的视野内
E. 着装最主要的是整洁

18. 家庭访视中成功交往原则错误的是（   ）
A. 家庭访视交往中，社区护士始终处于主动地位
B. 护士应选择易于接受的语言形式和内容进行交往
C. 注意把握好语言环境
D. 善于运用倾听技巧
E. 社区护士应充分评估家庭成员的知识水平

19. 不属于居家护理的服务对象是（   ）
A. 糖尿病   B. 恶性肿瘤患者   C. 脊髓损伤
D. 临终患者   E. 急性上呼吸道感染

二、多选题

1. 家庭中的三种基本关系是（   ）
A. 婚姻   B. 血缘   C. 情感
D. 收养   E. 经济

2. 家庭访诊的主要目的是（   ）
A. 收集家庭生活资料
B. 解决被访家庭存在的问题
C. 提高家庭成员的自我健康管理能力
D. 协助服务对象及其家庭提高生活质量
E. 充分利用家庭资源

3. 家庭内部结构包括（   ）
A. 家庭角色   B. 家庭权利   C. 家庭沟通方式
D. 家庭价值观 E. 以上都不是

4. 关于家庭生活周期理论，下列说法正确的是（   ）
A. 在家庭发展的每个阶段家庭成员的角色是变化的
B. 每个阶段家庭都有面临不同的发展任务
C. 任何一个家庭都会经历杜瓦尔的8个阶段
D. 家庭在各个发展时期的结构不同
E. 家庭可在任何一个阶段开始或结束

5. 社会化功能主要体现于（   ）
A. 儿童   B. 青少年   C. 中年人
D. 成年人   E. 老年人

6. 家庭对个体健康的影响主要体现于（   ）

A. 遗传与先天

B. 儿童的生长发育

C. 成人的发病与死亡

D. 疾病的预后

E. 就医行为

(张 萌)

第七章 社区儿童的健康保健与护理

一、单选题

1. 对 2~3 岁幼儿进行定期体格检查的时间为（ ）

A. 每月 1 次　　　B. 每 2 个月 1 次　　　C. 每季度 1 次

D. 每半年 1 次　　E. 每年 1 次

2. 新生儿保健重点不包括（ ）

A. 建立和加强新生儿家庭访视制度，定时进行访视

B. 指导并鼓励母乳喂养

C. 做好预防接种及定期体格检查的安排

D. 预防各种常见的新生儿疾病

E. 预防各种意外事故

3. 注意缺陷多动障碍儿童的最典型症状是（ ）

A. 注意力不集中或过于短暂

B. 交流障碍

C. 语言障碍

D. 刻板行为

E. 多动行为

4. 关于儿童正常生长发育的监测错误的是（ ）

A. 3 岁及以下儿童测量身长，3 岁以上儿童测量身高

B. 通过定期健康检查，对儿童生长发育进行监测和评价

C. 每次测量体重时，婴儿不用去掉尿布

D. 在儿童 6、12、24 和 36 月龄各进行 1 次听力筛查

E. 儿童 4 岁开始每年进行一次视力筛查

5. 关于 0~6 月龄婴儿喂养错误的是（ ）

A. 产后尽早开奶，坚持新生儿第一口食物是母乳

B. 坚持 3 月龄内纯母乳喂养

C. 顺应喂养规律，培养良好的生活习惯

D. 出生后数日开始补充维生素 D，不需补钙

E. 婴儿配方奶是不能纯母乳喂养时的备选

6. 预防儿童意外伤害的护理措施不正确的是（ ）

A. 为儿童创设安全、良好的生活环境

B. 提高广大人群对意外伤害的预防意识及普及急救知识

C. 对儿童进行安全教育和安全训练，提高儿童的自我保护意识和能力

D. 构建儿童意外伤害社会预防系统

E. 意外伤害已成为1~14岁儿童健康的第二大"杀手"

二、多选题

1. 社区预防儿童意外伤害的护理措施有（　　）
A. 社区护士督促家庭、托幼机构、学校、游乐场为儿童创造无危险的环境
B. 提高广大人群对意外伤害的预防意识及普及急救知识
C. 对儿童进行安全教育和安全训练，提高儿童的自我保护意识和能力
D. 构建儿童意外伤害社会预防系统
E. 社区护士应联合学校、托幼机构通过健康教育活动，有意识、有计划、有目的地对儿童进行安全教育

2. 关于社区新生儿家庭访视正确的是（　　）
A. 新生儿自医院出院后，在生后28天内家庭访视不少于3~4次
B. 检查时先小儿，后成人
C. 询问母亲新生儿出生前、出生时、出生后的情况，喂养及睡眠情况
D. 按访视卡中的内容及要求进行检查
E. 对产妇及其家人进行新生儿卫生保健知识指导

3. 关于婴儿抚触正确的是（　　）
A. 父母可在婴儿沐浴后、午睡或晚上就寝前进行
B. 按摩顺序以头面、胸腹、四肢、手、足、背有次序进行
C. 社区护士可利用各种宣传手段，如发放宣传单、组织观看录像，对广大居民进行抚触的推广并教授抚触的手法
D. 抚触者要充满爱心与孩子轻轻说话，或播放一些放松、柔和的音乐
E. 当婴儿觉得疲劳、饥渴或烦躁时都可抚触让其放松

4. 预防接种工作中正确的是（　　）
A. 脊髓灰质炎疫苗可用冷开水送服或含服，服后1h禁用热开水
B. 接种工作人员在接种操作时要查验核对受种者姓名、预防接种证、接种凭证和本次接种的疫苗
C. 体温在37.5℃以上，禁止服用脊髓灰质炎活疫苗糖丸
D. 未按期接种者应在规定的月龄范围内及时补种
E. 儿童接种疫苗后务必在留观室观察15~30min，无不良反应后可离去

5. 用眼卫生指导中正确的是（　　）
A. 连续看书写字1h左右要休息10min
B. 减少近距离长时间用眼，减少使用电子视频产品
C. 眼书距离一尺，胸距桌缘一拳，手指距笔尖一寸
D. 读书写字姿势要端正，光线要充足
E. 经常参加户外活动

（杨　明）

第八章　社区妇女的保健指导

一、单选题

1. 正常每小时胎动次数为（　　）
A. 3~5次　　B. 4~6次　　C. 5~8次
D. 8~10次　　E. 10~12次

2. 正常胎心率为（　　）
   A. 60~100次/分　　B. 100~120次/分　　C. 120~140次/分
   D. 120~160次/分　　E. 110~160次/分
3. 避开易孕期进行性生活而达到避孕目的称为（　　）
   A. 工具避孕法　　B. 安全期避孕法　　C. 免疫避孕法
   D. 药物避孕法　　E. 自然避孕法
4. 孕早期指（　　）
   A. 孕13周以前　　B. 孕13周末　　C. 13~27周
   D. 孕28周以前　　E. 孕32周以前
5. 下列症状不属于围绝经期症状的是（　　）
   A. 月经紊乱　　B. 骨质疏松　　C. 腹部包块
   D. 面部潮红　　E. 脂肪分布在肩、胸、臀

(6~8题共用题干)

陈某，女，28岁，2010年12月4日生育1女。产后第14天社区护士家访，护理体检：T36.8℃，P72次/分，R14次/分。

6. 产妇恶露应是（　　）
   A. 血性恶露　　B. 浆性恶露　　C. 白色恶露
   D. 没有恶露　　E. 黄色恶露
7. 社区护士检查产妇子宫底的位置应是（　　）
   A. 平脐
   B. 耻骨联合上方一横指
   C. 脐下一横指
   D. 在耻骨联合上方扪不到宫底
   E. 脐下两横指
8. 社区护士下次家访的时间是产后（　　）
   A. 3天　　B. 14天　　C. 28天
   D. 42天　　E. 50天
9. 哪项不是妊娠期的生理变化（　　）
   A. 子宫增大　　B. 乳房增大　　C. 血容量增加
   D. 生理性贫血　　E. 腹部水肿
10. 关于母乳喂养哪项正确（　　）
    A. 产后24h开始哺乳
    B. 哺乳定时定量
    C. 两次哺乳间应给新生儿喝糖水
    D. 哺乳时婴儿应吸吮住乳晕
    E. 每次哺乳后将新生儿平卧
11. 关于围绝经期的概念，下列错误的是（　　）
    A. 指妇女从性成熟期到老年期的过渡时期
    B. 包括绝经前期和绝经后期
    C. 更年期妇女均会出现围绝经期综合征
    D. 是卵巢功能开始衰退到完全丧失的一个时期
    E. 更年期妇女机体内雌激素水平逐渐降低

12. 宫颈癌普查普治措施哪项错误（　　）
A. 普查对象为 30 岁以上的已婚妇女为主
B. 每 3~5 年普查一次
C. 30 岁以上妇女在门诊就医，应常规宫颈刮片
D. 督促宫颈炎患者，积极接受正规治疗
E. 性交出血者，督促及时就医

13. 关于孕期保健指导，不妥的内容是（　　）
A. 妊娠期前 3 个月及后 3 个月避免性交以防止流产
B. 睡眠时多取右侧卧位
C. 饮食多样化
D. 避免烟酒
E. 保持心情愉快

14. 关于产前检查的安排，正确的叙述是（　　）
A. 孕 13 周内建立母子保健手册
B. 于妊娠 20 周起进行产前系列检查
C. 妊娠 20~36 周每 4 周检查一次
D. 自妊娠 28 周起每周检查一次
E. 以上都对

15. 产褥期健康教育，错误的一项是（　　）
A. 产后 24h 即开始做抬腿仰卧起坐
B. 哺乳者用工具避孕
C. 月经未来潮无须避孕
D. 产后 10 日可做产褥期保健操，胸膝卧位运动可矫正子宫后倾
E. 以上都是

16. 首次产前检查最恰当的时期是（　　）
A. 停经 6 周　　　B. 停经 8 周　　　C. 停经 10 周
D. 确认早孕时　　E. 停经 12 周以上

17. 母乳喂养的优点包括（　　）
A. 母乳营养丰富，并易消化吸收
B. 母乳具有特殊的免疫功能
C. 密切母婴感情
D. 有利于产后母体的康复
E. 以上全是

18. 妇女中期妊娠的保健重点应放在（　　）
A. 监护胎儿生长发育和指导孕妇的营养上
B. 了解孕妇的健康状况
C. 节制性生活
D. 勿吸烟饮酒
E. 防止感染

19. 哺乳期妇女的膳食指导不包括（　　）
A. 适当增加各种营养素的摄入量
B. 尽量多吃动物性食物

C. 宜用炖、煮等烹调方法
D. 经常饮用营养丰富的汤汁
E. 尽量不吃刺激性食物

20. 女性围绝经期保健的主要内容不包括（　　）
A. 坚持体育锻炼　　B. 合理营养　　C. 注意心理卫生
D. 定期进行妇科检查　　　　　　　E. 无须采取避孕措施

二、多选题

1. 胎儿期及围生期保健原则中正确的有（　　）
A. 做好孕期保健
B. 提高接生技术
C. 重视生后 1 周内新生儿护理、喂养和疾病的预防
D. 加强产前检查，筛选疾病
E. 定期做健康检查

2. 有关避孕的原理正确的是（　　）
A. 抑制精子和卵子的产生
B. 阻止精子与卵子的结合
C. 抑制排卵
D. 使子宫内环境不适合受精卵着床
E. 提倡晚婚晚育

3. 母乳营养丰富、易消化吸收的原因有（　　）
A. 含白蛋白多而酪蛋白少，在胃内的凝块小
B. 脂肪颗粒小，且富有解脂酶
C. 含较多的消化酶，有利于消化
D. 含钙磷比牛乳高，较少发生低钙血症
E. 含铁与牛乳相同，但吸收率高

4. 关于妇女病普查，下列哪几项正确（　　）
A. 宫颈细胞学常用的是巴氏 4 级分类法
B. 手术治疗是慢性盆腔炎治疗的首选
C. 凡子宫肌瘤在 2 个月妊娠子宫大小以内，均可先采用药物治疗
D. 卵巢肿瘤是妇科常见肿瘤，好发于 20～50 岁妇女
E. 40 岁以上妇女乳房发现"酒窝征"应考虑不良病变

（孙晓宁）

第九章　社区中老年人的保健与护理

一、单选题

1. 根据我国对年龄划分标准，中年后期是指（　　）
A. 40～45 岁　　B. 45～55 岁　　C. 45～59 岁
D. 45～50 岁　　E. 40～50 岁

2. 2000 年根据年联合国世界卫生组织对年龄段的划分标准，中年人年龄是（　　）
A. 35～49 岁　　B. 40～45 岁　　C. 45～55 岁
D. 45～59 岁　　E. 35～59 岁

3. 2016年中国居民膳食指南建议居民每天摄盐量应小于（   ）
   A. 4g   B. 5g   C. 6g
   D. 7g   E. 8g

4. 2016年中国居民膳食指南建议居民每天摄油（   ）
   A. 15～20g   B. 20～25g   C. 25～30g
   D. 30～35g   E. 35～40g

5. 发达国家人口老龄化是指65岁及以上老年人口占总人口的比例超过（   ）
   A. 5%   B. 6%   C. 7%
   D. 8%   E. 9%

6. 发展中国家人口老龄化是指60岁及以上老年人口占总人口的比例超过（   ）
   A. 6%   B. 7%   C. 8%
   D. 9%   E. 10%

7. 从30岁起，每10年心排血量下降（   ）
   A. 4%～6%   B. 5%～6%   C. 6%～7%
   D. 6%～8%   E. 7%～8%

8. 老年人活动后最适宜心率等于（   ）
   A. 100次/分   B. 110次/分   C. 120次/分
   B. 130次/分   E. 170－年龄

9. 关于老年人睡眠错误的是（   ）
   A. 睡眠深，难惊醒
   B. 白天瞌睡多，晚上睡眠少
   C. 入睡困难
   D. 早睡早醒
   E. 睡眠质量下降

10. 临终患者临终前最常见的症状是（   ）
    A. 疼痛   B. 恶心   C. 呕吐
    D. 头晕   E. 出汗

11. 临终关怀着重对临终患者进行的内容不包括（   ）
    A. 疼痛的控制 B. 情绪的支持 C. 家属的心理疏导
    D. 排泄的护理 E. 有创通气

12. 临终患者表现出怨天尤人，责怪命运不公，迁怒于他人。根据美国精神病学家伯勒·罗斯博士的临终患者心理分期，该种表现属于（   ）
    A. 否认期   B. 协议期   C. 接受期
    D. 抑郁期   E. 愤怒期

13. 下列哪项不是临终关怀的目的（   ）
    A. 帮助患者认识死亡是一种自然过程
    B. 帮助患者提高生命质量
    C. 帮助患者延长寿命
    D. 帮助患者平静地接受死亡
    E. 帮助患者处于舒适安定状态

14. 世界上第一个现代临终关怀机构是（   ）
    A. 美国新港临终关怀病院

B. 英国圣克里斯托弗临终关怀院
C. 加拿大姑息护理协会
D. 天津医学院临终关怀研究中心
E. 西欧修道院

15. 临终患者最早出现的心理反应期是（   ）
A. 否认期   B. 愤怒期   C. 接受期
D. 抑郁期   E. 协议期

二、多选题

1. 关于中年人心理变化描述正确的是（   ）
A. 心理发展日趋成熟
B. 智力的持续增长
C. 意志坚定
D. 个性稳定
E. 情感脆弱

2. 我国人口老龄化趋势与特点正确的是（   ）
A. 老年人口规模大、老龄化发展速度快
B. 高龄化趋势明显
C. 人口老龄化先于现代化
D. 空间分布不平衡
E. 老龄化与家庭结构小型化、空巢化相伴

3. 关于镇痛药治疗原则及方法正确的是（   ）
A. 目前临床用药普遍采用WHO建议的"三阶梯镇痛治疗方案"
B. 第一阶梯是以阿司匹林、布洛芬、双氯芬酸钠等为代表的非阿片类药物
C. 第二阶梯是以可待因、曲马多等为代表的弱阿片类药物
D. 第三阶梯是以吗啡、哌替啶为代表的强阿片类药物
E. WHO推荐镇痛药应用的5个要点：口服、按时、按阶梯、个体化、注意细节

4. 美国精神医学专家库伯勒·罗斯指出，临终患者的心理变化通常要经过哪些阶段（   ）
A. 否认期   B. 愤怒期   C. 协议期
D. 抑郁期   E. 接受期

5. 临终关怀的意义包括（   ）
A. 缓解人口老龄化给我国带来的社会压力
B. 满足老龄化社会的迫切需求
C. 提高临终患者生存质量
D. 有效利用医疗卫生资源
E. 体现医学的人道主义精神

6. 对濒死期患者的心理护理下列正确的是（   ）
A. 理解患者的心理需求
B. 对患者的攻击性行为无声地接受
C. 尽量满足患者的心愿
D. 语言亲切，照顾周到
E. 耐心倾听患者诉说

7. 老年人安全防护包括（　　）

A. 防跌倒　　B. 防压疮　　C. 防烫伤

D. 防走失　　E. 防呛噎

8. 老年人饮食与营养正确的是（　　）

A. 平衡饮食，维持健康体重

B. 食物要多样化

C. 补充矿物质、维生素、蛋白质

D. 主动足量饮水

E. 少量多餐，食物要细软

9. 关于社区亚健康人群保健与指导正确的是（　　）

A. 坚持运动

B. 养成良好的生活方式和习惯

C. 平衡心态

D. 缓解过度紧张和压力

E. 调整好休息与睡眠

10. 预防压疮护理措施正确的是（　　）

A. 避免皮肤长时间受压需翻身

B. 保持床单位整洁、干燥

C. 使用减压用具

D. 病情危重不宜翻身

E. 加强营养

（徐姝娟）

第十章　社区慢性非传染性疾病的预防与护理

一、单选题

1. 所在辖区内社区居民高血压筛查的年龄为（　　）

A. 35 岁及以上　　B. 40 岁及以上　　C. 45 岁及以上

D. 50 岁及以上　　E. 55 岁及以上

2. 对于确诊的 2 型糖尿病患者社区每年提供几次免费空腹血糖监测（　　）

A. 1 次　　B. 2 次　　C. 3 次

D. 4 次　　E. 5 次

3. 不属于慢性病的疾病是（　　）

A. 高血压　　B. 老年痴呆　　C. 糖尿病

D. 肺癌　　E. 骨折

4. 社区护士指导有高血压危险因素的居民至少多长时间测量一次血压（　　）

A. 1 个月　　B. 3 个月　　C. 半年

D. 1 年　　E. 2 年

5. 工作中发现的 2 型糖尿病高危人群进行有针对性的健康教育，建议其至少多久测量 1 次空腹血糖（　　）

A. 1 个月　　B. 3 个月　　C. 半年

D. 1 年　　E. 2 年

6. 转诊到上级医院的慢性病患者随诊的要求是（　　）
   A. 1周内主动随访　　B. 2周内主动随访　　C. 3周内主动随访
   D. 4周内主动随访　　E. 不需要主动随访
7. 慢性病的危险因素中不可干预的是（　　）
   A. 吸烟　　　　B. 饮酒　　　　C. 年龄
   D. 运动减少　　E. 高脂血症
8. 糖尿病三餐饮食搭配合理的是（　　）
   A. 2/5、1/5、2/5　　B. 1/5、2/5、2/5　　C. 2/5、2/5、1/5
   D. 1/4、2/4、2/4　　E. 2/4、2/4、1/4
9. 世界卫生组织提倡高血压患者每人每天盐的摄入不超过（　　）
   A. 2g　　　B. 3g　　　C. 4g
   D. 5g　　　E. 6g
10. 公认的心脑血管疾病发生的重要危险因素是（　　）
    A. 吸烟　　　　B. 缺少体力劳动　　C. 饮酒
    D. 肥胖　　　　E. 年龄
11. 糖尿病可控制的危险因素是（　　）
    A. 年龄　　　B. 性别　　　C. 遗传
    D. 肥胖　　　E. 妊娠糖尿病
12. 在下列冠心病人群分布的描述中，错误的是（　　）
    A. 冠心病发病男性明显高于女性
    B. 高血压患者多于非高血压患者
    C. 城市多于农村
    D. 体力劳动者多于脑力劳动者
    E. 吸烟多于不吸烟者
13. 糖尿病最基本的治疗措施是（　　）
    A. 运动治疗　　　B. 饮食治疗　　　C. 药物治疗
    D. 胰岛素治疗　　E. 并发症治疗
14. WHO指出的慢性非传染性疾病最常见的3种共同危险因素之一是（　　）
    A. 遗传　　　　　B. 消瘦　　　　C. 低脂饮食
    D. 静坐生活方式　E. 先天子宫内营养环境不良
15. 对慢性非传染性疾病危险因素的干预比治疗任何慢性病的成本-效益都好的是（　　）
    A. 戒烟　　　B. 减重　　　C. 运动
    D. 限酒　　　E. 合理膳食
16. 下列属于合理膳食的是（　　）
    A. 霉变食物　　　B. 低盐食物　　　C. 低钾食物
    D. 高脂肪食物　　E. 低膳食纤维食物
17. 体重指数（BMI）超重标准的上限是＜28，下限是（　　）
    A. ≥24　　　B. ≥23　　　C. ≥22
    D. ≥21　　　E. ≥20
18. 慢性非传染性疾病的管理原则是（　　）
    A. 强调降低最常见慢性非传染性疾病的共同危险因素
    B. 加强危重慢性非传染性疾病患者的个体治疗行动

C. 坚持传统的卫生服务内容、方式

D. 全人群策略和患者策略并重

E. 二级预防并重

19. 慢性非传染性疾病的工作原则是（　　）

A. 全人群策略和危重患者策略并重

B. 全人群策略和高危人群策略并重

C. 慢性非传染性疾病和急性病并重

D. 高危人群和危重患者策略并重

E. 高血压和糖尿病并重

20. 社区护士在疾病护理方面的主要工作是（　　）

A. 慢性病护理　　　B. 急性病护理　　　C. 传染病护理

D. 危重症抢救　　　E. 临终护理

21. 慢性非传染性疾病康复和康复护理强调的目标是（　　）

A. 综合协调地应用各种措施

B. 使病、伤、残者重返社会

C. 减少伤者身体的、心理的和社会的功能障碍

D. 减少残者身体的、心理的和社会的功能障碍

E. 减少病者身体的、心理的和社会的功能障碍

二、多选题

1. 高血压可干预的危险因素是（　　）

A. 高盐饮食　　　B. 性别年龄　　　C. 吸烟饮酒

D. 缺少运动　　　E. 肥胖

2. 冠心病社区管理主要服务对象是（　　）

A. 辖区内所有慢性稳定型心绞痛患者

B. 经皮冠状动脉介入治疗（PCI）术后患者

C. 冠状动脉旁路移植（CABG）术后的患者

D. 急性心肌梗死的患者

E. 不稳定型心绞痛的患者

3. 对符合下列哪些指征的患者，向综合医院转诊（　　）

A. 首次发生心绞痛

B. 无典型胸痛发作，但心电图 ST-T 有动态异常改变

C. 首次发现的陈旧性心肌梗死

D. 可疑心肌梗死

E. 稳定型心绞痛

4. 关于慢性非传染性疾病的定义，正确的是（　　）

A. 不是一组疾病的概括性总称，而是特指某种疾病

B. 缺乏明确的传染性生物病因证据

C. 病程长且病情迁延不愈

D. 其病因常复杂且不明

E. 起病隐匿

（张建欣）

第十一章 社区康复护理

一、单选题

1. 下列哪项不是社区康复护理程序的步骤（　　）
A. 计划　　　　B. 诊断　　　　C. 评估
D. 诊断　　　　E. 效果

2. 社区康复护理的指导思想是（　　）
A. 护士协助为主　　B. 家人帮助为主　　C. 自我护理
D. 工具替代为主　　E. 减少活动

3. 社区康复护理的主要对象不包括（　　）
A. 残疾者
B. 老年人
C. 慢性病患者
D. 急性创伤早期的患者
E. 疾病恢复期患者

4. 在康复医学的服务方式中，目前最多的服务方式是（　　）
A. 机构康复　　B. 上门康复服务　　C. 社区康复
D. 保健康复服务　　E. 医养院服务

5. 国际残疾的分类不包括（　　）
A. 病损　　　　B. 残废　　　　C. 残障
D. 失能　　　　E. 失语

6. 下列哪项属于运动疗法（　　）
A. 家务活动训练
B. 日常生活行动训练
C. 职业性劳动训练
D. 关节松动术
E. 工艺作业

7. 评定患者日常生活基本功能的定量及定性指标是（　　）
A. 日常生活活动能力（ADL）
B. Barthel 指数
C. Lovett 分级法
D. 工具性日常生活活动能力（IADL）
E. 功能独立性评定（FIM）

8. 脑卒中患者应定期进行详细的康复护理评定，下列哪项是常用的评定方法（　　）
A. 肌痉挛评定　　B. 徒手肌力评定　　C. 关节活动度
D. 日常生活活动能力　　　　　　　E. 视觉能力评定

9. 骨折愈合早期（骨折后1~2周）康复护理重点（　　）
A. 消除残存肿胀、软化和牵伸挛缩的纤维组织
B. 增加关节活动范围和肌力
C. 消肿止痛，保护骨骼部位，预防肌肉萎缩
D. 增加关节活动范围和肌力
E. 训练肌肉的协调性和灵活性，恢复肢体功能

10. 腰椎间盘突出症最好发部位是（　　）

A. L2～3 间隙　　　B. L1～2 间隙　　　C. L1～3 间隙

D. L3～4 间隙　　　E. L4～5 间隙

11. 社区康复护理的主要任务是（　　）

A. 预防慢性病，促进伤残者康复，纠正不良行为

B. 预防并发症和伤残的发生

C. 最大限度地发挥伤残者的自理、自立能力

D. 发挥伤残者的生活应对能力

E. 以上都对

12. 在家庭或社区康复卫生服务中心训练室对残疾者进行必要的、可行的功能训练包括（　　）

A. 关节活动能力

B. 呼吸功能

C. 排泄功能

D. 指导和协助患者利用力学辅助器

E. 简单语言沟通训练

13. 社区康复评估内容哪项除外（　　）

A. 社区的环境评估

B. 社区残疾人口学特征

C. 社区健康状况

D. 社区康复状况

E. 社区经济状况

14. 排便功能训练的康复措施是（　　）

A. 训练定时排便

B. 按摩腹部

C. 严重便秘可采用直肠指检的方法直接刺激直肠，或给予缓泻剂、栓剂，顽固性便秘者可考虑灌肠

D. 调整饮食结构

E. 以上都对

二、多选题

1. 社区康复护理的内容包括（　　）

A. 残疾预防与普查

B. 健康教育及独立生活指导

C. 康复训练

D. 职业康复

E. 社会康复

2. 社区康复护理的原则是（　　）

A. 功能训练应贯穿全程

B. 注重与实际生活相结合

C. 重视心理康复

D. 因陋就简，因地制宜

E. 提倡协作精神

3. 残疾患者常用的日常生活能力训练的方法有（　　）

A. 饮食训练　　　　B. 更衣训练　　　　C. 个人卫生训练

D. 排泄功能训练　　E. 腰背肌功能训练

4. 社区康复护理的特点是（　　）

A. 主要依靠社区的人、财、物开展工作

B. 提供全面的康复护理

C. 社区康复注重功能训练

D. 可建立良好的支持系统

E. 具有康复对象主动积极参与、康复费用少．效果好的特点

5. 社区康复评估中关于社会环境的评估包括（　　）

A. 社区盲道设置是否合理规范

B. 公共场所是否有残疾人道

C. 是否有适合残疾人的活动中心或就业中心等

D. 有无水源、噪声等污染

E. 交通状况是否方便、安全

6. 康复功能评估常用方法有（　　）

A. 躯体感觉系统评定

B. 徒手肌力评定

C. 关节活动度

D. 日常生活活动能力

E. 视觉能力评定

7. 排尿功能训练方法有（　　）

A. 盆底肌肉训练　　B. 排尿习惯训练　　C. 诱发排尿反射

D. 屏气法　　　　　E. 间歇性导尿

8. 现代医学骨折治疗的三个主要环节有（　　）

A. 复位　　　　　　B. 固定　　　　　　C. 功能锻炼

D. 包扎　　　　　　E. 止血

9. 腰椎间盘突出症患者应养成良好的生活习惯，在日常生活中尽量做到（　　）

A. 护腰、护肩

B. 不久坐、不弯腰

C. 不劳累、不着凉

D. 不低头、不负重

E. 不抱小孩、不坐矮板凳、不穿高跟鞋

（徐姝娟）

第十二章　社区精神障碍的预防与护理

一、单选题

1. 据精神障碍流行病调查显示，全国15岁以上成年人中严重精神障碍有（　　）

A. 1600万　　　　　B. 1000万　　　　　C. 500万

D. 1个亿　　　　　E. 1700万

2. 精神健康是保障人（　　）

A. 适应环境

B. 健康生存发展
C. 保障人正常的认识客观世界及规律性
D. 保障人正常的进行交往
E. 以上都是

3. 一般心理问题指的是由现实因素激发,持续时间较短,情绪反应能在理智控制之下,不严重破坏（　　）的心理不健康状态
   A. 躯体功能　　 B. 生理功能　　 C. 心理功能
   D. 社会功能　　 E. 言语功能

4. 对于社区中病情稳定的精神障碍患者,一般（　　）进行随访
   A. 2周　　 B. 1个月　　 C. 2个月
   D. 3个月　　 E. 半年

5. 社区中精神障碍患者出现持续的打砸行为,不分场合,针对财物或人,不能接受劝说而停止（包括自伤、自杀）,其危险性评估为（　　）
   A. 2级　　 B. 3级　　 C. 4级
   D. 5级　　 E. 6级

6. 精神障碍是各种原因引起的（　　）的精神活动的紊乱或者异常,导致患者明显的心理痛苦或者社会适应等功能损害
   A. 感觉、知觉、思想
   B. 感觉、知觉、思维
   C. 感知、情感、思维
   D. 感觉、情感、记忆
   E. 知觉、情感、思维

7. 严重精神障碍患者管理服务规范明确规定,每次随访应对患者进行危险性评估,危险性评估一般分（　　）
   A. 0～4级　　 B. 0～5级　　 C. 1～4级
   D. 1～5级　　 E. 1～6级

二、多选题

1. 严重精神障碍主要包括（　　）
   A. 精神分裂症
   B. 偏执性精神病
   C. 分裂情感性障碍
   D. 双相（情感）障碍
   E. 精神发育迟滞

2. 社区精神卫生是对一定地域人口中精神障碍进行相关工作,达到提高社区范围内全体居民的心理健康水平。这些工作包括（　　）
   A. 预防　　 B. 治疗　　 C. 康复
   D. 教育　　 E. 社会的统筹安排与管理

3. 社区精神卫生服务特点是（　　）
   A. 政府主导,广泛参与
   B. 分片管理,服务持续
   C. 防治结合,方便就诊
   D. 综合治疗,全面康复

E. 以上都不是

4. 精神分裂症的常见表现为（　　）

A. 前驱症：注意力减退，精力缺乏，生活懒散

B. 感知觉障碍：幻觉是精神分裂症最典型表现，其中以幻听最为常见

C. 思维障碍：被害妄想、关系妄想、被控制体验、思维破裂常见

D. 情感障碍：情感迟钝、淡漠

E. 意志减退和紧张综合征

5. 慢性精神分裂症患者社区护理包括（　　）

A. 生活技能训练　　B. 社会技能训练　　C. 职业技能训练

D. 家庭干预　　　　E. 心理护理

6. 抑郁症患者最常见临床表现为（　　）

A. 情绪低落　　　　B. 思维迟缓　　　　C. 意志活动减退

D. 躯体化症状　　　E. 自杀自伤

7. 对社区严重精神障碍患者进行分类干预，应根据（　　）分类

A. 患者的危险性评估分级

B. 社会功能状况

C. 精神症状评估

D. 自知力判断

E. 是否存在药物不良反应或躯体疾病

8. 严重精神障碍病情不稳定患者随访要求为（　　）

A. 基层医院对症处理后立即转诊到上级医院

B. 必要时报告当地公安部门，协助住院

C. 对于未能住院或转诊的患者，联系精神专科医师，并在居委会人员、民警的共同协助下确定治疗

D. 4周内了解其治疗情况

E. 对家属提供心理支持和帮助

9. 精神障碍患者具备转诊的有（　　）

A. 评估危险性为3~5级的患者

B. 精神症状明显，病情不稳定者

C. 严重躯体疾病者

D. 有严重药物不良反应者

E. 自知力缺乏

10. 抑郁症患者常见护理问题有（　　）

A. 自杀自伤的危险

B. 情境性自我贬低

C. 营养失调，低于机体需要量

D. 睡眠紊乱

E. 个人应对无效

11. 严重精神障碍患者管理服务规范规定，根据患者的危险性评估分级、社会功能状况、精神症状评估、自知力判断，以及患者是否存在药物不良反应或躯体疾病情况对患者进行分类干预。分类干预的内容为（　　）

A. 病情不稳定患者，若危险性为3~5级，2周内随访

B. 病情基本稳定患者，若危险性为 1~2 级，1 个月时随访
C. 病情基本稳定患者，若危险性为 1~2 级，2 个月时随访
D. 病情稳定患者，若危险性为 0 级，3 个月时随访
E. 病情稳定患者，若危险性为 0 级，6 个月时随访

12. 老年痴呆的认知功能障碍包括（　　）

A. 记忆障碍，近事记忆力下降
B. 定向力障碍
C. 人格改变，多疑，情绪不稳，与人很难相处
D. 言语障碍，开始以语量减少，最后发展缄默不语
E. 失认症，不认识亲朋好友，不能认识镜中的自己

13. 对社区精神障碍患者进行服药的健康教育包括（　　）

A. 早期、足量、足疗程、单一用药、个体化用药
B. 治疗从小剂量开始逐渐加到有效推荐剂量
C. 维持服药时间，首次发作至少 1 年以上，第二次发作至少 5 年以上
D. 教会患者进行药物自我处置
E. 不建议突然停药，病情不稳时在家属看护下服药

（吴秀梅）

第十三章　社区传染病及突发公共卫生事件的预防与护理

一、单选题

1. 传染病的基本特征是（　　）

A. 有传染性、传播途径、免疫性
B. 有病原体、流行性、传染性
C. 有病原体、传染性、流行性、地方性、季节性、免疫性
D. 有传染性、免疫性、流行性、地方性、季节性
E. 有病原体、传染性、免疫性

2. 确定一种传染病的检疫期是根据该病的（　　）

A. 最短潜伏期　　B. 平均潜伏期　　C. 最长潜伏期
D. 传染期　　　　E. 前驱期

3. 传染病的流行过程必须具备哪三个基本环节（　　）

A. 病原体、环境、易感人群
B. 病原体、环境、传染源
C. 传染源、传播途径、易感人群
D. 病原体、传播途径、易感人群
E. 传染源、传播途径、环境

4. 要求不超过 2h 上报疫情的传染病是（　　）

A. 传染性非典型肺炎　B. 水痘　　　C. 流行性感冒
D. 丝虫病　　　　　　E. 包虫病

5. 对接触者的日常活动加以限制，并在指定场所每天诊察，测体温，或做必要的检查，以了解有无早期发病征象，称为（　　）

A. 医学观察　　　B. 隔离观察　　　C. 隔离患者

D. 检疫　　　　　　E. 患者管理

6. 增强特异性免疫力的措施为（　　）

A. 体育锻炼　　　　B. 调节饮食　　　　C. 预防接种
D. 改善居住条件　　E. 良好卫生习惯

7. 传染病的下列特征中最主要的是（　　）

A. 有免疫性　　　　B. 有季节性　　　　C. 有病原体
D. 有传染性　　　　E. 有地方性

8. 关于切断传播途径的措施，下列概念错误的是（　　）

A. 经皮肤传染的疾病主要应搞好个人防护，如在血吸虫病流行区下水前涂防护剂
B. 对接触性传染病首先应接种疫苗
C. 对虫媒传染病应因地制宜采取药物或其他措施，以防虫、杀虫、驱虫
D. 对呼吸道传染病应保持室内空气流通，戴口罩，必要时进行空气消毒
E. 对肠道传染病应着重做好"三管一灭"措施

9. 肺结核社区护理中有（　　）

A. 对肺结核患者进行核实诊断，做好登记
B. 调查传染源
C. 密切接触者可口服异烟肼预防
D. 饮食要有规律，清淡易消化
E. 以上都是

10. 《突发性公共卫生事件应急条例》规定，医疗卫生机构应当对传染病做到（　　）

A. 早发现、早观察、早隔离、早治疗
B. 早发现、早观察、早治疗、早康复
C. 早发现、早报告、早隔离、早治疗
D. 早发现、早报告、早隔离、早康复
E. 早预防、早发现、早治疗、早康复

11. 在突发公共卫生事件的范围中，应除外（　　）

A. 重大食物中毒
B. 重大职业中毒
C. 重大传染病疫情
D. 重大非传染性疾病
E. 群体性不明原因疾病

二、多选题

1. 下列哪些是传染病的特点（　　）

A. 有病原体　　　　B. 有传染性　　　　C. 有免疫性
D. 有季节性　　　　E. 有流行性

2. 常见的传播途径是（　　）

A. 经空气传播　　　B. 经水传播　　　　C. 经土壤传播
D. 垂直传播　　　　E. 经接触传播

3. 下列哪些是传染源（　　）

A. 患者　　　　　　B. 病原携带者　　　C. 受感染的动物
D. 易感者　　　　　E. 带细菌的食物

4. 影响人群易感性降低的因素是（　　）

A. 计划免疫
B. 易感人口迁入
C. 隐性感染后免疫人口的增加
D. 新生儿增加
E. 传染病流行后免疫人口的增加

5. 新发现传染病的流行特征是（   ）
A. 流行范围广，影响因素多
B. 传染性强、传播方式复杂
C. 与动物关系密切
D. 病死率高，危害大
E. 病原体多样，防治困难

（王　俊）

参 考 文 献

[1] 姜丽萍,涂英.社区护理学.第2版.北京:人民卫生出版社,2017.
[2] 景兴科.营养与膳食.北京:中国科学技术出版社,2017.
[3] 施榕.社区预防与保健.第2版.北京:人民卫生出版社,2016.
[4] 李玉红.社区护理学.北京:中国医药科技出版社,2016.
[5] 范利国.预防医学基础.第2版.南京:江苏科学技术出版社,2016.
[6] 李秀红.社区护理学.北京:中国医药科技出版社,2016.
[7] 丁晓雯,柳春红.食品安全学.第2版.北京:中国农业大学出版社,2016.
[8] 张斌.发展临终关怀事业的思考.中国医学伦理学,2016,29(1):178-180.
[9] 刘紫萍.预防医学.北京:高等教育出版社,2015.
[10] 董宣.社区护理.北京:高等教育出版社,2015.
[11] 邹宇华.社区卫生服务管理学.北京:人民卫生出版社,2015.
[12] 王诚,姚贵忠.实用精神疾病康复手册.北京:人民军医出版社,2015.
[13] 曹新妹,黄乾坤.护理心理学.武汉:华中科技大学出版社,2015.
[14] 肖荣.预防医学.第3版.北京:人民卫生出版社,2014.
[15] 李刚.传染病学.第2版.北京:人民卫生出版社,2014.
[16] 姚蕴伍.社区护理学.杭州:浙江大学出版社,2014.
[17] 闫冬菊,杨明.社区护理学.第2版.南京:江苏科学技术出版社,2014.
[18] 姜丽萍.社区护理学.第3版.北京:人民卫生出版社,2014.
[19] 梁万年.全科医学概论.第2版.北京:人民卫生出版社,2013.
[20] 陈亚浓.腰椎间盘突出症的社区康复护理.医学信息,2013,26(12):334-335.
[21] 曹新妹.实用精神科护理.第2版.上海:上海科学出版社,2013.
[22] 郝伟,于欣.精神病学.第7版.北京:人民卫生出版社,2013.
[23] 翁永振.精神分裂症康复操作手册.第2版.北京:人民卫生出版社,2013.
[24] 王艳秀.社区中年人的生理保健护理.中国伤残医学,2013,21(10):456-458.
[25] 杨秋霞.预防医学.北京:中国科学技术出版社,2013.
[26] 孙志伟.预防医学.第3版.北京:人民卫生出版社,2013.
[27] 赵晓华,左凤林.社区护理.北京:高等教育出版社,2013.
[28] 张荣键,李爱民.从亚健康状态谈中年人保健.中国疗养医学,2013,22(5):476-477.
[29] 徐小元,祁伟.传染病学.第3版.北京:北京大学医学出版社,2013.
[30] 傅华.预防医学.北京:人民卫生出版社,2013.
[31] 李春玉.社区护理学.第3版.北京:人民卫生出版社,2012.
[32] 杨克敌.环境卫生学.第7版.北京:人民卫生出版社,2012.
[33] 化前珍.老年护理学.第3版.北京:人民卫生出版社,2012.
[34] 李小寒,尚少梅.基础护理学.第5版.北京:人民卫生出版社,2012.